普通高等教育"十一五"国家级规划教材

护理基本技术

(护理专业用)

主　编　陶丽云
副主编　刘桂珍　张连辉
编　者　(以姓氏笔画为序)
　　　　庄华英　刘桂珍　李晓芳　张礼宾
　　　　张连辉　敖以玲　陶丽云　黄谨耘
　　　　崔芙蓉　彭　光　雷巍娥

高等教育出版社
Higher Education Press

内容提要

本书是普通高等教育"十一五"国家级规划教材。

全书分 21 章，主要介绍护理学的基本理论和常见护理操作。教材内容涵盖了国家护士执业资格考试大纲基础护理学科目所规定的全部知识点与技术操作项目，注重介绍当前护理基本技术的新进展，突出了实用性与先进性。

本书可供护理专科、高职生使用，也可作为临床护士的参考书。

图书在版编目（CIP）数据

护理基本技术/陶丽云主编．—北京：高等教育出版社，2009.2

（护理专业用）

ISBN 978-7-04-025522-5

Ⅰ．护⋯　Ⅱ．陶⋯　Ⅲ．护理-技术-高等学校：技术学校-教材　Ⅳ．R472

中国版本图书馆 CIP 数据核字（2008）第 195906 号

策划编辑	刘惠军	责任编辑	薛　玥	封面设计	张志奇
责任绘图	尹　莉	版式设计	张　岚	责任校对	王　超
责任印制	陈伟光				

出版发行	高等教育出版社	购书热线	010-58581118
社　　址	北京市西城区德外大街 4 号	免费咨询	800-810-0598
邮政编码	100120	网　　址	http://www.hep.edu.cn
总　　机	010-58581000		http://www.hep.com.cn
		网上订购	http://www.landraco.com
经　　销	蓝色畅想图书发行有限公司		http://www.landraco.com.cn
印　　刷	北京人卫印刷厂	畅想教育	http://www.widedu.com
开　　本	787×1092　1/16		
印　　张	25.25	版　　次	2009 年 2 月第 1 版
字　　数	610 000	印　　次	2009 年 12 月第 3 次印刷
插　　页	1	定　　价	36.80 元

本书如有缺页、倒页、脱页等质量问题，请到所购图书销售部门联系调换。

版权所有　侵权必究

物料号　25522-00

前　言

本书是普通高等教育"十一五"国家级规划教材。

本教材具有以下四大特点：第一，教材内容涵盖全国护士资格考试大纲基础护理学科目所规定的全部知识点与技术操作项目，在坚持"三基"（基础理论、基本知识、基本技能）的同时，紧紧围绕知识、能力、素质综合发展的培养目标，注重教材的整体优化。第二，在教材编写人员中，有大量工作在临床一线的护士长和护理部主任做编者与审核者，占参编队伍的45%，从组织管理上保证教材编写工作始终以护理临床实际需要为原则，突出实用性与先进性。第三，本教材在体例上有较大的创新，每一章都加入了"理论知识"、"技能训练"、"病例分析"三个模块。在"病例分析"中，将临床常见的护理问题以病例形式摆在学生面前，以便学生在实践中学习、创新，在广泛的病例讨论中增长才干、培养能力、提高素质。第四，介绍护理技术操作是本教材的重中之重，故将技术部分作为一个模块进行设计，突出了护理技术操作的完整性与连贯性，条理清楚，一目了然，可读性强。

本教材编写分工如下：永州职业技术学院的陶丽云编写第1、18、20、21章；天津医学高等专科学校的刘桂珍编写第2、3章；雅安职业技术学院的敖以玲编写第4、5章；常德职业技术学院的庄华英编写第6、7章；岳阳职业技术学院的彭光编写第8章；永州职业技术学院的李晓芳编写第9、19章；南方医科大学的黄谨耘编写第10、11章；山西医科大学汾阳学院的崔芙蓉编写第12、13章；襄樊职业技术学院的张连辉编写第14、17章；湖南环境生物职业技术学院的雷巍娥编写第15、16章；永州职业技术学院的张礼宾编写第21章部分内容。

本书在编写过程中，承蒙浙江医科大学姚蕴伍教授悉心指导，并提出宝贵意见。另外，我们还聘请了天津市天和医院王伟，南华大学附一医院尹心红，永州职业技术学院附属医院蒋小剑，永州职业技术学院张翎，襄樊市中心医院杨志敏，雅安市人民医院陈黎，永州市第四人民医院陈禹佟，岳阳市第一人民医院陈玲霞审核了相关章节，在此谨表示诚挚的感谢。

编　者
2008年8月

目 录

第1章 总论 ········ 1
  理论知识 ········ 1
    理论1-1 概述 ········ 1
    理论1-2 护理理论 ········ 10
    理论1-3 护理程序 ········ 23
      附1 护理诊断(148项) ········ 33
      附2 卫生部护理中心护理诊断小组推荐的常用护理诊断 ········ 37
      附3 护理诊断举例 ········ 38
    理论1-4 护士的素质及其行为规范 ········ 44
  技能训练 ········ 47
    技术1-1 护士的仪表与举止规范训练 ········ 47
    技术1-2 护士操作用语规范训练 ········ 48
  病例分析 ········ 49
    病例1-1 ········ 49

第2章 医院和住院环境 ········ 51
  理论知识 ········ 51
    理论2-1 医院 ········ 51
    理论2-2 门诊 ········ 52
    理论2-3 病区 ········ 54
  技能训练 ········ 59
    技术2-1 铺备用床法 ········ 59
    技术2-2 铺暂空床法 ········ 62
    技术2-3 铺麻醉床法 ········ 63
  病例分析 ········ 64
    病例2-1 ········ 64

第3章 患者入院和出院护理 ········ 65
  理论知识 ········ 65
    理论3-1 入院护理 ········ 65
    理论3-2 出院护理 ········ 66
    理论3-3 家庭病床 ········ 67
  技能训练 ········ 68
    技术3-1 轮椅运送法 ········ 68
    技术3-2 平车运送法 ········ 69
  病例分析 ········ 72
    病例3-1 ········ 72

第4章 患者卧位与安全护理 ········ 73
  理论知识 ········ 73
    理论4-1 安置卧位的意义、要求与分类 ········ 73
    理论4-2 常用卧位 ········ 74
    理论4-3 医院常见的不安全因素及防范 ········ 78
    理论4-4 力学原理在护理工作中的运用 ········ 79
  技能训练 ········ 82
    技术4-1 扶助患者翻身侧卧法 ········ 82
    技术4-2 扶助患者移向床头法 ········ 84
    技术4-3 床挡的使用 ········ 85
    技术4-4 支被架的应用 ········ 86
    技术4-5 约束带的使用 ········ 87
  病例分析 ········ 89
    病例4-1 ········ 89

第5章 清洁、消毒与灭菌技术 ········ 90
  理论知识 ········ 90
    理论5-1 医院感染 ········ 90
    理论5-2 医疗机构消毒、灭菌的基本要求 ········ 92
    理论5-3 清洁、消毒与灭菌的方法 ········ 94
    理论5-4 消毒供应中心 ········ 100
  技能训练 ········ 103
    技术5-1 煮沸消毒法 ········ 103
    技术5-2 压力蒸汽灭菌法 ········ 103
    技术5-3 紫外线消毒法 ········ 107
    技术5-4 卫生洗手法 ········ 108

病例分析 …………………………… 110
　　　病例5-1 …………………………… 110
第6章　无菌技术 …………………………… 111
　理论知识 …………………………………… 111
　　理论6-1　无菌技术的形成与发展 …… 111
　　理论6-2　无菌技术的概念 …………… 112
　　理论6-3　无菌技术操作原则 ………… 112
　技能训练 …………………………………… 113
　　技术6-1　无菌持物钳使用法 ………… 113
　　技术6-2　无菌容器使用法 …………… 115
　　技术6-3　取用无菌溶液法 …………… 116
　　技术6-4　无菌包使用法 ……………… 118
　　技术6-5　铺无菌盘法 ………………… 119
　　技术6-6　戴无菌手套法及脱手套法 … 121
　病例分析 …………………………………… 122
　　病例6-1 …………………………………… 122
第7章　隔离技术 …………………………… 123
　理论知识 …………………………………… 123
　　理论7-1　隔离区域的设置与划分 …… 123
　　理论7-2　隔离原则 …………………… 124
　　理论7-3　隔离种类及措施 …………… 125
　　理论7-4　标准预防 …………………… 128
　技能训练 …………………………………… 129
　　技术7-1　口罩、帽子的使用法 ……… 129
　　技术7-2　手消毒法 …………………… 130
　　技术7-3　避污纸的使用法 …………… 131
　　技术7-4　穿、脱隔离衣法 …………… 131
　病例分析 …………………………………… 135
　　病例7-1 …………………………………… 135
第8章　患者清洁卫生护理 ………………… 136
　理论知识 …………………………………… 136
　　理论8-1　口腔护理 …………………… 136
　　理论8-2　头发护理 …………………… 138
　　理论8-3　皮肤护理 …………………… 139
　　理论8-4　压疮的预防及护理 ………… 141
　　理论8-5　晨、晚间护理 ……………… 144
　技能训练 …………………………………… 145
　　技术8-1　特殊口腔护理 ……………… 145
　　技术8-2　床上梳发与洗头法 ………… 147
　　技术8-3　灭头虱、虮法 ……………… 149
　　技术8-4　床上擦浴法 ………………… 150
　　技术8-5　卧床患者床整理法与换
　　　　　　　单法 ………………………… 151
　病例分析 …………………………………… 153
　　病例8-1 …………………………………… 153
　　病例8-2 …………………………………… 153
第9章　生命体征的观察护理 ……………… 154
　理论知识 …………………………………… 154
　　理论9-1　体温的观察护理 …………… 154
　　理论9-2　脉搏的观察护理 …………… 159
　　理论9-3　呼吸的观察护理 …………… 161
　　理论9-4　血压的观察护理 …………… 163
　技能训练 …………………………………… 166
　　技术9-1　体温测量法 ………………… 166
　　技术9-2　脉搏测量法 ………………… 170
　　技术9-3　呼吸测量法 ………………… 172
　　技术9-4　血压测量法 ………………… 172
　病例分析 …………………………………… 175
　　病例9-1 …………………………………… 175
　　病例9-2 …………………………………… 176
第10章　医院饮食与胃肠道护理 ………… 177
　理论知识 …………………………………… 177
　　理论10-1　医院饮食及饮食护理 …… 177
　　理论10-2　胃活动观察及护理 ……… 181
　　理论10-3　肠活动观察及护理 ……… 183
　　理论10-4　出入液量记录法 ………… 187
　技能训练 …………………………………… 187
　　技术10-1　鼻饲法 …………………… 187
　　技术10-2　洗胃法 …………………… 191
　　技术10-3　大量不保留灌肠法 ……… 195
　　技术10-4　小量不保留灌肠法 ……… 198
　　技术10-5　保留灌肠法 ……………… 200
　　技术10-6　简易通便法 ……………… 201
　　技术10-7　肛管排气法 ……………… 202
　病例分析 …………………………………… 203
　　病例10-1 ………………………………… 203

病例10-2 …………………………… 203
第11章　泌尿道护理 ………………… 204
　理论知识 ………………………………… 204
　　理论11-1　排尿活动的评估 ………… 204
　　理论11-2　排尿异常的护理 ………… 206
　技能训练 ………………………………… 208
　　技术11-1　导尿术 …………………… 208
　　技术11-2　留置导尿术 ……………… 212
　　技术11-3　膀胱冲洗法 ……………… 214
　　技术11-4　留中段尿法 ……………… 216
　病例分析 ………………………………… 217
　　病例11-1 …………………………… 217
　　病例11-2 …………………………… 217
第12章　给药护理 ……………………… 218
　理论知识 ………………………………… 218
　　理论12-1　药物的种类、领取和保管 … 218
　　理论12-2　给药原则 ………………… 219
　　理论12-3　给药的途径、次数和时间 … 220
　　理论12-4　影响药物作用的因素 …… 222
　技能训练 ………………………………… 223
　　技术12-1　口服给药法 ……………… 223
　　技术12-2　超声波雾化吸入法 ……… 226
　　技术12-3　氧气雾化吸入法 ………… 228
　病例分析 ………………………………… 230
　　病例12-1 …………………………… 230
　　病例12-2 …………………………… 230
第13章　注射技术 ……………………… 231
　理论知识 ………………………………… 231
　　理论13-1　注射原则 ………………… 231
　　理论13-2　注射用物 ………………… 232
　技能训练 ………………………………… 234
　　技术13-1　药液抽吸法 ……………… 234
　　技术13-2　皮内注射术 ……………… 236
　　技术13-3　皮下注射术 ……………… 238
　　技术13-4　肌内注射术 ……………… 239
　　技术13-5　静脉注射术 ……………… 244
　　技术13-6　动脉注射术 ……………… 249
　　技术13-7　微量注射泵的应用 ……… 250

　病例分析 ………………………………… 252
　　病例13-1 …………………………… 252
　案例分析 ………………………………… 252
　　案例13-1 …………………………… 252
第14章　药物过敏试验法 …………… 253
　理论知识 ………………………………… 253
　　理论14-1　药物过敏反应的原因与
　　　　　　　特点 ……………………… 253
　　理论14-2　过敏反应的预防与临床
　　　　　　　表现 ……………………… 253
　　理论14-3　过敏性休克的急救 ……… 254
　技能训练 ………………………………… 255
　　技术14-1　青霉素过敏试验法 ……… 255
　　技术14-2　链霉素过敏试验法 ……… 256
　　技术14-3　破伤风抗毒素（TAT）过
　　　　　　　敏试验法及脱敏注射法 … 257
　　技术14-4　细胞色素C过敏试验法 … 258
　　技术14-5　普鲁卡因过敏试验法 …… 259
　　技术14-6　碘过敏试验法 …………… 259
　病例分析 ………………………………… 260
　　病例14-1 …………………………… 260
第15章　静脉输液法 …………………… 261
　理论知识 ………………………………… 261
　　理论15-1　静脉输液的原理、目的及
　　　　　　　溶液种类 ………………… 261
　　理论15-2　输液反应及护理 ………… 262
　　理论15-3　输液微粒污染及防护 …… 265
　技能训练 ………………………………… 266
　　技术15-1　周围静脉输液法 ………… 266
　　技术15-2　颈外静脉穿刺插管
　　　　　　　输液法 …………………… 272
　　技术15-3　锁骨下静脉穿刺插管
　　　　　　　输液法 …………………… 274
　　技术15-4　输液泵的使用法 ………… 276
　病例分析 ………………………………… 277
　　病例15-1 …………………………… 277
　　病例15-2 …………………………… 278
　　病例15-3 …………………………… 278

病例 15-4 ……………………… 278
第16章　静脉输血法 …………………… 279
　理论知识 ……………………………… 279
　　理论 16-1　静脉输血的目的、适应证与
　　　　　　　禁忌证 ……………………… 279
　　理论 16-2　血液制品的种类 …………… 280
　　理论 16-3　静脉输血的原则与输血前
　　　　　　　准备 ………………………… 281
　　理论 16-4　输血反应及护理 …………… 282
　　理论 16-5　自体输血 …………………… 285
　技能训练 ……………………………… 286
　　技术 16-1　静脉输血法 ………………… 286
　病例分析 ……………………………… 288
　　病例 16-1 ……………………………… 288
　　病例 16-2 ……………………………… 288
第17章　冷、热疗法及护理 …………… 289
　理论知识 ……………………………… 289
　　理论 17-1　冷疗法 ……………………… 289
　　理论 17-2　热疗法 ……………………… 290
　技能训练 ……………………………… 292
　　技术 17-1　冰袋与冰毯机的使用法 …… 292
　　技术 17-2　冰帽与冰槽的使用法 ……… 293
　　技术 17-3　乙醇拭浴法 ………………… 295
　　技术 17-4　热水袋与化学致热袋使
　　　　　　　用法 ………………………… 296
　　技术 17-5　热湿敷法 …………………… 297
　　技术 17-6　热水坐浴法 ………………… 298
　　技术 17-7　烤灯的使用 ………………… 298
　病例分析 ……………………………… 299
　　病例 17-1 ……………………………… 299
　　病例 17-2 ……………………………… 299
第18章　标本采集法 …………………… 301
　理论知识 ……………………………… 301
　　理论 18-1　标本采集的意义 …………… 301
　　理论 18-2　采集标本的原则与标本
　　　　　　　种类 ………………………… 301
　技能训练 ……………………………… 302
　　技术 18-1　血标本采集法 ……………… 302
　　技术 18-2　尿标本采集法 ……………… 305
　　技术 18-3　粪便标本采集法 …………… 307
　　技术 18-4　痰标本采集法 ……………… 308
　　技术 18-5　咽拭子培养标本采集法 …… 309
　　技术 18-6　呕吐物标本采集法 ………… 309
　病例分析 ……………………………… 310
　　病例 18-1 ……………………………… 310
**第19章　病情观察与危重患者的抢救
　　　　　及护理** ……………………… 311
　理论知识 ……………………………… 311
　　理论 19-1　病情观察 …………………… 311
　　理论 19-2　危重患者的抢救及护理 …… 313
　技能训练 ……………………………… 317
　　技术 19-1　氧气吸入疗法 ……………… 317
　　技术 19-2　吸痰法 ……………………… 323
　　技术 19-3　基础生命支持技术 ………… 325
　　技术 19-4　人工呼吸器使用法 ………… 329
　病例分析 ……………………………… 331
　　病例 19-1 ……………………………… 331
　　病例 19-2 ……………………………… 331
第20章　临终护理 ……………………… 332
　理论知识 ……………………………… 332
　　理论 20-1　临终关怀 …………………… 332
　　理论 20-2　临终患者与家属的护理 …… 333
　　理论 20-3　死亡 ………………………… 336
　技能训练 ……………………………… 336
　　技术 20-1　尸体护理 …………………… 336
　病例分析 ……………………………… 338
　　病例 20-1 ……………………………… 338
第21章　医疗与护理文件记录 ………… 339
　理论知识 ……………………………… 339
　　理论 21-1　医疗与护理文件记录的
　　　　　　　意义与要求 ………………… 339
　　理论 21-2　医疗与护理文件记录的
　　　　　　　基本原则与依据 …………… 340
　　理论 21-3　医疗与护理文件的管理 …… 340
　技能训练 ……………………………… 341
　　技术 21-1　体温单的绘制法 …………… 341

技术 21-2 医嘱的处理方法 ……… 343
技术 21-3 特别护理记录单的书
　　　　　写法 ……………………… 352
技术 21-4 手术护理记录单的书
　　　　　写法 ……………………… 352
技术 21-5 病室交班报告的书写法 …… 356
技术 21-6 入院告知书的书写法 ……… 359
案例分析 ……………………………… 360

作业 …………………………………… 360
附录一　护士条例 ………………… 364
附录二　医疗机构医务人员手卫生
　　　　规范 ………………………… 369
附录三　临床输血技术规范 ……… 374
附录四　"护理基本技术"课程标准 … 378
参考文献 …………………………… 390

第1章 总 论

护理学是一门研究维护、增进、恢复人类身心健康的护理理论、知识、技术及其发展规律的应用科学。护理学的研究范围、内容与任务涉及影响人类的生物、心理、社会等各个方面,是运用科学思维的方法对护理研究对象进行整体的认识,以揭示其本质及其发展规律的科学。

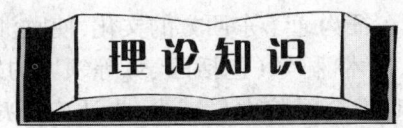

理论1-1 概述

护理产生于人类生存的需要,护理学的发展与人类文明进步息息相关。尽管在漫长的历史演变过程中护理的总体目标基本未变,但是科学的不断进步和社会需求的不断变化深刻地影响着护理实践。护理学产生和发展的历史进程充分展现了护理学在争取学科自主性和专业化方面所做出的不懈努力。了解护理学的历史渊源有助于提高对护理学本质的认识和理解,从而推动未来护理学的发展。

一、护理学的形成和发展

护理学是人类祖先在自我防护本能的基础上,通过长期的抗病害斗争和劳动实践而逐渐发展起来的,其形成可追溯到原始人类,可以说,自从有了人类就有了护理。护理学的发展与人类社会的发展和人类的文明进步息息相关,从护理内容及形式来看,主要经历了以下六个阶段。

(一)自我护理(远古时代)

生、老、病、死伴随着人类的生存与发展,原始的医疗和护理也应运而生,其实践方式根据当时人们对不同形式的伤害和疾病的原因以及他们对生命的认识而有所不同。原始社会中,人类居住在山林和洞穴中,靠采集和渔猎生活,受生活的磨炼,他们逐渐学会了以树枝或石块为工具获取食物,其后又学会用火,使生活条件有所改善。当人们受伤或患病时,不会救治,只能顺其自然,因而常受到死亡的威胁。在生活中,人类观察到动物疗伤的方法并加以效仿,如用舌头舔伤口,或用溪水冲掉血污,防止伤口恶化;人们逐渐认识到进食熟食可减少胃肠道疾病,开始了解饮食与胃肠道疾病的关系;他们将烧热的石块置于患处以减轻疼痛,此即为最原始而简单的热疗。在远古时代人类逐渐形成了"自我保护"式的医疗照顾。

(二)家庭护理(古代)

为了在恶劣的环境中求生存,人们逐渐聚居,并按血缘关系组成以家庭为中心的母系氏族公社。这时人们开始定居,组成家庭并初步分工,由母亲照顾家庭中的幼弱者。人们有了伤病,便留在家中由母亲或妇女给予治疗和呵护。当时,常用一些原始的治疗护理方法为伤病者解除痛苦,促进康复,如伤口包扎、止血、热敷、按摩以及饮食调理等。这一时期的医疗和护理不分,由自我护理进入家庭护理阶段。

(三) 宗教护理(中世纪)

当人们对天灾、人祸或一些自然现象不能解释时,常认为必有神灵主宰或魔鬼作祟,于是产生迷信和宗教,巫师也应运而生。他们用祷告、念咒等方法祈求神灵的帮助,或用拳击、放血、冷水泼浇、恶味药物引吐等驱魔办法驱除病痛的折磨。13—14世纪,罗马天主教皇掌握了欧洲许多国家的宗教大权,在各地广建教堂和修道院,修道院内设医院收治患者,护理工作主要由修女承担,护理的内容主要是给患者精神上的安慰及生活上的照顾。

(四) 医院护理(中世纪末)

在公元14—16世纪,十字军东征沟通了东西方的文化,使欧洲新兴资产阶级对新旧文化知识的研究产生了兴趣,促进了文学、艺术、科学(包括医学)等领域的发展。在此期间,人们破除了迷信,治疗疾病有了新的依据。此时教会医院大量减少,为适应医疗的需要,建立了公、私立医院,从事护理工作的人员开始接受部分训练,以专门照顾伤病者,护理开始走向独立职业之旅。

(五) 护理专业的诞生(19世纪中叶)

19世纪,随着科学的发展和医学的进步,社会对护理的需求日益迫切。1836年,德国牧师费里德尔(Fliedner)在恺撒斯威斯建立医院和女执事训练所,招收年满18岁、身体健康、品德优良的妇女,给予护理训练,这就是最早的具有系统化组织的护士学校。佛罗伦斯·南丁格尔(Florence Nightingale)(图1-1)曾在此接受训练,开始了她的护理生涯。1854年,克里米亚战争爆发,当时前线战场上伤病员的死亡率高达50%,南丁格尔立即率领38名护士奔赴前线护理伤病员,由于她和全体护理人员的精心护理,在短短的半年时间内使英国前线伤员的死亡率降到2.2%,她们的成效和功绩,受到前线士兵和英国国内民众的高度赞誉。经过克里米亚战场的护理实践,使南丁格尔更加深信护理是科学事业,护士必须接受严格的科学训练。1860年,南丁格尔在英国的圣托马斯医院创办了世界上第一所护士学校——南丁格尔护士训练学校,使护理由学徒式的教导成为正式的学校教育,从此护理进入了专业化的发展轨道。南丁格尔也被公认为是护理学的创始人。1907年,南丁格尔获英国政府授予的最高国民荣誉勋章。1912年,国际红十字会组织在伦敦大会上首次颁发南丁格尔奖章(图1-2)。1912年,国际护士会决定将南丁格尔的生日(5月12日)定为国际护士节。

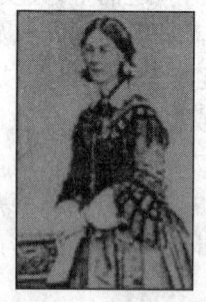

图1-1 佛罗伦斯·南丁格尔

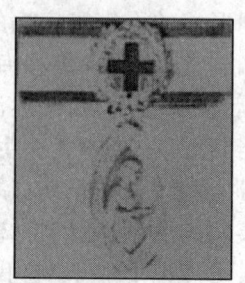

图1-2 南丁格尔奖章

南丁格尔奖章简介:1912年,即南丁格尔逝世后第2年,在华盛顿举行的第九届红十字国际大会上,正式确定颁发南丁格尔奖章。南丁格尔奖章是红十字国际委员会设立的国际护理界最高荣誉奖,这项以护理界楷模佛罗伦斯·南丁格尔命名的国际红十字优秀护士奖章是为表彰志愿献身护理事业和护理学方面做出卓越贡献的世界各国优秀的护理工作者所设。按照现行的奖章条例,红十字国际委员会对获奖章的条件和要求为"佛罗伦斯·南丁格尔奖章授予毕业护士和志愿助手;她们是各国红十字会或红新月会或红会附属医护机构的积极分子或定期支持者;她们在战时或平时,以特别的勇气和献身精神为伤、病、残疾人员或为健康受到威胁的人员服务,因而建立了优异的功绩;对从事积极救护而献身的上述人员中亦可在死后追赠奖章。"此外还规定只有女候选人才符合条件,该奖每两年颁发一次,每次最多颁发50枚奖章。如遇战争等非常情况而不能按期颁发时,可以向后推延,但下次颁发奖章的数目,不能超过正常几次应该颁发的总数。颁发奖章的具体工作由设在日内瓦的红十字国际委员会执行,按照章程规定,获奖章名单公布后,要在当年举行隆重授奖仪式,由国家领导人或该国红十字会会长亲自颁发奖章,并广泛进行宣传,以鼓舞广大护理人员。自南丁格尔奖章设立以来,先后向各国护理人员颁发了41次奖章,我国从1983年开始参加第29届南丁格尔奖评选活动,至第41届时已有48名护理工作者获此殊荣。

(六) 现代护理学的发展(20世纪)

现代护理学是在南丁格尔创建的护理学的基础上发展起来的。从护理学的临床实践与理论研究来看,主要经历了三个发展阶段。

1. 以疾病为中心的护理阶段 这一阶段出现于现代护理发展的初期,即20世纪前半叶,当时医学科学的发展逐渐摆脱了宗教和神学的影响,各种科学学说被揭示和建立,生物医学模式形成,认为疾病是由于细菌和外伤引起的机体结构改变和功能异常,把疾病和健康划分为对立的两极,发展了以疾病为中心的医学指导思想。在这种模式指导下,护理工作的性质是从属于医疗,围绕疾病展开。护士是医生的助手,协助医生完成患者的诊断和治疗工作。护理工作的主要内容是执行医嘱,病情观察和护理技术操作。在长期的护理实践中形成了各科规范的疾病护理常规和护理技术操作规范。

2. 以患者为中心的阶段 20世纪中叶,社会科学中许多有影响的理论和学说相继被提出和确立,如系统论、人的基本需要层次论、人和环境的相互关系学说等,为护理学的进一步发展奠定了理论基础,促使人们重新认识人类健康与心理、精神、社会环境之间的关系。1948年,世界卫生组织(WHO)提出了新的健康定义,大大扩展了健康研究和实践的领域。1955年,"护理程序"的提出使护理有了科学的方法。1977年,生物-心理-社会医学模式的提出形成了人是一个生物、心理、社会的统一整体的现代医学观。在这些观念的指导下,护理工作发生了根本性的变革。从"以疾病为中心"转向"以患者为中心"的护理。

3. 以人的健康为中心的护理阶段 20世纪70年代后,随着社会的发展,科学技术的日新月异,人类疾病谱发了明显变化。过去威胁人类健康的传染病得到了很好的控制,而与人的行为及生活方式相关的疾病,如心脑血管病、恶性肿瘤、意外伤害等成为威胁人类健康的主要问题。同时,随着人们物质生活水平的提高,人类对健康的需求也日益增强。1977年,WHO提出"2000年人人享有卫生保健"的战略目标,这一目标成为各国健康保健人员的努力方向。对护理工作的发展产生了巨大的推动作用,使护理工作走出医院,走向家庭、社区,面对所有健康保健需求的个体。护理工作的范围超越了疾病的护理,扩展到从健康到疾病的全过程,使"以人的健康为中心的护理"成为必然。

现代护理学发展的三个阶段及其特点见表1-1。

表1-1 现代护理学发展的三个阶段及特点

现代护理学发展阶段	主 要 特 点
以疾病为中心的阶段	护理从属于医疗,护士是医生的助手,护理方法是执行医嘱和护理常规,忽视人的整体性。护理专业课程设置类同于临床医学专业,没有突出护理的内容
以患者为中心的阶段	医护双方是合作伙伴,按护理程序的工作方法对患者实施整体护理,强调护理是一门专业。护理教育开始摆脱类同临床医学课程设置的模式,建立了以患者为中心的护理教育和护理临床实践
以人的健康为中心的阶段	护士具有诊断和处理人类对现存的或潜在的健康问题的反应的能力,在临床护理和护理管理中,系统地贯彻"护理程序"。护理教育趋于重视继续教育和发展高等护理教育。强调护理学是现代科学体系中的一门综合性、独立性的应用学科

(七)我国护理学的发展

1. 中国近代护理的发展 我国近代护理事业的兴起是在鸦片战争前后,随着各国军队、宗教和西方医学进入中国而开始的。1835年,英国传教士巴克尔(P. Parker)在广州开设了第一所西医院,两年之后,这所医院即以短训班的方式培训护理人员。1884年,美国妇女联合会派到中国的第一位护士麦克尼(E. Mckechnie)在上海妇孺医院推行"南丁格尔"护理制度。1888年,美国的约翰逊女士(E. Jshnson)在福州医院创办了第一所护士学校。1900年以后,中国各大城市建立了许多教会医院,并附设了护士学校,逐渐形成了我国护理专业队伍。1909年,中国护理界的群众性学术团体"中华护士会"在江西牯岭成立(1937年改名为"中华护士学会",1964年改名为"中华护理学会"),学会的主要任务是制定护理教学计划,编译教材,办理全国护士学校的注册,组织毕业生会考和颁发执照。1920年,护士会创刊《护士季报》。1922年加入国际护士会,成为国际护士会第十一个会员国。1921年,北京协和医学院开办高等护理教育,学制4~5年,五年制的学生毕业时被授予理学士学位。1934年,"中华民国"教育部成立护理教育专门委员会,将护理教育改为高级护士职业教育,招收高中毕业生,护士教育被纳入国家正式教育系统。1950年,北京协和医学院与燕京大学、金陵女子文理学院、东吴大学、岭南大学、齐鲁大学五所大学合办了五年制高等护理教育,培养了一批水平较高的护理师资和护理管理人员。抗战期间,我国许多医护人员满怀激情奔赴革命圣地,在解放区设立了医院,护理工作受到党中央的重视和关怀。1931年,在江西中央苏区开办了"中央红色护士学校";1941年,在延安成立了"中华护士学会延安分会"。毛泽东同志曾亲笔题词:"护士工作有很大的政治重要性","尊重护士、爱护护士"。

2. 中国现代护理的发展 中华人民共和国成立后,我国护理工作进入一个新的时期,特别是党的十一届三中全会以后,改革开放政策进一步推动了护理事业的发展。

(1)护理教育体制逐步完善。1950年,第一届全国卫生工作会议将护理教育列为中专教育之一,并由卫生部制定全国统一教学计划和编写统一教材。1961年,北京第二医学院再次开办高等护理教育。1976年后,我国护理进入快速发展的新阶段。1979年,卫生部先后发出《关于加强护理工作的意见》和《关于加强护理教育工作的意见》的通知,大力扶持护理工作和护理教育事业。首先发展中专护理教育,接着恢复和发展了高等护理教育。1980年,南京医学院率先开办了高级护理专修班。1983年,天津医学院首先开设护理本科专业。1984年,卫生部和教育部召开全国高等护理专业教育座谈会,明确要建立多层次、多规格的护理教育体系,培养高级护理人才,充实教学、管理等岗位,以提高护理质量,促进学科发展,尽快缩短与先进国家在护理上的差距。这次会议不仅是对高等护理教育的促进,也是我国护理学科发展的转折点。1985年全国11所医学院校设立了护理本科专业,1992年北京、上海等地又开始了护理学硕士研究生教育,这样形成了中专、大专、本科、研究生4个层次的护理教育体系。

自20世纪80年代以来,全国许多省、市还开展了各种形式的成人护理学教育,促进了护理人才的培养,使护理队伍的结构日益趋向合理发展。1997年,中华护理学会在无锡召开护理继续教育座谈会,制定了护理继续教育的法规,护理继续教育开始走向制度化、规范化、标准化。

(2) 护理学术活动日益繁荣。中华护理学会是中国护理界的群众性学术团体,学会多次召开全国性护理学术经验交流会,各地分会也普遍举行各种不同类型的专题学习班、研讨会等。中华护理学会还成立了学术委员会和各护理专科委员会。1954年,中华护士学会学术委员会创刊《护理杂志》,1981年改名为《中华护理杂志》,目前向全国发行的护理杂志有《中国实用护理杂志》、《护理学杂志》等十多种护理期刊,护理教材、护理论著相继出版,护理研究和护理科普文章如雨后春笋般涌现。1993年中华护理学会设立了护理科技进步奖,每两年评奖一次。

随着我国对外开放政策的日益深入,国际学术交流日益加强,中华护理学会多次与美国、加拿大、日本等国家的护理学会联合召开国际护理学术交流会。中国护士代表团先后与美国、加拿大、澳大利亚、日本、新加坡等国及中国香港、澳门等地区的护理学会进行了互访交流,中外护理专家还进行了互派讲学。1985年全国护理中心在北京成立,进一步取得了WHO对我国护理学科发展的支持。通过国际交流,开阔了眼界,活跃了学术氛围,增进和发展了我国护理界与世界各国护理界的友谊,促进了我国护理学科的发展。

(3) 护理专业水平不断提高。随着高等护理教育的恢复和发展以及多层次多规格护理教育的开展,护理人员的科研能力、学术水平不断增强,护理专业水平不断提高,护理工作的内容和范围也不断扩大。大面积烧伤、器官移植、显微外科、肿瘤、重症监护等专科护理,中西医结合护理及社区护理等迅速发展,为护理学增添了新的经验。

(4) 护理管理体制逐步健全。为加强对护理工作的领导,完善护理管理体制,卫生部医政司设立了护理处,负责全国护士的管理,制定有关政策法规。各省、市、自治区卫生厅(局)在医政处下设专职护理干事,负责管辖范围内的护理管理,各地医院也大力整顿护理工作,建立健全了护理指挥系统。1979年,国务院批准卫生部颁发了《卫生技术人员职称及晋升条例(试行)》,明确规定了护理专业人员的高级、中级和初级职称。根据这一条例,各省、市、自治区制订了护士晋升考核的具体内容和方法。1993年,卫生部颁发了新中国成立以来第一个关于护士执业和注册的部长令与《中华人民共和国护士管理办法》。1995年6月,全国举行首届执业护士考试,考试合格获执业证书者方可申请注册。2008年颁发与实施《护士条例》,护理管理工作走向法制化轨道。

二、护理学的概念、性质、范畴与任务

(一) 护理学的概念

护理学的概念是随着护理专业的建立和发展而不断认识、变化和发展的。现阶段将护理学定义为"护理学是一门在自然科学与社会科学理论指导下的综合性应用学科,是研究有关预防保健与疾病防治过程中的护理理论与技术的科学"。

(二) 护理学的性质

护理学是生命科学中综合自然、社会及人文科学的一门应用科学。护理学包含了自然科学,如:生物学、物理学、化学、解剖学及生理学等,还包含了社会及人文科学,如:心理学、伦理学、社会学及美学等。护理学又是一门独立的学科,与医学、药学、营养学等共同组成整个医学领域。

(三) 护理学的研究范畴

护理学的研究范畴包括理论与实践两大范畴。

1. 护理学的理论范畴

(1) 护理学的研究对象:护理是为人的健康服务的,护理学的研究对象是人,包括个体和群体、患者与健康人等,对人的认识是护理理论、护理实践的核心和基础。

(2) 护理学与社会发展的关系:研究护理学在社会中的作用、地位和价值,研究社会发展对护理学发展的促进和制约因素。如老年人口增多、慢性患者增加使社区护理迅速发展;健康教育技巧和与他人有效合作已成为对护士的基本技能要求。

(3) 护理专业知识体系与理论架构:自20世纪60年代后护理界开始致力于发展护理理论与概念模式,如奥瑞姆的自理模式、罗伊的适应模式、纽曼的保健系统模式和佩普劳的人际关系模式等,并将这些理论用于指导临床护理实践,对提高护理质量、改善护理服务起到了积极作用。通过建立护理理论体系,护理人员不仅能够在研究中发展和验证理论,而且通过研究学会科学的逻辑思维和评判性思维方法。

(4) 护理学的交叉学科和分支学科:护理学与自然科学、社会科学、人文科学等多学科相互渗透,在理论上相互促进,在方法上相互启迪,在技术上相互借用,形成许多新的综合型、边缘型的交叉学科和分支学科,从而在更大范围内促进了护理学科的发展。

2. 护理学的实践范畴

(1) 临床护理:临床护理的对象是患者,其内容包括基础护理和专科护理。基础护理是各专科护理的基础,它是应用护理的基本理论知识、基本实践技能和基本态度方法,满足患者的基本需要。专科护理是以护理学和各医学专科理论、知识和技能为基础,结合各专科患者的特点及诊疗要求,对患者进行身心整体护理。

(2) 社区护理:社区护理是借助有组织的社会力量,将公共卫生学和护理学的知识与技能相结合,以社区人群为服务对象,对个人、家庭和社区提供促进健康、预防疾病、早期诊断、早期治疗、减少残障等服务,提高社区人群的健康水平。

(3) 护理科研:运用观察、科学实验、调查分析等方法揭示护理学的内在规律,促进护理理论、知识、技能的更新。

(4) 护理管理:运用管理学的理论和方法,对护理工作的诸要素——人、财、物、时间、信息进行科学的计划、组织、指挥、协调和控制,以提高护理工作的效率和质量。

（5）护理教育：以护理学和教育学理论为基础，有目的地培养护理人才，包括学校教育和毕业后的继续教育。

（四）护理学的任务

1. 促进健康　促进健康的目标是帮助服务对象维持最佳的健康水平或健康状况，护士可通过健康教育帮助人群获取有关维持或增进健康所需的知识及资源，如教育人们进行合理平衡的膳食，适当运动，戒烟，预防药物成瘾与意外伤害等，使人们形成健康的生活方式，以增进健康。

2. 预防疾病　预防疾病的目标是帮助服务对象减少或消除不利于健康的各种因素（包括生物学因素、环境因素、心理社会因素及生活方式因素），以保持健康状态、预防疾病的发生。如指导肥胖者实施有效的降低体重的计划，帮助人群戒除烟、酒嗜好等。

3. 恢复健康　恢复健康的目标是帮助个体从疾病中康复，减少残疾的发生，或帮助残疾者，使其部分器官的功能充分发挥作用，把残疾损害降到最低限度，达到应有的健康水平。

4. 减轻痛苦　减轻痛苦的目标有两层含义，一是对无法恢复健康的患者，应采取一切措施，把其痛苦降到最低限度；二是对临终患者，使其在生命的最后阶段能获得舒适，从而平静、安详、有尊严地离去。

三、护士的概念、权利和义务

（一）护士的概念

护士是指经执业注册取得护士执业证书，依照护士条例规定从事护理活动，履行保护生命、减轻痛苦、增进健康职责的卫生技术人员。

（二）护士的权利

1. 护士执业，有按照国家有关规定获取工资报酬、享受福利待遇、参加社会保险的权利。任何单位或者个人不得克扣护士工资，降低或者取消护士福利待遇等。

2. 护士执业，有获得与其所从事的护理工作相适应的卫生防护、医疗保健服务的权利。从事直接接触有毒有害物质的工作、有感染传染病危险的工作的护士，有依照相关法律和行政法规接受职业健康监护的权利；患职业病的，有依照有关法律、行政法规的规定获得赔偿的权利。

3. 护士有按照国家有关规定获得与本人业务能力和学术水平相应的专业技术职务、职称的权利；有参加专业培训、从事学术研究和交流、参加行业协会和专业学术团体的权利。

4. 护士有获得疾病诊疗、护理相关信息的权利和其他与履行护理职责相关的权利，可以对医疗卫生机构和卫生主管部门的工作提出意见和建议。

5. 护士执业，应当遵守法律、法规、规章和诊疗技术规范的规定。

（三）护士的义务

1. 护士在执业活动中，发现患者病情危急，应当立即通知医师；在紧急情况下为抢救垂危患者生命，应当先行实施必要的紧急救护。

护士发现医嘱违反法律、法规、规章或者诊疗技术规范规定，应当及时向开具医嘱的医师提出，必要时，应当向该医师所在科室的负责人或者医疗卫生机构负责医疗服务管理的人员报告。

2. 护士应当尊重、关心、爱护患者，保护患者的隐私。

3. 护士有义务参与公共卫生和疾病预防控制工作。发生自然灾害、公共卫生事件等严重威胁公众生命健康的突发事件时，护士应当服从县级以上人民政府卫生主管部门或者所在医疗卫生机构的安排,参加医疗救护。

四、护理工作方法

(一)个案护理

个案护理是一名护士护理一位患者,即由专人负责实施个体化护理。这种护理方式的特点是护士责任明确,可对患者实施全面、细致的护理,满足其各种需要;同时,可显示护士个人的才能,满足其成就感;但耗费人力,且护士只能做到在班负责,无法实施连续性护理。

(二)功能制护理

功能制护理是以工作为导向,将患者所需的护理活动,依工作性质机械地分配给护理人员,其护理工作的主要内容为完成医嘱和执行各项护理技术操作,护士被分为"巡回护士"、"治疗护士"、"办公室护士"等。这是一种流水作业的工作方法,护士分工明确,易于组织管理,节省人力;但工作机械,护士缺少与患者交流的机会,较少考虑患者的心理、社会需求,较难掌握患者的全面情况,且反复机械地操作,易致倦怠,使工作满意度下降。

(三)小组制护理

小组制护理是以小组的形式对患者进行护理。小组成员由不同级别的护理人员组成,在小组长的计划、指导下共同参与并完成护理任务,实现确定的目标。小组的大小依患者的健康问题、护理需要及计划的稳定性而定,一般一个小组护理10~15位患者。这种护理方式能发挥各级护理人员的作用,较好了解患者需要,因人施护,弥补功能制护理之不足;同时,小组成员彼此合作,分享成就,可维持良好的工作气氛;但护士的个人责任感相对减弱,且小组成员之间需花费较多时间互相交流。

(四)责任制护理

责任制护理是由责任护士和辅助护士按护理程序对患者进行系统的整体护理。其结构是以患者为中心,患者从入院到出院期间的所有护理始终由一名责任护士实行8小时在岗、24小时负责制。由责任护士评估患者情况,制订护理计划和实施护理措施,并评价护理效果。责任护士不在岗时,由辅助护士按责任护士的计划实施护理。这种护理方式,护士责任明确,能全面了解患者情况,为患者提供连续、整体、个别化的护理;易培养"我的患者"、"我的护士"的概念,护士与患者均能获得较多的满足,且较易发展良好的出院追踪护理。但此种护理需较多高水平的责任护士,护士间不了解各自患者的情况,易造成责任护士间的距离感,工作繁忙时,难以互相帮助,同时,护士须负较大的责任,因此而具有一定的压力。

(五)系统化整体护理

系统化整体护理是以现代护理观为指导,以护理程序为核心,将临床护理与护理管理的各个环节系统化的护理方式,其特点是首先建立指导护理实践的护理原则;制定以护理程序为框架的护士职责和护士行为评价标准;确定病房护理人员的组织结构;建立以护理程序为核心的护理质控系统;编制标准护理计划和标准健康教育计划;设计、填写护理程序的各种护理表格。在此基础上,以小组责任制的形式对当班患者实施连续的、系统的整体护理。此护理方式提出了新型护理管理观,强调一切管理手段与护理行为均应以增进患者健康为目的,增强了护士的责任感;同时,标准化护理表格的使用,减少了护士用于文字工作的时间,护士有更多的机会与患者交流,提供适合患者身心、社会和文化等需要的最佳护理。但此护理方式亦需较多的护理人员,且各种规范表格及标准计划的制订有一定难度。

上述不同的护理工作方式各有利弊,在护理学的发展历程中都曾经或正在起着重要作用,并在临床护理实践中交错使用。

五、"护理基本技术"课程的地位、特点与目标

(一)课程地位和特点

护理学包括理论与实践两大范畴,护理基本技术是护理学实践范畴中重要的组成部分,是护理学科与临床各专科护理的基础,是护理专业的一门核心课程,具有丰富的科学知识内涵和技能性很强的特点,对培养具有扎实基本知识和娴熟基本技能的合格护理人才起着举足轻重的作用。

(二)课程目标

1. 思想教育目标 护理是一门科学,其科学的价值在于求真;护理是一门艺术,其艺术的价值在于创新;护理是一门事业,其事业的价值在于奉献。在思想教育中教师要把求真、创新与奉献精神贯穿于教学的始终,培养学生热爱护理专业,认识自身价值,树立正确的价值观,树立严谨、求实与创新的工作作风,具有良好的职业道德和职业情感,这是做好护理工作的原动力。

2. 知识教学目标 通过"护理基本技术"课堂教学,使学生获得各种护理知识,包括:为患者提供安全与舒适的住院环境,保持患者的清洁卫生,帮助患者进行适当的活动和休息,用药护理,胃肠道护理,泌尿道护理,生命体征的观察及护理,各种注射术,输液与输血的观察及护理,预防医院感染,临终关怀,病情观察与危重患者的护理,医疗文件的记录和书写等基本理论与基础知识,逐渐树立整体护理观念,提高与患者沟通交流的技巧,为以后学习临床各专科护理奠定良好的理论基础。

3. 技能培养目标 通过"护理基本技术"实践教学,使学生获得铺床技术、无菌与隔离技术、清洁、消毒与灭菌技术、生命体征测量技术、鼻饲法、导尿术、各种注射术、输液与输血技术、氧气吸入疗法等技能。在实训课中教师要善于将临床常见问题摆在学生面前,以培养学生独立思考能力、解决问题能力、应用能力、观察与沟通能力等,同时通过教师的言传身教及与每位学生的密切接触,培养学生具有高尚的职业道德和职业情感,树立严谨求实的工作作风,形成科学的思维方法,具有高度的责任心、爱心与细心,为今后走向工作岗位从事临床护理工作奠定坚实的技能基础。

六、"护理基本技术"课程的学习方法及要求

护理基本技术是一门实践性很强的课程,开设本课程的最终目的是要学生掌握临床常用的基本护理技术操作。因此,示教-练习是最常用的教学方法,即由教师示教某项操作全过程,学生模仿教师的操作并进行反复练习,直至能独立、熟练地完成。示教-练习环节大多在护理实训室进行。因此要求学生:

(1)以认真的态度对待实训课,进入实训室如同进入病房,严禁大声喧哗,严禁坐床,衣帽穿戴整洁,符合规定要求,在模型人身上操作时应视为在患者身上操作,表现出同情、尊重与爱护。

(2)严格遵守实训室的规章制度,爱护实训室内所有设备及物品,随时保持实训室清洁卫生,实训结束离开前关好门窗。

(3)认真观看教师示教,教师示教是教学的重要环节,护生应集中注意力,仔细看清教师所示范的每一个步骤。在教师示范过程中,如有疑问或没有看清楚的地方,应在教师示范结束后及

时提出。

（4）认真做好模拟练习：观看教师的示范后，护生要根据教师的示范，按照正确的操作程序逐步进行模拟练习，模拟练习中力求每一步骤都能符合操作标准要求，如有问题应及时请教指导老师。

（5）加强课后练习：技能学习是一个循序渐进、不断熟练的过程，需要学生课后不断进行练习。

目前，为了提高护生的技能操作水平，国内大多数护理院校都不同程度地开放护理实训室，护生应有效利用实训室开放的时间，根据自身情况，有效地进行操作技能的训练，以使技能操作达到熟练的程度。

总之，护理基本技术是护理专业最重要的专业课程之一，它是学习其他临床护理课程的基础。学生只有了解"护理基本技术"课程在整个护理专业课程体系中的地位和任务，明确学习护理基本技术的目的，并能按照正确的学习方法和要求进行学习，才能有效掌握护理基本技术的基本理论、知识和技能，从而为将来学习其他护理专业课程及从事临床护理工作奠定良好的基础。

理论1-2　护理理论

护理理论的研究对护理专业的发展起着重要作用。护理理论包括护理的基本概念、护理模式和护理学发展中引用的其他学科的理论。这些理论用科学的方法解释护理现象，从科学的角度说明护理工作的性质，表明护理知识的范围和体系，确立以理论为基础的护理理念和价值观，指导护理专业的发展方向。

一、护理的四个基本概念

随着现代医学模式的发展，在对护理学的认识逐步深化的基础上产生了护理宗旨性的四个基本概念，即：人、环境、健康、护理。

（一）人的概念

护理学研究和服务的对象是人，对人的认识是护理理论和实践的核心和基础，它影响了整个护理概念的发展，并决定了护理工作的任务和性质。现代护理学认为：① 人是生理的、心理的、社会的统一体，在人身上既体现出物质活动，又体现出在此基础上产生的精神活动，二者不可分割，相互影响，形成一个统一整体。人具有生理、心理和社会的多层次的需要。人包括个体，也包括家庭和社区的群体。② 人体与外环境统一，人在自然和社会环境中生活，形成了相对稳定的生理、心理活动方式。当自然和社会环境发生变化时，人的生理、心理活动方式必须做出相应的调整，以适应上述变化，并调动人的内在主观能动性，预防疾病，促进健康。

（二）环境的概念

环境是影响机体生命和生长的全部外界条件的总和，包括外环境和内环境。外环境指自然环境和社会环境，内环境指人体内部的生理和心理变化。

环境具有复杂性和可变性，环境可以给人以压力，而人是可以适应环境或影响和改造环境的。现代护理观重视人与环境的相互影响，护理不仅要帮助人们适应环境，还要力求创造适宜人们生活和休养的环境，协助和指导人们提高适应能力，以恢复和保持健康。

（三）健康的概念

1948年，WHO把健康定义为：健康，不仅没有躯体疾病，还要有完整的生理、心理状态和良好的社会适应能力。健康与疾病是生命连续统一体中的一对矛盾,这对矛盾的相互作用在生命中是以人的功能状态来体现的。维持健康的基本条件是人的多层次需要能够得到满足,机体处于内外环境的平衡和协调状态。如果将人生比作一根轴(图1-3),轴的一端是极佳的健康状态,另一端是死亡,健康和疾病是一个连续的过程,其间没有明显的界线,人的大多数时间处于这个连续线的中间部分,一个人在健康与疾病轴上的位置每时每刻都在变化,健康与疾病这对矛盾在一定条件下可以互相转化,如慢性疾病者其病情稳定后可以参加社会活动,残疾人充分发挥其尚存的功能,成为残而不废的有用之人,仍能达到他们最高的健康水平。所以说健康是动态的、相对的、因人而异的,这种变化贯穿于整个生命过程中。在健康状态不佳时,医疗的功能是给予诊断、治疗,护理的功能是促进个人及群体向健康的极佳状态移动。

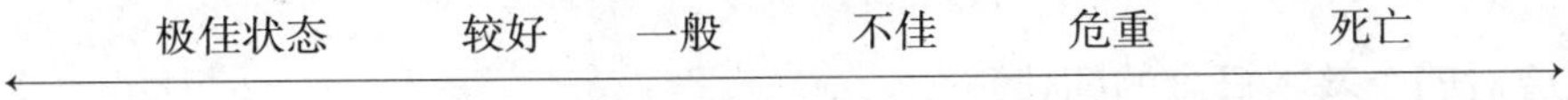

极佳状态　　较好　　一般　　不佳　　危重　　死亡

图1-3　健康与疾病轴

（四）护理的概念

对护理的认识是随着社会的发展而不断变化的。1980年,美国护士学会(ANA)将护理定义为:护理是诊断和处理人类对现存的和潜在的健康问题的反应。这个定义突出了护理的独立性和专业性。护理贯穿于人的整个生命过程,护士运用护理程序的科学方法来实现"促进健康、预防疾病、恢复健康、减轻痛苦"这四项基本职责,帮助生活在各种环境中的人与环境保持平衡,满足人的基本需求。具体地说,是使健康者保持、增进健康;患病者恢复健康;伤残者达到最大限度的功能恢复;临终者得以安宁去世。

（五）四个基本概念的相互关系

人、环境、健康和护理这四个基本概念是密切相关的,缺少其中的任何一个概念,都会使护理不能成为独立的科学,且不能成为专业。人、环境、健康和护理的核心是人,即护理实践是以人的健康为中心的活动;护理对象存在于环境之中并与环境互为影响;健康即为机体处于内外环境平衡,多层次需要得到满足的状态;护理的任务是创造良好的环境并帮助护理对象适应环境,从而达到最佳健康状态。

（六）整体护理

护理的四个基本概念引导人们进一步认识护理学的科学内涵,确立以人的健康为中心的现代护理观,明确护理的宗旨就是通过整体护理帮助护理对象改善和适应环境,从而达到最佳的健康状态。

整体护理的概念包括:① 护理工作从单纯的对患者生活和疾病的护理,扩展为全面照顾和满足护理对象的生理、心理、社会方面的需要;② 护理的服务对象从患者扩大到健康人,即不只是帮助患者恢复健康,还应包括健康人的预防和保健工作。③ 护理服务于人的生命全过程,从出生、衰老至临终各个阶段都需要护理。④ 护理不仅服务于个体,还要面向家庭、社区,重视自然环境和社会环境对健康的影响。

二、护理模式

在护理学的发展过程中,除引用其他学科的理论外,近40年,护理学理论家们还提出了专门论述护理的学说——护理模式,为建立护理独特的理论和护理学的发展奠定了基础。各种护理模式从不同的角度对护理的四个基本概念——人、环境、健康与护理进行了描述,每个模式都未能包括护理的所有方面,而是各有侧重,因此有其一定的局限性。但这些模式已被护理工作者作为有价值的理论基础用以指导实践活动,对护理专业发展具有一定的指导意义。在护理教育和实践中较为广泛应用的模式具有下列几种。

(一) 佩普劳的人际关系模式

佩普劳(H. Pepla)的人际关系模式,认为护士与患者间的关系是在护理过程中形成的。护士与患者原是两个陌生人,他们有不同的目的和兴趣,双方在治疗和护理过程中,随着关系的进展而互相理解,并共同探讨解决健康问题的方法,这种关系为解决冲突、困难,满足患者的需要提供了条件。佩普劳的人际关系模式重点强调患者或护理对象与护士之间的关系在护理过程中的形成。

1. 佩普劳对四个基本概念的阐述

(1) 人:人是一个生理、心理和社会都处于动态平衡的有机体。人具有生理、心理和人际关系的特征和需要。

(2) 健康:健康是人的各种生理和心理的需求得到满足,人的存在和人生发展过程中向着创造性的、建设性的、有价值的人生前进的生活运动。

(3) 环境:环境是与人相互作用的重要因素,如文化、家庭、道德等。

(4) 护理:是帮助人们满足现有需要的、重要的、治疗性的人际间关系的过程。

2. 佩普劳人际关系(护患关系)模式的主要内容 佩普劳认为护患关系在整个护理过程中起关键性作用。佩普劳将护患关系的发展分为四个时期:

(1) 熟悉期:护士和患者互相认识的阶段。此期患者有寻求专业性帮助的需要,护士通过搜集患者资料增进双方的了解。

(2) 确定期:护士确定适当的专业性帮助的阶段。此期患者对护士做出选择性反应,可有独立自主、不依赖护士或与护士相互依赖及被动地完全依赖护士三种情况,并表达其对健康问题的认识,护士通过观察患者和收集资料找出患者存在的问题,确定为患者提供何种帮助,制定护理计划。

(3) 开拓期:患者从护理过程中获益,健康逐渐恢复,此期患者易出现依赖与独立的冲突;护士应帮助患者恢复自理能力。

(4) 解决期:此期患者需要得到满足,身体基本康复,情绪良好;护士帮助患者恢复生理上和心理上的自立能力。

人际间关系模式的护理过程,体现了护士对患者应担任教育者、帮助者、咨询者、领导者、代理人等多元化角色,应用收集的资料去感知患者的需要和问题,最终解决这些问题,目的是促使人向前发展。

(二) 纽曼的保健系统模式

纽曼(Neuman)的保健系统模式是一个综合的、动态的模式,其认为个体与环境是相互作用的,重点强调人是与环境相互作用的开放系统、个体对于环境中应激源的反应。

1. 纽曼对四个基本概念的阐述

(1) 人:人是一个由生理、心理、社会文化等多方面组成的整体,是不断与环境相互作用以寻求平衡的开放系统。

(2) 健康:健康是一个动态的过程,即系统的各个组成部分相互和谐的状态。

(3) 环境:环境是机体内外环境的总和,即所有内部和外部应激源及抵抗因素的总和。她还提出了自生环境的概念,包括机体内环境、人际环境和其他的机体外环境。

(4) 护理:对护理对象采取有目的措施,减少压力源造成的不良后果,使其维持或获得最佳的健康状态。

2. 纽曼保健系统模式的主要内容　纽曼保健系统模式主要包括应激源、机体防御和护理干预三部分。当应激源作用于机体时,机体发生防御反应,护理的目的是通过护理干预来维持和恢复机体系统的平衡。

纽曼认为护理干预是通过三级预防来完成的:

(1) 初级预防:当怀疑有应激源,或虽已确定有应激源但尚未发生反应时进行的干预,从而预防应激源侵犯或其侵犯的可能,加强机体正常防御功能。如进行健康宣传教育、保护易感人群、疾病的早期检查等。

(2) 二级预防:当应激源穿过机体正常防御线引起症状后,采取的早期诊断、治疗和护理措施。

(3) 三级预防:经过二级预防后,采取预防措施,使系统恢复平衡,返回初级预防状态。

(三) 奥瑞姆的自理模式

奥瑞姆(Orem)的自理模式也称自我照顾模式,强调自理的概念,认为自我照顾的需要是护理重点。

1. 奥瑞姆对四个基本概念的阐述

(1) 人:整体的人应具有躯体的、心理的、人际间的和社会的功能,并有能力通过学习来达到自我照顾。

(2) 健康:奥瑞姆认为健康应包括身体、心理、人际关系和社会等方面的健康,健康有不同的状态,是一个连续的过程。

(3) 环境:环境包括人以外的所有因素,个体生活在社会中希望能够自我管理,并对自己及其依赖者的健康负责。对不能满足自理需要的个体,社会则提供帮助。

(4) 护理:护理是克服或预防自理缺陷发生和发展的活动,并为自理需求不能满足的个体提供帮助。个体的健康状况及自我照顾的能力决定其对护理需求的多少。

2. 奥瑞姆自理模式的主要内容　自理模式主要由三个相互联系的理论结构组成。

(1) 自理结构:自理是指个体为维持生命和健康而需要自己进行的活动,这些活动是按一定形式、连续进行的。自理活动是有目的、有意义的行为,其是否有效将直接影响个体的健康。个体的年龄、健康状况、学习能力会影响其自理能力。同时个体所处的外界环境如社会和家庭因素会对其自理活动产生影响。

人的自理需求包括:① 一般的自理需求。主要包括对空气、水、食物的需求,排泄,维持活动与休息平衡,维持独处与社交平衡,预防有害因素,努力被群体认同等六方面需求。② 发展的自理需求。包括不同时期特殊的需求,在成长过程中遇到不利时而引发的需求。③ 健康不佳时的自理需求,指个体在疾病、创伤或在诊断治疗过程中产生的需求。

(2) 自理缺陷结构:自理缺陷结构是奥瑞姆自理学说的核心,阐述了个体出现自理缺陷时就需要护理的帮助。① 自理缺陷指个体自理能力不能满足治疗性自理需求。② 自理能力是指个体完成自理活动的能力。③ 治疗性自理需求。奥瑞姆将需要进行护理活动的自理需求称之为治疗性自理需求。如在疾病创伤之后造成人体结构、身体功能和日常生活与习惯的改变所导致的需求。

（3）护理系统结构：奥瑞姆依据个体自理缺陷的程度设计了三种护理补偿系统。① 完全补偿系统：患者完全没有自理能力，需要护理给予全面帮助，满足其所有的基本需要。② 部分补偿系统：患者自理能力部分缺陷，需护理给予适当帮助。护士和患者均需参与自理活动。护士一方面帮助补偿患者的自理缺陷，另一方面需发挥患者的主动性，帮助其提高自理能力。③ 支持教育系统：当患者需要通过学习方能具备完成某些自理活动的能力时，护士应为患者提供教育、支持、帮助，以促进患者自理能力的提高。

（四）罗伊的适应模式

罗伊（Roy）的适应模式强调围绕人的适应性行为实施护理活动，从而达到促进人的适应性反应，帮助其恢复健康的目的。

1. 罗伊对四个基本概念的阐述

（1）人：是一个有生命的适应系统，持续与环境相互作用，并通过适应性反应维持系统的完整、平衡与稳定。人作为护理对象，通过自身的生理和心理调节来维持其生理功能、自我概念、角色功能和相互依赖四个方面的平衡。

（2）健康：是人处于一种完整的、能对改变持续进行适应性反应的状态和过程。适应性反应是促进人身心健康的过程；当人应对无效时会导致疾病发生，即无效性反应。

（3）环境：是所有围绕并作用于人的内在和外在因素的总和。环境中对人产生影响的刺激可分为主要刺激、相关刺激和固有刺激。主要刺激指人直接面对的、可观察到的、需立即进行适应的刺激；相关刺激指能对当时主要刺激所致行为产生影响的所有内、外刺激；固有刺激指原有的、构成本人特性的、能对行为发生影响的不确定因素，如信念、态度和性格特点等。

（4）护理：是采取措施控制作用于人的各种刺激，以促进人的适应性反应，提高人的适应能力。

2. 罗伊适应模式的主要内容　罗伊适应模式的重点在于人的适应性。她认为护理程序是通过以下六个步骤进行的。

（1）一级评估：又称行为评估。即护士收集患者生理功能、自我概念、角色功能及互相依赖等资料，并判断其行为是否为适应性反应。

（2）二级评估：又称影响因素评估。收集作用于患者的各种刺激的资料，识别主要刺激、相关刺激和固有刺激。

（3）提出护理诊断。

（4）制定护理目标。

（5）选择和实施护理措施。

（6）评价实施护理措施的效果。

三、护理的支持性理论

护理是一门综合性的应用学科，也是一门满足人类需要的艺术。在护理中为满足人的身心需要，促进身体和精神的健康，经常运用生物学、社会学、心理学等其他学科的理论知识，作为它的支持性理论,这些理论都有助于对整体护理的理解和实践。

（一）系统论

1. 系统的基本概念 系统是指由若干相互关联又相互作用的部分组成的一个整体,各部分有其独特的目的和功能,但又与其他部分相互关联,共同发挥着整体功能。几个系统可以联合为更大的系统。系统按层次组合,每一系统既是上一个层次的次系统,又是下一个层次的超系统,如人是家庭的次系统,家庭是人的超系统,而家庭又是社区的次系统。系统需要通过各次系统之间的相互作用及系统与环境的相互作用不断调整,以达到适应环境的目标,即达到整体效应。

系统按其属性分为自然系统与人造系统,自然系统不具有人为的目的性和组织性,如生态系统、人体系统;人造系统是人们根据一定的目的组织和创造出来的系统,如医院系统、教育系统等。

系统的形态可分为封闭系统与开放系统,当系统与环境联系不密切,即很少或几乎没有与环境发生能量、物质和信息交流时,称之为封闭系统。与环境有较多的能量、物质和信息交流的系统,称之为开放系统。开放系统与环境的联系是通过输入、转换、输出与反馈来完成的(图1-4)。

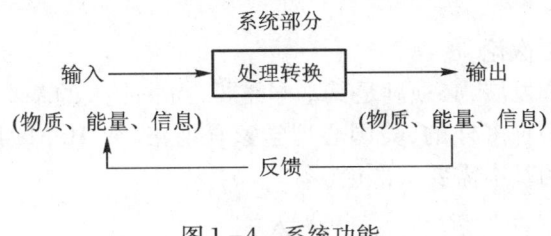

图1-4 系统功能

（1）输入:进入系统的物质、信息或能量等。

（2）转换:输入的物质、信息或能量等的改变。

（3）输出:物质、信息或能量等改变后的产物。

（4）反馈:对输出部分进行调节、比较,以引起下一步的作用。

2. 系统理论与护理

（1）系统理论对人的认识:人是一个由无数子系统所组成的自然系统,是面向外环境的开放系统,与周围环境交换着物资、能量和信息。人体系统活动的基本目标是保持机体的平衡,也就是机体内部各次系统间和机体与环境间的平衡。平衡是健康的基础,人体系统正是借着各子系统如神经系统、循环系统、呼吸系统、消化系统、内分泌系统、泌尿系统等相互分工,相互作用而达到平衡状态。为了维持平衡,人体系统还必须具有适应外在环境改变的能力,这种能力可以使有生命的系统避免受到伤害,减轻损伤,适应压力,一旦内在环境平衡受到破坏时,可重新恢复平衡状态。护理的功能就是帮助个体调整内环境以适应外环境的不断变化,最终获得或维持身心的平衡。整体护理就是把每一个人看成一个整体的系统,开放的系统,除了协调平衡其次系统之间的相互作用外,还要注意更大的超系统的影响和控制,如家庭、社区,甚至更大的群体对该机体的影响,只有这样才能使整体系统功能更好地运转。

（2）系统理论在护理过程中的应用:系统功能的模式框架可以应用于护理临床、护理教育、护理管理。护理过程是建立在开放系统中,并与周围环境相互作用的,在开放式系统模式的框架中,把护理活动纳入了有计划、有顺序、有目的的系统活动,其输入部分为护理对象原来的健康状况,通过估计、计划、实施的转换过程,输出经护理后护理对象的健康状况,最后评价护理效果,以决定护理活动是否终止或修订后继续运转(图1-5)。在整个护理过程中,护理人员的素质、有关人员的合作、设备的优劣、信息的及时和准确性等要素均可影响护理的效果。

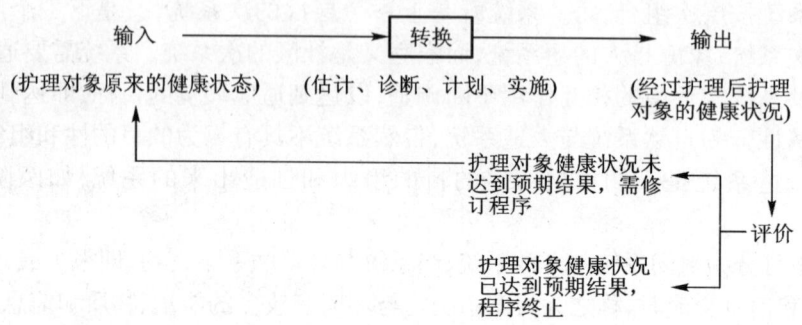

图1-5 护理过程系统模式

(二) 人类基本需要层次论

人类为了生存、生长和发展,必须满足其基本需要,当一个人的基本需要得到满足时,他即处于平衡状态,人的需要是多种多样的,美国心理学家马斯洛(A. H. Maslow)认为,人的基本需要可归纳为五个层次,即人的基本需要层次论(图1-6)。

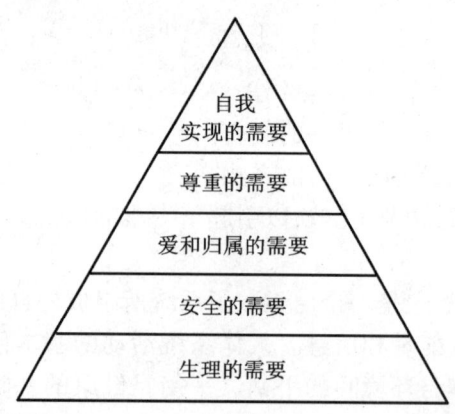

图1-6 马斯洛人类基本需要层次论示意

1. 马斯洛的基本需要层次论

(1) 生理的需要:是人类最原始最基本的需要,如食物、空气、水、适宜的温度、排泄、休息等。

(2) 安全的需要:安全感、生活稳定、有保障、受保护、避免危险与恐惧。

(3) 爱和归属的需要:希望和周围人们友好相处,成为群体的一员,希望得到信任和友爱。

(4) 尊重的需要:包括自尊、被尊重和尊重他人。

(5) 自我实现的需要:个人的能力和潜能得到充分发挥,实现自己的理想与抱负,是人类最高层次的需要。

马斯洛认为,这五种需要从低到高,一个层次的需要相对地满足了,就将向高一层次发展,愈到上层,满足的百分比愈少,但程序不是完全固定的。马斯洛还指出,在同一时期内会同时存在几种需要,各层次的需要相互依赖与重叠。高层次的需要发展后,低层次的需要仍然存在,只是对行为影响的比重减轻而已,每一时期内总有一种需要是占支配地位的。

2. 基本需要层次论对护理的意义

一个人的基本需要得到满足时,就能够保持平衡状态。而当基本需要得不到满足时,就会出现失衡状态而导致疾病。马斯洛的理论对于护理的意义在于:

(1) 帮助护士识别患者未满足的需要,这些需要就是护士应为患者解决的健康问题。

(2) 在护理过程中更好地理解患者的言行,并预测患者尚未表达的需要,以达到预防的目的。

(3) 按照基本需要的层次,识别问题的轻、重、缓、急,以便在制订护理计划时排列先后顺序。

(4) 护理应该把满足与维护人的各种基本需要作为一种基本功能。一般通过三种方式:① 直接帮助患者满足需要,如缺氧者给予氧气吸入,不能由口进食者给予鼻饲等;② 协助患者发挥最大的潜能,通过指导帮助,使患者达到最佳的独立状态;③ 通过健康教育,健康咨询等,预防一些基本需要得不到满足的问题发生。

3. 凯利希的人类基本需要层次理论

在马斯洛提出人的基本需要层次论数年之后,理查德·凯利希(Richard Kalish)将这一理论加以修改,在生理需要和安全需要之间增加了一个层次,即性、活动、探险、操纵、好奇心的需要(图1-7)。

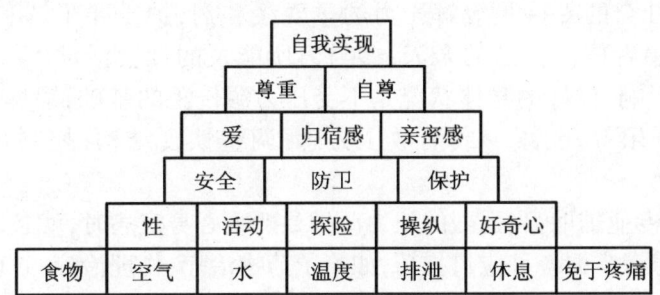

图1-7 凯利希修改后的需要层次论示意

(三) 压力适应理论

压力和适应是机体内、外环境不断调整的一个过程。若内在环境不平衡或内环境与外环境之间的关系受到破坏,就可能导致疾病的发生,如消化性溃疡与高血压病等的发生已被明确与压力有关。因此,护士须应用压力和适应的理论,观察和预测服务对象的心理和生理反应,并利用各种护理措施避免或减轻压力对患者的作用,提高患者的适应能力,以维持身心平衡。

1. 压力

(1) 压力、压力源及压力反应

压力:又称应激或紧张,是一个比较复杂的概念,在不同学科中有不同的内容。生物学家席尔(Selye)认为压力是个体对任何需求作出非特异性反应的一个过程,这种过程持续贯穿于人的一生。

压力源:指产生压力的来源,包括物理、化学、生物和心理社会等因素。住院患者常见的压力源有:① 环境陌生,如患者对医院环境及医护人员的陌生感。② 疾病威胁,如严重疾病、手术、致残的可能等给患者造成的威胁。③ 缺少信息,如患者对诊断、治疗、护理措施不明确等。④ 丧失自尊,如患者因患病而失去自理能力,需由他人照顾等。⑤ 不被重视,如医护人员未能及时满足患者的需要、忽视必要的沟通等。

压力反应:指个体对所受压力而产生的反应。一般分为两类:① 生理反应,表现为心搏加快、血压升高、呼吸加快、血糖增高、胃蠕动减慢、肌张力增加、敏感性增强等。② 心理反应,常见有焦虑、忧郁、否认、怀疑、依赖、自卑、孤独、恐惧、愤怒等。

(2) 机体对压力的防卫方式:压力源所造成的影响大小,视个体对压力源的承受程度而定。人们通常通过下列防卫机制抵抗压力,以保护自己。

第一线防卫——生理与心理防卫:① 生理防卫,指皮肤、免疫系统、营养状况、遗传因素等,如完好的皮肤和健全的免疫系统可抵抗病毒、细菌等压力源的进攻。② 心理防卫,指心理上对压力作出适当反应的能力,是自我保护行为,如对确诊的癌症予以否认的防卫等。

第二线防卫——自力救助:个体使用自我救助的方法来对抗或控制压力反应,以减少急、慢性疾病的演变。① 正确对待问题,首先进行自我评估,识别压力的来源,采取措施,早期进行处理。② 正确对待情感,人们遭受压力时,可产生焦虑、沮丧、生气等情绪,处理的方法首先要找出原因,然后承认情感并进行合理的分析、排解,恰当地处理好自己的情绪。③ 利用可能的支持力量,家庭与社会的支持是缓解压力的重要缓和剂,护士要了解和确认患者生活中的重要支持网络,鼓励患者信任自己的亲人,参与力所能及的社会活动等,帮助患者渡过困境。④ 减少压力的生理影响,良好的身体状况是不受压力源侵犯的基础,锻炼可强壮身体,解除压力;阅读、散步或听音乐等,能减少或消散压力感;调整饮食结构,控制烟、酒等有助于身心健康。

第三线防卫——专业辅助:当强烈的压力源导致严重心身疾病时,就必须寻求医护人员的帮助,由医护人员帮助患者掌握各种应付技巧,如给予药物治疗、物理治疗、心理治疗等。

2. 适应　适应是生物促使自己更能适合生存的一个过程,是应付行为的最终目标,是所有生物的特征。事实上,适应是一种长期的应付行为。为人们无论遇到何种压力源时,都会企图去适应它,如适应成功,身心就可以维持或恢复平衡;如适应有误,就会引起疾病,这时疾病作为压力源,又会使人们采取一系列应对行为去适应。

(1) 适应的阶段:人类对外界压力的适应不是消极被动的,而是一个主观能动的、建立新的适应的过程。一般可分四个阶段。① 生理阶段(或称生物的适应):当外界对人体的需求增加或改变时,人体就会作出代偿性适应。如初学跑步者,往往心搏加快,呼吸急促,肌肉酸痛等感觉,而经过长期锻炼,人体的肌肉、心、肺逐渐适应运动的需要,就不再感到压力的存在。有时人们也会由于某种固定情况的连续刺激,而引起感觉的减弱,称感觉适应,如某些气味的刺激。② 心理阶段:指人们感到有心理压力时调整自己的态度去认识压力源,摆脱或消除压力,恢复心理的平衡。③ 社会文化阶段:社会适应是调整个人的行为举止,以符合社会规范、社会习惯,应对家庭与各种团体的压力。文化适应是调整个人的行为,以符合文化的观念、传统、理想和各项规定。④ 技术阶段:指通过技术的掌握,改造自然环境,控制压力源。

（2）适应理论在护理工作中的应用：疾病作为一种压力在人的生命过程中是很难避免的。护理工作的目标是通过各种手段和方法，去除不适应的因素，协调不适应的环境。适应是生理、心理、社会文化及技术的整体作用过程，生理的适应性反应在数量和范围上受到的限制较多，如体温、呼吸、脉搏只能在一定的狭窄范围内上下波动，心理、社会方面的适应则可因人的具体情况差别悬殊，如有的人在经受严酷打击后，仍然能如常地工作与生活。因此，护士应重视促进护理对象心理、社会方面的适应，以增进和维护人体的健康。促进患者适应的做法有：① 对医院环境的适应。护士应为患者创造一个安静、舒适、安全的病室环境，主动热情地接待患者，介绍有关规章制度及负责的医生、护士，使患者消除或减轻由于陌生和孤独带来的心理压力。② 对患者角色的适应。护士对患者要表示接纳、尊重、关心和爱护；主动了解来自不同背景，不同病情患者的心理、生理感受，给予恰当的心理疏导；让患者参与治疗和护理计划，以减轻顾虑，主动配合；对恢复期患者，要避免患者角色行为强化，启发其对生活与工作的兴趣，逐渐适应自立的需要。③ 保持良好的自我形象。患者住院后，由于疾病的影响及医院的约束，穿着、饮食、活动都受到一定的限制，会使患者感到失去自我而自卑。护理人员应尊重患者，协助患者保持整洁的外表，适当照顾患者原来的生活习惯，改善患者的自我形象，使他们获得自尊和自信。④ 建立良好的人际关系。护士应鼓励患者与医护人员及同室病友融洽相处，并动员家庭及社会支持系统的关心、帮助，组织慢性病及肿瘤患者参加有关康复团体，使患者感到人际间的温暖、关怀和同情，以促进身心的平衡。

（四）解决问题论

在社会生活的各个领域里都存在着各种各样的问题，而科学地作出决策、解决问题必须遵循一定的程序，运用正确的方法。

1. 解决问题的过程

（1）发现问题：发现问题是解决问题的关键，为了发现问题和找准问题，需要做调查研究工作，收集和整理信息。全面、系统地掌握与问题有关的真实材料，并对这些材料进行深入的分析，这是准确找到问题之所在的必要条件。

（2）明确问题：明确问题是指在深入分析信息的基础上，做出对问题的正确判断。正确判断问题的方法是：① 必须对问题的性质、特点和范围有清楚的了解。② 尽量以差距（指现状与标准的差距）的形式把问题的症结所在表达出来。③ 应当找到产生差距的真正原因。

（3）确定目标：问题明确后，就要确定解决问题所要达到的结果，也就是目标。确定目标是制定科学决策的重要一步，目标选择不准确，势必导致决策的失误。可以说目标是决策的依据，因此目标必须明确。确定目标应考虑目标的合理性、准确性、实现目标所必备的资源条件和信息条件以及决策者和决策执行者的能力与权限等。

（4）制订方案：目标确定后，就要从多方面寻找实现目标的有效途径，为目标的实现建立坚实可靠的基础。对于可供选择的各种方案进行综合评价和方案优选是一个重要的步骤，方案的制订应从整体出发，从部分与整体的联系中，全面考虑系统内部各种因素的矛盾关系以及系统与外部的矛盾关系，以保证方案的完整性、可行性和有效性。

（5）方案实施：方案的实施即执行过程，在此阶段，必须建立检查制度和报告制度，以便了解决策的执行进度，了解执行者所采取的行动，了解实施的效果，并及时报告记录，及时纠正偏差，确保决策的顺利实施。

（6）信息反馈：决策的实施过程，又是信息反馈的过程，实施决策方案的每一具体步骤，都会引起主、客观状况的相应变化，直接或间接地反馈给决策者或执行者，成为检验既定决策方案正确性和有效性的依据。一般信息反馈有几种可能：① 基本上同既定决策方案的方向、途径相一致，只在局部、个别问题上有偏离，从而对实现目标在数量、质量和时间上产生影响。② 由于制定决策时没有掌握或没有充分掌握某些重要信息，因而出现事物发展的实际情况同既定决策的方向、途径不能完全一致。③ 出现新的因素，使既定方案部分或全部不能继续实施。根据信息反馈，分别对上述三种情况进行处理，即局部调整决策、重大修正决策和改正决策。在此过程中也要遵循制定决策的程序。

综上所述，解决问题的过程是一个有组织、有目标、有反馈的活动，具体地说，就是在调查研究基础上明确问题，依据事物发展的客观规律，确定行为目标、选择行动方案和实施方案，并进行反馈和修正的过程，通常也将此过程称为动态决策过程。

2. 解决问题论在护理工作中的应用　解决问题论是护理活动的基本方法论，是护士系统地、科学地解决护理对象的健康问题的主要思维方法和工作方法。解决问题论在护理过程中的具体应用体现在：估计护理对象的健康状况（发现问题），确定护理诊断（明确问题），制订护理计划，包括确定预期结果（确定目标）和制订护理措施（制订方案），实施措施（方案实施），评价护理结果（信息反馈）。通过这一系列的活动，最终解决患者的问题。

四、沟通

（一）沟通的概念及构成要素

1. 沟通的概念　沟通或称交流，是人与人之间交换意见、观点、情况或感情的过程。是将一系列信息从一个人传递到另一个人的双向过程。沟通的结果不但双方互相影响，而且双方还能建立起一定的关系。

2. 沟通的构成要素

（1）沟通的背景：指沟通发生的场所或环境。

（2）信息：指要沟通的内容等。

（3）信息发出者与信息接受者：信息发出者是指发出信息的主体；信息接受者是接受信息的对象，受沟通技巧、知识水平、态度和社会文化的影响。

（4）信息的传递：指信息发出者将要传递的内容，通过一定途径，将信息传递给接受者，如用说、听、看、嗅、触觉等将信息传递给对方。

（5）反馈：反馈是接受者收到信息后作出的反应，由此可以了解沟通是否成功，也是沟通能否继续进行的重要因素。

（二）沟通的形式

沟通的形式有语言性沟通和非语言性沟通两种形式。

1. 语言性沟通　语言性沟通又有书面语言和口头语言等不同形式。口头语言沟通在护患交往中应用较广泛；书面语言沟通在护患之间主要用于健康教育资料，在医护人员之间主要用于各种医疗文件的记录等方面。

2. 非语言性沟通　非语言性沟通是运用身体运动、姿势、表情、眼神和触觉等进行的沟通。它可以是有意识的，也可以是无意识的。非语言性沟通的主要目的是表达感情，维持自我形象，验证语言信息的准确性,调节互动,维持护患关系。

(三)沟通的层次

沟通有四个层次,随着相互信任程度的增加,层次逐渐升高。

1. 一般性交谈 一般性交谈是指在社交中一般应酬话。如"你好"、"今天天气真好"之类的语言。

2. 陈述事实 陈述事实是报告客观的事实,没有参与个人意见或涉及人与人之间的关系。

3. 交流意见和感情 在此层次一般双方都已建立了信任,能自然表达出自己的想法和对各种事物的看法。

4. 沟通的高峰 沟通的高峰是一种短暂的、完全一致的感觉,只有在第三层次时偶尔自发地达到高峰。

在护患沟通中不必强求达到最高层次,只要双方在舒适的情况下沟通,就可收到良好效果。

(四)护患有效沟通与沟通技巧

1. 有效沟通的概念 有效沟通是信息接受者获得的信息与信息发出者所要表达的一致。沟通的结果是使双方相互影响,并建立一定的关系。

2. 促进有效沟通的因素

(1) 护士应具有良好的素质,即真诚、亲切、能保护患者隐私及具有敏锐的观察力等。

(2) 沟通的环境应舒适,并利于保护患者隐私。

(3) 促进有效沟通的一般技巧。

① 全神贯注。关注患者的需求,不受外界环境干扰,避免表现出分心的小动作。

② 参与。适当参与,运用语言或非语言方式表示在倾听,且能理解对方的信息,可促进谈话进行。

③ 倾听。倾听时应做到注意力集中、耐心,不因患者的语音、语速等而分心,不随便打断患者的谈话,不对患者做是非判断,注意领会患者谈话的隐含深意,注意患者的非语言性沟通,同时可鼓励患者将非语言性信息用语言表达出来。

④ 核对。交流中经常核对自己的理解,以确定获得信息的准确性。核对的方法有澄清问题、重复内容和总结归纳等。

⑤ 反应。答复或示范对方叙述的内容,使患者重新评估他的谈话。

⑥ 沉默。适当运用沉默的技巧,可使患者感到舒适,是一种重要的治疗方式。

⑦ 提问。提问可引导谈话进行,提问有开放式和闭合式两种方式。开放式提问允许患者做出广泛的、不受限制的回答;闭合式提问只要求患者做肯定或否定的回答。

(五)影响沟通的因素

(1) 信息发出者和信息接受者的个人因素:包括生理、情绪、智力、社会等因素。

(2) 环境因素:包括光线、噪声、整洁度、是否利于保护隐私等。

(3) 不适当的沟通方式:常见的有突然改变话题;急于陈述自己的观点,表达个人的判断;虚假或不适当的保证;迅速做出结论或解答;引用事实不当等。

(六)治疗性沟通

1. 概念 治疗性沟通是以患者为中心,护士帮助患者进行身心调适,使患者从疾病状态向健康方向发展,能应对应激、调整适应,并与他人和睦相处的技巧。它是一般性沟通在护理实践中的应用,是有目的的护患沟通。治疗性沟通的内容是护理范畴与健康有关的专业性知识内容。

2. 目的
(1) 建立良好的护患关系。
(2) 收集资料。
(3) 促使患者参与治疗护理,积极合作。
(4) 向患者进行健康教育,提高其自我护理能力。
(5) 为患者提供心理社会支持,促进身心健康。

3. 特点 护患双方围绕与健康有关的内容进行有目的、以患者为中心的沟通是治疗性沟通的特点。

4. 实施过程
(1) 准备与计划阶段:包括了解患者的基本情况,明确交流目的和内容,制订交流的提纲,提供适于交流的环境。
(2) 沟通开始阶段:应尊重患者,有礼貌地称呼患者,主动介绍自己,并说明交谈的目的及所需时间,协助患者取舒适的体位。
(3) 沟通进行阶段:应以患者为中心,鼓励患者交谈。交流时除采用一般性沟通技巧外,还可采用其他沟通技巧,如① 指导性交流技巧:患者向护士寻求指导,护士给予患者专业知识、经验的指导及帮助等。② 非指导性交流技巧:患者在护士的支持和促进下,运用自身潜能找出、面对并解决问题。③ 提出问题:护士应多使用开放式提问。但应注意一次只提一个问题,并尽量使用患者能理解的语言,问题应简单、明确。
(4) 沟通结束阶段:在沟通结束时应注意:① 根据实际情况和预期计划控制结束时间,结束时不提新问题。② 简单总结交流内容,核实记录的准确性。③ 预约下次交流的时间和内容。④ 对患者表示感谢。

5. 治疗性沟通障碍的原因
(1) 护士方面:护士同情心不够,准备不足或不善沟通。护士应避免产生以下情况:① 急躁。② 改换话题或打断患者谈话。③ 主观武断。如"我要是你,我就愿意做手术"等语言,会使患者感到护士不理解自己,甚至在责备自己。不恰当的语言有时会给患者增加新的负担。
(2) 患者方面:对自己的疾病、健康状况、治疗措施不了解,或记不住医嘱;由于理解能力有限,与医护人员缺乏共同的认识,使双方发生沟通障碍。

要解决沟通障碍,真诚的态度是沟通的最基本的条件,护士的真诚、高度的责任心和同情心就容易提高患者的信任度。护士要宽容、大度,并要不断地提高自己的业务素质,在与患者交往中设身处地为患者着想,经常设法调整、选择最易被患者接受的方式进行沟通。

6. 特殊情况下的沟通技巧
(1) 在患者发怒时:护士应首先证实患者是否发怒,然后以语言或非语言行为表示对他的理解,再帮助患者分析发怒的原因,并规劝他做些其他的活动,有效地对待患者的意见和要求,重视满足他的需要是较好的解决办法。
(2) 当患者哭泣时:最好能陪伴一会儿(除非不愿意他人陪伴者),可以轻轻地安抚患者,在其哭泣停止后,用倾听的技巧鼓励患者说出流泪的原因。

（3）对抑郁的患者：常说话较慢，反应少和不自然，护士应以亲切而和蔼的态度提出一些简短的问题，并以实际行动使他感到有人关心照顾他。

（4）与病情严重的患者：交谈应尽量简短，不要超过 10～15 min，对无意识的患者，可持续用同样的声音说话，或用触摸等方法加强沟通效果。

（5）对感觉有缺陷的患者：如对听力障碍者，讲话时应让患者看到你的脸部和口形，并可用手势和脸部表情来加强信息的传递；对视力不佳的患者，在走进或离开病房时都要告诉患者，并告知你的姓名，及时对对方所听到的声音作出解释，避免或减少非语言性信息，要想到为这些患者补偿因看不见而被遗漏的一些内容；对语言障碍的患者，因无法表达，应尽量使用一些简短的句子，可以用"是"、"不是"或点头来回答，给对方充分的时间，态度要缓和，不可过急；也可用文字进行交流。

理论 1-3 护理程序

护理程序是一种系统地解决问题的方法，是护士为服务对象提供护理服务时所应用的工作程序。护理程序是以促进和恢复患者的健康为目标所进行的一系列有目的、有计划的护理活动，是一个综合、动态、具有决策和反馈功能的过程，是对服务对象进行主动、全面的整体护理，使其达到最佳健康状态。

一、护理程序的理论基础

护理程序是一种科学的确认问题和解决问题的工作方法和思想方法，它是以系统论、人的基本需要论、解决问题论和沟通理论等为理论基础的。系统论组成了护理程序的框架；人的基本需要论为估计患者健康状况、预见患者的需要提供了理论依据；解决问题论为确认患者的健康问题、寻求解决问题的最佳方案及评价效果奠定了方法论的基础；沟通理论则赋予护士与患者交流能力和技巧的知识，从而确保程序的最佳运行。

二、护理程序的功能特征

（一）系统性

护理程序是系统理论在护理学科中的应用。护理程序将护理活动中各个要素以有机的方式组合在一起，使每个要素都在系统中发挥最佳的功能状态，并协调一致，共同实现护理活动的目标。在护理程序的指导下，每项护理任务都是预先安排的系列活动中的一部分，每个护理活动都受先前护理活动结果的影响，并影响到其后的护理活动。

（二）动态性

由于护理程序必须及时地对护理对象的健康状况作出反应，因此它必然表现为动态的、循环的运动过程。事实上，护理程序的五个步骤有很多相互作用和相互交叠的部分，甚至在某些护理过程中，这五个步骤几乎同时开展。护理程序也是持续开放和变化的系统，在任何时候，护理对象的新资料都可能导致护理计划改变和护理活动方向的调整。

（三）人际互动性

护理程序确保了护士在组织护理计划时以护理对象为中心，以护理对象的问题为依据。

它鼓励护理人员之间的合作,以帮助护理对象运用自己的力量来满足自身的需要。这完全不同于将护理对象看做是"要解决的问题",并机械地执行各种措施的护理方式。另一方面,鼓励与护理对象密切合作可以帮助护理人员探知自身的力量和局限性,并取得自我和专业的发展。

(四) 目标指向性

护理程序为护理人员及其护理对象提供了合作制定与护理对象的健康状况相关的特定目标并选取与之相适应的护理行动的方法。一旦这些被写入护理计划,每一位护士都能清楚地知道如何来执行计划。护理对象可以获益于护理照护的连续性,而每位护士的护理工作也都有助于帮助护理对象达到其目标。

(五) 普遍适用性

护理程序是一种护理工作的方法,可以在任何护理情境下使用。护理人员只要获得了护理程序的知识,就可以在任何实践环境中为任何护理对象提供系统化的护理服务。

三、护理程序的基本步骤

护理程序由护理评估、护理诊断、护理计划、实施和评价5个步骤组成(图1-8)。

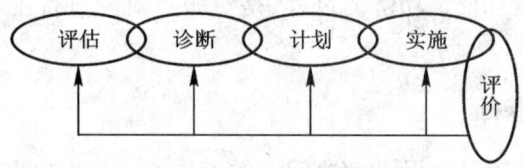

图1-8 护理程序的五个步骤及其相互关系

(一) 评估

评估是护理程序的最初阶段,包括收集资料、分析整理资料、记录资料三方面工作。

1. 收集资料

(1) 目的:收集资料的目的如下。
① 为护理诊断提供依据。
② 为制订护理计划提供依据。
③ 为评价护理效果提供依据。
④ 为护理科研积累资料。

(2) 资料的类型:资料包括主观资料和客观资料。
① 主观资料。患者的主诉是患者对其所经历的感觉、思考的问题及担心的内容进行的描述。如"我感觉烦闷"、"我担心自己的病治不好了"、"我希望得到最好的护理"等。
② 客观资料。护士通过观察、体检,借助诊断仪器和实验室检查等获得的资料。如血压120/80 mmHg、心率86次/min、血红蛋白6 g/dL、右下腹肿物3 cm×5 cm等。

(3) 资料的来源:来源主要包括患者本人,其家属及熟悉患者的人及患者的健康资料和体检报告等。
① 患者是健康资料的主要来源。

②患者家属、抚养人及关系密切的朋友、同事等。
③有关保健人员,如营养师、心理医师等。
④病案记录、有关的实验室检查、既往健康记录、儿童预防接种记录等。
⑤体格检查所见。
⑥医疗和护理的有关文献资料。

(4) 资料的内容:主要包括一般情况、患者的既往史、现病史及患者的生活、心理和社会状况。

①患者的一般资料。主要有患者的姓名、性别、年龄、民族、职业、文化程度、婚姻状态、家庭住址、宗教信仰、联系人等。
②现在健康状况。此次发病情况、住院目的、入院方式及医疗诊断等。
③过去健康状况。既往患病史、家族病史、过敏史、住院史、手术史、婚育史等。
④生活状况及自理程度。如饮食、睡眠或休息、排泄、清洁卫生、自理能力、活动方式等。
⑤护理体检。包括身高、体重、生命体征、意识、瞳孔、皮肤、口腔黏膜、四肢活动度、营养状况及心、肺、肝、肾的主要阳性体征。
⑥心理状况。如性格特征、情绪状态、对疾病的认识和态度、康复信心、对护理的要求、希望达到的健康状态、应对能力等。
⑦社会状况。工作环境、医疗保健待遇、经济状况、家庭成员对患者患病的态度及对疾病的了解和认识等。
⑧近期的应激事件。如失业、丧偶、离婚、家人生病等。

(5) 收集资料的方法

① 观察:护士运用感官或借助简单诊疗器械系统收集健康信息的方法。

视觉观察。运用眼睛观察患者的体态、神志、精神状态、皮肤黏膜、营养发育状况、呼吸方式、呼吸节律及速率、四肢活动能力等。

触觉观察。运用手的触摸感觉判断患者的某些组织和器官的物理特征,如皮肤温度、脉搏的搏动、器官的形态和大小、肿块的位置与质地及表面性质等。

听觉观察。运用耳朵辨别患者身体发出的各种声音,如患者的呼吸音、谈话时的语音、器官的叩诊音以及借助听诊器听到的心音、肠鸣音、血管杂音等。

嗅觉观察。运用嗅觉辨别患者身体或排泄物、分泌物发出的异常气味。

② 交谈:是护士与患者沟通思想和治疗信息的有效方法。通过交谈有助于获得可靠、全面的患者健康资料,沟通感情,建立良好的护患关系,及时向患者反馈有关病情、检查、治疗、康复等方面的信息,为患者提供心理支持。交谈的方式有:

正式交谈:按护患双方预先拟定的计划进行的交谈。常用于病史采集。要求交谈环境舒适、安静,有利于保护患者的隐私;向患者明示谈话的目的和所需的时间;抓住主题,引导交谈;注意倾听,及时反馈;语句表达清晰,语意明确,语速适当;谈毕进行小结。

非正式交谈:在日常工作中与患者进行的随机交谈。此方式可使人感到轻松、自然,有助于护士了解患者的真实感受。

③ 查阅。在评估前及护理活动中,护士需要随时查阅患者的病历。

2. 分析整理资料 分析整理资料是将所收集的资料按一定的方法进行分类、核实、筛选和分析。

(1) 分类:资料分类的方法较多,目前常用的是按 Maslow 的需要层次论分类。

① 生理需要:如生命体征、饮食、活动等。

② 安全需要:如对环境的陌生,对手术的恐惧。

③ 爱与归属的需要:如想念亲人,害怕孤独等。

④ 自尊与被尊敬的需要:如因疾病导致自卑感等。

⑤ 自我实现的需要:如担心住院会影响工作、学习等。

(2) 核实:对一些不清楚或有疑点的资料需重新调查、确认,补充新资料。

(3) 筛选:将所收集的全部资料加以选择,剔除对患者健康无意义或无关的部分,以利于集中注意于要解决的问题。

(4) 分析:目的是发现健康问题,作出护理诊断。可采取与正常值作比较,与患者健康时状态作比较等方法进行分析,并注意预测潜在性问题。

3. 记录资料 记录资料是完整评估的最后部分。目前资料记录并无统一格式,一般可根据资料收集时分类的方法,自行设计表格记录。但无论以何种格式记录,均应达到全面、客观、准确、及时,符合医疗护理文件书写的要求。

(二) 护理诊断

1. 护理诊断的定义 护理诊断是关于个人、家庭或社区对现存的、潜在的健康问题或生命过程问题的反应的一种临床判断。

2. 护理诊断的组成部分 每项护理诊断有四个组成部分:即名称、定义、诊断依据以及相关因素。

(1) 名称:是对护理对象的健康问题的概括性描述,分为以下四种类型。

① 现存的:指护理对象目前已经存在的健康问题,如"压疮:与皮肤长期受压有关"。

② 潜在的:指有危险因素存在,若不采取护理措施,就会在将来发生问题,如"有皮肤完整性受损的危险:与皮肤水肿有关"。

③ 可能的:指有可疑因素存在,但缺乏资料支持或有关原因不明,需进一步收集资料以确认或否认的问题,如"有腹泻的可能,与进食不卫生有关"。

④ 健康的:是个人、家庭或社区从特定的健康水平向更高的健康水平发展的护理诊断,如:"母乳喂养有效"。

(2) 定义:是对名称的一种清晰、正确地描述和解释,并以此与其他诊断做鉴别。例如:体温过高的定义为个体处于体温高于正常范围的状态。

(3) 诊断依据:是作出护理诊断的临床判断标准,这些判断标准是相关的症状、体征以及有关病史资料。诊断依据分为主要依据和次要依据。① 主要依据是作出该诊断必须具备的症状或体征。② 次要依据是作出该诊断可能存在的症状或体征。

(4) 相关因素:是指影响个体健康状况,导致健康问题的直接因素、促发因素或危险因素。常见因素包括生理、治疗、情境、年龄四个方面。

3. 护理诊断的陈述方式 护理诊断的陈述包括三个要素:① 健康问题(problem,P)即护理诊断的名称,指明了护理对象现存的或潜在的健康问题。② 症状或体征(symptoms or signs,S),即与健康问题有关的症状和体征。③ 原因(etiology,E),是导致健康问题的直接因素、促发因素或危险因素。

护理诊断常见的陈述方式有如下三种。

(1) 三部分陈述:即 PSE 公式,具有 PSE 三个部分,多用于现存的护理诊断。例如:

焦虑(P):烦躁不安、失眠(S),与身体健康受到威胁有关(E)。

(2) 两部分陈述:即 PE 或 SE 公式,多用于"有……危险"的护理诊断。例如:

自理缺陷(P):与手术创伤和伤口疼痛有关(E)。

(3) 一部分陈述:只有 P,多用于健康的护理诊断。例如:寻求健康行为(P)。

4. 书写护理诊断的注意事项

(1) 一个护理诊断只针对一个健康问题。

(2) 护理诊断须采用规范的名称。

(3) 护理诊断陈述的健康问题必须是护理措施能够解决或部分解决的。

(4) 相关因素是制订护理措施的依据,因此必须准确,陈述使用"与……有关"。若无法确定相关因素时可写"与未知因素有关"。

(5) 确立知识缺乏的诊断,可陈述"知识缺乏:缺乏……方面的知识"。

5. 合作性问题——潜在并发症 医生和护士共同合作才能解决的问题属于合作性问题。潜在并发症多指由于各种原因造成的或可能造成的生理上的并发症。陈述方法为:"潜在并发症:……"

6. 护理诊断与医疗诊断的区别 护理诊断与医疗诊断的区别见表1-2。

表1-2 护理诊断与医疗诊断的区别

	护 理 诊 断	医 疗 诊 断
临床研究对象	对个人、家庭、社区现存的或潜在的健康问题或生命过程反应的一种临床判断	对个体病理生理变化的一种临床判断
描述的内容	是个体对健康问题的反应,随患者的反应变化而变化	是一种疾病,其名称在病程中保持不变
决策者	护理人员	医疗人员
职责范围	在护理职责范围内进行	在医疗职责范围内进行
陈述方式	用 PSE、PE、SE 陈述	用疾病名称或原因不明的症状、体征加待查陈述
举例	胸痛:与心肌缺血缺氧有关	冠状动脉硬化性心脏病

(三)护理计划

护理计划是针对护理诊断制订的具体护理措施,是护理行动的指南。

1. 排列护理诊断顺序 将所作出的护理诊断按轻、重、缓、急确定先后顺序,以保证护理工作高效、有序进行。

(1) 首优问题:首优是指将威胁患者生命、需要立即采取行动去解决的问题排在首位,该类问题多是有关生命体征方面的问题。

(2) 中优问题:是指虽不直接威胁患者的生命,但给其精神上或身体上带来极大的痛苦,严重影响其健康的问题。

（3）次优问题：指与特定疾病或其预后不直接相关的问题，这些问题往往不很急迫或需要较少帮助即可解决。

2. 确定预期目标 预期目标是护理活动预期的结果，即最理想的护理效果。每个护理诊断都有相应的预期目标。

（1）目标分类：预期目标可分为短期目标和长期目标两类。

① 短期目标：指在相对较短的时间（一般指 1 周内）内可达到的目标。例如"患者在 1 日内学会血糖仪的使用方法，在 3 日内学会自己注射胰岛素"。

② 长期目标：指需要较长时间才能实现的目标，通常需要超过 1 周，甚至要数月才能实现。例如"患者在 2 个月内做到基本生活自理"。

（2）陈述方式：主语＋谓语＋行为标准＋时间、条件状语。

① 主语：指护理对象或他的任何一部分。

② 谓语：指护理对象将要完成的行为动作。

③ 行为标准：指护理对象完成该行为动作所要达到的程度。

④ 时间状语：指护理对象完成该行为动作所需的时间限定。

⑤ 条件状语：指护理对象完成该行为动作所必须具备的条件状况。例如：在护士的指导下（条件状语）患者（主语）在 3 日内（时间状语）学会（谓语）血糖仪的使用方法（行为标准）。

（3）注意事项：

① 目标的主语是患者或患者身体的一部分。

② 陈述要简单明了，切实可行。

③ 目标要可观察和可测量。

④ 潜在并发症的目标重点放在监测其发生或发展及配合抢救上。

3. 制订护理措施 护理措施是护士为帮助患者达到预定目标所需采取的具体方法。通常围绕导致患者健康问题的原因制定护理措施，因此制订措施是一个决策的过程。

（1）护理措施的内容：包括七个方面：协助患者完成生活料理；治疗性的措施；危险问题的预防；病情及心理活动的观察；健康教育与咨询；提供的心理支持；制订出院计划。

（2）制定措施的参考因素

① 患者的具体情况。

② 护理人员的构成情况。

③ 医院设施、设备等。

（3）注意事项：措施应具体，可以执行；注意个体化；与医疗措施相一致。

4. 计划成文 将护理诊断、护理目标、护理措施按一定格式书写成文，构成护理计划。

（四）实施

执行护理计划的过程称为实施。实施通常发生在护理计划之后，但对急诊患者或病情突然变化的住院患者应先采取紧急救护措施，然后再书写完整的计划。

1. 实施前的准备

（1）实施组织：将计划中的多个措施按照执行的方式进行重组，便于集中执行。

（2）确定执行人员。

(3)决定执行方法和采用的技能。
(4)选择执行的时间。

2. 实施计划 护士在实施计划中既是护理活动的决策者和组织者,又是措施的执行者、健康知识的教育者。实施过程中护士要继续收集健康资料,评估患者在护理活动中的身心反应及新的健康状况。

3. 实施后的记录 记录应及时、准确、真实,重点突出。记录的意义在于:反映护理活动的全过程;利于了解患者的心身状况;是评价护理质量的重要内容;可提供工作经验和科研资料。

(五)评价

评价是将患者的健康状态与预定目标进行比较并作出判断的过程。

1. 资料的比较与判断

(1)目标实现的程度:将患者目前的健康状态与预定目标进行比较,其实现的程度有三种:目标完全实现,目标部分实现和目标未实现。

(2)分析目标未能实现的原因。常见原因有:原始资料不充足,诊断不确切,目标不恰当,护理措施设计不当或执行不得力等。

2. 修订护理计划 根据目标实现的程度,修订护理计划有三种情况:完全达标时,护理计划停止;部分达标时,护理诊断正确可继续执行护理计划;未达标时,重新评价后修改护理计划。

评价贯穿于护理程序的各个阶段。在评估阶段,评价资料的完整性;在诊断阶段,评价护理诊断的正确性、全面性,诊断与资料的统一性;在计划阶段,评价护理诊断排序的合理性、目标及措施的可行性;在实施阶段,评价护理措施执行的准确性及效果等。

护理诊断是随患者的身心变化而变化的,因此护理计划也是动态的,需要不断增加新的护理内容。

(六)护理病案的书写

在应用护理程序过程中,有关患者的资料、护理诊断、预期目标、护理措施和效果评价,均应予以书面记录,构成护理病案。

1. 患者入院护理评估单 入院护理评估单即首页(表1-3),主要内容为患者的一般情况、简要病史、护理体检、生活状况及自理程度、心理、社会方面状态等。

表1-3 患者入院护理评估单

姓名_____床号_____科别_____病室_____住院号_____
(一)一般资料
姓名_____性别_____年龄_____职业_____
民族_____籍贯_____婚姻_____文化程度_____宗教信仰_____
联系地址_____联系人_____电话_____
主管医师_____护士_____收集资料时间_____
入院时间_____入院方式:步行 扶行 轮椅 平车
入院医疗诊断_____
入院原因(主诉和简要病史)_____

_____
_____
既往史:
过敏史:无　有(药物_____食物_____其他_____)
家庭史:高血压病、冠心病、糖尿病、肿瘤_____癫痫、精神病、传染病_____遗传病、其他_____

(二) 生活状况及自理程度

1. 饮食

基本膳食:普食　软食　半流质　流质　禁食
食欲:正常　增加　亢进_____天/周/月　下降/厌食_____天/周/月
近期体重变化:无　增加/下降_____kg/_____月(原因_____)
其他:_____

2. 睡眠/休息

休息后体力是否容易恢复:是　否(原因_____)
睡眠:正常　入睡困难　易醒　早醒　多梦　噩梦　失眠
辅助睡眠:无　药物　其他方法
其他:_____

3. 排泄

排便:_____次/d,性状_____正常/便秘/腹泻/便失禁　造瘘
排尿:_____次/d,颜色_____性状_____尿量_____mL/24h,尿失禁

4. 烟酒嗜好

吸烟:无　偶尔吸烟　经常吸烟_____年_____支/天　已戒_____年
饮酒/酗酒:无　偶尔饮酒　经常饮酒_____年_____mL/d　已戒_____年

5. 活动

自理:全部　障碍(进食　沐浴/卫生　穿着/修饰　如厕)
活动能力:下床活动　卧床(自行翻身/不能自行翻身)
步态:稳　不稳(原因_____)
医疗/疾病限制:医嘱卧床　持续静滴　石膏　牵引　瘫痪

6. 其他:_____

(三) 体格检查

T_____℃　P_____次/min　R_____次/min　BP_____mmHg　身高_____cm　体重_____kg

1. 神经系统

意识状态:清醒　意识模糊　嗜睡　谵妄　昏迷
语言表达:清楚　含糊　语言困难　失语
定向能力:准确　障碍(自我　时间　地点　人物)

2. 皮肤黏膜

皮肤颜色:正常　潮红　苍白　发绀　黄染
皮肤温度:温　凉　热
皮肤湿度:正常　干燥　潮湿　多汗
完整性:完整　皮疹　出血点　其他_____
压疮(Ⅰ/Ⅱ/Ⅲ期)(部位/范围_____)
口腔黏膜:正常　充血　出血点　糜烂　溃疡　疱疹　白斑

其他:_____

3. 呼吸系统

呼吸方式:自主呼吸　机械呼吸

节律:规则　异常　频率_____次/min　深浅度:正常　深　浅

呼吸困难:无　轻度　中度　重度

咳嗽:无　有

痰:无　容易咳出　不易咳出　痰(色_____量_____黏稠度_____)

其他:_____

4. 循环系统

心律:规则　心律失常　心率:_____次/min

水肿:无　有(部位/程度_____)

其他:_____

5. 消化系统

胃肠道症状:恶心　呕吐(颜色_____性质_____次数_____总量_____)

嗳气　反酸　烧灼感　腹胀　腹痛(部位/性质_____)

腹部:软　肌紧张　压痛/反跳痛　可触及包块(部位/性质_____)

腹水(腹围_____cm)

其他:_____

6. 生殖系统

月经:正常　紊乱　痛经　月经量过多　绝经

其他:_____

7. 认知/感觉

疼痛:无　有　部位/性质

视力:正常　远/近视　失明(左/右/双侧)

听力:正常　耳鸣　重听　耳聋(左/右/双侧)

触觉:正常　障碍(部位_____)

嗅觉:正常　减弱　缺失

思维过程:正常　注意力分散　远/近期记忆力下降　思维混乱

其他:_____

(四)心理社会方面

1. 情绪状态　镇静　易激动　焦虑　恐惧　悲哀　无反应
2. 就业状态　固定职业　丧失劳动力　失业　待业
3. 沟通　希望与更多的人交往　语言交流障碍　不愿与人交往
4. 医疗费用来源　自费　劳保　公费　医疗保险　其他
5. 与亲友关系　和睦、冷淡、紧张
6. 遇到困难最愿向谁倾诉　父母、子女、其他

(五)入院介绍(患者须知道)

负责自己的医生、护士姓名,病室环境,病室制度(查房、开饭、探望、熄灯时间)及粪、尿常规标本留取法。

2. 护理诊断单　根据患者入院护理评估记录,按先后、主次顺序将患者的护理诊断列于项目单上,出现新的护理诊断及时记入护理诊断单(表1-4)。

表1-4 护理诊断单

姓名＿＿＿＿床号＿＿＿＿科别＿＿＿＿病室＿＿＿＿住院号＿＿＿＿

日期	时间	护理诊断	预期目标	护士签名	评价				护士签名
					日期/时间	问题解决	部分解决	未解决	

3. 护理记录单 护理记录单是护士运用护理程序的方法，为患者解决问题的记录（表1-5）。护理记录单记载患者的护理诊断、护士针对问题实施的护理措施和执行措施后患者是否达到预期目标。如果问题没有解决，则需要分析原因，以便及时调整、修改措施。书写时可采用PIO护理记录格式如下。

表1-5 护理记录单

姓名＿＿＿＿床号＿＿＿＿科别＿＿＿＿病室＿＿＿＿住院号＿＿＿＿

日期	时间	护理记录（PIO）	护士签名
12月8日	4pm	P. 有皮肤完整性受损的危险：与长期卧床有关 I. 1. 定时翻身，每2h一次 2. 全背与骨突部位按摩，2次/d 3. 用热水泡脚，1次/d 4. 加强营养，供给高蛋白易消化食物	刘 杰
12月12日	9am	O. 患者未发生压疮	吴 莉

问题（problem，P）：即患者的健康问题，用护理诊断陈述，后面记录与护理诊断相对应的患者的病况及反应。

干预（intervention，I）：记录护士针对患者的健康问题所实行的护理措施。

结果（outcome，O）：记录经过护理后的结果，其内容是护理程序中"评价"的部分。

4. 患者出院护理评估单（表1-6）

（1）健康教育：护士在患者住院期间进行有关健康方面的教育，包括：① 制订标准健康教育计划，帮助患者了解自己所患疾病的防治知识；② 与患者一起讨论有益和有害的卫生习惯，如讲解戒除烟酒、科学的饮食起居和精神卫生对健康的影响；③ 要求患者主动参与并找出自己现存与潜在的健康问题，必要时帮助患者定出目标去逐项解决；④ 出院指导：出院前要针对患者现状,提出出院后在饮食、服药、休息、功能锻炼和定期复查等方面的注意事项,必要时可为患者或家属提供有关的书面资料,护士要帮助不同患者在各自原有的基础上,取得最高水平的身心健康。

(2)护理小结:是患者在住院期间,护士按护理程序对患者进行护理活动的概括记录。包括:护理目标是否达到,护理问题是否解决,护理措施是否落实,护理效果是否满意等。

表1-6　患者出院护理评估单

姓名_____床号_____科别_____病室_____住院号_____

(一)健康教育
1. 患者对所患疾病的防治知识:　　　　有　　无
　　卫生习惯和科学的饮食起居知识:　　有　　无
　　患者对现存或潜在的健康问题的认识:　有　　无
2. 出院指导
(1)休息和功能锻炼_____
(2)饮食_____
(3)自我监测和护理(药物治疗、伤口处理、病情观察等)_____
_____
(4)复查_____
(5)其他_____
(二)护理小结(住院期间护理程序实施情况与存在问题)
_____
_____
_____
_____

(三)评价(由护士长全面了解情况后负责评价)
1. 患者评价　　　　　优　　良　　中　　差
2. 整体护理效果评价　　优　　良　　中　　差

护士长签名_____护士签名_____
　　　　　　　　　　　　年　月　日

附1　护理诊断(148项)

美国护理专家根据国情与应用护理程序的经验,将护理诊断归纳为若干条目,类似医疗诊断,有统一的名称可提供临床护理选择应用。以下为北美护理诊断协会认可的148项护理诊断。

(一)交换
1. 营养失调:高于机体需要量
2. 营养失调:低于机体需要量
3. 营养失调:潜在的高于机体需要
4. 有感染的危险
5. 有体温改变的危险

6. 体温过低
7. 体温过高
8. 体温调节无效
9. 反射失调
10. 有自主反射失调的危险
11. 便秘
12. 感知性便秘
13. 结肠性便秘
14. 腹泻
15. 大便失禁
16. 有便秘的危险
17. 排尿异常
18. 压迫性尿失禁
19. 反射性尿失禁
20. 功能性尿失禁
21. 完全性尿失禁
22. 急迫性尿失禁
23. 尿潴留
24. 组组灌注量改变(肾、脑、心、肺、胃、肠或外周血管)
25. 有体液量失调的危险
26. 体液过多
27. 体液不足
28. 有体液不足的危险
29. 心输出量减少
30. 气体交换受损
31. 清理呼吸道无效
32. 低效性呼吸型态
33. 不能维持自主呼吸
34. 呼吸机依赖
35. 有受伤的危险
36. 有窒息的危险
37. 有中毒的危险
38. 有外伤的危险
39. 有误吸的危险
40. 有失用综合征的危险
41. 乳胶过敏反应
42. 有乳胶过敏反应的危险
43. 保护能力改变
44. 组织完整性受损

45. 口腔黏膜改变
46. 皮肤完整性受损
47. 有皮肤完整性受损的危险
48. 出牙异常
49. 调节颅内压能力下降
50. 精力困扰

(二)沟通

51. 语言沟通障碍

(三)关系

52. 社交障碍
53. 社交孤立
54. 有孤立的危险
55. 角色紊乱
56. 父母不称职
57. 有父母不称职的危险
58. 有父母亲子依恋改变的危险
59. 性功能障碍
60. 家庭作用改变
61. 照顾者角色障碍
62. 有照顾者角色障碍的危险
63. 家庭作用改变:酗酒
64. 父母角色冲突
65. 性生活型态改变

(四)赋予价值

66. 精神困扰
67. 有精神困扰的危险
68. 增进精神健康:潜能性

(五)选择

69. 个人应对无效
70. 调节障碍
71. 防卫性应对
72. 防卫性否认
73. 家庭应对无效:失去能力
74. 家庭应对无效:妥协性
75. 家庭应对:潜能性
76. 社区应对:潜能性
77. 社区应对无效
78. 遵守治疗方案无效(个人的)
79. 不合作(特定的)

80. 遵守治疗方案无效(家庭的)
81. 遵守治疗方案无效(社区的)
82. 遵守治疗方案有效(个人的)
83. 抉择冲突(特定的)
84. 寻求健康行为(特定的)

(六)活动

85. 躯体移动障碍
86. 有周围血管神经功能障碍的危险
87. 有围手术期损伤的危险
88. 步行能力减弱
89. 借助轮椅活动障碍
90. 转移能力障碍
91. 床上活动障碍
92. 活动无耐力
93. 疲乏
94. 有活动无耐力的危险
95. 睡眠型态紊乱
96. 睡眠剥夺
97. 娱乐能力缺陷
98. 持家能力障碍
99. 保持健康能力改变
100. 外科手术后恢复延迟
101. 成人厌弃生存
102. 进食自理缺陷
103. 吞咽障碍
104. 母乳喂养无效
105. 母乳喂养中断
106. 母乳喂养有效
107. 婴儿喂养困难
108. 沐浴/卫生自理缺陷
109. 穿着/修饰自理缺陷
110. 如厕自理缺陷
111. 生长发育改变
112. 有发育异常的危险
113. 有生长异常的危险
114. 环境改变应激综合征
115. 有婴儿行为紊乱的危险
116. 婴儿行为改变
117. 增进婴儿行为

(七) 感知

118. 自我形象紊乱
119. 自尊紊乱
120. 长期自我贬低
121. 条件性自我贬低
122. 自我认同紊乱
123. 感知改变(特定的)(视、味、触、嗅)
124. 单侧感觉丧失
125. 绝望
126. 无能为力

(八) 认识

127. 知识缺乏(特定的)
128. 定向力障碍
129. 突发性意识模糊
130. 渐进性意识模糊
131. 思维过程改变
132. 记忆障碍

(九) 感觉

133. 疼痛
134. 慢性疼痛
135. 恶心
136. 功能障碍性悲哀
137. 预感性悲哀
138. 经常性悲哀
139. 有暴力行为的危险
140. 有自伤的危险
141. 创伤后综合征
142. 强暴创伤综合征
143. 强暴创伤综合征:复合性反应
144. 强暴创伤综合征:沉默性反应
145. 有创伤后反应的危险
146. 焦虑
147. 对死亡的焦虑
148. 恐惧

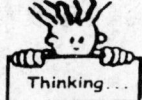

附2 卫生部护理中心护理诊断小组推荐的常用护理诊断

护理中心诊断小组成员经过对几百份护理病历中护理诊断的统计排序后发现,以下护理诊断是我国护士在临床护理工作中经常用到的。

1. 知识缺乏
2. 疼痛
3. 焦虑
4. 活动无耐力
5. 有感染的危险
6. 恐惧
7. 生活自理缺陷
8. 营养失调:低于机体需要量
9. 体温过高
10. 清理呼吸道无效
11. 睡眠型态紊乱
12. 气体交换受损
13. 有皮肤完整性受损的危险
14. 便秘
15. 躯体移动障碍
16. 皮肤完整性受损
17. 有受伤的危险
18. 潜在并发症

附3 护理诊断举例

一、营养失调:低于机体需要量

【定义】

个体营养素的摄入量不能满足其代谢需要量的状态。

【诊断依据】

1. 主要依据

(1) 低于理想体重的20%以上。

(2) 营养素的摄入量低于膳食推荐量。

(3) 三头肌皮褶厚度,上臂中围均低于正常值。

2. 次要依据

(1) 有摄入不足的因素存在。

(2) 典型营养不良表现有皮肤干燥、弹性差,毛发枯落,肌肉无力,血管脆性增加,情绪不稳定等。

【相关因素】

1. 病理生理因素 ① 代谢率增加性疾病、肿瘤、感染、甲状腺功能亢进、外伤等。② 消化吸收障碍性疾病。③ 吞咽、咀嚼困难,如口腔疾病、脑血管疾病等。

2. 治疗因素 口腔手术及药物或射线治疗的胃肠道不良反应等。

3. 情境因素 ① 营养知识缺乏。② 情绪高度紧张或抑郁引起神经性厌食和呕吐等。③ 因经济困难、运输障碍或意外事件导致食物缺乏。④ 民俗文化的饮食型态使摄入量过少。

4. 年龄因素 ① 婴儿及儿童的父母缺乏喂养知识;生长发育迅速,需要量增加。② 青年人有神经性厌食、节食过度。③ 老年人缺齿、味觉迟钝或缺乏食物等。

二、体温过高

【定义】

个体体温高于正常范围的状态。

【诊断依据】

1. 主要依据 体温在正常范围以上。

2. 次要依据

(1) 皮肤潮红、触摸发热。

(2) 心率、呼吸增快。

(3) 可有抽搐或惊厥发生。

【相关因素】

1. 病理生理因素 各种感染性疾病及非感染性致热疾病。

2. 治疗因素 药物或麻醉影响散热过程,体温升高。

3. 情境因素 在高温环境暴露过久;剧烈运动,衣着不当等。

4. 年龄因素 未成熟儿。

三、便秘

【定义】

个体正常排便习惯改变,便次减少和(或)排出干、硬便的状态。

【诊断依据】

1. 主要依据

(1) 排便次数每周少于3次。

(2) 排出干、硬成形便。

2. 次要依据 主诉直肠饱胀感,排便费力;左下腹可触及包块;此外可能有食欲减退、口臭、口腔溃疡、头痛、腰背痛。使用缓泻剂等。

【相关因素】

1. 病理生理因素 感觉运动障碍,内分泌疾病,电解质代谢紊乱,营养不良,肛门、会阴、腰背部疼痛性病灶,结肠发育不良等。

2. 治疗因素 腹部手术等治疗性限制;麻醉药、钙剂、抗生素等药物不良反应。

3. 情境因素 活动量少;精神、工作压力大;环境陌生等干扰排便规律。此外饮食过细、过精,纤维素及饮水过少等。

4. 年龄因素 儿童饮食过精,没有接受定时排便训练。老人肠蠕动减慢,活动量少。

四、腹泻

【定义】

个体排便次数增多,大便不成形或排出松散、水样便的状态。

【诊断依据】

1. **主要依据** 便次增多（>3次/d）；松散、水样便。
2. **次要依据** 腹痛、肠鸣音亢进；大便量增多及颜色变化；有里急后重感。

【相关因素】
1. **病理生理因素** 胃肠道疾病，内分泌代谢性疾病，营养性疾病等。
2. **治疗因素** 药物不良反应，管喂饮食等。
3. **情境因素** 饮食改变，环境改变（水土不服等），焦虑及应激状态。
4. **年龄因素** 婴幼儿生理性腹泻、辅食添加不当；老年人胃肠及括约肌功能减退。

五、尿潴留

【定义】
个体处于膀胱不能完全排空的状态。

【诊断依据】
1. **主要依据**
（1）膀胱处于充盈状态。
（2）无排尿或间歇性的少量排尿。
2. **次要依据**
（1）有膀胱充盈感。
（2）排尿后膀胱有残尿。
（3）排尿困难、尿滴沥。

【相关因素】
均与病理生理因素有关。
1. **排尿反射弧受抑制** 如盆腔手术，脊髓疾病。
2. **膀胱以下机械性梗阻**
3. **膀胱功能障碍**

六、气体交换受损

【定义】
个体肺泡与微血管之间的氧和二氧化碳气体交换减少的状态。

【诊断依据】
1. **主要依据**
（1）呼吸困难、烦躁不安、易激动、嗜睡。
（2）低氧血症、高碳酸血症、血氧饱和度下降。
2. **次要依据** 慢性缺氧、二氧化碳潴留引起多脏器功能障碍。
（1）精神错乱、焦虑。
（2）呼吸急促，出现啰音。
（3）右心室负荷加重及衰竭体征，心律失常。
（4）胃肠排空时间延长。
（5）尿量减少、蛋白尿、氮质血症。
（6）肌无力、肌萎缩、疲乏无力等。

【相关因素】
1. **病理生理因素** 肺组织有效换气面积减少;气道分泌物黏稠、增多;肺表面活性物质减少。
2. **治疗因素** 气管插管等引起呼吸道梗阻、吸氧浓度不适宜等。
3. **年龄因素** 早产儿、新生儿吸入性肺炎、肺透明膜病。老年人肺顺应性下降、肺表面活性物质减少。

七、清理呼吸道无效

【定义】
个体不能清除呼吸道分泌物或阻塞物,呼吸道不通畅的状态。
【诊断依据】
1. **主要依据** 不能自行清除呼吸道分泌物。
(1) 无效咳嗽或咳嗽无力。
(2) 无力排除呼吸道分泌物或阻塞物。
2. **次要依据** 呼吸型态异常(呼吸频率、节律、深度变化);烦躁不安、口唇发绀;异常呼吸音。
【相关因素】
1. **病理生理因素** 呼吸系统感染;因疼痛咳嗽无效;神经系统疾病使咳嗽反射受抑或感知、认知障碍。
2. **治疗因素** 手术导致咳嗽无力或无效;麻醉药、镇静安眠药抑制咳嗽反射;医疗性限制卧床过久等。
3. **情境因素** 过度疲劳、焦虑、恐惧、张口呼吸使分泌物黏稠和缺乏咳嗽知识。
4. **年龄因素** 新生儿咳嗽反射低下。老年人活动少、反射迟钝、咳嗽无力。

八、有受伤的危险

【定义】
个体适应、防御能力降低时,在与环境相互作用中容易受到损伤的危险状态。
【诊断依据】
有引起个体适应力下降而受伤的危险因素存在。
【相关因素】
1. **个体内部因素** ① 病理生理因素:神经调节(感觉、运动和感知)功能障碍;组织缺氧;营养不良;免疫功能降低;血象异常(血红蛋白降低,白细胞、红细胞减少,凝血因子、血小板减少等);皮肤破损等。② 心理因素。③ 年龄因素:各年龄组的生理、心理、社会适应力有差异,存在受伤因素。
2. **外部环境因素** ① 生物因素:病原体及人群免疫力。② 化学因素:药品、毒素、污染物、防腐剂、美容染发及乙醇、咖啡因、尼古丁等。③ 物理因素:房屋结构与布局、室内设施是否合理。④ 交通、运输方式。⑤ 医护人员及社会支持系统状态(人员素质、身心状态、医疗机构布局等)。

九、口腔黏膜改变

【定义】
个体口腔黏膜受到破坏的状态。
【诊断依据】

1. **主要依据** 口腔黏膜破溃、疼痛。
2. **次要依据** 口腔黏膜充血、水肿、口腔炎、口臭、牙龈炎、涎液缺乏、口腔黏膜白斑、龋齿等。

【相关因素】
1. **病理生理因素** 感染、脱水、营养不良等引起涎液减少的疾病。
2. **治疗因素** 口腔手术、插管、义齿不合适;禁食超过24 h;免疫抑制药物等。
3. **情境因素** 酸性食物、有毒物质、酗酒、口腔不卫生、用口呼吸、缺乏口腔保健知识等。

十、有皮肤完整性受损的危险

【定义】
个体皮肤处于可能受损的危险状态。

【诊断依据】
有致皮肤损害的危险因素存在。

【相关因素】
1. **个体因素** ① 躯体感觉、活动障碍,循环不良,代谢率异常及营养障碍(消瘦或肥胖)。② 皮肤水肿、干燥、多汗,皮肤变薄或弹性降低,色素沉着等。③ 缺乏保持皮肤卫生的知识和习惯。
2. **环境因素** 有理化刺激因素存在,缺乏皮肤卫生的条件。

十一、进食自理缺陷

【定义】
个体因各种原因所致进食活动能力受损的状态。

【诊断依据】
个体不能将食物送入口腔。

【相关因素】
1. **病理生理因素** 神经、肌肉、骨骼疾病;视力障碍性疾病等。
2. **治疗因素** 进食活动受限制的治疗措施。
3. **情境因素** 抑郁、焦虑等心理障碍;活动耐力下降。
4. **年龄因素** ① 婴幼儿缺乏独立能力。② 老年人感知、认知及运动障碍。

十二、知识缺乏(特定的)

【定义】
个体缺乏特定的信息和技能,出现心理、认知能力受损的状态。

【诊断依据】
陈诉不懂或不理解有关知识及技能;不能正确执行医护措施;因知识缺乏有异常心理表现,如激动、敌视、冷淡、焦虑及粗暴行为等。

【相关因素】
1. **病理生理因素** 缺乏疾病诊断、防治知识;疾病导致认知障碍。
2. **情境因素** 认知水平障碍;缺乏信息资源;对信息理解不正确;文化、语言沟通障碍;缺乏学习兴趣和动机。
3. **年龄因素** 儿童缺乏卫生、安全、自理、营养等知识。青年人缺乏安全、性知识及保持健康等知识。老年人缺乏识别早期疾病知识及老年保健等知识。

十三、疼痛

【定义】

个体经受或有严重不舒服的感觉状态。

【诊断依据】

1. 主诉有疼痛不适感。
2. 有痛苦表情、强迫体位和防卫性宣泄行为表现。
3. 有自主神经反应,如血压升高、脉搏呼吸增快、瞳孔散大、出汗、肌肉紧张度增高等。
4. 有社交、思维改变。

【相关因素】

1. **病理生理因素**　脏器疾病,骨骼、肌肉病变,血管疾病,肿瘤,炎症及损伤等。
2. **治疗因素**　有创伤性诊疗措施(穿刺、插管、活检、手术等);治疗性局部受压(绷带、石膏等);限制性体位不适;分娩及痛经。
3. **情境因素**　环境刺激物致物理性、化学性损伤;心理损伤因素亦可引起疼痛加剧。

十四、焦虑

【定义】

个体因非特异的、不明确的因素引起的一种模糊不适感觉的状态。

【诊断依据】

1. 生理表现

(1)主观表现:有失眠、疲劳、虚弱感及口干、肌肉紧张、疼痛(尤以颈、背部明显)、眩晕、感觉异常等。

(2)客观表现:主要是交感神经兴奋症状,如面色苍白、表情紧张、多动、声音颤抖及血压升高,心率加快、多汗、瞳孔散大、尿频等。

2. 心理表现

(1)主观表现:忧郁、恐惧、神经质、控制力差、紧张不易放松。

(2)客观表现:易激动、哭泣、抱怨、退缩、缺乏耐性和主动性。

3. **认知障碍**　注意力不集中、思维混乱、健忘,不能面对现实。

【相关因素】

1. **病理生理因素**　基本生理需要(空气、水、食物、休息、性、活动、排泄、避免疼痛)得不到满足的各种病理因素。
2. **治疗因素**　创伤性检查,治疗手段对躯体的威胁;住院、隔离等生活环境改变的威胁。
3. **情境因素**　自我概念,自尊受到威胁;死亡、离别威胁;搬家、退休、环境污染使安全受到威胁;角色功能和角色转换的威胁(晋升、失业、调换工作、降级)等。
4. **年龄因素**　儿童与父母离别、学习压力、与伙伴关系、残疾等。老年人躯体功能下降、退休、经济拮据等。

十五、活动无耐力

【定义】　个体进行日常活动或其他活动时,生理耐受能力降低的状态。

【诊断依据】

1. 主要依据

（1）活动后疲乏、无力。

（2）活动后有异常生理反应：① 心率增快，休息 3~5 min 不能恢复正常水平；② 呼吸频率增快或出现呼吸困难；③ 血压降低或升高明显。

2. 次要依据

（1）面色苍白或发绀。

（2）眩晕、意识模糊。

（3）心电图显示有心肌缺血或心律失常。

【相关因素】

（1）病理生理因素：供氧障碍性疾病及慢性消耗性疾病等使代谢能量消耗增多。

（2）治疗因素：长期卧床或绝对卧床；手术及肢体制动；服用镇静、催眠、麻醉药品；化疗药物不良反应等。

（3）情境因素：工作、生活负担过重，角色过多，缺乏休息；情绪抑郁、焦虑或应激状态等。

（4）年龄因素：老年人新陈代谢率低下。

理论 1-4 护士的素质及其行为规范

nursing 一词来自拉丁语，其原意为抚育、保护、照顾。把 nurse 译为护士，是我国护理界前辈钟茂芳女士，她认为从事护理专业的人是具有学识的人，"学而优则仕"，所以应该称护理工作者为"护士"。护士的称谓在 1914 年"中华护士学会"第一次代表大会上被正式宣布并沿用至今。由于护理工作的特殊性和神圣性，因此对护士应有较高的素质要求，特别是较高的职业道德修养的要求。

一、护士的素质

素质是指个体在先天禀赋的基础上，在后天环境和教育的影响下，通过个体自身的认识活动和参加社会实践活动而形成和发展起来的较为稳定的基本的身心要素、结构及其质量水平。护士素质是指在一般素质基础上，结合护理专业特性，对护理工作者提出的特殊的素质要求。

护士的素质包括思想品德素质和专业素质两个方面。

（一）思想品德素质

1. 热爱祖国、热爱人民、热爱护理事业，具有为人类健康服务的奉献精神。
2. 追求崇高的理想，树立良好的医德医风，救死扶伤、忠于职守、廉洁奉公、实行人道主义。
3. 具有诚实的品格、较高的慎独修养和高尚的思想情操。

（二）专业素质（知识、技能、态度）

1. 具有一定的文化修养、必要的护理理论和人文科学知识以及参与护理教育与护理科研的基本知识，勇于钻研业务技术，不断开拓创新。
2. 具有较强的实践技能、敏锐的观察能力和分析能力，能用护理程序的工作方法解决患者存在或潜在的健康问题。
3. 具有健康的心理，乐观、开朗、稳定的情绪，宽容、豁达的胸怀，健壮的体魄和规范的言行举止。工作作风严谨细致、主动勤快、果断敏捷、实事求是,严格遵守组织纪律。对待患者有高度的责任心、同情心和爱心,尊重患者人格,做到慎言守密。同仁间相互尊重、友爱、团结、协作,建立良好的人际关系。

护士应该具备的思想品德素质与专业素质就是指护士的职业道德修养。职业道德是素质的核心,思想品德是职业道德的基础;职业理想、职业作风、职业纪律、职业习惯是职业道德的内涵;具有良好的职业道德是护士从事护理工作的基本条件。

二、护士的行为规范

人们在履行对社会所承担的职责义务过程中,每个人的思想、行为都遵循着具有自身职业特征的准则和规范。就护士的职业特点而言,在遵循人们公认的规范和行为的准则中,对其言行举止的要求更为严格。

护理学的奠基人南丁格尔曾说过:"护理是精细的艺术中之最精细者,原因是护理的工作对象并不是冷冰冰的木块、石片和纸张,而是具有满腔热血和生命的人。"艺术需要想象力,需要情感和创造力,所以护士在与患者交往中的言、行、举止、姿态、眼神、表情、微笑乃至片刻的沉默,都必须注意技巧问题。护理专业学生一进入学校,就应该有这方面的培养和训练。

(一)护士的语言行为

人与人交往之间,约有35%运用语言性沟通技巧,因为它能清楚且迅速地将信息传递给对方。有效的沟通主要是建立在护士对患者真诚相助的态度和彼此能懂的语言上,这是非常重要的。护士应估计患者的教育程度及理解力,以便选择合适的语言表达。

1. 护理用语的要求

(1)语言的规范性:语言内容要严谨、高尚,符合伦理道德原则,具有教育意义。言语要清晰、温和,措辞要准确、达意,语调要适中,交代护理意图要简洁、通俗、易懂。

(2)语言的情感性:语言是沟通护患之间感情的"桥梁",护士一进入工作环境,就进入了护士角色。当她来到病房、手术室时,她整个的人是属于患者的。护士应满腔热忱地面对患者,将对患者的爱心、同情心和真诚相助的情感融化在语言中。如晨间护理时,护士带着微笑进病房,向患者说声"早上好!""今天天气真好!""我打开窗户,交换一下空气,好吗?"可以针对不同对象谈及不同情况,如"您晚上睡得好吗?""您伤口还痛吗?"这些并不是简单的寒暄,这是护患之间一种情感的交流。良好的语言能给患者带来精神上的安慰,语言的情感性要在高尚的医德修养指导下不断完善。

(3)语言的保密性:护患关系应建立在真诚的基础上。一般情况下,护士要实事求是地向患者解释病情和治疗情况,因为患者有权利知道。由于患者对有关问题比正常人敏感,护士可视不同对象不同对待,有的可直言,有的必须委婉、含蓄。对重危患者要尽量减少他们的精神压力。特别要注意,护士必须尊重患者的隐私权,对患者的隐私(如生理缺陷、精神病、性病等)要保密,患者不愿陈述的内容不要追问。

2. 符合礼仪要求的日常护理用语

(1)招呼用语:如"请"、"请稍候"、"请别急"、"谢谢"、"再见"、"对不起"、"谢谢您的协助"等。对患者的称谓有区别、有分寸,可视年龄、职业而选择不同的称呼,如"老师"、"先生"、"同志"、"小朋友"等。不可用床号称呼患者。

（2）介绍用语：患者被送至病区时，首先接待的人是护士，护士要有礼貌地介绍自己，如"您好！我是负责您的护士，我叫×××，有事请找我。"

（3）电话用语：打电话应做到有称呼，如"请您找××医生接电话。"接电话应自报受话部门，如"您好！这里是内科病房，请讲。"

（4）安慰用语：声音温和，表达真诚关怀。使用安慰用语，要使患者感到合情合理，听后能获得依靠和希望。

（5）迎送用语：新患者入院，护士要充分意识到这是建立良好的护患关系的开始，护士应起立面带微笑迎接患者，护送患者到床边，热情介绍病区环境、制度及同室的病友，使患者消除陌生感，尽快地适应住院生活环境。患者出院时，护士应送至病房门口，用送别的语言与患者告别，如"请按时服药"、"请多保重"、"请定时到门诊复查"等。

3. 护理操作用语 在临床实践中，护士为患者进行任何护理技术操作，如注射、导尿、灌肠时，都应委婉地、清楚地向患者解释。因为患者有权知道护士将为他们进行的是什么护理操作，为什么要采取该项操作，护士有责任向患者进行有关方面指导，要鼓励患者提问题，通过护士的讲解，患者能够理解，并感到放心和满意。有效的讲解对于成功的护理是十分重要的。

护理操作解释用语一般分三大部分，即操作前解释、操作中指导和操作后嘱咐，参见技能训练。

（二）护士的非语言性行为

人与人之间的交往约有65%是运用非语言沟通技巧，如倾听、皮肤接触、面部表情和沉默等。

1. 倾听 要善于听人讲话，要注意讲话者声音、声调、流畅程度及所选用的词句，他的面部表情、身体姿势及动作，尽量理解他想表达的内在含义。

在倾听过程中，要全神贯注、集中精力、注意听讲。"眼睛是心灵的窗户"，谈话时，要保持眼神的接触；双方保持的距离以必须能看清对方表情、说话不费力但能听得清楚为度；距离也可随说话内容而调整，以自然为度。双方位置平持，稍向患者倾斜，切勿使患者处于仰视位。要使用能表达信息的举动，如点头、微笑等。用心倾听，不仅表达了对患者的关心，还表达了对话题的兴趣，以鼓励患者继续讲述。

2. 面部表情 面部表情常清楚地表明人的情绪，在某种程度上反映内心活动。面部表情反应极为灵敏，能迅速而真实地反映各种复杂的内心活动。"喜怒形于色"就是这个道理。护士的微笑是美的象征，是爱心的体现，是人际交往中的"润滑剂"。当护士带着亲切真诚的微笑，轻巧而勤快地来往于病床旁，对患者的精神安慰可能胜过良药。护士的微笑，是发自内心的微笑，应展现真诚、亲切、关心、同情和理解，要有情感交流。在微笑中为患者创造出一种愉悦的、安全的、可信赖的氛围。

3. 专业性皮肤接触 皮肤接触与心理状态有着密切的关系，皮肤接触可作用于精神、神经系统，如经常为卧床患者按摩、翻身、擦身等，不仅可使患者感到舒适、放松，还能促进血液循环、预防压疮等。美国皮肤接触科研中心的专家对人体的皮肤接触进行了研究，揭示了按摩和触摸刺激可以增强免疫系统功能和有益健康的生理意义。根据临床观察，皮肤接触可以治疗和预防婴儿某些疾患。怀抱婴儿可给予婴儿最好的情感温暖，如果满足不了，则可出现被称为"皮肤饥饿"的状况，如食欲减退、发育不良、智力衰退、性格缺陷等现象。这种特殊需要是不能仅仅以食物满足来代替的。因此,在病情允许下,护士应经常抱抱病孩,抚摸其背、头、肢体等部位。怀抱与爱抚,不仅对婴儿,即使对儿童、成人的心身健康,也能起到无法估量的作用。抚摸对一般患者来讲,是一种无声的安慰。当患者痛苦时,轻轻地抚摸他的手或拍拍他的肩;患者高热时,摸摸他的额部;产妇分娩时,按摩她的腹部,可促使顺利分娩,从而降低剖宫产率;产妇阵痛时紧握她的手,还可以稳定产妇的情绪。护士在护理视觉或听觉方面有障碍的患者时,触摸还可传递关怀之情。但应明智地使用触摸行为,接触不当也可产生消极效应,护士应依情恰当地进行。

4. 沉默 沟通中利用语言技巧固然重要,但语言并不是唯一的可以帮助人的方法。不要认为所有时间都应该说话。当患者受到情绪打击或在哭泣时,护士可和对方说:"如果您不想说话,您可以不说,我希望能坐在这里陪您一会,好吗?"这时护士以沉默的态度表示关心,也是尊重对方的愿望,会很有效。它可以表达护士对患者的同情和支持,起到此时无声胜有声的作用。沉默片刻还可以提供护患双方思考和调适的机会。

良好的素质不是天生就有的,它靠长期教育、培养而逐步形成。护士要努力学习,刻苦锻炼,不断地自我完善。为了取得理想的护理效果,符合社会对"护士角色"的期望,在护理实践中我们要恪守护士的职业道德和行为规范,这样才无愧于人们赐予护士的"白衣天使"的美称。

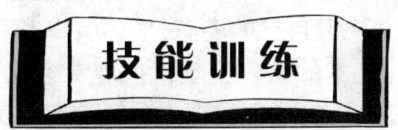

技术1-1 护士的仪表与举止规范训练

护士端庄稳重的仪容,和蔼可亲的态度,高雅大方、训练有素的举止,不仅构成护士的外表美,而且在一定的程度上反映其内心境界与情趣。一个人的容貌、服饰、姿态,涉及风度的雅俗,给人不同的印象,产生不同的效果。

一、容貌与服饰

(一) 容貌

人的容貌是情感传递的基本部位,有情感传递和审美的功能,在人际交往中可起到重要作用。

(二) 服饰

服饰是指服装和妆饰,服饰有表现人体美和美化生活的作用,也是社会文明的标志之一。

护士的妆饰要适度,要与护士角色相适应,自然、大方、健康、高雅,要使患者感到亲切、和蔼、可信。

护士的制服与帽子代表护理专业的特征,体现了护士特有的精神风貌,象征着护士的自信,凝集着护士的骄傲和希望;护士的制服与帽子以白色为主,对不同科室,如手术室、小儿科、传染科等可选用不同色彩和式样,但要整洁合体,美观大方,方便工作。

二、姿态

姿态是指姿势、体态,姿态可反映一个人的文化修养,站姿是姿态的基础,是保持良好风度的关键。

(一) 站姿

头正,颈直,两肩平齐、外展放松,挺胸收腹,立腰提臀,两腿并拢,双臂自然下垂,两手相搭在下腹部(一般右手放在左手上),双脚呈"V"字形或"丁"字步。

(二) 坐姿

在站姿基础上,单手或双手向后把衣裙下端捋平,轻轻落座在椅面的 2/3~3/4 处,双膝并拢。小腿略后收或小交叉。两手轻握,置于腹部或腿上。

(三) 走姿

在站姿的基础上,行走时以胸带步,弹足有力,柔步无声,步履轻捷自然,两臂前后摆动,注意前后摆幅不超过 30°,左右脚沿一直线两旁,小步前进。

(四) 持治疗盘

双手握托治疗盘,肘关节呈 90°贴近躯干。

(五) 持病历夹

一手持病历夹,轻放在同侧胸前,稍外展,另一手自然下垂或轻托病历夹下方。

护士在护理实践中,要练好并注意自己的姿态,坐、立、步态和持物等姿势。

南丁格尔说:"护理是科学与艺术的结合。"现代护理专家说:"护理是科学、艺术与爱心的结合。"护理的艺术性在于护士通过自己的形象表现出独特的专业美。护理的艺术性是通过别人的视觉、听觉和想象来反映和体现的,护士只有对服务对象、对护理本身不断地领悟、尊重和理解,才可能不断地丰富、完善自己。

技术 1-2 护士操作用语规范训练

护士操作用语包括操作前解释、操作中指导、操作后嘱咐三项内容,每一项的具体内容与要求见表 1-7。

表 1-7 护理操作用语内容与要求

内容	要求
1. 操作前解释	
(1) 问候患者	有问候语,如:王总,你好!(注意称呼要恰当)
(2) 介绍本次操作使用的主要器械	让患者看见实物
(3) 介绍本次操作的部位与目的	将部位与目的告知患者,使患者明确
(4) 介绍本次操作中的感觉	把感觉告知患者,患者有心理准备
(5) 介绍本次操作对身体的影响	将具体影响告诉患者,患者知道
(6) 介绍本次操作患者应该配合的内容	将配合的具体内容(如动作、饮食等)告诉患者,事先准备或练习

内　　容	要　　求
2. 操作中指导	
（1）预先告知将要出现的感觉	患者有准备
（2）患者该怎样配合	患者理解并能主动配合
（3）安慰性语言	患者理解并能主动配合
（4）鼓励性语言	患者有信心并配合良好
3. 操作后嘱咐	
（1）询问患者感觉	患者感觉满意
（2）是否达到预期效果	操作成功
（3）交代有关注意事项	患者知道，并主动配合
（4）感谢患者的配合	患者表示谢意

护士操作用语规范训练实例

患者王某,男,50岁,某公司总经理。因口腔手术后禁食,现需插入胃管行鼻饲法,以供给营养。

一、操作前解释

王总,你好！因为你做了口腔手术,不能进食,现在我为你插一根胃管,就是把这根胃管(边讲边让患者看胃管),从鼻腔插至胃内(说明操作部位),然后从胃管末端灌入流质饮食与水分,给你补充营养,使伤口早日愈合(说明操作目的)。插管过程不痛,但有恶心、呕吐现象(说明操作中的感觉)。这项操作还需要你配合做吞咽动作,就是像你平时吃饭、喝水一样,大口大口地往下咽,来,你做一下(患者做吞咽动作)。对,就这样,到时我会提醒你这样做(说明患者应该配合的动作)。

二、操作中指导

（1）王总,我现在开始插管,管子进入鼻腔的时候,会不舒适,有时会引起恶心、呕吐,我会暂停操作,请你张口呼吸,不要起来。
（2）请你做吞咽动作,对,你配合得很好(边操作,边鼓励患者,并观察反应)。
（3）请你张口,我检查一下口腔。

三、操作后嘱咐

王总,现在你感觉舒适吗？你配合得很好,谢谢！我会经常来看你的,请你放心,安心休息。

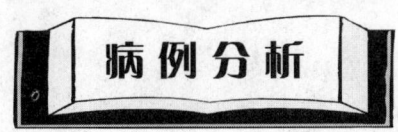

病例 1-1

患者王某,女,70岁,因摔倒致腰椎骨折而入院。入院查体：T 37.2 ℃,P 100 次/min,R 20

次/min，BP 170/95 mmHg，体重 60 kg。遵医嘱给予绝对卧床、输液等治疗。入院 5 日未排便，遵医嘱需行灌肠术。

问题：
1. 请分析引起该患者便秘的原因是什么？
2. 行灌肠术前如何解释？灌肠术中指导用语是什么？灌肠术后对患者嘱咐什么？
3. 针对该患者病情做一份书面健康教育材料。

(陶丽云)

第 2 章　医院和住院环境

医院是以防治疾病为主要任务的医疗预防机构。一般设有门诊部、住院部、各种诊疗辅助部门和行政管理部门及必要的设备。医院的医生、护士、药师、检验师、技术人员等应具有救死扶伤的精神、精湛的医学知识和良好的职业道德，为患者创造一个最佳的医疗环境，以满足人类健康的需要。

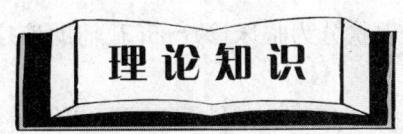

理论 2–1　医院

一、医院的任务

医院是对患者或特定人群进行防病治病的场所。具有一定数量的病床、必要的设备以及具有救死扶伤精神、精湛的医学知识和技能的医务人员。卫生部颁发的《全国医院工作条例》指出，医院的任务是"以医疗为中心，在提高医疗质量的基础上，保证教学和科研任务的完成，并不断提高教学质量和科研水平。同时做好扩大预防，指导基层和计划生育的技术工作"。

二、医院的种类

（一）按医疗技术水平划分

按医疗技术水平将医院分成三级（一、二、三级）、十等（每级分甲、乙、丙等，三级医院增设特等）。

1. **三级医院**　是指跨地区、省、市以及全国范围提供医疗卫生服务的医院，是具有全面医疗、护理、教学、科研能力的医疗预防技术中心，主要指全国、省、直辖市等直属的市级大医院及医科大学的附属医院。

2. **二级医院**　是跨几个社区提供卫生服务的地方性医院，是地区性医疗预防的技术中心，主要指一般市、县医院及直辖市的区级医院。

3. **一级医院**　是直接为地区提供医疗、护理、预防、康复、保健综合服务的基层医院，主要指农村乡、镇卫生院和城市社区医院。

（二）按收治范围划分

按收治范围将医院分为综合医院和专科医院。

1. 综合医院 综合医院设有内科、外科、妇产科、儿科、五官科、中医科、检验科、药剂科、影像等医技部门。

2. 专科医院 专科医院是为诊治专科疾病而设置的医院,如眼科医院、口腔医院、皮肤科医院、胸科医院、骨科医院、肿瘤医院、妇产科医院、传染病医院等。

(三) 按特定任务划分

按特定任务划分,分为军队医院、企业医院、临终医院等。

(四) 按所有制划分

按所有制划分,分为全民所有制、集体所有制、个体所有制、中外合资医院。

(五) 按医疗机构分类管理要求划分

按医院机构分类管理要求划分,分为营利性医疗机构和非营利性医疗机构。

三、医院的组织结构

医院的组织结构,按我国的现状分为临床诊疗部门、辅助诊疗部门和行政后勤部门。

(一) 临床诊疗部门

临床诊疗部门包括内科、外科、妇产科、儿科、五官科、皮肤科、急诊科、预防保健科等,是医院的主要业务部门。

(二) 辅助诊疗部门

辅助诊疗部门包括药剂科、检验科、放射科、营养科、手术室、消毒供应室、病理科等,是以专门的技术和设备辅助诊疗工作。

(三) 行政后勤部门

行政后勤部门包括医院的各职能部门,是进行人、财、物保障的辅助部门。是医院的重要组成部分。

理论 2-2 门诊

一、门诊部

门诊部是医疗工作的第一线,是直接对人民群众进行诊断、治疗和预防保健的场所。

(一) 门诊部的设置和布局

门诊部设有导诊处、挂号处、收费处、化验室、药房、综合治疗室与分科诊察室等。门诊部的候诊、就诊环境要求光线明亮、空气流通、整洁安静、舒适,布局合理,标志和路标醒目及方便患者就诊。诊察室内备有诊察床,床前有遮隔设备,室内设有洗手池,有条件的医院备电子计算机。综合治疗室内备有必要的急救设备,如氧气、急救药品等。

(二) 门诊部的护理工作

1. 预检分诊 预诊分诊由实践经验丰富的护士担任,应热情、主动地接待就诊的患者,在扼要询问病史,观察病情后作出初步诊断,给予合理的分诊指导和传染病管理,做到先预检分诊,后挂号诊疗。

2. 组织就诊 患者挂号后,分别到各科候诊室依次就诊,护士应做好就诊患者的护理工作。

(1) 开诊前准备好各种检查器械和用物,检查诊疗环境和候诊环境。
(2) 分理初诊和复诊病案,收集整理化验单、检查报告等。
(3) 根据病情测量体温、脉搏、呼吸等,并记录在门诊病案上。
(4) 按先后次序叫号就诊,每位医生一个诊室,诊察床边有隔帘。一名医生一次只为一位患者做诊查,以示尊重患者并保护患者的隐私。必要时护士应协助医生进行诊查工作。
(5) 随时观察候诊患者的病情,遇到高热、剧痛、呼吸困难、出血、休克等患者,应立即安排提前就诊或送急诊室处理;对病情较严重或年老体弱者,可适当调整就诊顺序。

3. 健康教育 利用候诊时间开展健康教育,可采用口头、图片、黑板报、电视录像或赠送有关方面宣传的小册子等不同形式。对患者提出的询问应耐心、热情予以解答。

4. 治疗护理 需在门诊部进行的治疗护理工作,如注射、换药、导尿、灌肠及穿刺等应在门诊治疗室进行,必须严格执行操作规程,确保操作安全有效。

5. 消毒隔离 门诊人群流动量大,患者集中,易发生交叉感染。因此要认真做好消毒隔离工作。传染病或疑是传染病的患者,应分诊到隔离门诊就诊,并做好疫情报告。门诊部的空气、地面、墙壁、桌椅、诊察床、推车及担架等,应定期进行清洁、消毒处理。

二、急诊科

急诊科是医院诊治急症患者的场所,是抢救生命的第一线。对危及生命及遭受意外伤害的患者,应立即组织人力、物力,按照急救程序进行抢救。急诊科护士要求责任心强,有良好的素质,具备一定的急诊抢救知识和经验,技术熟练,动作敏捷。急诊科护理的组织管理和技术管理,应达到标准化、程序化、制度化。

(一) 急诊科的设置和布局

急诊科一般设有预检处、诊疗室、治疗室、抢救室、监护室及扩创室等。此外,急诊科还设有药房、化验室、X线室、心电图室、挂号室及收款室等,形成一个相对独立的单元。

急诊科环境要宽敞,光线明亮,空气流通,整洁安静,布局合理(应设有专用通道和宽敞的出入口),标志和路标醒目,夜间有明显的灯光,以方便急诊患者就诊和争取抢救时间为原则。

急诊科内应备有中心供氧系统、吸引器、心电监护仪、除颤器、心脏起搏器、呼吸机、洗胃机、手术床、多功能抢救床等抢救设备;要有注射器、输液器、输血器、静脉切开包、气管插管包、开胸包、导尿包等无菌物品及无菌急救包;要有中枢神经兴奋药、镇静药、镇痛药及抗休克药、抗心力衰竭药、抗心律失常药、抗过敏药、止血药、急救用激素、解毒药、平喘药、麻醉药以及纠正水、电解质代谢紊乱和酸碱平衡失调的药物等,以最大限度地缩短就诊时间,确保抢救成功。

(二) 急诊护理工作

1. 预检分诊 要有专人接待患者,预检护士对患者要做到一问、二看、三检查、四分诊。遇到危重患者,预检护士应立即通知值班医生和抢救室护士;遇到意外灾害事件,预检护士应立即通知护士长和有关科室;遇到法律纠纷、刑事案件、交通事故等事件,预检护士应迅速向医院保卫部门报告或与公安部门取得联系,并请家属或陪送者留下。

2. 抢救工作 抢救工作包括以下几个方面。
(1) 物品准备:要备好各种急救药品和抢救设备。一切抢救物品要做到"五定",即定数量品种、定点安置、定人保管、定期消毒灭菌和定期检查维修,使抢救物品完好率达100%。

(2) 严格按操作规程实施抢救措施:在医生未到之前,护士应根据病情给予紧急处理,如测血压、给氧、吸痰、止血、配血、输液,进行人工呼吸及胸外心脏按压等;医生到达后,护士立即汇报处理情况,积极配合抢救,正确执行医嘱。

(3) 做好抢救记录和查对工作:记录要求详细、正确,包括患者和医生到达的时间、抢救措施落实时间(如用药、吸氧、人工呼吸等);记录执行医嘱的内容及病情的动态变化等。

3. 病情观察 急诊科设有一定数量的观察床,收治一时尚不能确诊者或经短时间留观后可以返家者。留观时间一般为 3~7 d。

留观室护理工作包括以下几个方面:

(1) 入室登记,建立病案,认真填写各项记录,书写留观室病情报告。

(2) 对留观患者要加强观察,及时处理医嘱,做好晨、晚间护理,加强心理护理。

(3) 做好出入室患者及家属的管理工作。

理论 2-3 病区

一、病区的概念、结构与布局要求

(一) 病区概念

病区是住院患者接受诊疗、护理、休养的场所,是医护人员开展医疗、护理、预防、教学、科研活动的重要基地。

病区实行科主任、科护士长领导下的主治医师、护士长分工负责制。创造与保持一个安全、舒适、整洁、安静的治疗环境,以满足住院患者身心需要,是护士的重要职责。

(二) 病区结构

每个病区设有病室、危重抢救室、治疗室、换药室、护士办公室、医生办公室、配膳室、盥洗室、浴室、洗涤间、厕所、库房、患者活动室、医护休息室等。

(三) 布局要求

病区的布局要符合医学服务的要求,有利于提高治疗、护理效果,有利于患者休息、舒适和恢复健康。

二、病区的护理管理

病区的护理管理内容包括组织行政管理和业务技术管理,要求做到管理目标化、工作制度化、操作规范化和设置规格化。

(一) 病区的组织行政管理

1. 工作分配原则

(1) 必须适应护理工作24h连续性的特点,各班次间密切衔接,绝对不允许出现脱节的情况。

(2) 掌握工作规律的特点,分清主次、缓急。了解每一位护理人员的水平与能力,全面安排,新老搭配,使各班工作有条不紊。

(3) 保持各班的工作量基本均衡,以工作量安排人力,确保患者随时都能得到安全、有效、准确无误的治疗和护理。

(4)护理工作既要有周密的计划,又要处于调度运行状态,应常备机动人员,以供急需调度。

(5)各班人员相对稳定,避免轮换过频,提倡周班制,以保证工作需要为前提,节假日采取轮休制,为加强病区护理管理和业务领导,护士长一般不值夜班。

2. 工作人员的管理 病区由一定数量的医、护、工等人员组成。护士长在护理部与科护士长的领导下,协助科主任负责病区管理工作。护士长管理病区,一定要取得医、护、工三者的配合,协调好医生、医技、后勤部门的关系。在贯彻医院各项规章制度中,护士长对护士负指导和监督的责任。护士应遵守纪律,服从护士长的工作安排和领导。在病区护理组织管理工作中要达到以下要求:

(1)管理目标:做到年有计划、总结;季有安排;月、周、日有重点,工作有计划地运转,效率高。

(2)健全的规章制度:订立护理常规与操作常规,做到有章可循。工作条理化,管理目标化。

(3)明确各班护士职责:按各班护士的分工规定护士职责,保证护理工作的运行和实施组织管理工作。

(4)严格的考核制度:对每位护士有德、能、绩、勤的动态考核记录,作为提升、调动以及培养、使用、奖惩的参考材料。

(5)各种信息数据记录:如工作量、表扬、批评、差错、各种护理质量达标率等。能用科学数据来反映病区护理工作的数量和质量,运用计算机储存各种数据及信息。

3. 患者管理

(1)探视和陪护:陪护证由护士长按需签发,陪护应遵守医院病区的各项规章制度。加强对探视和陪护者的指导与管理,保持良好的病区秩序,稳定患者的情绪,沟通与患者家属的联系。在规定的探视时间内,每次不超过2人,一般情况下不宜带儿童来病区探视。监护室、婴儿室、隔离病区、无菌护理室谢绝探视。在探视时间,护士应巡视病区,为维护患者的身心健康,向探视者作具体指导。

(2)召开座谈会:定期召开工休(工作人员和休养人员)座谈会,密切护患关系,及时征求患者的意见。做到有记录、有计划、有改进措施。座谈会还应开展健康教育,让患者在住院期间得到更多的卫生保健知识。

(二)病区的业务技术管理

病区的业务技术管理是护理管理的核心,是提高护理质量的保证。其内容包括病区环境的管理、护理质量的管理和护理教育的管理等。

1. 病区的环境管理

(1)物理环境:护士要努力给患者创造一个整齐、清洁、安静、舒适、美观、安全的物理环境。

① 温度。舒适的病室温度一般为18~22 ℃;产房、手术室、儿科病室、老年病室以及检查治疗室,室温应以22~24 ℃为宜。适宜的温度,患者感觉舒适、安宁,减少消耗,有利于休息、诊疗和护理的进行。

室温对患者的影响:室温过高,不利于体热的散发,干扰消化及呼吸功能,使人烦躁,影响体力恢复。室温过低,则使患者肌肉紧张而产生不适,还会使患者在诊疗护理时受凉。

调节方法:病室内应备有室温计,以随时评估与调节温度。温度过高时,可开窗通风,使用空调、电风扇或室内置冰块等降温措施;温度过低时,关闭门窗,使用暖气、空调等升温措施。此外,应根据季节的变化,增减患者的盖被和衣服。

② 湿度。湿度是空气中含水分的程度。病室湿度一般指相对湿度,即在单位体积的空气中,一定温度的条件下,所含水蒸气的量与其达到饱和时含量的百分比。病室湿度一般以50%~60%为宜。

湿度对患者的影响:湿度过高,空气潮湿,水分蒸发减少,患者感到气闷不适;高温高湿时,抑制排汗,尿液排出增加,对心、肾疾病的患者尤为不利;低温高湿时,患者感到潮冷不适,对关节疾病的患者尤为不利;湿度过低时,空气干燥,机体蒸发大量水分,引起口干、咽痛、烦渴等,不适宜呼吸道疾患或气管切开的患者。

调节方法:室内备有湿度计,以随时评估与调节湿度。室内湿度过高时,可开门窗、使用空调等;湿度过低时,可在地面上洒水,使用加湿器,在暖气上放水槽、水壶等。此外,应加强患者皮肤的护理,如根据情况及时擦干汗液或涂抹润肤霜。

③ 通风。通风可调节室内的温度和湿度,增加患者的舒适感;降低空气中二氧化碳及微生物的密度,增加氧气含量,减少呼吸道疾病的传播。

污浊的空气对患者的影响:污浊的空气中氧气不足,患者可能出现烦躁、疲乏、头晕、食欲减退等表现。

方法:通风换气,可在短时间内置换室内空气,其通风的效果与通风时间、温差大小、气流速度、通风面积有关。病室每日定时通风换气,一般通风时间为30 min,开窗通风时,应注意遮挡保护患者,避免直接吹风。同时应定期做空气培养,以监测病室内空气环境,监护室可安装空气净化系统。

④ 安静。安静是指没有噪声危害的声音环境。噪声的单位是分贝(dB),WHO 规定的噪声标准,病区日间的噪声在 35~45 dB 较理想。安静的环境可使患者得到较好的休息,利于患者康复。

噪声对患者的影响:凡是与环境不协调的、患者不需要的、杂乱无章、闻而生厌的声音均称为噪声。噪声超过60 dB 时,比较吵闹;若 >90 dB,则可能引起头痛、头晕、耳鸣、失眠、血压升高等症状。

保持环境安静的方法:工作人员应做到四轻,即说话轻、走路轻、操作轻、开关门窗轻。工作人员说话声音不要太大,经常评估并保持自身的音量;护士上班穿软底鞋,走路轻巧;护理操作时动作轻稳;为防止病室的门、治疗车、仪器设备等摩擦声,应在摩擦点上涂润滑油;床、椅腿应钉橡皮垫,以减少发出的噪声。同时向患者及家属做好宣传,共同保持病室安静。

⑤ 整洁。整洁是指病室、床单元、患者及工作人员的整齐清洁。

整洁环境对患者的影响:整洁的病区环境可满足患者的视觉需要,利于患者休养,并可预防医源性感染的发生。

保持病区整洁的方法:病室的陈设规格统一,被服类物品定期更换,及时清除治疗后用物与排泄物;做好患者的生活护理,保持患者口腔、头发、面部、手足、皮肤及会阴的清洁;工作人员仪表端庄,服装整洁大方。

⑥ 光线。病室的光线有自然光线和人工光线两种。

病室光线对患者的影响:自然的光照可使患者感到舒适愉快,日光的变化还可减少患者与外界的隔离感,有利于疾病康复。适量的日光照射可使照射部位温度升高,血管扩张,血流增快,改善皮肤和组织的营养状况。另外,日光中的紫外线有强大的杀菌作用,直射可杀死细菌及病毒,还可促进机体内生成维生素 D,预防佝偻病与软骨病。人工光源常用于满足夜间照明及平时特殊检查和治疗的需要。

调节方法：病室内要经常开启门窗，使阳光直接射入，或协助患者到户外接受阳光照射。午睡时遮挡窗帘、夜间睡眠时打开地灯，避免阳光或光线直接照射患者的眼睛引起目眩。

⑦ 美观。优美的病室环境应注意装饰与色彩的应用。

装饰与色彩对患者的影响：优美的病室环境让人感觉身心舒适，利于疾病的恢复。

方法：现代医院病室布置应简洁美观，有一定的空间供患者活动及医护人员工作。病室还应设计和配备不同的色彩、图画、窗帘、被单等，以满足不同患者的需求。例如，儿科病室采用粉色等暖色调，以减少儿童恐惧感，增加温馨甜蜜的感觉；普通病室采用部分浅绿色或浅蓝色，给人一种安静、舒适、信任的感觉；病室内和走廊摆放一些花卉盆景，病室周围建树木、草坪、花坛等，供患者散步、休息和观赏。

⑧ 安全。安全环境是指平安、无危险、无伤害的环境。安全的住院环境是患者的基本需要，保证患者安全的方法参见第四章。

(2) 社会环境：医院是社会的一个组成部分，护士要帮助患者尽快转变角色，适应病区这一特殊的社会环境。

① 建立良好的护患关系：要使患者感受到是受欢迎与被关心的，护士要维护他们的自尊，要根据患者的年龄、性别、民族、文化程度、职业、病情轻重等差异，给予不同的身心护理。护士端庄的仪表、和蔼的态度、得体的言谈、良好的医德医风、丰富的专业知识、娴熟的技术都会带给患者心理上的安慰，从而产生安全感、信赖感。建立良好的护患关系，有助于增加患者战胜疾病的信心。

② 建立良好的群体关系：同住一室的患者构成一个群体，护士是患者群体中的调节者。护士要引导他们互相关心、帮助、鼓励，共同遵守医院制度，积极配合治疗与护理，使病室呈现愉快、和谐的气氛，有利于疾病的康复。

家属的态度也很重要，一般来说，家属的关心和支持，可增强患者战胜疾病的信心和勇气，解除患者后顾之忧。因此，护士应与家属加强沟通，取得信任与理解，共同做好患者的身心护理。

2. 护理质量的管理　护理质量管理是病区护理管理的核心，是衡量护理人员医德医风、技术水平和管理效益的主要标志。控制质量的关键是要建立质量控制系统，订立护理质量评价指标及严格的规章制度。

(1) 护理质量的控制和监测：病区要有明确管理目标及质量指标。护士长要定期进行质量监测，做到达标有计划、有评价、有记录。质量评价指标可根据全国医院分级管理、护理质量指标来测量，以量化标准"率"来评价。① 患者对护理工作和服务态度满意率。② 护理人员"三基"合格率。③ 特别护理、一级护理合格率。④ 护理表格书写合格率。⑤ 基础护理合格率。⑥ 急救物品完好率。⑦ 消毒隔离、消毒灭菌合格率。⑧ 年严重差错、事故发生次数。⑨ 陪护率。

(2) 严格规章制度：规章制度是人们长期工作实践的经验总结，是评价各项工作的标准，是检查工作的依据和维护医院正常工作秩序的保证，也是提高护理质量、消灭差错事故的重要措施。病区护理质量管理应重点落实以下五项制度。

① 交接班制度：临床医疗和护理工作是日夜连续进行的，值班人员必须坚守岗位，履行职责，保证各项治疗、护理工作准确及时地进行。护理人员严肃认真地贯彻执行交接班制度，病区应建立日夜交接班记录本，按交班本逐项认真交班。交班内容应全面、有条理、重点突出。对危重抢救和当天大手术患者必须做到口头、书面和床边交班。对毒、麻药品和急救物品及其他医疗

器械物品要查点、交班。

② 分级护理制度:分级护理是根据患者病情的轻、重、缓、急以及患者的自理能力等情况,给予不同级别的护理措施。临床通用的护理级别分为四级,即特级护理、一级护理、二级护理、三级护理。不同的护理级别规定了相应的护理要求,有利于护理工作的开展,保证临床护理质量。各级护理级别的适用对象和相应的护理内容见表2-1。

表2-1 分级护理

护理级别	适用对象	护理内容
特级护理	患者病情严重,需随时观察以便进行抢救。常用于严重创伤、复杂疑难大手术后、器官移植、大面积烧伤以及严重的内科疾患等	① 专人24 h护理,密切观察病情及生命体征的变化;② 严格根据护理计划执行各项诊疗及护理措施,及时、准确、逐项填写特别护理记录单;③ 各项急救药品齐全,设备完好;④ 做好基础护理,防止并发症的出现,确保患者安全
一级护理	患者病情较重,需绝对卧床休息。常用于各种大手术后、休克、昏迷、瘫痪、高热、大出血、肝肾衰竭和早产婴等	① 每15~30 min巡视一次,及时观察病情及生命体征的变化;② 严格根据护理计划执行各项诊疗及护理措施,及时、准确、逐项填写特别护理记录单;③ 做好基础护理,防止并发症的出现,满足患者身心需要
二级护理	患者病情较重,生活不能自理。常用于大手术后病情稳定者以及年老体弱、慢性病不宜多活动者和婴幼儿等	① 每1~2 h巡视患者一次,观察病情;② 按临床常规护理措施护理;③ 给予必要的生活及心理护理,满足患者身心需要
三级护理	患者病情较轻,生活基本能够自理。常用于一般慢性病、疾病恢复期以及择期手术前的准备阶段等	① 每日巡视病情2次;② 按临床常规护理;③ 根据患者病情给予卫生保健指导,督促患者遵守院规,满足患者身心需要

③ 消毒隔离制度:严格的消毒隔离制度可有效地防止医院内感染,减少医源性疾病的发生。护士必须树立无菌观念。严格遵守无菌操作原则,切实执行无菌技术操作规程。

④ 差错事故管理制度:差错事故是关系到患者疾苦和生命安危的大事,护士必须加强责任心和慎独修养,自觉地严格执行查对制度及各项规章制度,严防差错事故发生。

差错:凡在护理工作中,因责任心不强,不按规章制度办事,或技术问题等原因造成的错误,增强患者痛苦,延长治疗时间,增加经济负担等。

事故:凡在护理工作中,因责任心不强,违反操作规程,或技术问题造成患者死亡、伤残或组织器官损伤而导致功能障碍。

管理:发生差错事故,应立即向带教老师和护士长汇报,当事人不得隐瞒事实真相,以便及时采取有效抢救措施,减少或消除患者的痛苦或不良后果;保留造成差错事故的现场(包括药品、器械、病史或标本等);严重差错、事故应及时向护理部汇报;认真登记(发生者、发现者、内容、后果、性质及处理);护士长要及时组织讲座,分析原因以吸取教训,并提出防范措施和处理意见。

⑤ 物资保管制度:保证有充足的物品处于备用状态。对医疗器械和仪器,各种急救、贵重、毒麻药品,被服,各种表格,均指定专人负责,要求保管的物品定量配置,定点安放,定期检查,定

期维修,定时清点,账物相符,无积压,无浪费。

3. 护理教育的管理 护理教育管理是提高护理质量,培养护理人才的一个重要途径。当前护理工作正面临着新的挑战,探求与应用一系列的新理论与新技术是护理学的新课题。它可以引导护理工作走向现代化,在病区护理管理中应重视对在职护士、进修护士、实习学生分层次地进行有计划的培训和考核。教育管理应在护理部统一领导下组织开展。

护理教育应结合医院护理人员的知识结构,以多渠道、多层次、多样化的方式,对护生和在职护士进行有计划的培训教育。如组织病区护士进行"三基"训练(基本理论、基本知识、基本技能),积极参加各种技术操作的竞赛活动及抢救演习等,组织病区护士学习临床专科护理知识,指导护士结合实践自学,撰写护理论文,开展护理查房及各种形式的护理病例讨论。要创造条件,提供学习机会,让护士参加各种形式的继续教育,不断地充实、拓宽、更新护理知识与技能。

(三) 病区护理管理的特点

1. 护理工作的独立性和主动性 护理工作除有与医生协作进行诊治的任务外,主要是进行独立的护理工作,是有别于医疗实践的独特领域,有其自身的规律性。护理工作的对象是人,护士在提供护理服务的同时,还主动地为他们解决问题,保证护理质量。因此,每一位护理人员都可以说是护理管理者。

2. 护理工作的科学性和技术性 护理学作为独立学科要综合运用各方面的知识,科学性较强。现代护理理论的发展,新技术、新知识引入,更加强了护理的科学性。护理工作的技术性也较强,特别是在临床上,以患者为中心的护理,在帮助患者恢复机体功能的同时,还要帮助患者从心理上恢复健康,帮助患者适应新的环境,体现了护理工作的科学性和技术性。

3. 护理工作的艺术性和协调性 护理学的创始人南丁格尔曾指出"人是各种各样的,由于社会、职业、地位、民族、信仰、生活习惯、文化程度的不同,所得的疾病和病情也不同,要使千差万别的人都能达到治疗或康复所需要的最佳身心状态,本身就是一项最精细的艺术。"这一论述概括了护理工作的特点。病区是一个小社会,协调性强,护理工作要与医生、医技、后勤、行政管理及患者、家属、单位等多方面发生联系,形成以患者为中心,以护理工作为主体的工作关系,护士要妥善协调各方面的关系,进行工作中的沟通交流,建立良好的人际关系,取得配合和支持。

4. 护理工作的时间性和连续性 护理工作时间性强,对住院患者的日常护理要按时执行,对危重患者的抢救治疗与护理要分秒必争,及时正确,又要保证治疗护理 24 h 连续地进行。因此,病区护理管理中要有较强的时间观念。

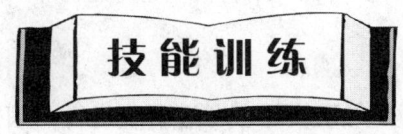

技术 2-1 铺备用床法

一、目的

保持病室整洁,备用床用于准备接收新患者(图 2-1)。

二、床单位设备

床单位设备是指医院提供给患者在住院期间使用的家具、床上用物、床头现代化管道装置等。

1. 固定设备 固定设备包括：床、床垫、床褥、枕芯、棉被或毛毯、大单、被套、枕套、一次性中单、床旁桌、床旁椅、床头照明灯、呼叫装置、氧气管道、吸引管道及床间隔帘等设施（图2-2）。

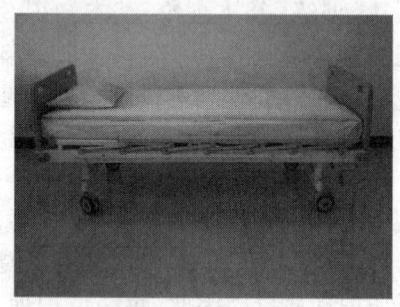

图2-1 备用床

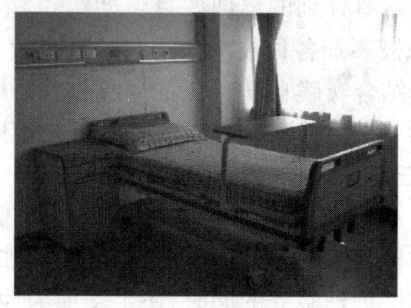

图2-2 床单位设备

2. 病床及被服规格

（1）病床：病床是患者在住院期间休息、睡眠、饮食、活动及治疗等的基本生活用具，床铺应安全、舒适，实用、耐用、整齐、美观。病床长200 cm、宽90 cm、高60 cm，一般为金属钢丝床。在床头、床的两侧或床尾设有摇把或按钮，能升降高度。床脚有脚轮以方便患者移动，脚轮上装有固定器，防止床铺的移动；在床的两侧有活动的床挡，可方便患者上、下床，同时还可防止患者发生坠床，以确保患者的安全。特殊病床可用电动控制，有多种功能。两张床间距不得＜1 m。

（2）床垫：同病床长、宽、高；厚度为10 cm，床垫芯多以棕丝或海绵填充，外包坚固的棉布。

（3）床褥：用棉花和棉布做成床垫大小，放于床垫上。

（4）枕芯：长60 cm，宽40 cm，内装荞麦皮、蒲绒、木棉或鸭绒等。

（5）棉被：长210 cm，宽160 cm。可用棉花、人造棉或羽绒制作。

（6）大单：长250 cm，宽180 cm。用棉布制作。

（7）被套：长230 cm，宽170 cm。用棉布制作，在开口处可钉上尼龙粘扣。

（8）枕套：长75 cm，宽45 cm。用棉布制作，在开口处可钉上尼龙粘扣。

（9）一次性中单：长170 cm，宽85 cm，用特殊材料（无纺布）制作而成。

三、操作前准备

1. 环境准备 开窗通风，病室内无其他患者进餐或进行无菌性治疗。

2. 护士准备 护士着装整洁、洗手、戴口罩。

3. 用物准备 床单位固定物品（床、床垫、床褥、棉被、枕芯、床旁桌、床旁椅）、大单、被套、枕套。

四、操作规程

1. 摆放用物 携带用物到床旁，将物品按使用先后顺序放好。

2. 翻转褥垫 移床旁桌椅,检查床铺,翻转床褥与床垫。

3. 铺大单 将大单中线与床中线对齐,放于床褥上,依序打开,按先近侧、后远侧;先床头、后床尾的顺序包折床角,使之成为斜角(45°)或直角(90°)(图2-3A~G),将床中间部分的大单塞入床垫下。

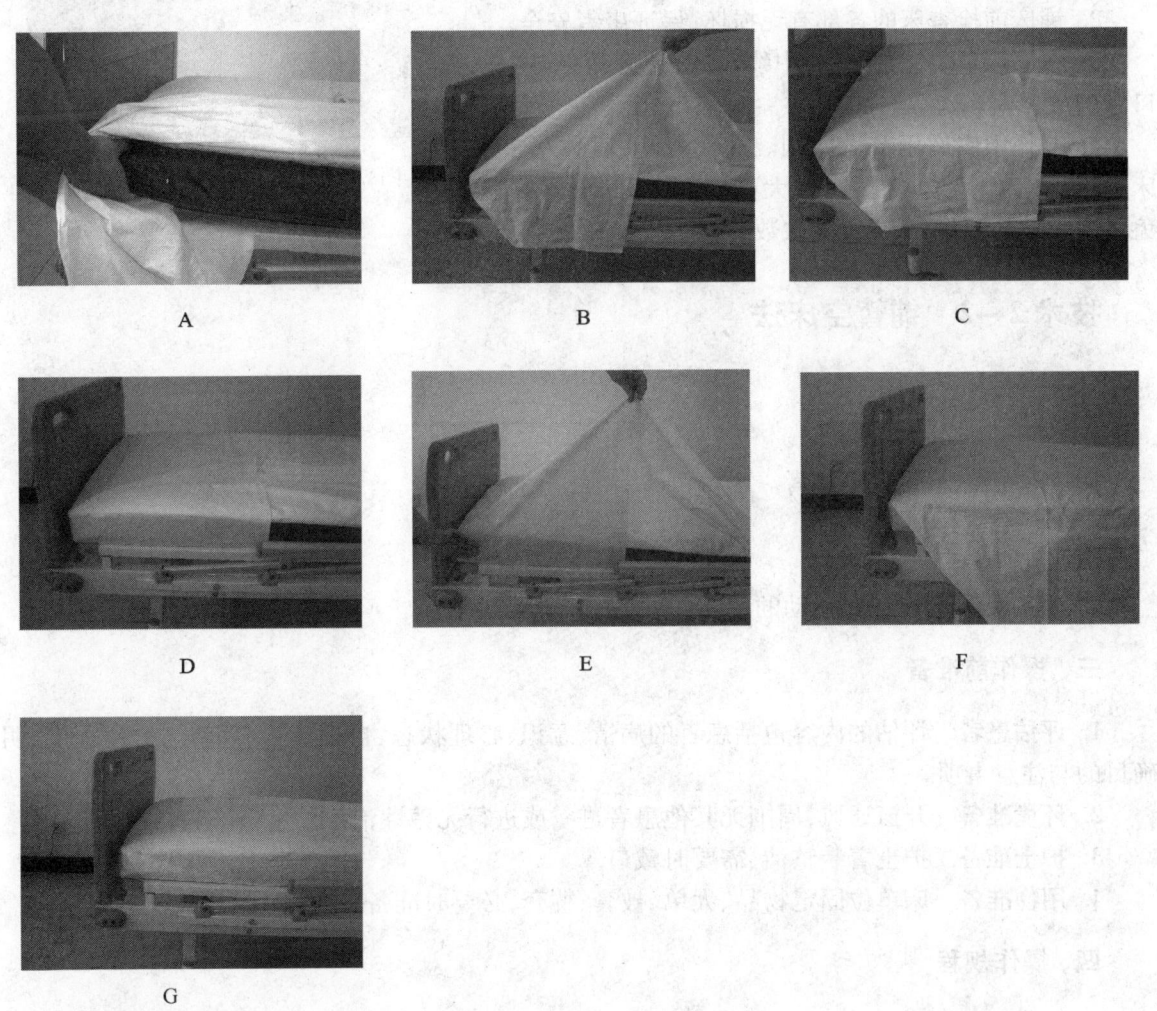

图2-3 铺床角法(斜角)

如条件允许,可采用床套代替大单套在床垫和床褥上。其方法是:将床套的中线与床中线对齐,展开床套,从床头向床尾分别拉紧床套的四个角并固定在床垫和床褥的四个角上。床套法操作简单,床套平紧,不易松散,同时可节约操作时间和护士体力,目前许多医院采用这种方法。

4. 铺盖被 将被套的中线与床中线对齐,被套封口处齐床头,开口端向床尾打开,平铺在床上。打开被套开口端的上层,将折叠好的"S"形棉被置于被套开口处,拉棉被的上缘至被套的封口处(图2-4),再将竖折的棉被向床两侧展开、铺平,使被头饱满,两角充实,两侧平整。床两侧盖被与床垫平齐、向内折叠成被筒,床尾多余的棉被塞入床垫下或与床尾平齐。

5. 套枕套 将枕套套在枕芯上,开口处背门放在床头盖被上。

6. 其他处理 桌椅归还原位,护士洗手。

五、注意事项

1. 在患者进餐或做无菌性治疗时暂停铺床。
2. 铺床前检查床的各部有无损坏,保证患者安全。
3. 各层床单要铺平拉紧,中线对齐,枕套角、线吻合,开口背门放置。
4. 操作中应运用节力原则。动作轻巧、身体尽量靠近床边,保持上身直立;需要时扩大支撑面,降低身体重心;避免多余无效的动作,减少走动次数。

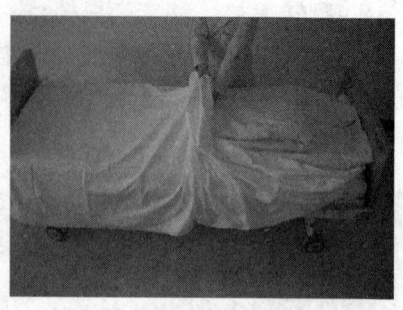

图2-4 "S"形套被套(拉棉被法)

技术2-2 铺暂空床法

一、目的

保持病室整洁,迎接新患者。

二、适用范围

新入院患者、暂时离床活动的患者。

三、操作前准备

1. **评估患者** 评估的内容包括患者的病情、意识、心理状态、自理能力、理解与合作程度、明确目的与注意事项。
2. **环境准备** 开窗通风,周围无其他患者进餐或进行无菌性治疗。
3. **护士准备** 护士着装整洁、需要时戴口罩。
4. **用物准备** 床单位固定物品、大单、被套、枕套,必要时准备一次性中单。

四、操作规程

1. **备用床改暂空床** 移开床旁桌椅,将枕头放在椅子上,棉被四折叠至床尾,然后将枕头、床旁桌椅归还原位。
2. **铺暂空床**
(1) 摆放物品:携带用物到床旁,将物品按使用先后顺序放好。
(2) 翻转褥垫:移床旁桌椅,检查床铺,翻转床褥与床垫。
(3) 铺大单:铺大单的方法同备用床,需要时铺一次性中单,其上端距床头45~50cm。
(4) 铺盖被:同备用床法,套好被套后,将棉被四折叠至床尾(图2-5)。

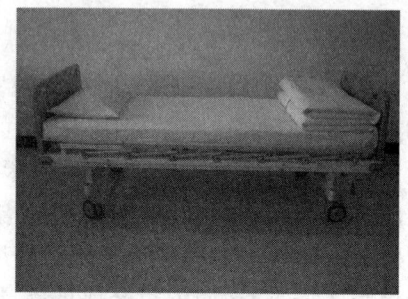

图2-5 暂空床

（5）套枕套：将枕套套在枕芯上，开口处背门放在床头。
（6）其他处理：桌椅归还原位，护士洗手。

技术 2-3　铺麻醉床法

一、目的

1. 便于接受和护理麻醉手术后患者。
2. 使患者安全、舒适、预防并发症。
3. 保护被褥不被血液或呕吐物污染。

二、适用范围

全身麻醉手术后患者。

三、操作前准备

1. **评估患者**　评估内容包括患者病情、手术情况、意识、心理状态。
2. **环境准备**　保持病室安静，必要时准备单间病室或监护室。
3. **护士准备**　护士应着装整洁、洗手、戴口罩，掌握沟通交流技巧。
4. **用物准备**
（1）床上用物：床单元固定物品、大单、被套、枕套，另加一次性中单2条。
（2）麻醉护理盘：血压计、听诊器、手电筒、弯盘、开口器、压舌板、舌钳、牙垫、通气导管、镊子、纱布、鼻塞、吸痰导管、护理记录单及记录笔。
（3）其他物品：输液架、接尿袋、引流袋、胸带、腹带、胃肠减压器、吸痰器、吸氧装备、热水袋、污衣袋、心电监护仪与呼吸机等。

四、操作规程

1. **摆放物品**　携用物至床旁，将物品按使用先后顺序放好。
2. **翻转褥垫**　移开床旁桌椅，撤去污被单、翻转床褥与床垫。
3. **铺大单**　将大单、一次性中单分别铺在床上，大单分别包角；床中部一次性中单的上端距床头45~50 cm；床头中单的上端与床垫平齐，其下端压在床中部的中单上。
4. **铺盖被**　被套套好后，被头齐床头；床尾与床垫平齐、向上反折25 cm；远门侧盖被半塞于床垫下（图2-6）；近门侧盖被与床垫平齐、向上反折25 cm，然后三折扇形叠至床对侧（图2-7）。
5. **套枕套**　将枕套套在枕芯上，枕头横立床头，以保护患者头部，避免其被床头栏杆碰伤。
6. **其他处理**　桌椅归还原位，摆放其他物品，将麻醉护理盘放床旁桌上，其他物品按规定妥善放好，护士洗手。

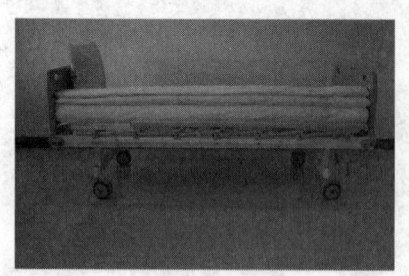
图2-6 麻醉床(远门侧盖被折叠法)

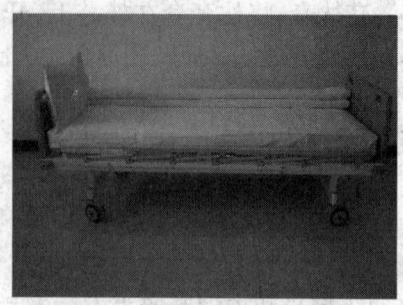
图2-7 麻醉床(近门侧盖被折叠法)

五、注意事项

1. 撤掉污被单时应尽量减少灰尘对环境的污染。
2. 及时指导患者与家属正确使用枕头。

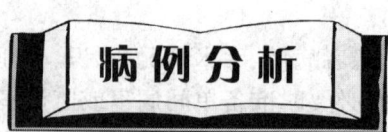

病例 2-1

患者:张某,男,48岁,因右上腹痛3天而入院,体格检查:T 39.2 ℃,P 100 次/min,R 26 次/min,BP 150/90 mmHg,体重 56 kg。入院诊断为胆囊结石合并感染,准备在全麻下行胆囊切除术。

问题:

1. 患者手术前、后床单位的准备有什么不同?为什么?
2. 你应从哪几方面为患者创造一个良好的术后修养环境?
3. 患者手术前、后护士对其应实施哪些人文关怀?

(刘桂珍)

第3章 患者入院和出院护理

经医生检查、诊断需要住院治疗患者,都需要经历入院和出院两个过程。护士应按护理程序对患者实施整体护理,帮助患者尽快适应医院住院环境,密切配合医疗与护理活动,使患者早日康复。护士通过健康教育与出院护理的实施,指导患者巩固治疗效果或到社区继续进行治疗,以不断提高自护能力,提高生活、生命质量。

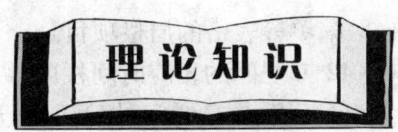

理论3-1 入院护理

入院护理是指患者经医生确诊需要住院开始至进入病区后,护理人员对其进行的一系列护理活动,包括患者进入病区前护理与进入病区后护理两部分。

一、患者入病区前的护理

(一) 办理入院手续

患者或家属持医生签发的住院证到住院处填写入院登记表、办理医疗保险。办好手续后,住院处通知病区值班护士做好接收新患者的准备。急需手术的患者,可先手术后补办入院手续。

(二) 酌情实施卫生处置

住院处护士根据患者病情在卫生处置室(或入院后在病区内)对患者实施沐浴、更衣、理发、剪指甲等卫生处置。对病危、急症患者或即将分娩的产妇可酌情免浴;对有虱、虮的患者先做灭虱处理;对传染患者或疑似传染患者应送隔离室。

(三) 衣物保管

根据情况,患者换下的衣服和不需用的物品(包括珍贵的钱物)交家属带回,或由住院处按手续存放。

(四) 护送患者入病区

住院处护士携带患者病历,根据病情可采用步行、轮椅、平车等方法护送患者到病区,护送时应注意安全、保暖和舒适,并保证治疗(如输液、给氧等)的持续进行。患者到病区后,住院处护士应与病区值班护士就患者病情、卫生情况及物品等进行交接。

二、患者入病区后的护理

(一) 一般患者进入病区后护理

1. 准备床单位 值班护士接到住院处通知后,立即将备用床改成暂空床,根据病情需要铺橡胶单和中单,或一次性中单。将患者所需面盆、暖瓶、痰杯等物品备齐。

2. 迎接新患者 迎接患者进入病室,向患者介绍自己、病区护士、护士长、主管医师及邻床病友,说明自己的职责及为患者应提供的服务。

3. 测量与记录 测量体温、脉搏、呼吸、血压、体重及身高,及时记录于体温单。

4. 通知医生 协助体检,执行医嘱,准备膳食,对患者实施护理。

5. 填写有关表格

(1) 填写体温单、诊断卡(插在患者住院一览表上)、床头卡(置于患者床头牌内)、病区入院登记表等。

(2) 用蓝色钢笔填写体温单、医嘱单等表格的眉栏项目。

(3) 用红色钢笔在体温单 40~42 ℃之间的相应时间栏内,纵向填写入院时间。

6. 介绍与指导 向患者介绍病区环境、作息时间、探视制度及有关规章制度,床单位及相关设备的使用方法,为患者介绍常规标本的留取方法。

7. 进行入院护理评估 按护理程序收集患者健康资料,了解患者入院原因,并观察患者目前的疾病情况,耐心听取并解答患者的咨询,填写患者入院护理评估单。

(二) 急诊患者进入病区后护理

急诊患者被送至病区后,值班护士按急诊抢救工作程序进行。

1. 准备床单位 值班护士接到住院处通知后,立即为患者准备暂空床或麻醉床;安置危重患者在抢救室、传染患者在隔离室;需要监护的患者在 ICU(重症监护病房)。

2. 准备抢救物品 准备抢救物品如抢救车、氧气、吸引器等,并通知医生。

3. 配合抢救 测量患者的生命体征,密切观察病情,配合医生抢救,做好护理记录。在医生未到位之前,护士应根据病情作出初步判断,给予紧急处理,如建立静脉输液通道、吸氧、吸痰等。

4. 询问病情 对不能正确叙述病情和需求的患者(如语言障碍、听力障碍等)、意识不清的患者、婴幼儿等,需暂留陪送人员,以便询问患者病史。

理论 3-2 出院护理

患者经过诊疗、护理,病情好转、稳定、痊愈需出院或患者不接受医生建议而坚持离院时,护士遵照主管医生的出院医嘱,对患者进行一系列的护理活动,包括出院前护理、出院当日护理和出院后处理三部分。

一、出院前护理

1. 通知患者和家属 护士根据医嘱,将出院日期通知患者及家属,协助做好出院准备及办理出院手续。同时应注意患者的情绪或心理变化,有针对性地进行安慰与鼓励,增进患者康复信心,以减轻患者离开医院所产生的恐惧与焦虑。

2. 出院健康教育　根据病情进行出院指导,如指导患者出院后的心理调适、饮食、用药、康复锻炼、复诊时间、地点及注意事项等。必要时为患者提供书面资料,便于患者或家属掌握有关的护理知识、技能和护理要点。

3. 征求意见　诚恳听取患者住院期间对医院医疗、护理等各项工作的意见和建议,以便改进工作,不断提高医疗护理质量。

二、出院当日护理

1. 执行出院医嘱

（1）用红色笔在体温单 40～42 ℃之间相应时间栏内纵向填写出院时间。

（2）停止一切治疗和护理,撤销大、小治疗牌,注销所有治疗、护理执行单,如口服药单、注射药单、治疗单等。

（3）撤去患者床头卡、护士站的住院患者一览表中的卡片。

（4）通知患者或家属办理出院手续,结算住院期间治疗、护理等费用。

（5）患者出院后需继续用药者,护士及时将出院带药交给患者或家属,并详细指导用药方法。

（6）填写出院患者登记本。

2. 协助患者整理用物

3. 护送患者出病区　根据患者具体情况,采用不同方式护送患者出病区。

三、出院后处理

当患者办理了出院手续,离开病室后方可进行床单位处理,避免给患者造成心理上的不舒适。

1. 开窗通风,清点病床单元的被服,撤掉病床上的污被服,放在污衣袋内,根据病种进行清洗与消毒。

2. 将床垫、床褥、棉被、枕芯等放在阳光下曝晒 6 h,或使用紫外线灯管照射消毒,也可采用床具臭氧消毒器消毒。

3. 用消毒液擦拭病床、床旁桌椅与地面,非一次性使用的痰杯、面盆、便盆等用消毒液浸泡。

4. 传染患者出院后,其病床单位及病室按传染病终末消毒法处理。

5. 病案按出院顺序整理后送交病案室保存。

6. 铺好备用床,准备迎接新患者。

理论 3-3　家庭病床

一、家庭病床的概念

家庭病床是医疗机构为最大限度地满足社会需求,派出医护人员,选择适合在家庭环境医疗和康复的患者,使其在熟悉的环境里,在家人的陪伴下,接受治疗和护理。

在家庭病床中,由于患者熟悉环境且生活化,使患者心情平静,饮食调理方便;不与其他患者接触,避免了不良刺激,保证充分休息,对患者疾病的康复有利。

二、收治的对象与范围

1. 病情适合在家治疗的患者,如骨折石膏固定后的患者。
2. 病情稳定仍需治疗的患者,如恢复期的卒中患者、手术后恢复期的患者等。
3. 年老、体弱、行动不方便及去医院就医有困难的患者,如慢性心肺疾病、关节疾病、老年痴呆、临终患者等。

三、家庭病床的护理工作

家庭病床的护理人员不仅要具备基础医学知识和精湛的护理技能,还要有家庭医学、人文科学、社会学、心理学、营养学、老年医学、康复医学等多学科的知识,具有一定的分析判断问题的能力,以健康为中心,按护理程序实施护理,满足患者身心需求。

1. 提供治疗、护理需要,如注射、换药、导尿、灌肠、按摩等。
2. 指导和协助患者实施康复护理,如肢体功能、呼吸功能、膀胱功能的锻炼等。
3. 健康教育,包括疾病防治知识、用药知识、卫生指导、饮食调整等。
4. 心理护理,运用语言和非语言技巧,给予患者心理帮助和支持,克服由于疾病造成的心理障碍,给予安慰和鼓励,使其树立战胜疾病的信心。
5. 及时处理患者现存的或潜在的护理问题,做好效果评价和护理记录。

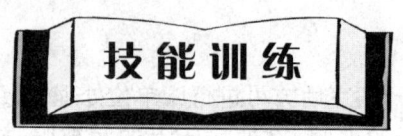

技术 3-1 轮椅运送法

一、目的

运送患者入院、出院、做某些检查、治疗或室外活动。

二、适用范围

不能行走但能坐起的、病情较轻的患者。

三、操作前准备

1. **评估患者** 评估的内容包括患者病情、意识状态、心理状态、各种导管情况,对运送法的了解与合作程度。
2. **环境准备** 环境宽敞,冬季应注意室温与患者的保暖。
3. **护士准备** 护士应着装整洁、必要时戴口罩及手套,掌握沟通交流技巧。
4. **用物准备** 用物包括轮椅(各部件性能良好)、患者衣服、拖鞋,冬季备毛毯。

四、操作规程

1. 携用物至床旁,核对床号、姓名,向患者解释。
2. 将轮椅椅背与床尾平齐,关闸固定轮椅,翻起脚踏板。
3. 扶患者坐起,协助患者穿上外衣、鞋袜,扶患者下床。
4. 护士搀扶患者,使患者身体尽量靠后坐在轮椅上,双手放在扶手上,将脚踏板翻下,双脚置于其上(图3-1)。
5. 冬季用毛毯包裹患者,以防止其受凉(图3-2)。
6. 患者坐稳后,整理床单位,打开固定车闸,推送患者到目的地。
7. 患者上床休息时,将推轮椅至床尾,关闸制动,翻起脚踏板,搀扶患者下轮椅、脱去外衣和鞋袜,照顾患者卧床休息。
8. 观察病情,如患者无不适,整理床单位,清理用物,将轮椅推送至原处放置。

五、注意事项

1. 经常检查轮椅,保持轮椅的车轮、椅座、椅背、脚踏板以及刹车等装置处于良好性能。

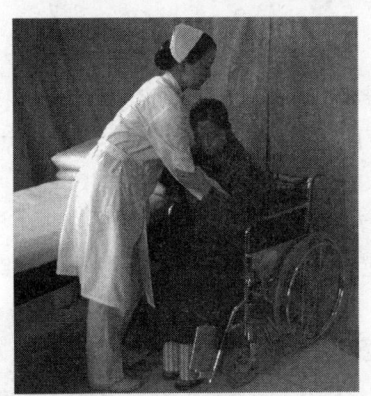 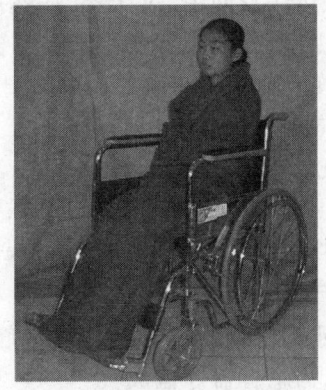

图3-1 护士扶助患者坐轮椅法　　图3-2 轮椅上患者保暖法

2. 患者上下轮椅时,椅背应与床尾平齐,固定好车闸。
3. 嘱患者尽量靠后坐,身体勿向前倾或自行下车,运送中及下坡时车速要慢,以免患者不适或发生意外。

技术3-2　平车运送法

一、目的

运送不能下床的患者入院或做各种检查、治疗,手术等。

二、适用范围

不能下床的重症患者。

三、操作前准备

1. **评估患者** 了解患者病情、意识状态、心理状态、肢体肌力、配合能力；了解患者有无约束、各种管路情况；向清醒患者解释操作目的，取得患者合作。
2. **环境准备** 环境宽敞，冬季应注意室温与患者的保暖。
3. **护士准备** 护士应着装整洁、掌握沟通交流技巧，如为传染病患者，应使用隔离技术。
4. **用物准备** 平车(性能良好)、毛毯、大单、枕头、中单等，骨折患者车上需垫木版；重症患者需备抢救物品、氧气袋、监护设备等。

四、操作规程

1. **送用物至病床** 检查平车各部件良好、安全后，携用物至床旁，核对床号、姓名，向患者解释。
2. **准备搬运患者** 移开床旁桌椅，将平车的头端与床尾成钝角或平车与床平行，关闸制动；松开盖被，协助患者穿好衣服，将盖被铺于平车上。
3. **搬运方法** 根据患者病情与体重，护士帮助患者采用挪动法或由护士采取一人、二人、三人、四人搬运法及使用"过床器"搬运患者。

(1) 挪动法：适用于能在床上配合动作者。

将平车与床平行并紧靠床边，护士抵住平车，帮助患者移向床边，帮助患者按上身、臀部、下肢的顺序向平车挪动(从平车移回床上时，先助患者移动下肢、臀部，再移动上身)，为患者盖好盖被，使患者舒适。

(2) 一人搬运法：适用于儿科患者或者体重较轻的患者。

护士将平车推至床尾，使平车头端与床尾成钝角，固定平车。协助患者移至床边，患者屈膝。护士一臂自患者腋下伸至肩部外侧，一臂伸入患者大腿下，将患者双臂交叉于护士颈后(图3-3)，抱起患者移步转身，将患者轻放于平车上，为患者盖好盖被。

(3) 二人搬运法：适用于不能自行活动或者体重较重者。

护士将平车推至床尾，使平车头端与床尾成钝角，固定平车。护士甲、乙二人站在床同侧，将患者移至床边，一名护士一手托住患者颈肩部，另一手托住患者腰部，另一名护士一手托住患者臀部，另一手托住患者腘窝，使患者身体稍向护士倾斜，两名护士同时合力抬起患者(图3-4)，移步转向平车，将患者轻放于平车上，为患者盖好盖被。

(4) 三人搬运法：适用于不能自行活动或者体重较重者。

护士将平车推至床尾，使平车头端与床尾成钝角，固定平车。护士帮助患者移至床边，三人站于床同侧，一名护士托住患者头、肩胛部，另一名护士托住患者背部、臀部，第三名护士托住患者腘窝、小腿部，三人同时抬起，使患者身体稍向护士倾斜(图3-5)，同时移步转向平车，将患者轻放于平车上，为患者盖好盖被。

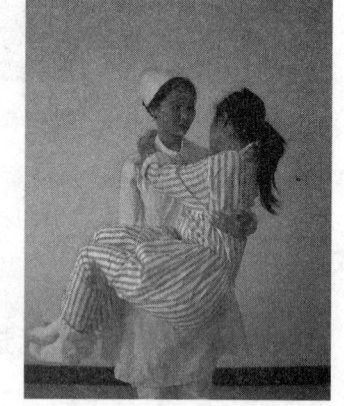

图3-3 一人搬运法

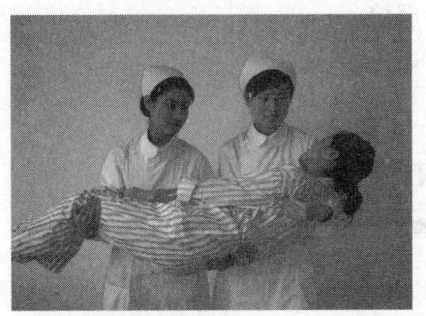

图3-4 二人搬运法

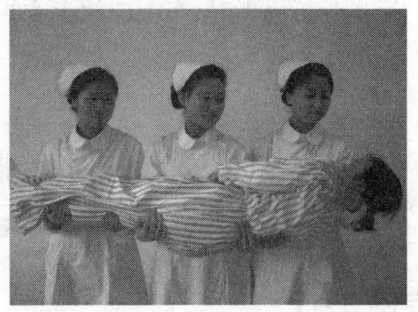

图3-5 三人搬运法

(5) 四人搬运法：适用于病情危重或者颈腰椎骨折患者。

移开床旁桌、椅，护士推平车与床平行并紧靠床边，在患者腰、臀下铺上中单；一名护士站于床头，托住患者头及颈肩部，第二名护士站于床尾，托住患者两腿，第三名护士和第四名护士分别站于床及平车两侧，紧握中单四角，四人合力同时抬起患者，轻放于平车上（图3-6），为患者盖好盖被；患者从平车返回病床时，则反向移动。

(6) "过床器"使用法："过床器"是目前临床辅助搬运的器具。适用于不能自行活动的患者。它是利用高科技材料之间的平滑滚动，实现医护人员将患者平稳安全的过床或移位，过床器也降低了医护人员搬移患者时的劳动强度。

4. 安置患者躺好 患者平稳地躺在平车中间，头部躺在大车轮一端，盖好盖被，注意保暖（图3-7）。

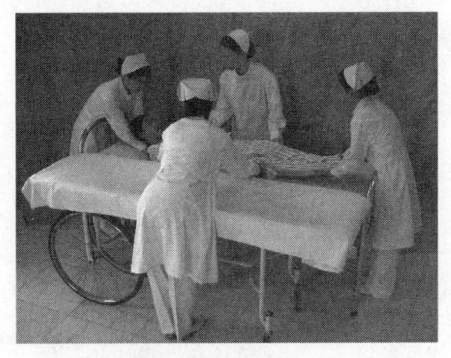

图3-6 四人搬运法

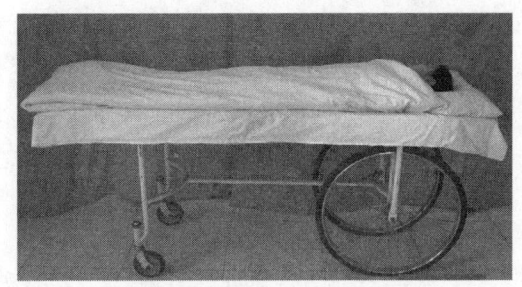

图3-7 平车上患者保暖法

5. 运送患者 整理好床单位，运送患者至目的地。

五、注意事项

1. 搬运患者时动作轻稳，协调一致，确保患者安全、舒适。
2. 尽量使患者靠近护士，以缩短阻力臂、使重力线在支撑面之内，以保持平衡、节力。
3. 运送过程中，护士应站在大车轮一端，随时观察患者的面色、呼吸与脉搏，并始终保持患者头部在高位，如上坡时头在前，下坡时头在后，以减轻颠簸与不适。
4. 运送中应保持治疗的持续进行，如输液、吸氧、引流等。

5. 运送骨折患者时,车上应放上木板并固定好骨折部位。
6. 不能用平车碰墙、撞门,以免患者不适及损坏建筑物。

病例 3-1

患者万某,男,45岁,工人,患 2 型糖尿病 3 年,近期出现右侧肢体活动不便,眼睛视物模糊,经 CT 检查有轻度脑栓塞而入院。体格检查:T 36.2 ℃,P 90 次/min,R 20 次/min,BP 160/90 mmHg,体重 59 kg。住院期间遵医嘱给予一级护理,经治疗病情好转而出院。

问题:
1. 这位患者入院时应做哪些护理?
2. 一级护理的护理措施有哪些?
3. 如你用轮椅运送他到放射科检查,应注意什么?
4. 根据你掌握的知识,为该患者设计一个书面出院健康指导。

(刘桂珍)

第4章　患者卧位与安全护理

卧位即患者卧床的姿势。正确的卧位对疾病的治疗、检查、预防并发症、减轻痛苦、增加患者舒适感、解除疲劳有重要的作用。对昏迷、意识不清、精神异常、烦躁不安、病儿、年老体弱的患者,根据疾病需要应用保护具,可防止患者坠床、抓伤等意外,确保住院患者的安全。因此,护士在临床护理工作中应掌握各种卧位的基本姿态和适应范围、保护具使用的适应证和方法,根据病情需要,指导并协助患者采取正确姿态和体位,确保舒适和安全。

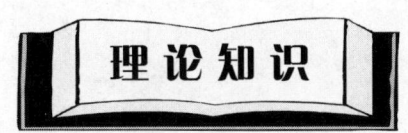

理论4-1　安置卧位的意义、要求与分类

一、意义

在临床上安置患者不同的卧位是为了诊断、治疗和护理的需要。如医生为了便于检查患者的腹部,协助患者采取仰卧屈膝位。半坐卧位可改善患者的呼吸困难,起到辅助治疗的作用。长期卧床的患者由于疾病或治疗的原因,他们无法自由改变卧床的姿势,限制了自身活动,而造成精神萎靡、肌肉萎缩、消化不良、便秘等不良后果。因身体局部组织长期受压,影响血液循环,造成局部组织缺血、缺氧而发生压疮;因体位长时间不改变,呼吸道分泌物不易咳出、尿液引流不通畅,易发生坠积性肺炎和肾结石等并发症。护士应根据患者病情,及时为患者更换卧位,以保证长期卧床患者舒适,预防不良后果和并发症的发生。对于需要治疗的患者,采取相应的卧位,便于临床护理技术的操作。

二、基本要求

1. 卧床姿态应符合人力力学的原理,保持关节处于正常的功能位置,体重平均分布到人体的各个部位。

2. 对长期卧床者,应经常变换体位,减少身体疲劳,预防压疮发生;在病情允许的情况下,每天做全范围关节运动2~3次,每次20~30 min,以免肌肉萎缩、关节强直。

3. 随时注意遮盖好患者身体,保护其隐私,使患者身心舒适。

三、分类

根据患者活动的情况或意识状态,通常将卧位分为主动卧位、被动卧位和被迫卧位。

1. 主动卧位 患者根据自己的意愿和习惯采取最舒适、最随意的卧位,不受任何限制,可随意变化体位。见于正常人、轻症和疾病早期患者。

2. 被动卧位 患者无自己调整或变换卧位的能力,躺卧于被安置的卧位。见于极度衰弱或意识丧失者。

3. 被迫卧位 患者意识存在,有变换卧位的能力,由于疾病的影响或治疗的需要而被迫采取某种特殊的卧位。临床常见的有强迫仰卧位、强迫俯卧位、强迫侧卧位、强迫坐位、强迫蹲位、强迫停立位、辗转卧位、角弓反张位等,均与相应的疾病和症状有关。如胸膜疾病患者多采取强迫侧卧位,可限制患侧胸廓活动而减轻疼痛和有利于健侧代偿呼吸;支气管哮喘发作时,由于极度呼吸困难而采取端坐位。

理论 4-2 常用卧位

一、仰卧位

(一)屈膝仰卧位

1. 姿势 患者仰卧,头下垫枕,两臂放于身体两侧,两腿屈膝稍向外分开(图 4-1)。

2. 适用范围 做腹部检查、患者接受导尿术、会阴冲洗等治疗时适用屈膝仰卧位。

(二)去枕仰卧位

1. 姿势 去枕仰卧,头偏向一侧,两臂放在身体两侧,两腿自然平放,枕头横立于床头(图 4-2)。

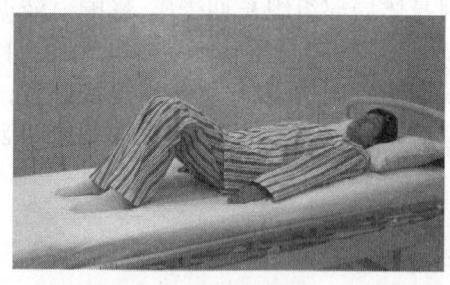
图 4-1 屈膝仰卧位

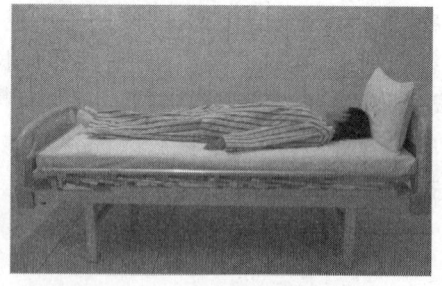
图 4-2 去枕仰卧位

2. 适用范围

(1)昏迷或全身麻醉未清醒的患者:可防止呕吐物吸入呼吸道造成窒息、吸入性肺炎等肺部并发症。

(2)椎管内麻醉或脊髓腔穿刺后的患者:去枕仰卧 6 h,防止脑脊液外漏,预防颅内压降低所致的头痛。

（三）中凹仰卧位

1. 姿势 患者仰卧，将头胸部抬高10°～20°，下肢抬高20°～30°（图4-3）。

2. 适用范围 休克患者。抬高头胸部，有利于保持气道通畅，增加肺活量，有利于呼吸；抬高下肢，有利于静脉回流，可增加心输出量，缓解休克症状。为保证患者安全，可在床的两侧加上床挡。

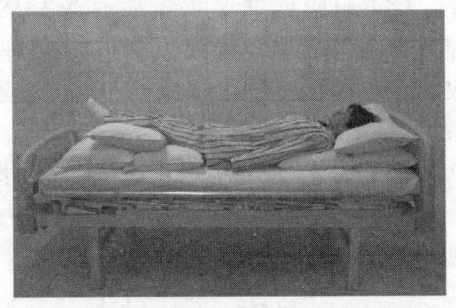

图4-3 中凹仰卧位

二、侧卧位

1. 姿势 患者侧卧，两臂屈肘，两手分别放在胸前与枕旁；下腿稍伸直，上腿弯曲（图4-4）。如体力不支的患者可在胸前、两腿之间、背部分别放置软枕作为支撑物（图4-5），增加舒适感。

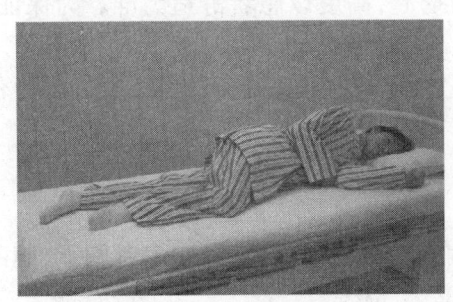

图4-4 侧卧位

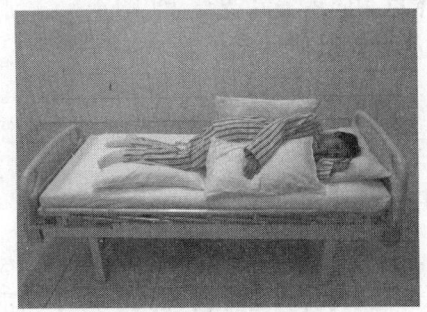

图4-5 需支撑的侧卧位

2. 适用范围

（1）肛门检查、灌肠或配合胃镜、肠镜检查。

（2）臀部肌内注射（为减轻臀部肌肉张力，应上腿伸直，下腿屈曲）。

（3）长期卧床患者，侧卧位与仰卧位交替使用，可预防压疮的发生。

三、半坐卧位

1. 姿势 患者仰卧，先将床头支架摇起30°～50°，抬高上半身；再摇起膝下支架15°～30°，以防止向床尾下滑（图4-6）。床尾可垫一软枕，增加患者的舒适感。放平病床时，先放平膝下支架，再放平床头支架。

2. 适用范围

（1）心肺疾病引起呼吸困难的患者：半坐卧位因重力作用，使膈肌下降，胸腔容积扩大，减轻腹腔脏器对心肺的压迫，增加肺活量，有利于气体交换；同时下肢静脉血液回流速度减慢，可减轻肺部淤血和心脏负担，改善呼吸困难。

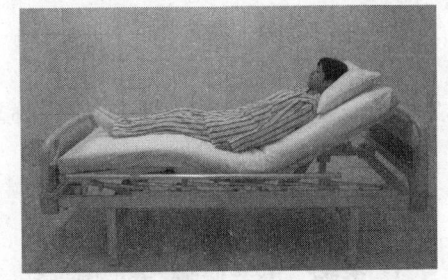

图4-6 半坐卧位

(2) 腹部手术后的患者:半坐卧位可使腹肌松弛,减轻腹部伤口缝合处的张力,减轻疼痛,促进伤口愈合。

(3) 腹腔或盆腔手术后有炎症的患者:半坐卧位可使腹腔渗出物流入盆腔,有利于腹腔分泌物引流;因盆腔腹膜抗感染性较强,而吸收性较差,可减少炎症的扩散和毒素的吸收,促使感染局限化和减少中毒反应;可防止感染性液体经结肠旁沟向上蔓延引起膈下脓肿。

(4) 面部、颈部手术后的患者:半坐卧位可减少头面部手术后的出血。

(5) 恢复期患者:恢复期患者体质较虚弱,从仰卧位变换到半坐卧位,使患者逐步适应体位改变,有利于向站立位过渡。

四、端坐卧位

1. 姿势　患者坐在床上,将床头支架摇起 70°~80°,床上放置小桌,桌上放软枕,患者可以伏桌休息和向后靠在支架上(图4-7),膝下支架适当摇起,高度以患者舒适为准。为保证患者安全,必要时可使用床挡。

2. 适用范围　心力衰竭、心包积液、支气管哮喘患者出现极度呼吸困难时,通过重力作用,减少回心血量,减轻心脏负担,改善呼吸困难。

五、俯卧位

1. 姿势　患者俯卧,两臂屈曲放于头的两侧,头偏向一侧,两腿伸直。在患者胸下、髋部、膝下、踝部垫软枕,注意保持踝关节处于功能位(图4-8)。

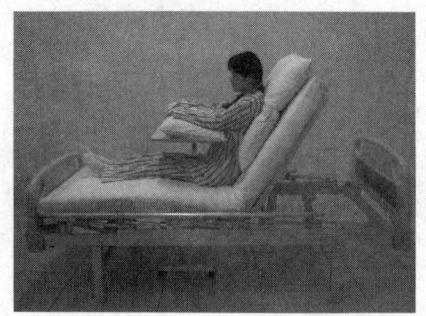

图 4-7　端坐卧位

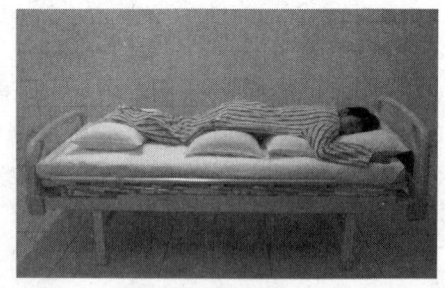

图 4-8　俯卧位

2. 适用范围

(1) 腰背部检查的患者。

(2) 背、腰、臀部有伤口不能仰卧与侧卧的患者。

(3) 缓解胃肠胀气引起的腹痛。

六、头高足低位

1. 姿势　患者仰卧,床头用支托物垫高 15~30 cm,或根据病情而确定高度,床尾置一软枕,防止足部触及床栏(图4-9)。如为电动床可通过电动控制使整个床面向床尾倾斜。必要时使用床挡保护患者的安全。

2. 适用范围

(1) 颈椎骨折行颅骨牵引时作反牵引力。
(2) 减低颅内压,预防脑水肿,适用于颅内压增高和开颅手术后的患者。

七、头低足高位

1. 姿势　患者仰卧,床尾用支托物垫高 15～30 cm,将枕头横立于床头,以防碰伤头部(图 4-10)。必要时使用床挡保护患者的安全。

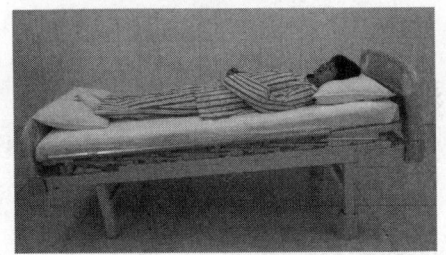
图 4-9　头高足低位

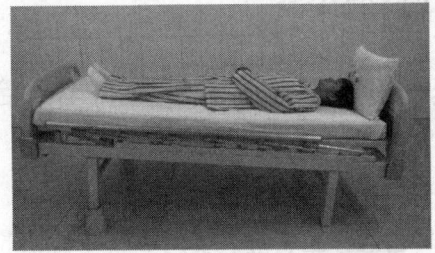
图 4-10　头低足高位

2. 适用范围

(1) 产妇胎膜早破。可减轻腹压,降低羊水流出的冲力,预防脐带脱垂。
(2) 肺下叶分泌物引流,使痰易于咳出。
(3) 十二指肠引流术,有利于胆汁引流。
(4) 下肢骨折牵引,利用人体重力作反牵引力。

八、膝胸卧位

1. 姿势　患者跪卧,头偏向一侧,两臂屈曲放于头的两侧,胸部紧贴床面,腹部悬空,大腿与床面垂直,两小腿平放稍分开,臀部抬起(图 4-11)。

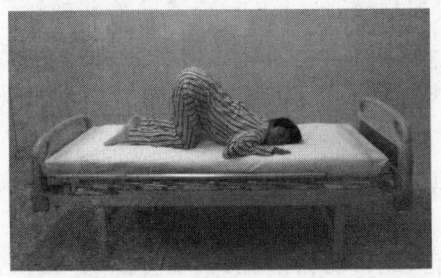
图 4-11　膝胸卧位

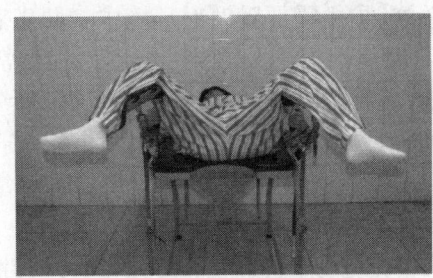
图 4-12　膀胱截石位

2. 适用范围

(1) 肛门、直肠、乙状结肠镜检查及治疗。
(2) 矫正子宫后倾和胎位不正的患者,因臀部抬高,腹部悬空,利用重力作用,使腹部脏器回到原位、胎儿转动位置。
(3) 促进产后子宫复原。

九、膀胱截石位

1. 姿势 患者仰卧于检查台上,两腿分开,放于检查台支架上,臀部齐检查台边缘,两手放于胸前或身体两侧(图4-12)。注意患者的保暖和遮挡。

2. 适用范围

(1) 会阴、肛门部位的检查、治疗或手术,如膀胱镜检查、妇产科检查、阴道灌洗、计划生育手术等。

(2) 产妇分娩。

理论4-3 医院常见的不安全因素及防范

一、物理性损伤及防范

1. 机械性损伤及防范 常见有跌倒、撞伤等。其防范措施如下:

(1) 躁动不安、意识不清及婴幼儿患者易发生坠床意外,应根据患者情况使用床挡或其他保护具加以保护。

(2) 年老虚弱、偏瘫或长期卧床患者初次下床时应给予协助,可用辅助器具或扶持行走,以保持患者身体的平衡稳定。

(3) 患者常用物品应放在容易获取处,以防取物品时失去平衡而跌倒。

(4) 为防止行走时跌倒,地面应保持整洁、干燥,移开暂时不需要的器械,减少障碍物。通道和楼梯等进出口处应避免堆放杂物,防止发生撞伤、跌倒。

(5) 病室的走廊、浴室、厕所应设置扶手,供患者行走不稳时扶持。

(6) 浴室和厕所应设置呼叫系统,以利患者需要时寻求援助。

(7) 在精神科病房,应注意将剪刀等器械放置妥当,避免患者接触发生危险。

总之,护士需要随时对环境中威胁患者安全的因素保持警觉,并及时给予妥善处理。

2. 温度性损伤及防范 温度性损伤常见有热水袋、热水瓶所致的烫伤;冰袋、制冷袋等所致的冻伤;各种电器,如烤灯、高频电刀等所致的灼伤;易燃、易爆品,如氧气、乙醚及其他液化气体所致的各种烧伤等。其防范措施如下:

(1) 护士在应用冷、热疗法时,应严格按操作规程进行,注意听取患者的主诉及观察局部皮肤的变化,如有不适及时处理。

(2) 对于易燃、易爆品应强化管理,并加强防火教育,制订防火措施,护士应熟练掌握各类灭火器的使用方法。

(3) 医院内的电路及各种电器设备应定期进行检查维修。对患者自带的电器设备,如收音机、电剃须刀等,使用前应进行安全检查,并对患者进行安全用电的知识教育。

3. 压力性损伤及防范 压力性损伤常见有因长期卧床局部皮肤受压过久所致的压疮、因高压氧舱治疗不当所致的气压伤等。其防范措施见相关章节。

4. 放射性损伤及防范 主要由放射性诊断和治疗过程中处理不当所致,常见有放射性皮炎、皮肤溃疡坏死,严重者可致死亡。其防范措施如下:

(1) 在使用 X 线或其他放射性物质进行诊断或治疗时,工作人员应穿铅衣外套、戴手套等,做好自我保护。

(2) 正确掌握照射剂量和时间。

(3) 尽量减少患者不必要的身体暴露,保持照射野的标记。

(4) 教育患者要保持接受放射部位皮肤的清洁、干燥,避免用力擦拭、肥皂擦洗及搔抓局部皮肤。

二、化学性损伤及防范

化学性损伤通常是由于药物使用不当或错用引起。因此,护理人员应具备一定的药理知识,严格执行药物管理制度;进行药疗时,严格执行"三查七对",注意药物的配伍禁忌,观察患者用药后的反应,同时还应向患者及家属讲解安全用药的有关知识。

三、生物性损伤及防范

生物性损伤包括微生物及昆虫对人体的伤害。病原微生物侵入人体后可导致各种疾病,将直接威胁患者的安全。护士应严格执行消毒隔离制度,严格遵守无菌技术操作原则,加强和完善各项护理措施。

昆虫叮咬不仅严重影响患者的休息,还可致过敏性损伤,甚至传播疾病,故应采取措施予以消灭,并加强防范。

四、心理性损伤及防范

医护人员的语言、行为和态度是影响患者心理的主要因素,不良的语言、行为和态度甚至会导致患者心理损伤的发生。所以护士应以高质量的护理行为取得患者的信任,与患者建立良好的关系,并帮助患者与周围人群建立和谐的人际关系,使患者处于一个接受治疗所需要的最佳的心身状态。

五、医源性损伤及防范

医源性损伤是指由于医务人员言谈或行为的不慎而造成患者心理或生理损伤。如个别医务人员在言语或行动上对患者不够尊重,缺乏耐心,在交谈时用语不当,造成患者对疾病、治疗等误解而产生情绪波动,加重病情;还有个别医务人员责任心差、工作疏忽,导致医疗、护理差错事故的发生,给患者心理及生理上造成痛苦,严重者甚至危及生命;或因工作方法不当,造成医院内感染等。因此,医院应加强医务人员的思想道德教育,全面提升医务人员的素质,使其保持良好的服务态度,并制订相应的措施以杜绝差错事故,做到有效防范,保障患者的安全。

理论 4-4 力学原理在护理工作中的运用

一、常用力学原理

(一) 力

力是物体对物体的作用。只要有力的发生,就一定有施力物体与受力物体。力的单位是牛顿,符号是 N。力的方向性:其重力垂直向下;浮力竖直向上;压力是挤压物体的力;张力是外拉力。力的三要素:力的大小、方向和作用点。力的分类如下:

1. 压力 压力是受力面上所承受的垂直作用力。当这种压力直接作用于人的皮肤时,可挤压皮下组织,如果压力大或持续时间长,超过毛细血管平均压 3 倍以上时,即可造成组织损伤。

2. 压强 压强是作用力与受力面积的比值。同样的作用力,受力面积大,则压强小,受力面积小,则压强大。

3. 反作用力 当人或物体施加力于周围物体时,周围物体就以大小相等、方向相反的力在接触点起反作用。

4. 摩擦力 摩擦力是两个互相接触的物体,其中一个物体对另一物体有相对的滑动倾向时,就会受到另一物体阻碍其运动的力。摩擦力的方向与运动方向相反。

(二)杠杆作用

人体活动与杠杆作用有密切关系,在运动中,骨骼好比杠杆,关节是运动的支点,骨骼肌是运动的动力。它们在神经系统的调节和各系统的配合下,对身体起着保护、支持和运动的作用。根据杠杆上支点、力点、阻力点的位置不同,杠杆可分为三类,即:

1. 平衡杠杆 支点在阻力点与力点之间的杠杆称为平衡杠杆。例如,人的头部在寰枕关节上进行仰头和低头的动作,寰椎为支点,前后的两组肌群产生作用力,头部重量为阻力,当前部肌群产生的力与阻力的力矩之和与后部肌群产生的力矩相等时,头部趋于平衡(图 4-13)。

2. 省力杠杆 阻力点在支点和力点之间的杠杆称为省力杠杆。例如,人用脚尖支撑身体时,脚尖是支点,脚后跟的肌肉收缩为作用力,体重落在两者的距骨上。由于力臂较重臂长,所以用较小的力就可以支持体重(图 4-14)。

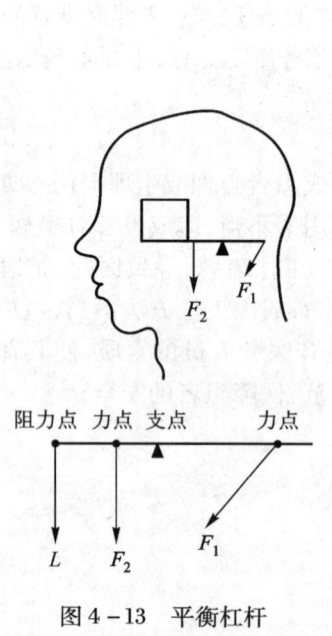

图 4-13 平衡杠杆

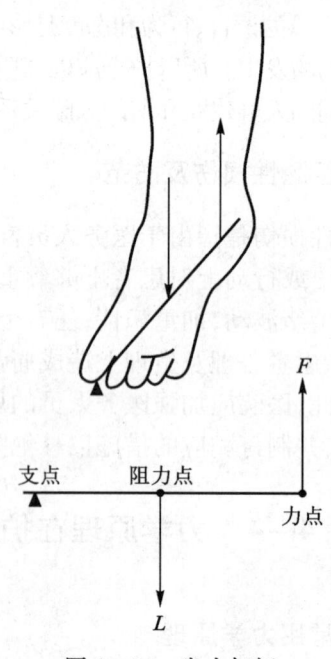

图 4-14 省力杠杆

3. 速度杠杆 力点位于阻力点与支点之间的杠杆称为速度杠杆,是人体最常见的杠杆作用。例如用手臂举起重物时肘关节的运动,肘关节是支点,手臂前群肌(肱二头肌)的力作用于支点和重量之间,由于力臂较短,必须用较大的力,所以这种杠杆属于费力杠杆,但可以赢得速度和运动范围。手臂后群肌(肱三头肌)的力和手中的重物的力矩使手臂伸直,而肱二头肌的力矩使手臂向上弯曲,当二者相等时,手臂则处于平衡状态(图 4-15)。

(三) 平衡与稳定

人或物体的平衡与稳定,与人或物体的重量、支撑面的大小、重心的高低及重力线和支撑面边缘之间的距离有关。

1. 物体的重量与稳定度成正比 物体重量越重,稳定性越好。

2. 支撑面的大小与稳定度成正比 支撑面是由人或物体与地面接触的各支撑点构成,包括各支撑点的表面积。各支点之间的距离越大,物体的支撑面越大,稳定性越好。如支撑面小,则需付出较大的肌肉拉力,以保持平衡与稳定。如用一只脚站立时,肌肉必须用较大的拉力,才能维持人体平衡与稳定。因此,要保持人体的平衡与稳定,就要想办法扩大支撑面,如老年人不能穿高跟鞋,站立或行走时,可用手杖扩大支撑面;患者侧卧时,身体应稍倾斜,双下肢分开。

3. 重心的高度与稳定度成反比 重心即物体重量的中心。人体的重心在人体站立,双臂下垂状态时,位于骨盆的第二骶椎前约 7 cm 处(图 4-16),它可随躯干和四肢的姿势改变而变化。如把手臂举过头顶,重心随之升高,当人体下蹲时,重心随之下降。人或物体的重心越低,稳定性越好。

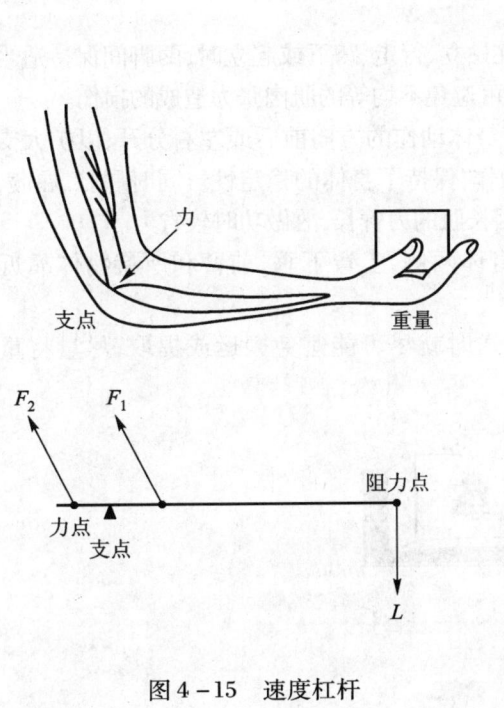

图 4-15 速度杠杆

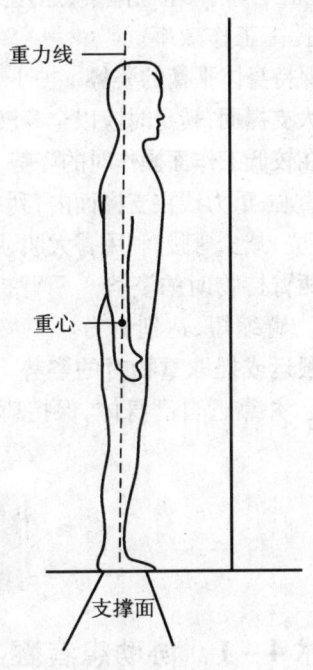

图 4-16 人体直立重心在骨盆中部

4. 重力线应在支撑面以内才能保持稳定 重力线是重量的作用线,是通过重心垂直于地面的线。人体只有在重力线通过支撑面时,才能保持动态平衡。例如,人从椅子上站立起来时,应先将身体向前倾,一只脚向后移,这样可以平稳地站起来(图4-17)。如果重力线落在支撑面外,重量将会产生一个破坏力矩,则使人易于倾倒。

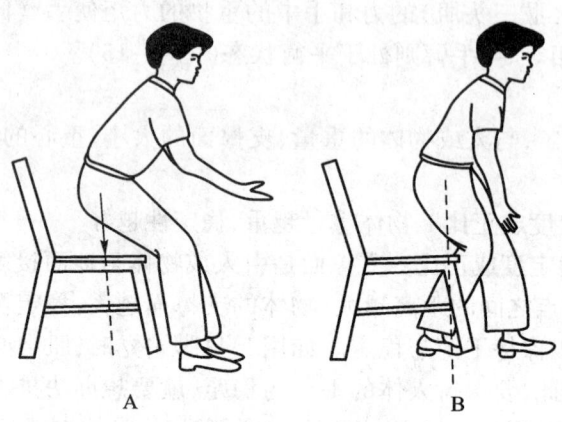

图4-17 人体从坐位变立位时,重力线的改变

二、力学原理在护理工作中的运用

护士在各项护理工作中,运用人体力学原理,以维持良好姿势,减轻肌肉紧张和疲劳,可以节省体力,提高工作效率。

1. 保持身体平衡的姿势 护士要掌握身体平衡,在站立、行走、蹲下或起立时,两脚间保持适当的距离,扩大支撑面;转身时应以全身转动代替躯干转动,可避免不均等的肌肉张力造成的损伤。

2. 在较低工作面操作时的姿势 护士的双下肢随身体动作的方向前后或左右分开,以扩大支撑面,降低重心,重力线在支撑面内,利用重心的移动去操作,保持了身体的稳定性。同时屈膝、屈髋,上身近似直立,减少弯腰,利用臀大肌、股四头肌等工作,因长肌的力臂长,故做功时较省力。

3. 两臂持物时的姿势 两臂持物时,两肘紧靠身体两侧,上臂下垂,前臂和所持物体靠近身体,使阻力臂缩短,达到省力。

4. 搬运或提取重物时的姿势 能用各种车辆运送时就尽可能避免搬运或提取;尽量将重物分开搬运,并靠近自己身体,保持躯干伸直。

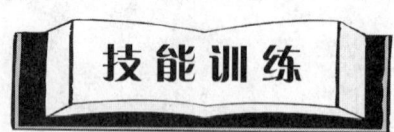

技术4-1 协助患者翻身侧卧法

一、目的

1. 协助不能改变体位的患者更换卧位,增进舒适。
2. 预防并发症,如压疮、坠积性肺炎。

3. 适应治疗与护理的需要，如背部护理、更换或整理病床单位。

二、适应证

长期卧床，自己不能翻身或病情较重的患者。

三、操作前准备

1. 评估患者 患者的年龄、目前的健康状态、需要变换卧位的原因；意识状态、生命体征、活动能力、体重、局部受压情况，手术部位、伤口及引流管情况；对翻身的了解与合作程度。

2. 用物准备 翻身记录卡、笔；根据患者病情需要，准备换药盘。

3. 环境准备 酌情关闭门窗，屏风或围帘遮挡患者，调节室温，注意保暖。

4. 护士准备 护士着装规范，应用力学原理协助患者翻身。

四、操作规程

1. 核对床号、姓名等 向患者解释翻身的目的及注意事项，以取得患者的合作。

2. 翻身前准备 患者仰卧，两手交叉放于腹部，两腿屈膝；各种导管和输液装置安置妥当。

3. 一人协助患者翻身侧卧法 先将患者肩、腰、臀部分段抬起移向近护士侧，再将患者双下肢向护士侧移近，然后一手扶肩，一手扶臀部，轻轻将患者翻向对侧（图4-18），按侧卧位的要求，为患者衬垫舒适。

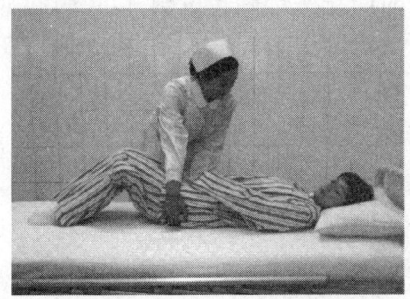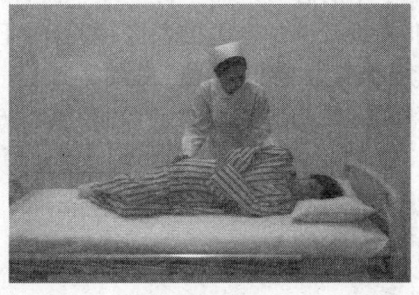

图4-18 一人协助患者翻身侧卧法

4. 二人协助患者翻身侧卧法 护士二人站在床的同一侧，一人托住患者肩颈部和腰部，另一人托住患者臀部和膝部，同时抬起患者移向近护士侧，然后分别扶托患者的肩、腰、臀、膝部，轻轻将患者翻向对侧（图4-19），按侧卧位的要求，为患者衬垫舒适。

5. 三人轴式翻身法 患者去枕仰卧，护士将大单铺于患者身下，三名护士站在病床同侧，分别抓住靠近患者头肩部、背部、腰部、髋部、双下肢等处的大单，将患者拉至近侧，拉起床栏；护士转至病床对侧，将患者近侧手臂放在头侧，另一只手放在胸前，两膝间放一软枕，三人同时抓紧患者头肩部、背部、腰部、臀部、双下肢等处的远侧大单，由其中一人发口令，三人动作一致地将患者整个身体以滚轴式翻转至侧卧，使患者面向护士。

五、注意事项

1. 帮助患者翻身时，护士动作应轻稳协调，不可推拖拉患者，以防擦伤皮肤。翻身后，调节

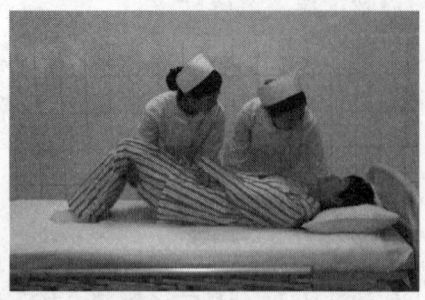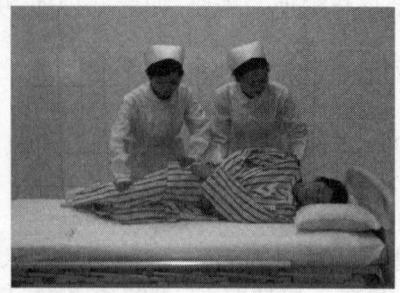

图 4-19　二人协助患者翻身侧卧法

好卧位,保证患者舒适。

2. 翻身间隔的时间根据病情及皮肤受压情况而定。一般情况每隔 2~3 h 翻身一次,必要时可每小时翻身一次。每次翻身后应记录翻身时间和患者皮肤情况,并做好交接工作。

3. 为患者翻身时,护士应运用力学原理,尽量扩大支撑面,降低重心,缩短重力臂,让患者尽量靠近操作者,做到平稳、省力。

4. 为有特殊病情的患者更换卧位时应注意:

（1）为带各种导管的患者翻身时,应先将导管安置妥当,翻身后检查导管有无脱落、移位、扭曲、受压,保持引流通畅。

（2）为手术后患者翻身时,应先检查伤口敷料有无脱落、浸湿,需要时先换药后翻身。

（3）颅脑手术后患者应卧于健侧或平卧,翻身时防止头部翻转过剧,以免引起脑疝。

（4）颈椎骨折行颅骨牵引的患者,翻身时不可放松牵引,并使头、颈、躯干保持在同一水平翻动;翻身后注意牵引力的方向、位置。

（5）石膏固定或伤口较大的患者,翻身后防止患部受压。

技术 4-2　扶助患者移向床头法

一、目的

保持正确的卧床姿势,确保患者卧位舒适。

二、适应证

长期卧床且身体滑向床尾,无力自行移向床头的患者。

三、操作前准备

1. **评估患者**　患者的年龄、目前的健康状态、需要移动卧位的原因;意识状态、生命体征、活动能力、体重、局部受压情况,手术部位、伤口及引流管情况;对移动卧位的了解与合作程度。

2. **环境准备**　酌情关闭门窗,屏风或围帘遮挡,调节室温,注意保暖。

3. **护士准备**　护士着装规范,应用力学原理协助患者移动卧位。

四、操作规程

1. 核对床号、姓名,向患者解释移向床头的目的及注意事项,以取得患者的合作。
2. 根据病情放平床头支架,将枕头横立于床头,将各种导管及输液装置安置妥当,必要时将盖被折叠至床尾或床的一侧。
3. 一人协助患者移向床头法:患者仰卧屈膝,双手拉住床头栏杆,护士一手托起患者颈肩部,另一手托住膝下,在托起患者的同时,嘱患者脚蹬床面,挺身上移,使其移向床头(图4-20)。
4. 二人协助患者移向床头法:患者仰卧屈膝,护士二人分别站在床的两侧,两人双手对握,托起患者的肩颈部和臀部;护士也可站在同侧方向,一人托起肩、颈部及腰部,一人托起臀部和腘窝(图4-21),同时抬起患者移向床头。

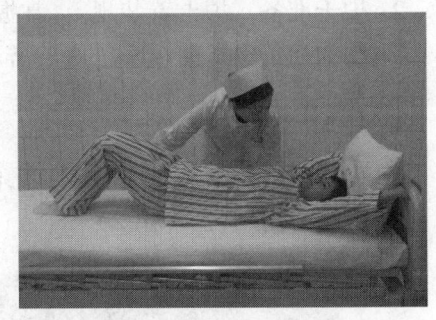

图4-20 一人协助患者移向床头法

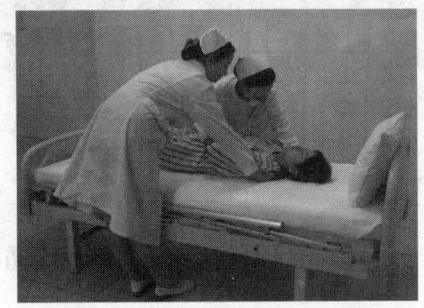 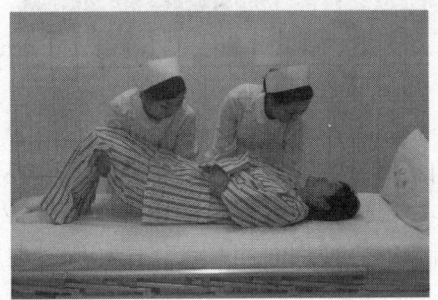

图4-21 二人协助患者移向床头法

5. 放回枕头,整理盖被,使患者睡卧舒适。

五、注意事项

1. 注意保护患者头部,防止头部碰撞床栏而受伤。
2. 移动患者时,不可推拖拉,以防擦伤皮肤。

技术4-3 床档的使用

一、目的

防止患者坠床,保障安全。

二、适应证

小儿、高热、谵妄、昏迷、躁动等意识不清的患者。

三、操作前准备

1. **评估患者** 了解并评估病情、年龄、生命体征、意识状态等。
2. **护士准备** 护士着装规范,掌握沟通交流技巧。
3. **用物准备** 根据医院条件准备床档。

四、操作规程

1. **操作前核对** 核对床号、姓名,向患者解释。
2. **床档的使用**(图4-22)

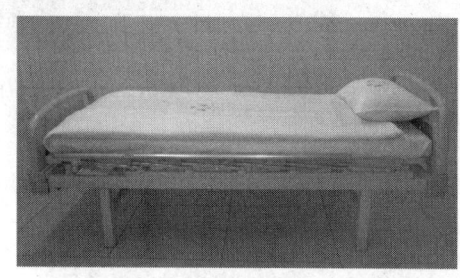
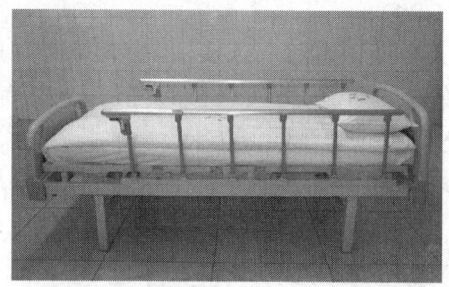

图4-22 半自动床档

(1)半自动床档:为病床自带床档,需要时从床的两侧拉出并升起即可。
(2)多功能床档:平时插于床尾,使用时插入床的两侧。
(3)木制床档:使用时用系带将床档固定在床的两侧。床档的中央可做一个活动门,护理患者时将门打开,平时关闭。

五、注意事项

使用床档时,应先检查患者的手部是否放在床上,以免床档升起或安插时压伤手指。

技术4-4 支被架的应用

一、目的

1. 保持肢体功能位置,防止盖被压迫肢体造成足下垂。
2. 用于烧伤患者暴露疗法肢体保暖。

二、适应证

肢体瘫痪、极度衰弱、烧伤患者等。

三、操作前准备

1. **评估患者** 患者的病情、年龄、生命体征、意识状态、心理状态、肢体活动度、理解与合作程度等。
   2. **环境准备** 病室温度、湿度适宜。
   3. **护士准备** 护士着装规范,掌握沟通交流技巧。
   4. **用物准备** 支被架。

四、操作规程

1. 携用物至床旁,核对床号、姓名,向患者解释。
2. 将支被架置于易受压的部位,将盖被盖在支被架上(图4-23)。

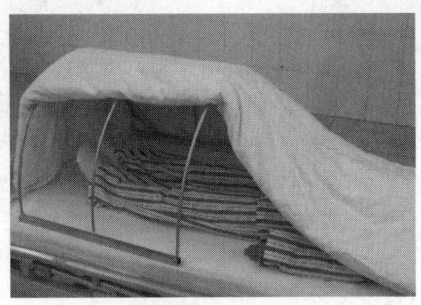

图4-23 支被架

五、注意事项

注意患者保暖。

技术4-5 约束带的使用

一、目的

限制患者躯体及四肢活动,避免自伤或坠床,以保证对患者治疗和护理有效进行。

二、适应证

高热、谵妄、昏迷、躁动等意识不清的患者。

三、操作前准备

1. **评估患者** 患者的病情、年龄、生命体征、意识状态、心理状态、理解与合作程度等。
2. **环境准备** 病室温度、湿度适宜、空气清新。
3. **护士准备** 护士着装规范,掌握沟通交流技巧。
4. **用物准备** 各种约束带。

四、操作规程

1. 携用物至床旁,核对床号、姓名,向患者家属解释。

2. 固定法：

（1）双套结固定法：主要用于固定腕部和踝部。使用时用宽绷带做成双套结（图4-24），并在手腕部、踝部用棉垫衬垫，将双套结套在棉垫外，稍拉紧，松紧以能伸入一个手指为宜，再将绷带系于床缘固定（图4-25）。

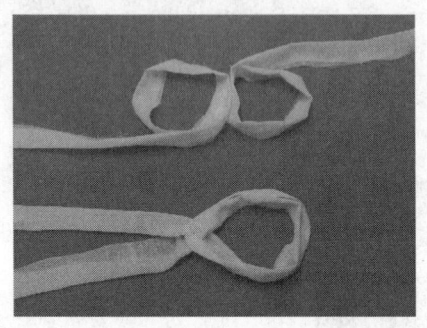
图4-24 双套结制作

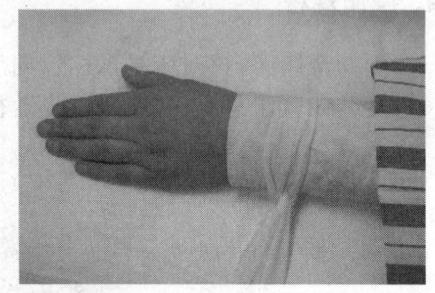
图4-25 双套结手部固定法

（2）肩部固定法：固定患者肩部，限制从床上坐起。肩部约束带用棉布制作，长120 cm，宽8 cm，一端做成袖筒，上钉一带。使用时将袖筒套于患者两侧肩部，腋窝垫棉垫，两袖筒上的细带在胸前打结固定，将另一端长带系于床栏（图4-26）。也可将大单斜叠成10 cm宽的长条带子固定肩部。

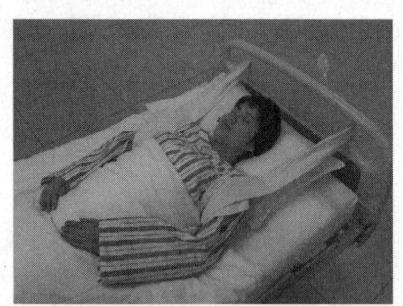
图4-26 肩部固定法

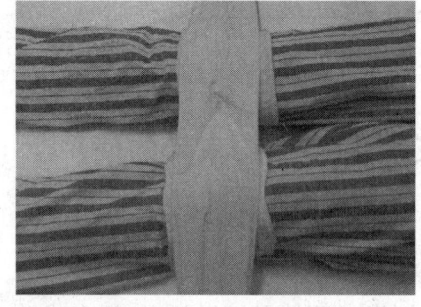
图4-27 双膝固定法

（3）双膝固定法：用于膝部固定，限制患者下肢活动。膝部约束带用棉布制作，长250 cm，宽10 cm，在中部相距15 cm处分别钉2条双头带。使用时，两膝及膝关节上衬垫棉垫，将约束带上的双头带各缚于膝关节上部，将另一端长带系于床的两侧（图4-27）。也可用大单斜叠成宽10 cm的长条带子固定双膝。

五、注意事项

1. 严格掌握约束带使用的适应证，维护患者的尊严，在可用可不用的情况下，尽量不用。使用前应向患者及家属说明约束带使用的必要性及注意事项。
2. 约束带只能短期使用，使用时应保持患者肢体处于功能位置，保证患者安全、舒适。
3. 约束带固定松紧度适宜，定期放松。
4. 密切观察被约束肢体远端皮肤的颜色与温度，必要时做局部按摩，以促进血液循环，防止并发症的发生。

5. 记录约束带使用的时间。

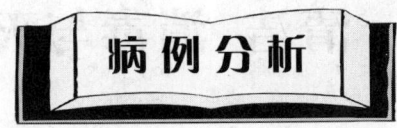

病例 4-1

患者李某,男,28 岁。自二楼坠落,臀部着地,当时患者神志清醒,自诉腰部剧痛,双下肢无感觉,被他人抬入医院,经 X 线照片诊断为腰椎骨折,根据医嘱行手术治疗,术中发现其脊髓横断,医生认为脊髓横断与搬运不当有关,无恢复可能。患者住院 15 d,伤口愈合,但双下肢无感觉、也无运动能力而出院。

问题:
1. 该患者正确的搬运方法是什么?搬运时应注意哪些问题?
2. 术后为该患者变换卧位时应注意哪些问题?
3. 该患者长期卧床可能会发生哪些并发症?如何预防?

(敖以玲)

第5章 清洁、消毒与灭菌技术

清洁、消毒、灭菌是预防和控制医院感染的重要措施之一,包括医院病室内外环境清洁与消毒,诊疗用具、器械、药物以及接触传染病患者后的消毒与灭菌等。医护人员必须遵守中华人民共和国卫生部《消毒技术规范》、《消毒管理办法》、《医院感染管理办法》、《医疗机构医务人员手卫生规范》等文件的规定,切实做好清洁、消毒与灭菌工作,以确保人民健康,防止疾病的传播。

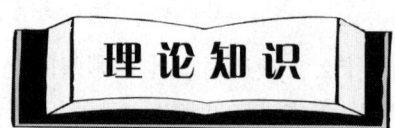

理论5-1 医院感染

一、医院感染的概念

医院感染又称医院获得性感染,是指住院患者在医院内获得的感染,包括在住院期间发生的感染和在医院内获得而出院后发生的感染,但不包括入院前已开始或入院时已存在的感染。

二、医院感染的分类

医院感染按其病原体的来源不同可分为内源性感染和外源性感染。

(一)外源性感染

外源性感染又称交叉感染或可预防性感染。指病原体来自患者体外,通过直接或间接感染途径,病原体由一个人传播给另一个人而形成的感染。如患者与患者之间、患者与医院工作人员之间的直接感染,或通过空气、水、物品的间接感染。

(二)内源性感染

内源性感染又称自身感染或不可预防性感染。指寄居在患者体内或体表的正常菌群或条件致病菌,在患者机体免疫功能下降时引起的感染。

三、医院感染的形成条件

医院感染的发生必须具备三个基本条件:感染源、传播途径、易感人群。当三者同时存在并互相联系构成感染链时,感染就会发生。预防和控制医院感染就是干预三者之间的关系,即控制或消灭感染源,切断传播途径,保护易感人群或增强免疫力。

四、医院感染的危险因素

(一) 宿主方面的因素

医院感染的宿主指住院患者。住院患者的年龄、基础疾病、意识状态等均可决定其易感性。如老年人、婴幼儿和昏迷患者等均是高危易感人群。

(二) 现代诊疗手段和各种侵入性诊疗手段的使用

实施器官移植、血液净化、大血管插管、留置导尿、气管切开和插管、人工机械通气等诊断和治疗措施时,可因器械的污染或皮肤、黏膜的损伤而使感染机会增加。

(三) 直接损害免疫系统功能的因素

对恶性肿瘤患者的放疗、化疗以及急危重症、过敏性疾病、结缔组织疾病大量应用肾上腺皮质激素,均可直接损害机体的防御功能和免疫系统功能,使医院感染的危险性大大增加。

(四) 病原体来源广泛,环境污染严重

医院是各种病原体汇集的场所,其卫生设施不足或污染物处理不当,则会使医院感染的机会增加。

(五) 外科手术和引流

手术时间过长或操作不细致、有污染的手术切口等均是引起医院感染的危险因素。

(六) 长时间住院

住院时间越长,发生医院感染的危险性越大,而发生医院感染又可使住院时间延长。

(七) 长期、大量应用抗生素

大量新型抗生素的开发和使用,使细菌产生耐药性,并可改变人体内正常菌群的生态状况,使内源性感染机会增加。

(八) 医院管理因素

医院管理者、医护人员对医院感染的严重性认识不足,医院感染管理制度不健全,消毒灭菌不严格,无菌技术操作不当等均可使医院感染的发生率增加。

五、医院感染的预防与控制措施

(一) 建立三级管理体系

卫生部规定300张床位以上的医院应建立医院感染管理委员会,300张床位以下的医院应设立医院感染管理小组,并建立医院感染管理三级管理体系。即医院感染管理委员会(组)—医院感染管理科(专职人员)—临床科室医院感染管理小组。在院长领导下,制定全院医院感染控制规划和管理制度,全面负责医院感染管理的监控管理工作。此外,可建立三级护理管理体系,一级管理——病区护士长和专职监控护士;二级管理——专科科护士长;三级管理——护理部主任(为医院感染管理委员会副主任)。

(二) 建立健全各项规章制度

1. 管理制度 必须建立健全各项规章制度,并按制度要求进行管理,如患者入院、住院和出院三个阶段的随时、终末和预防性消毒制度,消毒隔离制度,供应室物品消毒管理制度,清洁卫生制度,探视和陪伴制度,特殊部门(手术室、产房、新生儿室、重症监护室、血液净化室等)的感染管理制度,感染管理报告制度等。

2. 监测制度 实施对消毒效果、消毒剂使用效果、一次性医疗器材以及门诊、急诊常用器材的监测,对医院感染高危科室、高危人群的监测制度。

3. 消毒质控标准　环境空气、物体表面、医务人员手的消毒、各种管道装置的消毒等,应符合国家卫生行政部门所规定的"医院消毒卫生标准"。

(三) 加强抗生素的管理

合理使用抗生素是预防和控制医院感染的重要措施之一。为有效地控制感染而不破坏宿主体内的微生态平衡,防止药物的不良反应及避免耐药菌株的产生,必须遵循抗生素应用原则,严格掌握适应证,及时进行病原学检验和按照药敏试验选用抗生素。

(四) 医院布局设施合理

医院建筑布局合理,设施应有利于消毒隔离。凡是与患者直接接触的科室均应设置物品处置室,其目的是将患者接触过的物品先消毒达到无害化,再作进一步处理。

(五) 人员控制

主要控制传染病患者和易感人群。医务人员要定期体检。

(六) 开展医院感染的宣传教育

对医院职工、患者、陪伴进行医院感染知识的宣传教育,普及医院感染的预防与控制知识,提高医务人员对医院感染问题的认识,自觉采取控制行动,以减少医源性传播。

理论 5-2　医疗机构消毒、灭菌的基本要求

一、消毒因子作用的水平

根据消毒因子的适当剂量(浓度)或强度和作用时间对微生物的杀灭能力,可将其分为四个作用水平的消毒方法。

(一) 灭菌

灭菌是可杀灭一切微生物(包括细菌芽胞)达到灭菌保证水平的方法。属于此类的方法有:热力灭菌、电离辐射灭菌、微波灭菌、等离子体灭菌等物理灭菌方法以及用甲醛、戊二醛、环氧乙烷、过氧乙酸、过氧化氢等消毒剂进行灭菌的方法。

(二) 高水平消毒法

高水平消毒方法应能杀灭一切细菌繁殖体(包括结核分枝杆菌)、病毒、真菌及其孢子和绝大多数细菌芽胞。属于此类的方法有:热力、电力辐射、微波和紫外线以及用含氯、二氧化氯、过氧乙酸、过氧化氢、含溴消毒剂、臭氧、二溴海因等甲基乙内酰脲类化合物和一些复配的消毒剂等消毒因子进行消毒的方法。

(三) 中水平消毒法

中水平消毒法是可以杀灭和去除细菌芽胞以外的各种病原微生物的消毒方法,包括超声波、碘类消毒剂(碘伏等)、醇类、醇类和氯己定的复方、醇类和季铵盐(包括双链季铵盐)类化合物的复方、酚类等消毒剂进行消毒的方法。

(四) 低水平消毒法

低水平消毒法只能杀灭细菌繁殖体(分枝杆菌除外)和亲脂病毒的化学消毒剂和通风换气、冲洗等机械除菌法。如单链季铵盐类消毒剂(苯扎溴铵等)、双胍类消毒剂(如氯己定)、植物类消毒剂和汞、银、铜等金属离子消毒剂等进行消毒的方法。

二、医用物品对人体的危险性分类

医用物品对人体的危险性是指物品污染后造成危害的程度,根据其危害程度分为以下三类。

(一)高度危险性物品

高度危险性物品是穿过皮肤或黏膜而进入无菌的组织或器官内部的器材,或与破损的组织、皮肤、黏膜密切接触的器材和用品,例如,手术器械和用品、穿刺针、输血器材、输液器材、注射的药物和液体、透析器、血液和血液制品、导尿管、膀胱镜、腹腔镜、脏器移植物和活体组织检查钳等。

(二)中度危险性物品

中度危险性物品仅和破损皮肤、黏膜相接触,而不进入无菌的组织内。例如,呼吸机管道、胃肠道内镜、气管镜、麻醉机管道、子宫帽、避孕环、压舌板、喉镜、体温表等。

(三)低度危险性物品

低度危险性物品是虽有微生物污染,但在一般情况下无害,只有当受到一定量的病原微生物污染时才造成危害的物品。这类物品和器材仅直接或间接地与健康无损的皮肤相接触,包括生活卫生用品和患者、医护人员生活和工作环境中的物品。例如,毛巾、面盆、痰盂(杯)、地面、便器、餐具、茶具、墙面、桌面、床面、被褥、一般诊断用品(听诊器、听筒、血压计袖带等)等。

三、选择消毒、灭菌方法的原则

1. 使用经卫生行政部门批准的消毒药、械,并按照批准使用的范围和方法在医疗卫生机构和疫源地等消毒中使用。

2. 根据物品污染后的危害程度选择消毒、灭菌的方法。

(1)高度危险性物品,必须选用灭菌方法处理。

(2)中度危险性物品,一般情况下达到消毒即可,可选用中水平或高水平消毒法。但中度危险性物品的消毒要求并不相同,有些要求严格,例如,内镜、体温表等必须达到高水平消毒,需采用高水平消毒法消毒。

(3)低度危险性物品,一般可用低水平消毒方法,或只作一般的清洁处理即可,仅在特殊情况下,才作特殊的消毒要求。例如,在有病原微生物污染时,必须针对所污染病原微生物的种类选用有效的消毒方法。

3. 根据物品上污染微生物的种类、数量和危害性选择消毒、灭菌的方法。

(1)对受到细菌芽胞、真菌孢子、分枝杆菌和经血传播病原体(乙型肝炎病毒、丙型肝炎病毒、艾滋病病毒等)污染的物品,选用高水平消毒法或灭菌法。

(2)对受到真菌、亲水病毒、螺旋体、支原体、衣原体和病原微生物污染的物品,选用中水平以上的消毒方法。

(3)对受到一般细菌和亲脂病毒等污染的物品,可选用中水平或低水平消毒法。

(4)对存在较多有机物的物品消毒时,应加大消毒药剂的使用剂量和(或)延长消毒作用时间。

(5)消毒物品上微生物污染特别严重时,应加大消毒药剂的使用剂量和(或)延长消毒作用时间。

4. 根据消毒物品的性质选择消毒、灭菌方法。选择消毒方法时需考虑,一是要保护消毒物品不受损坏,二是使消毒方法易于发挥作用。应遵循以下基本原则:

(1)耐高温、耐湿度的物品和器材,应首选压力蒸汽灭菌;耐高温的玻璃器材、油剂类和干粉类等可选用干热灭菌。

(2) 不耐热、不耐湿以及贵重物品,可选择环氧乙烷或低温蒸汽、甲醛气体消毒、灭菌。

(3) 器械的浸泡灭菌,应选择对金属基本无腐蚀性的消毒剂。

(4) 选择表面消毒方法,应考虑表面性质,光滑表面可选紫外线消毒器近距离照射,或液体消毒剂擦拭;多孔材料表面可采用喷雾消毒法。

四、清洁、消毒、灭菌基本程序

被甲类传染病患者以及肝炎、结核、艾滋病、炭疽病等患者的排泄物、分泌物、血液等污染的器材和物品,应先消毒,再清洗,于使用前再按物品危险性的种类,选择合理的消毒、灭菌方法,进行消毒或灭菌处理。普通患者用过的物品,可先清洗后消毒。

五、消毒工作中的个人防护

消毒因子大多对人是有害的,因此,在进行消毒时工作人员一定要有自我保护的意识和采取自我保护的措施,以防止消毒事故的发生和因消毒操作方法不当可能对人体造成的伤害。

(一) **热力灭菌**

干热灭菌时应防止燃烧;压力蒸汽灭菌应防止发生爆炸事故及可能对操作人员造成的灼伤事故。

(二) **紫外线、微波消毒**

紫外线、微波消毒时应避免对人体的直接照射。

(三) **气体化学消毒剂**

应防止有毒、有害消毒气体的泄漏,经常检测消毒环境中该类气体的浓度,确保在国家规定的安全范围之内;对环氧乙烷气体消毒剂,还应严防其发生燃烧和爆炸事故。

(四) **液体化学消毒剂**

应用液体化学消毒剂时,应防止过敏和可能对皮肤、黏膜的损伤。

(五) **防止锐器损伤**

处理锐利器械和用具应采取有效防护措施,以避免可能对人体的刺、割等伤害。

理论 5-3 清洁、消毒与灭菌的方法

一、概念

1. **清洁**　清洁指用清水、清洁剂及机械刷洗等方法清除物体表面的有机物和污渍、尘埃等。
2. **消毒**　消毒指用物理、化学、生物的方法,杀灭或清除物品上的病原微生物,以达到无害化的程度。
3. **灭菌**　灭菌指用物理或化学的方法杀灭物品上的一切微生物,包括致病和非致病微生物,以杀灭细菌芽胞和真菌孢子为标准。

二、物理消毒灭菌法

物理消毒灭菌法是利用热力、光照、干燥等物理因素,使微生物的蛋白质凝固变性,酶失去活

性,结构破坏,从而使微生物死亡的方法。

(一) 干热消毒灭菌法

干热是指用相对湿度在20%以下的高热,使菌体蛋白质凝固变性。由空气导热,传热较慢。干热消毒灭菌常用方法见表5-1。

表5-1 干热消毒灭菌法

方 法	要 求	使用范围	注意事项
焚烧灭菌法	将物品直接投入点燃的焚烧炉内焚烧	无保留价值的污染物品,如污染的纸张、特殊感染的敷料等	注意安全,远离易燃、易爆物品
燃烧灭菌法	用95%乙醇燃烧的火焰进行灭菌	① 急用的某些金属器械、盆的灭菌 ② 微生物实验室接种环的灭菌	① 在燃烧过程中不能添加乙醇等易燃料 ② 贵重器械及锐利刀剪禁用燃烧法
干烤消毒灭菌法	消毒:箱温120~140 ℃,时间:10~20 min 灭菌:箱温160~180 ℃,时间:30 min~2 h	用于高温下不变质、不损坏、不蒸发的物品,如油剂、粉剂、玻璃器具、金属制品、陶瓷制品等	注意根据不同的物品及烤箱类型来确定消毒灭菌的温度与时间
微波消毒灭菌法	根据不同的物品来确定消毒与灭菌的时间	① 用于食品及餐具的消毒 ② 医疗药品及耐热非金属材料物品的消毒灭菌	禁用于金属材料物品的灭菌

(二) 湿热消毒灭菌法

湿热由空气和水蒸气导热,传导快,穿透力强,常用方法有煮沸消毒法和压力蒸汽灭菌法。

(三) 光照消毒法

光照消毒法主要利用紫外线照射,使菌体蛋白发生光解变性而导致细菌死亡,常用方法有日光曝晒消毒法和紫外线消毒法,日光曝晒法用于枕头、床褥、床垫、棉絮等的消毒,一般曝晒6 h可达到消毒,曝晒时2 h翻面一次。紫外线消毒法用于空气消毒与物品表面的消毒。

(四) 电离辐射灭菌

电离辐射灭菌是用γ射线或电子辐射照射物品,杀死微生物的冷灭菌法。此法穿透力强,杀菌效果可靠,不引起温度的变化,无消毒剂沾染,适用于不耐高温的物品灭菌。如精密医疗器械、橡胶、塑料、高分子聚合物(一次性注射器、输液器、输血器、聚乙烯心脏瓣膜等)、生物医学制品以及节育用品等。应用电离辐射灭菌应注意防护。

(五) 过滤除菌(层流净化)

过滤除菌是通过特定的无菌过滤材料,以物理的原理,除去空气中的微生物,但不能杀死微生物。常用高效空气过滤器,除掉空气中0.5~5 μm的细菌和尘埃,达到净化空气的目的。主要用于器官移植病室、手术室、烧伤病房等。

三、化学消毒灭菌法

化学消毒灭菌法是利用化学药物渗透细菌体内,使菌体蛋白凝固变性,酶失去活性,抑制细菌代谢和生长;或破坏细胞膜的结构,改变其渗透性,使细胞破裂、溶解,从而达到消毒灭菌目的。

（一）化学消毒剂的使用原则

1. 根据物品的性能及病原微生物的种类，选择合适的化学消毒剂。
2. 严格掌握消毒剂的有效浓度、消毒时间、使用方法以及适宜的温度、湿度、酸碱度。
3. 被消毒物品消毒前要清除有机物并擦干，将物品全部浸没在消毒液中，使消毒剂与被消毒物品充分接触。有轴节的器械应张开浸泡，有管腔的物品腔内应注入消毒液。
4. 易挥发的消毒剂要加盖，定期测量比重。性能不稳定的消毒剂应现用现配，以确保消毒剂的浓度和效用。消毒剂中不能放置纱布等棉织物，以防吸附药物，降低消毒效果。
5. 浸泡消毒后的物品，使用前应用无菌生理盐水冲净方可使用；气体消毒后的物品，应待气体散发后再使用，避免消毒剂刺激人体组织。

（二）化学消毒剂的分类

1. **高效消毒剂** 可杀灭一切微生物，包括芽胞，达到灭菌的效果。
2. **中效消毒剂** 可杀灭细菌繁殖体，不能杀灭芽胞。
3. **低效消毒剂** 可杀灭细菌繁殖体，不能杀灭结核杆菌、亲水性病毒或芽胞。

（三）化学消毒剂的使用方法

1. **浸泡法** 是将物品浸没于消毒液中，在标准的浓度与时间内起到消毒灭菌的效果。用于耐湿不耐热的物品、器械以及人的体表消毒，如锐利器械、化学纤维制品、精密仪器等。
2. **擦拭法** 是将消毒剂直接擦拭人体或物品表面，在标准浓度内起到消毒作用。用于皮肤、桌椅、墙壁、地面的消毒。
3. **喷雾法** 是用喷雾器均匀喷洒消毒剂，使消毒剂呈微粒气雾弥漫在空间，在标准浓度内起到消毒作用。用于室内空气和物品表面的消毒。
4. **熏蒸法** 是将消毒剂加热或加入氧化剂使其产生气体，在标准的浓度和时间内起到消毒灭菌作用。用于室内物品、空气以及不耐湿、不耐高温物品，如精密仪器、血压计、听诊器、传染患者接触过的票据等的消毒。

(1) 空气消毒法：

纯乳酸：每100立方米用12 mL乳酸加等量水，加热熏蒸，密闭门窗1~2 h。

过氧乙酸：每立方米用15%过氧乙酸7 mL，加热熏蒸，密闭门窗1~2 h。

甲醛：每立方米用40%甲醛2~10 mL，加水4~20 mL，加热熏蒸，密闭门窗6~12 h。

甲醛加高锰酸钾：每立方米用40%甲醛2~10 mL，高锰酸钾1~5 g，先将高锰酸钾加等量水搅拌成糊状，再将甲醛倒入，使其自然氧化，密闭门窗6~12 h。

食醋：每立方米用5~10 mL，加热水1~2倍，加热熏蒸，密闭门窗30~120 min。用于流感、流脑病室的消毒。

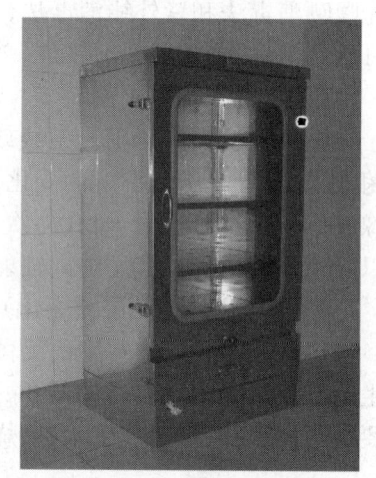

图5-1 甲醛熏柜

(2) 物品消毒法：常用甲醛熏柜，每立方米用40%甲醛40~80 mL，加入高锰酸钾（按2mL甲醛加高锰酸钾1 g计算），密封熏蒸6~12 h（图5-1）。

（四）常用的化学消毒剂

常用的化学消毒剂见表 5 - 2。

表 5 - 2 常用化学消毒剂

药物名称	作用机制	杀菌效力	用法与用量	注意事项
过氧乙酸	过氧乙酸有强大氧化作用，可使菌体蛋白质氧化而使微生物死亡。能有效杀灭真菌、细菌繁殖体、芽胞和病毒	高效	① 0.2%溶液用于手、纺织品和日用品消毒 ② 0.5%溶液用于地面、墙壁、家具擦拭和喷洒消毒 ③ 1%溶液用于体温计消毒 ④ 15%溶液用于空气、衣服、被褥等熏蒸消毒:7 mL/m³	过氧乙酸性质不稳定，遇光、热易分解，高热时易爆炸。应置于暗色带盖容器内保存，放置于阴凉干燥处，现用现配。过氧乙酸有腐蚀性和刺激性，可造成化学烧伤，使用时要注意安全，空气消毒后要注意通风
过氧化氢	为强氧化剂，可破坏微生物的蛋白质酶、氨基酸和核酸蛋白质的基础分子，导致微生物死亡，可抑制和杀灭病原菌，有防腐、除臭、清洁、收敛、止血作用	高效	① 3%溶液用于清洁伤口 ② 1%溶液用于口腔含漱	过氧化氢对皮肤、黏膜有腐蚀性，吸入过多可使人中毒。深部腔道使用时，因其产气过快，有引起栓塞和扩大感染的危险性。过氧化氢性质不稳定，遇光、受热、振荡或贮存过久易分解，需用棕色瓶保存并盖紧
戊二醛	是一种广谱、高效、低毒消毒剂。戊二醛的两个活泼醛基可使蛋白质发生交联反应，凝固细菌蛋白质，使其不能新陈代谢而死亡。可杀灭细菌繁殖体、芽胞、分枝杆菌、真菌和病毒	高效	① 常用2%戊二醛溶液加入0.3%碳酸氢钠，成为2%碱性戊二醛，用于浸泡不耐高温的金属器械，医学仪器，内镜等。 ② 常用浸泡法，消毒时间为20 ~ 45 min，灭菌时间为10 h	盛装消毒剂的容器应加盖，定期检测浓度。对手术刀片等碳钢类制品有腐蚀性，浸泡前应加入0.5%亚硝酸钠防锈。应用强化酸性戊二醛时，先用碳酸氢钠调节 pH 值至7.5 ~ 8.3。灭菌后的物品使用前用无菌蒸馏水冲洗擦干。对皮肤、黏膜有刺激性，应注意防护
环氧乙烷	是一种广谱、高效、穿透力强、对物品损害轻微的气体消毒剂。能抑制一些微生物的活性，发生非特异性烷基化反应，从而干扰各种生理功能，导致微生物死亡。可杀灭细菌繁殖体、芽胞、真菌和病毒	高效	消毒用浓度为450 ~ 1500 mg/L,（根据灭菌物品而定），时间3 ~ 6 h。主要用于不耐高温、高压，易腐蚀的精密仪器、导管、植入物、外科器械的灭菌	消毒后的物品有滞留残存药物，有毒性，吸入过量可引起呕吐和意识障碍，需要长时间的暴露或通风使所吸收的环氧乙烷消散，才能供临床使用。环氧乙烷属易燃易爆物品，宜存放在阴凉通风无火源处，储存温度不可超过30 ℃

续表

药物名称	作用机制	杀菌效力	用法与用量	注意事项
碘酊	碘通过与羟基、氨基、烃基、巯基结合导致蛋白质变性沉淀,使微生物灭活。对细菌繁殖体、芽胞、真菌、病毒有快速杀灭作用	高效	① 2%用于皮肤消毒,消毒后20 s以上再用70%乙醇脱碘 ② 10%用于脐带断端消毒 ③ 0.5%~0.75%稀碘酊用于皮肤消毒,不需脱碘 ④ 5%用于手术野皮肤消毒	对皮肤有较强的刺激性,高浓度易引起皮肤烧伤,不能用于会阴、肛门、阴囊、眼、口鼻部手术野的消毒,对碘过敏者禁用,碘对金属有腐蚀性,不可用于金属器械的消毒
漂白粉类	此类消毒剂是以次氯酸形式发挥作用的,有效成分为次氯酸钙,含有效氯25%~32%。由于氯化作用破坏菌体或改变细胞膜的通透性,从而使微生物死亡。可杀灭细菌繁殖体、芽胞、病毒、真菌孢子等	中、高效	① 加水溶解后,用澄清液0.03%~0.15%浓度用于饮水消毒 ② 0.5%用于餐具、便器消毒 ③ 干粉用于粪便消毒	对皮肤有刺激性,能腐蚀金属制品,可使纺织品漂白脱色以至损坏,稳定性差,应密封阴凉保存
二氯异氰脲酸钠（氯优净）	作用同漂白粉类。有效氯含量为60%,性能稳定,能有效杀灭各种致病微生物	中、高效	① 1%~3%溶液用于喷雾消毒房间 ② 0.2%溶液浸泡器械浸泡消毒 ③ 0.5%~1%用于餐具消毒 ④ 0.1%用于手的消毒	同漂白粉类
消洗灵	有效杀灭各种致病微生物	中、高效	① 手的消毒:3 kg水加15~20 g药粉 ② 餐具、容器消毒:5 kg水加5 g药粉 ③ 肝炎、肠道传染病餐具、容器消毒:3 kg水加2 g药粉 ④ 衣物、布类:加入本品约洗衣粉的1/15,可达到消毒、漂白的作用	消洗灵的漂白力极强,洗涤有色织物时,应尽快漂洗冲净,勿长时间浸泡;勿与酸性洗涤剂混用
乙醇	可使菌体蛋白质凝固变性,干扰微生物的新陈代谢,使微生物细胞溶解而死亡。70%~75%的乙醇可杀灭细菌繁殖体、分枝杆菌、真菌和亲脂性病毒,但不能杀灭芽胞和部分亲水性病毒	中效	① 70%~75%乙醇可用于皮肤、锐利器械、玻璃制品、塑料制品的消毒 ② 95%乙醇可用于燃烧灭菌 ③ 40%~50%乙醇可用于长期卧床患者涂擦受压部位皮肤,预防压疮和感染	乙醇过敏者,不宜使用。乙醇易挥发、易燃烧,使用时应注意浓度检测,保存时应加盖,置于避风阴凉处。乙醇有刺激性,不能用于黏膜和创面消毒

续表

药物名称	作用机制	杀菌效力	用法与用量	注意事项
碘伏	碘伏是一种碘与不同载体结合而成的溶合体,可缓慢释放碘,保持较长时间的杀菌作用	中效	① 碘伏原液可用于手术前浸泡手和皮肤消毒(不需脱碘) ② 将碘伏原液稀释5倍,用于口腔黏膜冲洗,烧伤、擦伤涂抹以及各种不锈钢、镀铬器械、玻璃或陶瓷器皿的消毒 ③ 将原液稀释10倍,可用于食具、患者衣物的浸泡消毒 ④ 20%碘伏(0.1%有效碘)可用于体温计的消毒	对碳钢、铜、铝有轻度腐蚀性,放置过久可失去少量有效碘,稀释液浓度下降速度快,使某些塑料着色,有机物存在可降低消毒效力
苯扎溴铵(新洁尔灭)	能改变细胞的渗透性,使蛋白质变性,破坏细菌酶的活性	低效	① 0.01%~0.05%用于黏膜消毒 ② 0.1%~0.2%用于皮肤消毒 ③ 0.1%~0.2%用于环境表面消毒	① 对肥皂、碘、高锰酸钾等阴离子表面活性剂有拮抗作用 ② 有吸附作用,会降低药效,所以溶液内不可投入纱布、棉花等 ③ 对铝制品有破坏作用,故不可用铝制品盛装
氯己定(洗必泰)	能破坏菌体细胞膜的酶活性,使胞质膜破裂	低效	① 0.02%用于手消毒,浸泡3 min ② 0.05%用于创面消毒 ③ 0.1%用于物体表面消毒	同苯扎溴铵①、②

四、低温灭菌法

低温灭菌法主要有环氧乙烷灭菌器灭菌法、过氧化氢等离子体灭菌器灭菌法、甲醛灭菌器灭菌法。

(一) 环氧乙烷灭菌

利用环氧乙烷灭菌器自动加药、自动抽真空、自动调节温度和湿度、记录和打印灭菌程序等功能对医疗器械和物品进行灭菌。可采用100%环氧乙烷或环氧乙烷加二氧化碳混合气体。主要用于不耐高温的精密贵重仪器及物件的灭菌,如各种光学仪器、精密手术器械、心血管插管导管、放射介入导管、麻醉导管、透析仪器和一次性使用的诊疗用品等。环氧乙烷不能用于食品、液体、油脂类和滑石粉的灭菌。

(二) 过氧化氢等离子体灭菌

过氧化氢等离子体灭菌器为低温气体等离子体灭菌装置,用过氧化氢蒸汽经离子化后再激发源高频场作用下产生等离子体进行灭菌。灭菌能力强,能杀灭各种微生物。灭菌温度≤50 ℃,灭菌周期时间 50~75 min。过氧化氢等离子体灭菌无毒害物残留,极具安全性和环保性。主要用于不耐热、不耐湿的医疗器材的灭菌,如各种内镜、金属器械、玻璃和陶瓷制品的灭菌。不可用于植入物的灭菌。

(三) 低温甲醛蒸汽灭菌

利用低温甲醛蒸汽,作用于对湿、热敏感,易腐蚀的医疗用品的灭菌。在灭菌过程中保持灭菌器预定的温度、灭菌剂浓度、压力和湿度。灭菌温度根据需要可以设定为 50 ℃、55 ℃、60 ℃、65 ℃和 80 ℃,相对湿度不低于 70%,灭菌时间为 30~60 min。

理论 5-4 消毒供应中心

一、布局与设计

消毒供应中心是一个相对独立的区域,要求周围环境清洁,无污染源,室内采光、通风良好,地面、墙面光滑,便于冲洗。设有日常用水、热水、净化系统和蒸馏过滤系统。有接收、洗涤、专用晾晒物品的场所及敷料制作、消毒灭菌、无菌物品储存、发放室等。消毒供应中心分为办公区域和工作区域,工作区域分为去污区、检查包装区、灭菌物品存放区,三区划分清楚,区域间有实际屏障。做到物品流向从污→洁→无菌,空气流向从洁→污,人员流向有专用通道,采取强制性通过方式,不得交叉和逆行。

二、消毒供应中心的任务

消毒供应中心是医院无菌物品的供应部门,其任务是对医疗器材进行清洁、包装、灭菌以及对各种敷料的加工、物品的保养。消毒供应中心的工作质量与医院感染的发生密切相关,直接影响医疗和护理质量的效果,甚至患者的生命安危,保证无菌物品的质量是消毒供应中心护理工作的核心。

三、消毒供应中心的工作内容

(一) 去污区

1. 回收室 回收室回收各病室用过的污染物品,并进行分类。

2. 洗涤室 洗涤室负责对回收的各种物品进行清洗去污。清洗彻底是保证消毒或灭菌成功的关键。

(1) 清洗去污方法:

① 自来水清洗:可保持血等污染物潮湿,但对软化或去除干的污物无效;自来水只适用于污染较轻、无有机物污染、表面光滑物品的清洗。

② 清洁剂:可保持血等污染物潮湿,松解干的污物,但需配合其他机械活动去除污物。注意很多清洁剂尤其是家用洗涤剂有一定腐蚀性,使用时应防止对金属器械尤其是一些精密医疗仪器的破坏。

③ 酶清洗剂:酶可有效地分解和去除干或湿润的污物;酶有单酶和多酶,前者只能分解

污物中的蛋白质,后者可分解所有的有机污物。如果配合使用自动清洗器、超声波等,则清洗效果更佳。酶主要用于污染较重、尤其是有机物污染、物品结构复杂表面不光滑物品的清洗。

④ pH<7 的洗涤剂主要用于无机污物的清洗;pH>7 的洗涤剂主要用于有机污物,如血、脂肪和粪便的清洗;金属器械主要选择弱碱性洗涤剂。

(2) 去污的过程:去污过程包括分类、浸泡、清洗、用自来水漂洗、用去离子水漂洗、干燥。

① 分类:最好的方法是物品使用完毕即进行分类,尽量不要直接用手进行分类;锐利物品必须放在防刺容器内进行运输;污物要保持湿润,防止干燥,如不能在 1~2 h 内及时清洗,则须将物品浸于冷水或含酶液体中。

② 浸泡:浸泡可防止污物变干和软化,利于去除污物;对有大量有机物污染或污染物已干的物品,可先用酶洗涤剂浸泡至少 2 min 以上。

③ 清洗:有手工清洗、清洗器清洗、超声波清洗。

手工清洗:对于无机器清洗设备或一些复杂物品如各种内镜、导管等必须手工清洗;清洗人员必须注意自身保护:戴厚的橡胶手套;戴面罩以保护眼、鼻、口黏膜;穿防水衣服或穿围裙和袖套;头套完全遮盖头发。需有专门的清洗槽和清洗空间;清洗时应避免水的泼溅和气溶胶的形成。

清洗器清洗:有全自动和半自动清洗器和专用设备清洗器。这些清洗器一般包括冷水清洗、洗涤剂清洗、漂洗和最后热水消毒(水温为 80~90 ℃,至少可达中等水平消毒)和干燥过程。因此,机器清洗无需先预处理消毒。

超声波清洗:超声波主要是用于去除医疗器械内小的碎屑,为此超声清洗前必须先初步清洗,以除去大的污物;在使用前应让机器运转 5~10 min 以排除溶解的空气;机器内加酶可大大提高超声清洗的效率;清洗水至少应每 8 h 更换 1 次。

④ 漂洗:手工清洗完毕可先用自来水漂洗,接着用去离子水漂洗。

⑤ 干燥:漂洗完毕后,应尽快将湿的物品擦干或烘干。

(3) 去污注意事项

① 保证每次清洗彻底,否则污物凝固影响以后清洗效果和破坏物品。

② 清洗前避免污物变干。

③ 复杂物品必须手工清洗,有机物污染较重、污物已干、较复杂的物品应预先用酶洗涤剂浸泡 2 min 以上。

④ 一般情况下主张先清洗,但必须注意自身保护;尽量不要直接用手对尖锐物分类和清洗;避免污物与身体的直接接触。因条件所限和其他原因不能很好地做到自身防护时,物品应先消毒后清洗。

⑤ 消毒供应中心必须具备专门的污物处理间,对于科室内清洗应有专门的空间并配备专门的洗涤槽。

(二) 检查包装区

1. 包装室 对已清洗的物品进行检查、包装。包装前按各种无菌包的物品清单卡备齐物品,检查物品质量。每个包内放化学指示卡,包装后包外贴有化学指示胶带,标明物品名称、灭菌日期,再送灭菌处理。

2. 高压蒸汽灭菌室 由专人负责将包装好的物品进行高压蒸汽灭菌处理。

(三) 无菌物品存放区

存放与发放无菌物品。

四、敷料的加工方法

(一) 纱布类

1. 方纱布 大方纱折成 8 cm×8 cm,小方纱折成 6 cm×6 cm,折叠时毛边应向内。

2. 纱条、油纱条 根据伤口大小将纱布裁剪 0.5 cm、1 cm、2 cm 宽的纱条,除去边缘碎纱,扇形折叠,放于容器内灭菌后备用;或倒入已熔化的 1:1 凡士林与液状石蜡,经灭菌后备用。用于伤口引流。

(二) 棉花类

1. 棉球 棉球可用人工或机器制成。

2. 棉签 取小片棉花,紧卷在特制木签或竹签上,头端略大,棉签长短根据需要而定。

3. 棉垫 棉垫是在双层纱布间夹棉花折成,大小根据需要而定。用于覆盖伤口。

(三) 布类

1. 治疗巾 制作成 75 cm×45 cm 的长方形布块。

2. 洞巾 制作成 80 cm×80 cm 或 85 cm×85 cm 布块,中央开一直径为 12 cm 的圆洞。用于各种穿刺、清理创口和导尿术等。

3. 包布 可制作成 108 cm×108 cm、75 cm×75 cm、45 cm×45 cm 三种规格白色纯棉双层包布,一个角上有双带。用于包装各类物品。

4. 布类材料 应为 20 支纱的非漂白棉布,初次使用应洗涤去浆,使用次数一般不超过 50 次。

五、常用物品的保养方法

(一) 搪瓷类

搪瓷类物品应稳拿轻放,勿与强酸强碱接触,勿与粗糙物摩擦,以防脱瓷锈蚀。

(二) 玻璃类

玻璃类物品要稳拿轻放,避免骤冷骤热,突然收缩膨胀而炸裂,防止碰撞,宜放置盒中或用纸包裹保存。

(三) 橡胶类

橡胶类物品应避免与挥发性液体或酸碱物质接触,以免侵蚀变质,防冷变硬,防热变形、变软,防止与锐利物品相碰,以免刺破。橡胶单应晾干,撒上滑石粉后卷起保存,热水袋、冰袋类倒挂晾干,吹入少量空气后旋紧塞子,以防粘连。

(四) 金属器械类

金属器械类用润滑剂保护,以防锈蚀;锐利器械分别放置,刃面可用棉花包裹,以防碰撞,损伤锋刃。

(五) 布类及毛织品

布类应防霉、防火、防钩破;毛织品应防蛀,要勤晒、放樟脑保存。

技能训练

技术 5-1 煮沸消毒法

一、概念

煮沸消毒法是将水煮沸至 100 ℃，经 5~10 min 可杀灭细菌繁殖体，达到消毒效果。此法简单、经济且不受条件限制。

二、适用范围

煮沸消毒适用于耐潮湿、耐高温的物品，如金属、搪瓷、玻璃、橡胶类、棉织品等的消毒。

三、操作前准备

1. **护士准备**　护士着装规范。
2. **用物准备**　电热煮沸器、需消毒的物品、计时器，必要时备碳酸氢钠。

四、操作规程

1. 将物品刷洗干净，全部浸没在水中，或在水中加入碳酸氢钠，配成 1%~2% 的浓度，可提高沸点达 105 ℃，增强杀菌作用，还有防止金属物品生锈和去油污的作用。
2. 加热煮沸，水沸腾后开始计时，根据物品性质及要求煮 15~20 min，如中途加入物品，则在第二次水沸腾后重新计时。
3. 达到煮沸时间关闭热源。消毒物品应及时取出，放置于无菌容器内备用。

五、注意事项

1. 煮沸消毒前物品必须刷洗干净。
2. 必须将物品全部浸没入于水中。有轴节的器械要张开，容器盖要打开，大小相同的碗、盆不能重叠，要垂直放置，使物品各面都能与水接触；空腔导管需先在腔内注水。
3. 玻璃器皿应用纱布包好，放于冷水或温水中；橡胶类物品应用纱布包裹，待水沸后放入，消毒后及时取出，以免橡胶变软。
4. 高原地区由于海拔高，气压低，水的沸点低，故消毒时间按海拔每增高 300 m，延长消毒时间 2 min 计算。

技术 5-2 压力蒸汽灭菌法

一、概念

压力蒸汽灭菌法是利用高压及饱和蒸汽的高热所释放的潜热灭菌。压力灭菌器的压力达到

103～137 kPa,温度达到 121.3～126.2 ℃,经 20～30 min 即可达到灭菌目的。

二、适用范围

压力蒸汽灭菌是临床上最常用的一种灭菌方法,适用于耐高温、耐潮湿的医疗器械和物品,如各类手术器械、敷料、搪瓷、橡胶、耐高温玻璃用品及药品、细菌培养基等的灭菌。不能用于凡士林等油类和粉剂的灭菌。

三、操作前准备

1. **环境准备** 清洁、宽敞、通风良好,有排气设施。
2. **护士准备** 护士着装规范。
3. **用物准备** 根据情况备手提式压力蒸汽灭菌器、卧式压力蒸汽灭菌器、真空型压力蒸汽灭菌器,需灭菌的物品、计时器、灭菌器灭菌效果监测用具等。

四、操作规程

1. **手提式压力蒸汽灭菌器** 手提式压力蒸汽灭菌器(图 5-2)是实验室、基层医疗单位、卫生防疫部门常用的小型压力蒸汽灭菌器。

(1) 隔层内加一定量的水,将需灭菌物品放入内层桶内,加盖旋紧,加热。
(2) 当锅内压力到达 40 kPa 时,开放排气阀门,排出冷空气,关闭排气阀门,继续加热。
(3) 待压力升至 103 kPa,保持该压力 20～30 min 后关闭热源。
(4) 待锅内压力降至"0"时,慢慢启盖,取出物品。注意切勿突然开盖,因冷空气大量进入,蒸汽凝成水滴,易使物品潮湿。玻璃物品骤然降温则易发生爆裂。

2. **卧式压力蒸汽灭菌器** 卧式压力蒸汽灭菌器(图 5-3)的结构原理同手提式压力蒸汽灭菌器,所不同的是由外面输入蒸汽,灭菌柜室容量较大,可供医院批量物品的灭菌。操作人员需经专业培训合格后方能上岗。

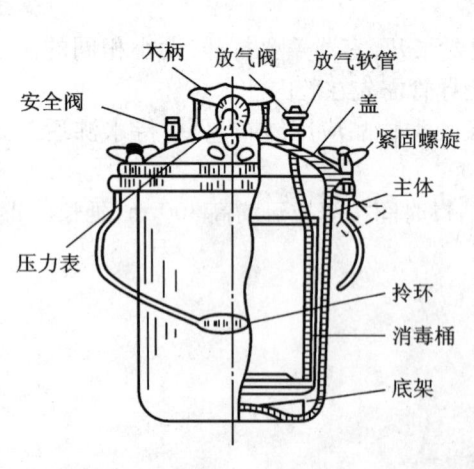

图 5-2 手提式压力蒸汽灭菌器

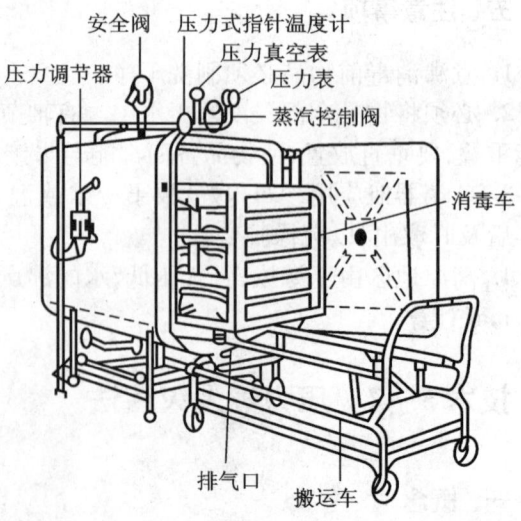

图 5-3 卧式压力蒸汽灭菌器

3. 预真空压力蒸汽灭菌器 预真空压力蒸汽灭菌器的结构除压力蒸汽灭菌器的装置外另设有真空泵,可分为预真空法和脉动真空法两种,脉动真空灭菌器可多次抽真空,灭菌效果更可靠(图5-4)。其作用原理是在灭菌前先抽出灭菌器内冷空气,形成2.0~2.7 kPa的负压,再输入蒸汽,在负压吸引下蒸汽迅速透入物品。压力为205.95 kPa,温度为132 ℃,经5~10 min即可达到灭菌目的。操作人员也需经专业培训合格后方能上岗。

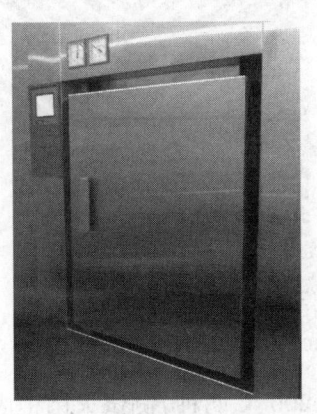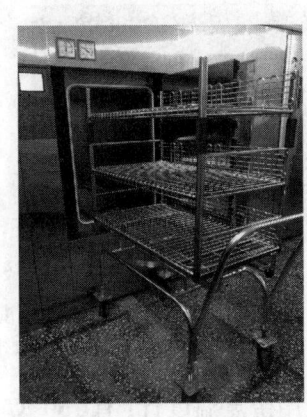

图5-4 脉动真空压力灭菌器

五、注意事项

1. 物品灭菌前必须洗净、擦干或晾干。

2. 灭菌包不宜过大过重,器械包不超过7 kg,敷料包不超过5 kg;使用下排式压力蒸汽灭菌器时,包的体积不超过30 cm×30 cm×25 cm;使用预真空压力蒸汽灭菌器灭菌时,包的体积不超过30 cm×30 cm×50 cm。

3. 合理掌握灭菌器的装载量。下排式压力蒸汽灭菌器与预真空压力蒸汽灭菌器装载量分别不得超过柜室容量的80%和90%;预真空和脉动真空压力蒸汽灭菌器装载量不得小于柜室容积的10%和5%,以防止"小装量效应"。

4. 尽量做到同类物品同锅灭菌。不同种类物品同锅灭菌时,纺织类和管道类物品包应放在上层,金属器械包、搪瓷类物品包放在下层;大包放上层,小包放下层。以免蒸汽遇冷凝成水珠,使包布潮湿。有孔、有盖的容器应将孔盖打开,以利蒸汽进入。

5. 装载时应使用专用灭菌架或篮筐,灭菌包不直接接触灭菌器的内壁及门;各灭菌包之间需间隔≥2.5 cm;最上层灭菌包距灭菌器顶部需间隔7.5 cm;器械包与自动启式筛孔容器应平放;盘盆碗类包应稍向前倾斜、侧立或倒立;纺织品包应竖立;玻璃瓶与管道类包应开口一致并开口向下或侧放。

6. 真空型灭菌器每日开始灭菌运行前必须空锅做B-D试验,检测灭菌器空气排出效果,B-D试验合格后该锅方可使用。

7. 被灭菌物品应待干燥后,才能取出存放备用。

六、灭菌效果检测方法

1. B-D试验　真空型灭菌器每日灭菌前须空锅做 B-D 试验。监测方法按《消毒技术规范》规定执行,B-D 试纸变色均匀合格后方可使用。B-D 测试纸是用热敏染料印制,当空气排出时,温度达到 132~134 ℃,持续 3~4 min,所印线条可由原来的米白色变为黑色(图 5-5)。

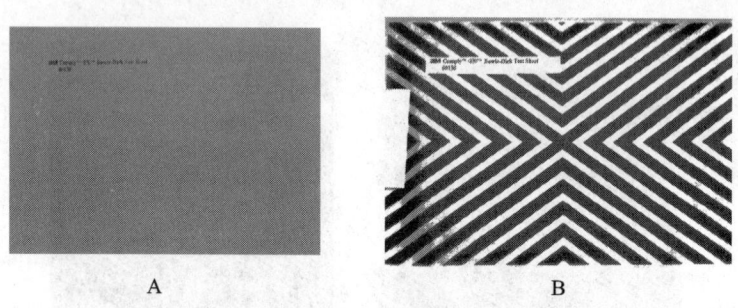

图 5-5　灭菌前后的 B-D 测试纸
A. 灭菌前的 B-D 测试纸；B. 灭菌后的 B-D 测试纸

2. 物理监测法　用留点温度计(有 150 ℃和 200 ℃两种)测试灭菌柜内的温度,以此判断灭菌效果。使用前将留点温度计汞柱甩至 50 ℃以下,放置于灭菌柜的物品的中心部位,灭菌后检视其读数,所指数值表示灭菌过程中所达到的最高温度。该方法只能测定灭菌器达到的最高温度,但不能指示温度持续的时间,一般只能作为灭菌效果的参考指标。

3. 化学监测法　主要是通过化学指示剂的化学反应,灭菌后呈现的颜色变化来辨别是否达到灭菌要求。临床常用的有化学指示卡与化学指示胶带见图 5-6,图 5-7,化学指示卡放在包的中央,化学指示胶带粘贴在包的外面。检测时,所放置的化学批示剂的性状或颜色均变至规定的条件,判为灭菌合格;若其中之一未达到规定条件,则灭菌过程不合格。

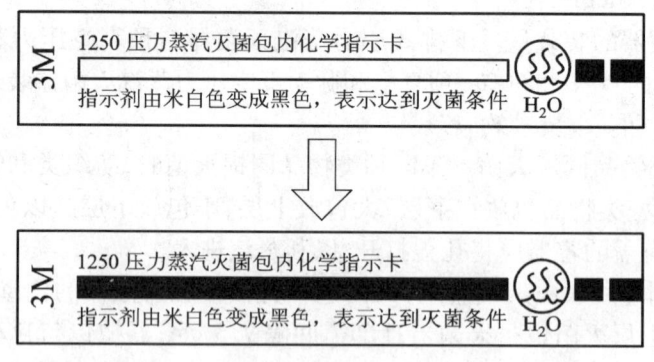

图 5-6　压力蒸汽灭菌器包内化学指示卡

4. 生物监测法　生物监测法是最可靠的监测法,利用耐热的非致病性嗜热脂肪杆菌芽胞(ATCC7953 或 SSIK31 株)作为指示剂,制成每片含 10^6 个嗜热脂肪杆菌芽胞的菌纸片,使用时将 10 片菌纸片分别放于灭菌器四角及中央,待灭菌完毕,用无菌镊取出后,再放入培养基内,在 56 ℃温箱中培养 48 h 至 1 周,若全部菌纸片均无细菌生长,则表示灭菌合格。

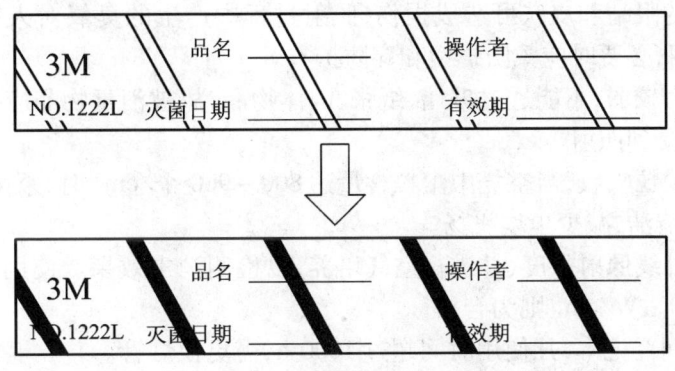

图 5-7 压力蒸汽灭菌器化学指示胶带

技术 5-3 紫外线消毒法

一、概念

紫外线消毒法是利用紫外线的照射使菌体蛋白质发生光解变性,菌体内核酸破坏,降低细菌体内氧化酶的活性而致微生物死亡。消毒使用的是 C 波紫外线,杀菌作用最强的波长在 250~270 nm。

二、适用范围

紫外线消毒适用于空气消毒和物品表面的消毒。

三、操作前准备

1. 环境准备 清洁,干燥,温度在 20 ℃以上,相对湿度在 60% 以下,人员停止走动,关闭门窗。

2. 护士准备 护士着装规范,必要时戴防护镜。

3. 用物准备 紫外线消毒灯(图 5-8)、使用时间记录本、笔、计时器。

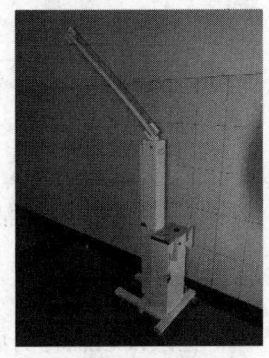

图 5-8 紫外线消毒灯

四、操作规程

1. 空气消毒法 有效照射距离不超过 2 m,照射时间 30~60 min,从灯亮 5~7 min 后开始计时。照射后关闭电源,打开门窗,通风换气。

2. 物品消毒法 有效照射距离 25~60 cm,照射时间 20~30 min,从灯亮 5~7 min 后开始计时。

五、注意事项

1. 保持紫外线灯管清洁,每周用 95% 乙醇棉球擦拭灯管表面一次。

2. 紫外线对人的眼睛和皮肤可造成损伤,照射过程中产生的臭氧对人亦有危害,故一般不在有人的环境中使用,必要时应戴防护镜和穿防护衣。

3. 紫外线穿透力较弱,不能透过玻璃、纸张、固体物品,故被消毒物品应裸露并摊开或挂起,定时翻动,使各面均受到照射。

4. 紫外线易被尘粒吸收,当空气中尘粒含量达 800~900 个/cm^3 时,杀菌效果可降低 20%~30%,故应保持环境清洁,减少尘埃飞扬。

5. 定期测定紫外线照射强度,并进行空气培养,以检测消毒效果。使用中的 30W 直管型紫外线灯辐射强度≥70 $\mu W/cm^2$ 则为合格。

6. 建立使用时间登记本,凡使用时间超过 1000 h,需更换灯管。

六、消毒效果检测方法

1. 物理监测法 物理监测是将紫外线强度计置于所测紫外线灯管的正中垂直 1 m 处,开灯照射 5 min 后判断结果:普通 30 W 新灯辐射强度不低于 70 $\mu W/cm^2$,使用中紫外线灯管辐射强度≥70 $\mu W/cm^2$ 为合格。

2. 化学监测法 化学监测是应用紫外线强度与消毒剂量批示卡来测定紫外线灯管是否合格,并可判断对水、空气、物体表面消毒的效果,同时测定消毒所需照射剂量。

3. 生物监测法 生物监测是应用标准菌片,在紫外线消毒后通过计算杀菌率来评价紫外线消毒效果。

技术 5-4 卫生洗手法

一、目的

除去手上的污垢及沾染的致病菌,避免自身感染和交叉感染。

二、洗手指征

1. 直接接触患者前后,接触不同患者之间,从同一患者身体的污染部位移动到清洁部位时,接触特殊易感患者前后。
2. 接触患者黏膜、破损皮肤或伤口前后,接触患者的血液、体液、分泌物、排泄物、伤口敷料之后。
3. 穿脱隔离衣前后,脱手套后。
4. 进行无菌操作前后,处理清洁、无菌物品之前,处理污染物品之后。
5. 当医务人员的手有可见的污染物或者被患者的血液、体液污染后。

三、操作前准备

1. 洗手设备
(1) 病房及各诊疗科室应设有流动水洗手设施,采用脚踏式开关或感应式开关。
(2) 肥皂应保持清洁、干燥,有条件的医院可用液体皂。
(3) 可选用纸巾、风干机、擦手毛巾等擦干双手。擦手毛巾应个人专用,保持清洁、干燥,每日消毒。

2. 工作人员准备 工作人员洗手前应取下手表和手上饰物,剪指甲,卷袖。

四、操作规程

1. 采用流动水洗手,使双手充分浸湿。
2. 取适量肥皂或者皂液,均匀涂抹至整个手掌、手背、手指和指缝。
3. 认真揉搓双手至少15 s,应注意清洗双手所有皮肤,清洗指背、指尖和指缝,具体揉搓步骤如下(图5-9A~G):

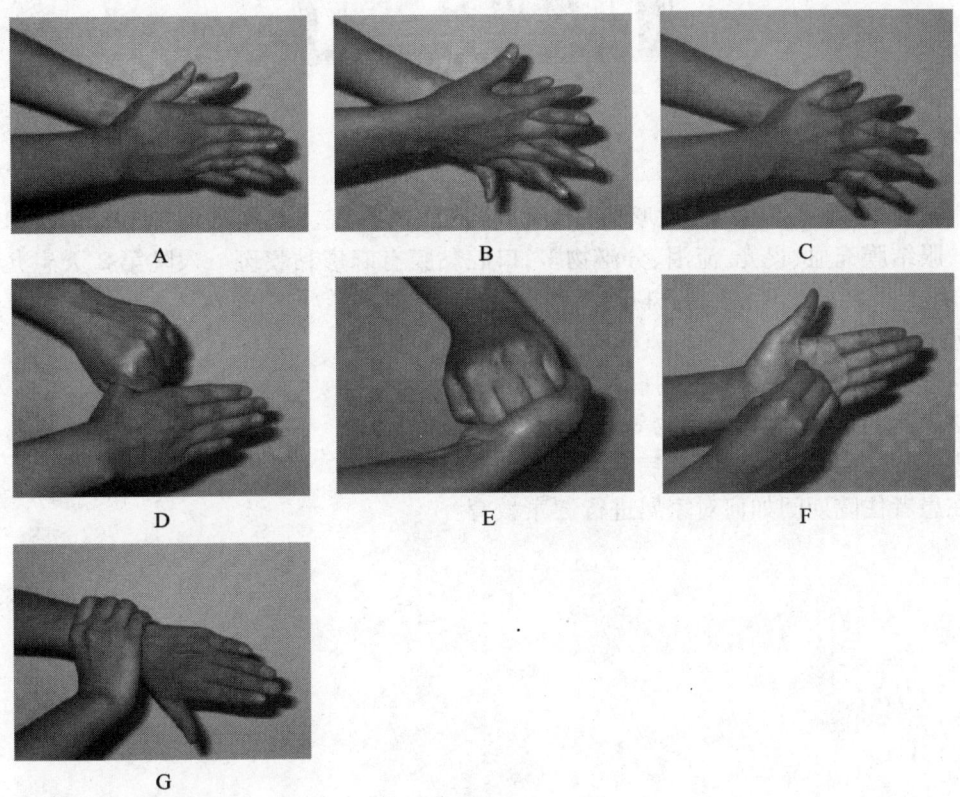

图5-9 正确洗手法
A. 掌心对掌心搓擦;B. 手指交错掌心对手背搓擦;C. 手指交错掌心对掌心搓擦;
D. 拇指在掌中转动搓擦;E. 互握互搓指背;F. 指尖在掌心摩擦;G. 搓擦手腕

(1)掌心相对,手指并拢,相互揉搓。
(2)手心对手背沿指缝相互揉搓,交换进行。
(3)掌心相对,双手交叉指缝相互揉搓。
(4)一手握住另一手大拇指旋转揉搓,交换进行。
(5)弯曲手指使关节在另一手掌心旋转揉搓,交换进行。
(6)将五个手指尖并拢放在另一手掌心旋转揉搓,交换进行。
(7)必要时增加对手腕的清洗。

五、注意事项

1. 洗手时,手部不佩戴戒指等饰物,认真清洗指甲、指尖、指缝和指关节等易污染的部位。
2. 站立位置应与水池保持一定距离,避免所穿的隔离衣污染水池或溅湿工作服。
3. 在整个洗手过程中,手及臂须低于肘部,使污水流向指尖。

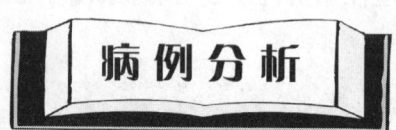

病例 5-1

患者陈某,女,5 岁。因发热、咳嗽、打喷嚏,流涕而入院。入院查体:T39.5 ℃,P100/min,R30/min,眼结膜充血、畏光、流泪、分泌物多,口腔黏膜有麻疹黏膜斑。入院第 2 天患儿前额、面部、颈部、躯干及四肢出现淡红色斑丘疹,临床诊断:麻疹。

问题:
1. 麻疹主要通过什么途径传播?
2. 该患儿的口鼻分泌物、用物等应采用什么方法消毒?
3. 患儿解除隔离后病室及其病室用物应如何消毒?
4. 在患者住院期间如何对家属进行健康教育?

(敖以玲)

第6章 无菌技术

无菌技术是预防医院感染的一项重要而基本的技术,其基本操作方法是根据科学原理而制定,任何一个环节都不能违反,否则就会造成感染的机会,给患者带来不应有的痛苦和危害。因此每个医护人员都必须具有无菌观念,正确熟练地掌握无菌技术,严格遵守无菌技术操作原则与操作规程,确保患者的安全。

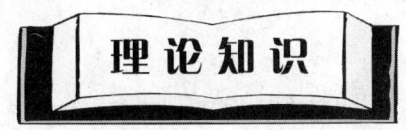

理论6-1 无菌技术的形成与发展

从有菌操作到无菌技术,有三位科学家作出了重大贡献,值得我们纪念。他们是:

一、列文虎克

列文虎克(Leeuwenhoek)(1632—1723年),荷兰人,是世界上第一台显微镜的发明者。列文虎克通过观察井水、牙垢以及人和动物的粪便,发现了球形、杆形与螺形的一些微小"活的野兽",从而成为世界上第一个发现微生物的人。当时人们并不知道这些微生物有什么作用,只是作为一种新奇发现而轰动了全世界。

二、巴斯德

巴斯德(Pasteur)(1822—1895年),法国人,微生物学的奠基人。巴斯德发明了著名的巴氏消毒法,还对蚕病、鸡霍乱、动物炭疽病以及人类狂犬病等方面进行了卓有成效的研究,是他第一个把列文虎克显微镜下的微生物与人类疾病联系起来,揭示了许多人类疾病的真正病因。现代科学已经证明,人类的大部分疾病是由微生物而引起。

三、利斯特

利斯特(Lister)(1827—1912年),英国人,无菌技术的创始人。利斯特在巴斯德的一系列研究成果的启发下,创立了消毒外科,即用石炭酸喷雾消毒手术室,用煮沸法消毒手术用具,用石炭酸溶液浸湿的纱布覆盖伤口,来隔绝伤口与空气的接触,从而大大降低了术后伤口感染率和术后病死率,使他所在的爱丁堡医院成为全世界术后伤口感染率和术后病死率最低的医院,世界各国的医生、护士纷纷前往参观、学习。所以,利斯特为无菌技术指明了道路,奠定了基础。

无菌技术从利斯特开始,经过一百多年的不断完善与发展,现已成为有效控制医院感染的关键措施之一,是每个医护人员必须具备的一项最基本的技术。无菌技术在临床应用非常广泛,哪里有无菌物品,哪里就有无菌技术操作,如手术、注射、输液、输血、导尿、穿刺、抽血等。目前临床上进行无菌技术操作有两种情况:第一种戴无菌手套操作,应用于对人体损伤较大、时间较长的操作,如各种手术、穿刺、导尿等,需要戴无菌手套操作,以防止感染。当戴着无菌手套进行无菌操作时,手属于无菌区,不可触及非无菌物品及非无菌区。第二种未戴无菌手套操作,有些操作如注射、输液等需要无菌技术操作,但不需要戴无菌手套操作。当没有戴无菌手套进行无菌操作时,手属于非无菌区,不可触及无菌区或跨越无菌区。

理论 6-2 无菌技术的概念

进行无菌技术操作,首先要树立无菌观念,明确无菌物品、无菌区与非无菌区的概念。

一、无菌物品

无菌物品指经过灭菌处理后未被污染的物品。

二、无菌区域

无菌区域指经过灭菌处理后未被污染的区域,简称无菌区。

三、非无菌区

非无菌区指未经过灭菌处理或经过灭菌处理后又被污染的区域。

四、无菌技术

无菌技术指在医疗护理操作过程中,防止一切微生物侵入人体,防止无菌物品与无菌区域被污染的技术。

理论 6-3 无菌技术操作原则

无菌技术操作原则是无菌技术操作的根本保证,违背原则的任何一项,都必将造成感染,给患者带来不应有的痛苦和损失。

一、无菌技术操作的环境要求洁净

无菌技术操作的环境要清洁、宽敞、定期消毒;无菌操作前 30 min 开窗通风,停止清扫地面,减少人群流动,避免尘埃飞扬;操作台清洁、干燥、平坦、物品布局合理。

二、工作人员的穿戴要规范

工作人员的穿戴要规范,帽子应遮住头发,口罩须盖住口鼻,修剪指甲并洗手,必要时穿无菌衣,戴无菌手套。

三、无菌物品的放置与存放原则

无菌物品与非无菌物品要分别放置,且有明显标志;无菌物品必须存放于无菌包或无菌容器内,不可暴露于空气中;无菌包外需注明物品名称、灭菌日期,并按失效期先后顺序摆放;无菌包在未污染的情况下,有效期为7~14 d,过期或受潮应重新灭菌。

四、进行无菌操作时一定要有无菌观念

无菌观念就是指在进行无菌操作时,必须明确无菌物品、无菌区与非无菌区的概念,凡没有戴无菌手套进行无菌操作时,如输液、注射等,手不可触及无菌区或跨越无菌区;凡戴着无菌手套进行无菌操作时,如导尿、穿刺等,手不可触及非无菌物品及非无菌区。

五、操作者的言行要规范

进行无菌操作时,操作者身体与无菌区保持一定距离(约20 cm);取放无菌物品时应面向无菌区,但不可朝向无菌区谈笑、咳嗽、打喷嚏;手臂保持在自己腰部水平以上或桌面以上。

六、无菌物品的使用原则

夹取无菌物品时,必须使用无菌持物钳,无菌物品一经取出,即使未用也不得再放回无菌容器内;无菌物品疑有或已被污染,不得继续使用,应予更换或重新灭菌,以免发生交叉感染。一套无菌物品只能供一个患者使用一次。

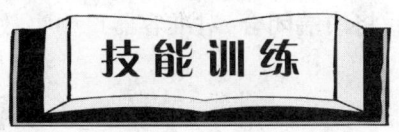

技术6-1 无菌持物钳使用法

一、目的

无菌持物钳用于取放和传递无菌物品。

二、持物钳的种类

持物钳种类有卵圆钳、镊子、三叉钳(图6-1)。

三、操作前准备

1. **环境准备** 环境清洁,符合无菌操作要求。
2. **护士准备** 护士着装整洁,戴口罩、帽子,剪指甲,洗手。
3. **用物准备** 持物钳及筒进行高压蒸汽灭菌后方可使用,其保存方法有两种:

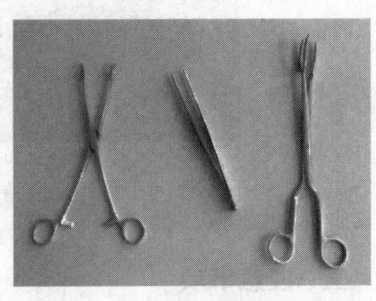

图6-1 持物钳种类

(1) 湿筒保存法:将无菌持物钳浸泡于盛有消毒液的大口无菌容器内,消毒液要浸没持物钳轴节以上 2~3 cm 或镊子的 1/2 处,一个浸泡筒只能放置一把持物钳(图6-2)。

(2) 干筒保存法:运用无菌干筒保存无菌持物钳,适用于在手术室、ICU 等需要集中使用无菌持物钳的病区。

四、操作规程

1. 取无菌持物钳法 左手打开容器盖,右手拇指、中指(或无名指)分别插入持物钳双环内,示指固定钳柄根部,闭合钳端,将钳移至容器中央,上提取出(图6-3)。

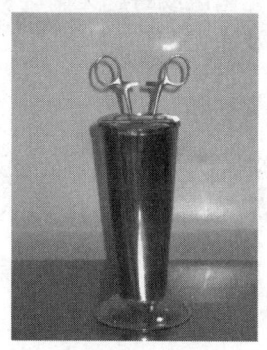

图6-2 持物钳及筒

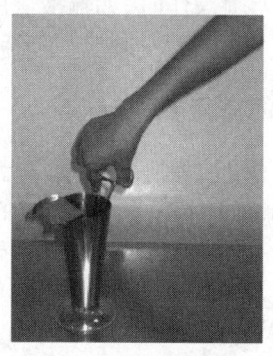

图6-3 取无菌持物钳法

2. 使用持物钳法 使用无菌持物钳时,保持钳端向下,不可倒转向上,在腰部水平或桌面以上视线范围内使用(图6-4)。

3. 放无菌持物钳法 使用后将钳端闭合,对准容器口中央放回并将钳端分开,盖好筒盖(图6-5)。

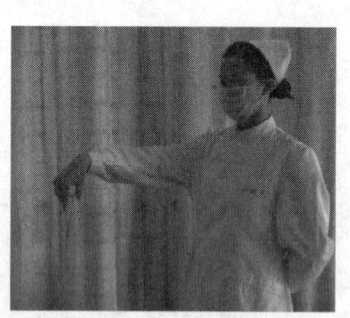

图6-4 使用无菌持物钳法

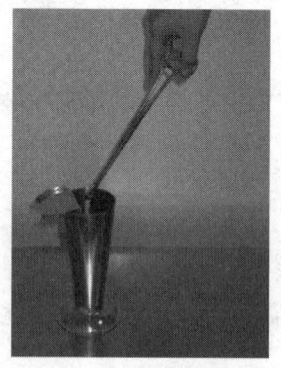

图6-5 放无菌持物钳法

五、注意事项

1. 取放无菌持物钳时,手不可触及容器口和无菌持物钳的浸泡部分,钳端不可触及液面以上的容器内壁及容器口。

2. 无菌持物钳只能夹取无菌物品,不能用于夹取油纱布、有色棉球、换药、消毒皮肤及敲打安瓿等。

3. 无菌持物钳及筒应定期消毒,湿筒一般每周清洁灭菌 1~2 次,同时更换消毒液;门诊、换药室等使用频繁的部门每日清洁、灭菌、更换 1 次;干筒保存时每 4~8 h 灭菌更换 1 次。

4. 到距离较远处夹取无菌物品时,应将持物钳和容器一起移至操作处,就地使用。

5. 无菌持物钳一经污染或可疑污染应重新灭菌。

技术 6-2 无菌容器使用法

一、目的

无菌容器用于盛放无菌物品并保持无菌状态。

二、操作前准备

1. **环境准备** 环境清洁,符合无菌操作要求。
2. **护士准备** 护士着装整洁,戴口罩、帽子,剪指甲,洗手。
3. **用物准备** 有盖无菌容器,如无菌纱布盒、无菌贮槽等;无盖无菌容器,如无菌弯盘、无菌治疗碗等。

三、操作规程

1. **检查** 检查无菌容器名称、灭菌日期。
2. **使用有盖无菌容器**

(1) 开盖法:手持容器盖打开,内面向上置于稳妥处或拿在手中,手持容器盖时不可触及盖内面和边缘,也不得在无菌容器的上方翻转盖子(图 6-6)。

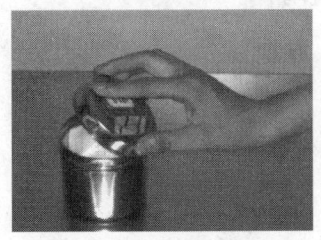
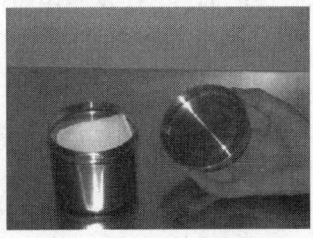
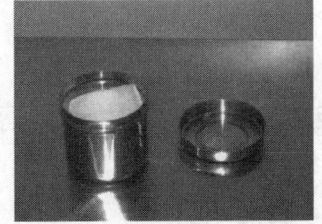

图 6-6 打开无菌容器盖法

(2) 夹物法:取无菌容器内物品时,无菌持物钳不可触及容器边缘(图 6-7)。

(3) 关盖法:取物后及时将容器盖覆盖回原位(图 6-8),防止容器内无菌物品在空气中暴露过久。

3. **使用无盖无菌容器法**

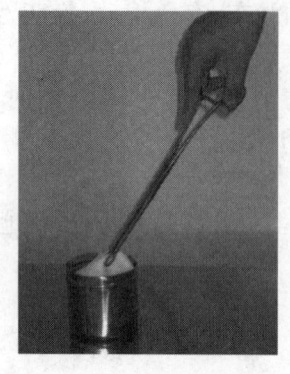

图6-7 取无菌容
器内物品法

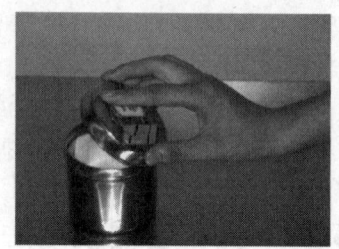

图6-8 关盖法

用单手或双手托住底部,手指不可触及容器的内面及边缘(图6-9)。

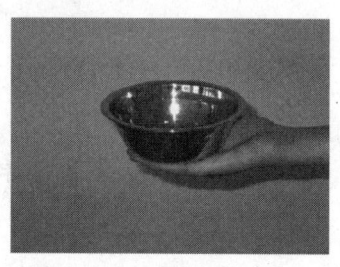

图6-9 手持无菌容器法
A. 单手持无菌容器;B. 双手持无菌容器

四、注意事项

1. 无菌容器打开后,记录开启的日期、时间,有效使用时间为24 h。
2. 无菌容器应定期消毒灭菌。

技术6-3 取用无菌溶液法

一、目的

保持无菌溶液在无菌状态下使用。

二、操作前准备

1. **环境准备** 环境清洁,符合无菌操作要求。
2. **护士准备** 护士着装整洁,戴口罩、帽子,剪指甲,洗手。
3. **用物准备** 密封瓶装无菌溶液、无菌容器、开瓶器、消毒剂、棉签、签字笔及弯盘。

三、操作规程

1. 四查 ① 查药名与有效期。② 查瓶体有无裂缝。③ 查瓶盖有无松动。④ 查溶液有无沉淀、混浊、絮状物等。凡有异常均不得使用。

2. 开瓶塞法 用启瓶器打开铝盖,消毒后从瓶签一侧用双手拇指将塞边缘向上推,以不暴露瓶口为宜,然后松开右手,捏住塞的边缘外翻后向上拔出(图6-10)。

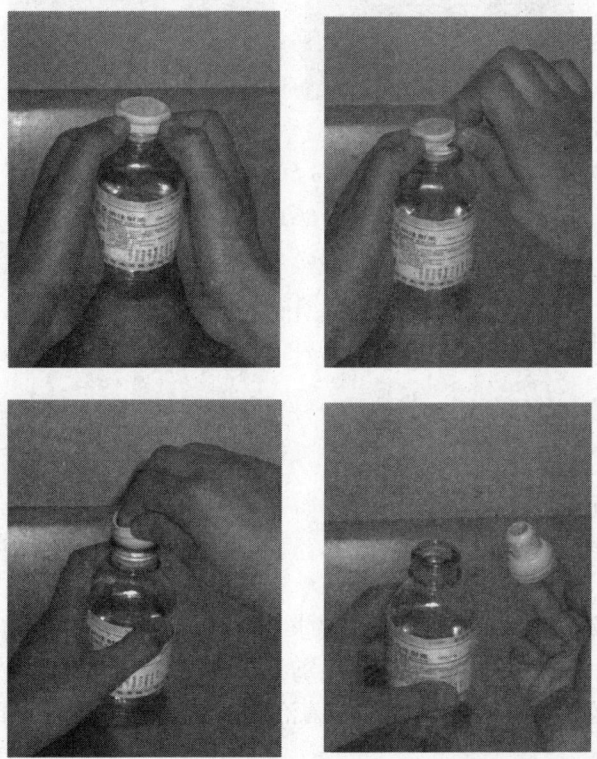

图6-10 开瓶塞法

3. 倒溶液法 瓶签朝掌心,先倒出少量溶液冲洗瓶口,再由原处倒出需要的溶液于无菌容器中(图6-11)。

4. 盖瓶塞法 倒完溶液,立即将瓶塞插入瓶口内,注意对位与消毒后盖下(图6-12)。

5. 记录 瓶内存留的溶液如继续使用,须注明开瓶日期及时间,其有效期为24 h。

四、注意事项

1. 倒无菌溶液时,手和溶液瓶外面不可跨越无菌区。

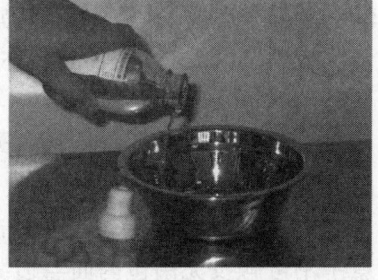

图6-11 倒无菌溶液法

2. 不可将物品伸入无菌溶液瓶内蘸取溶液;已倒出的溶液不可再倒回瓶内,以免污染剩余溶液;倒液时勿沾湿瓶签。

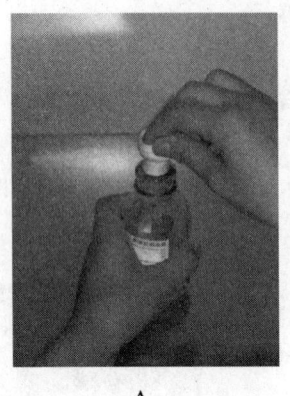 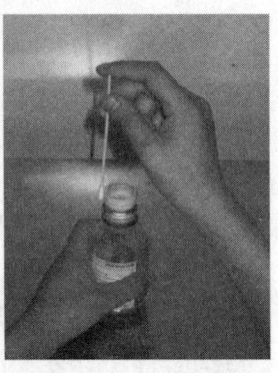

图6-12 盖瓶塞法
A. 对位；B. 消毒

技术6-4 无菌包使用法

一、目的
保持无菌包内物品的无菌，以备使用。

二、操作前准备
1. **环境准备** 环境清洁，符合无菌操作要求。
2. **护士准备** 护士着装整洁，戴口罩、帽子，剪指甲，洗手。
3. **用物准备** 无菌持物钳、无菌巾包、无菌治疗碗包、治疗盘、记录纸和笔。

三、操作规程
1. **灭菌前包扎法** 选用未脱脂棉布制成的双层包布，将需灭菌的物品放在包布中央，内放化学指示卡，第一角须盖住全部物品，依序折盖左右两角与最后一角，以"十"字形扎带或用化学指示胶带固定，贴上注明物品名称及灭菌日期的标签（图6-13）。
2. **无菌包打开法**
（1）检查：检查无菌包名称、灭菌日期、灭菌指示胶带，检查无菌包有无潮湿和破损等不能使用的情况。
（2）开包：将无菌包放在清洁、干燥、平坦的操作台面上，解开系带放妥，按原顺序逐层打开，注意手不可触及无菌包内面与边缘。若是双布包裹的无菌包，则内层包布用无菌持物钳打开。
（3）取物：检查指示卡是否变色，变黑色后用无菌持物钳取出所需物品。
（4）包扎：如果包内物品一次未用完，则按原折痕包好，"一"字形扎带，注明开包日期和时间，24 h内可再使用。
3. **小包递送法** 打开无菌包后，如需将包内物品全部取出并放在无菌区，可将包托在手上

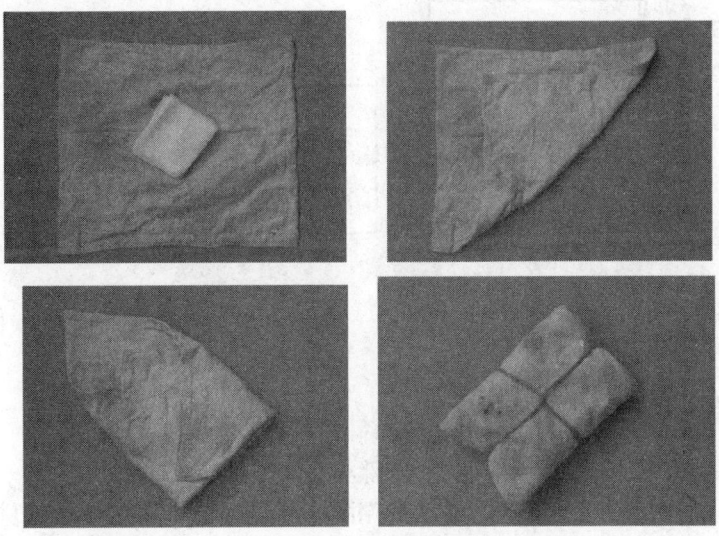

图 6-13 灭菌前包扎法

打开,系带夹于指缝,另一手将包布打开并将四角抓住,稳妥地将包内物品放在无菌区内或递送给手术者(图 6-14)。

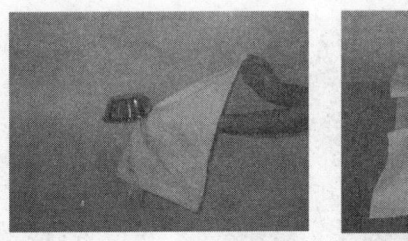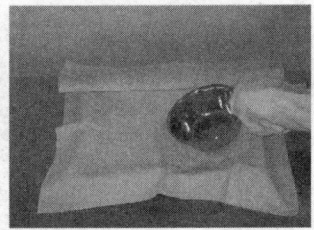

图 6-14 小包递送法

技术 6-5 铺无菌盘法

一、目的

在清洁干燥的治疗盘内,用无菌巾铺成一无菌区,其中放置无菌物品,供治疗和护理之用。

二、操作前准备

1. **环境准备** 环境清洁,符合无菌操作要求。
2. **护士准备** 护士着装整洁,戴口罩、帽子,剪指甲,洗手。
3. **用物准备** 清洁治疗盘、无菌治疗巾包、无菌持物钳、无菌敷料缸等。治疗巾灭菌前折叠法如下:
   (1) 纵折法:治疗巾纵折 2 次,再横折 2 次,开口边向外(图 6-15A~E)。
   (2) 横折法:治疗巾横折后再纵折,然后再横折 1 次,纵折 1 次(图 6-16A~E)。

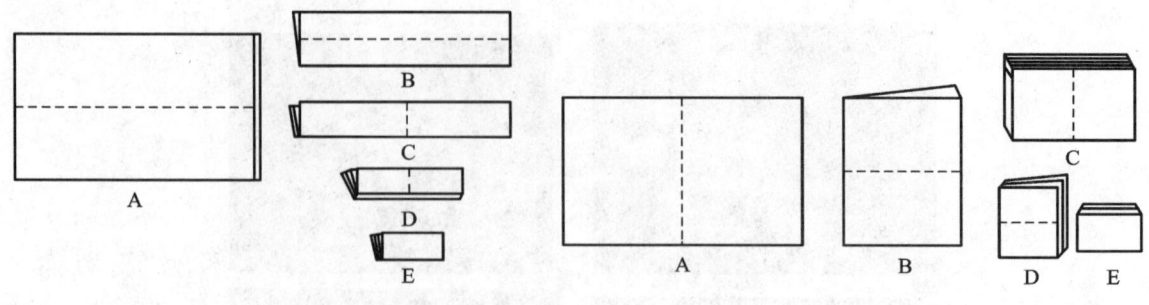

图6-15 治疗巾纵折法　　　　　图6-16 治疗巾横折法

三、操作规程

1. 单巾铺盘法 单巾铺盘为半垫半盖,步骤如下。

(1) 打开无菌包,查看化学指示卡,用无菌钳取出一块无菌巾,手持整边打开成双折铺于盘上,保持内面无菌,双手捏住无菌巾上层外面的两角,呈扇形叠于一侧,开口边向外,暴露无菌区(图6-17A)。

(2) 放入无菌物品后,手持上层外面两角(图6-17B),拉平覆盖于物品上,上下层边缘对齐。将开口处向上翻折2次,两侧边缘向下翻折1次(图6-17C)。

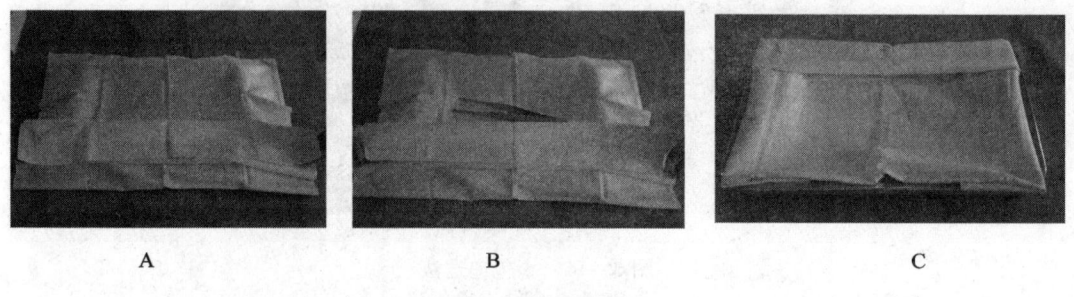

图6-17 单巾铺盘法

2. 双巾铺盘法 双巾铺盘为一垫一盖(图6-18)。

(1) 打开无菌包,查看化学指示卡,用无菌钳取出一块无菌巾,双手持巾的近身一面两角,由对侧向近侧平铺在盘上,无菌面向上(图6-18A)。

(2) 放入无菌物品后,用持物钳夹取另一块无菌巾并打开,由近侧至对侧覆盖于盘上,无菌面朝下,注意不暴露无菌区(图6-18B、图6-18C)。

(3) 使用无菌盘时,先打开反折部分,再打开盖巾一角,最后由对侧向近侧逐渐打开或由侧面打开,不跨越无菌区。

四、注意事项

1. 无菌治疗盘的有效使用时间不超过4 h。
2. 无菌治疗盘应保持干燥,避免潮湿污染。
3. 铺盘中不可跨越无菌区。

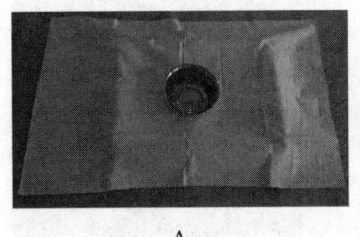 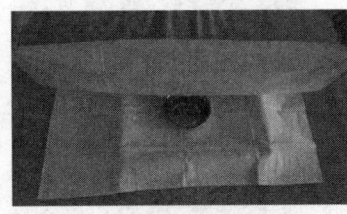 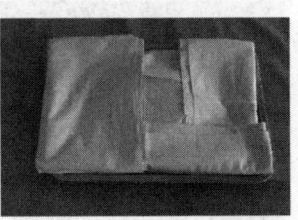

图 6-18 双巾铺盘法

技术 6-6 戴无菌手套法及脱手套法

一、目的

戴无菌手套进行严格的医疗护理操作,如手术、穿刺、导尿等,其目的是确保无菌效果,保护患者与医护人员免受感染。

二、操作前准备

1. **环境准备** 环境清洁,符合无菌操作要求。
2. **护士准备** 护士着装整洁,戴口罩、帽子,剪指甲,取下手表,洗手。
3. **用物准备** 无菌手套与滑石粉。

三、操作规程

1. **检查物品** 检查手套号码、有效期及包装有无破损。
2. **打开手套袋** 将手套袋放在清洁、干燥的桌面上打开,取出滑石粉涂擦双手。
3. **取手套法** 一手掀开手套袋开口处,另一手捏住一支手套的反折部分取出手套;还可以两手同时掀开手套袋开口处(图6-19A),分别捏住两只手套内面取出(图6-19B)。

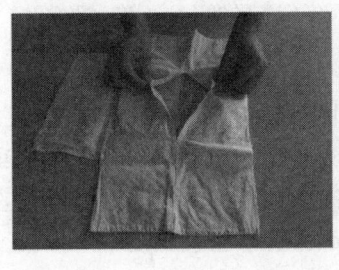 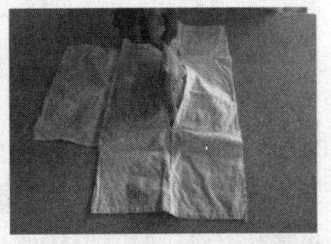

图 6-19 取手套法

4. **戴无菌手套法** 一手捏住手套的反折部分,另一手五指对准手套戴入,再以戴好手套的手指插入另一只手套的反折内面,同法戴好另一只手套(图6-20A~C)。
5. **调整** 双手互相调整手套位置,将手套的边缘套在工作服衣袖的外面。

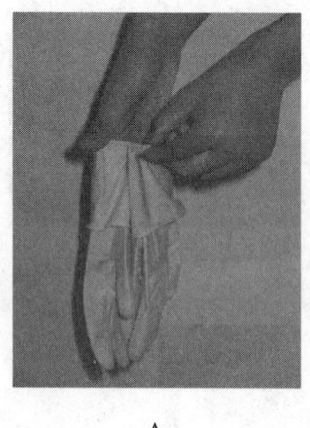 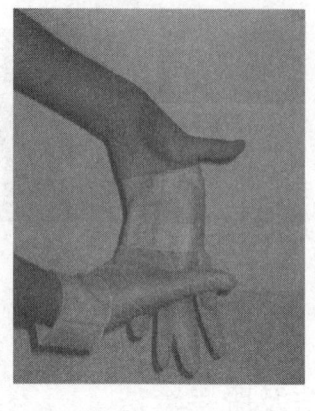 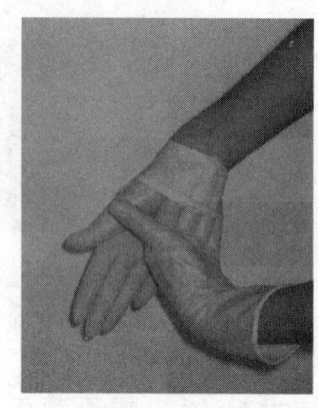

　　A　　　　　　　　　　B　　　　　　　　　　C

图 6-20　戴无菌手套法

6. 脱手套法　一手捏住另一只手套的外面由上而下翻转脱下，再将脱下手套的手插入另一手套内翻转脱下（图 6-21）。

四、注意事项

1. 手套的外面不可触及有菌物品，未戴手套的手不可触及手套的外面，已戴手套的手不可触及未戴手套的手及另一手套的内面。
2. 戴手套后双手应保持在腰部或操作台面以上视线范围内的水平。
3. 戴手套后，如发现手套有破裂则应立即更换。

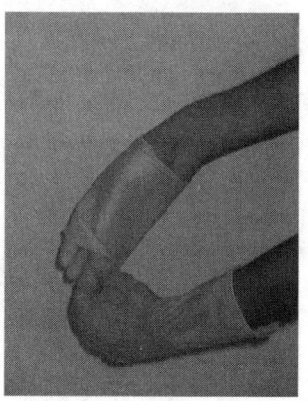

图 6-21　脱手套法

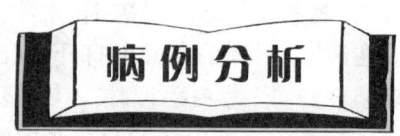

病例 6-1

　　患儿刘某，3 岁。因高热不退，就诊于某"三甲"医院，被诊断为"败血症"而住院治疗。护理查体：T40.5 ℃；P120/min，R30/min，左侧臀部外侧脓肿。询问其病史，2 周前因感冒发热于当地医院诊治，医嘱给予柴胡注射液肌内注射及输液治疗。注射柴胡的部位为左侧臀部。本次住院经抗感染、手术切开脓肿并引流排脓等治疗，28 d 后基本痊愈出院。

　　问题：
1. 请分析造成该患儿臀部脓肿的原因是什么？
2. 通过此病例，护士给患者注射时应遵循哪些无菌操作原则？

（庄华英）

第7章 隔离技术

隔离是将传染病患者和高度易感人群安置在指定的地方,暂时避免和周围人群触接,以达到控制传染源,切断传播途径,保护易感人群的目的。隔离的对象包括传染病患者和高度易感人群两大类,对前者采取传染病隔离,防止传染病病原体向外传播,对后者采取保护性隔离,保护高度易感人群免受感染。隔离是防止医院感染的重要措施之一,医护人员除自己严格执行隔离技术外,还应对患者及家属做好健康教育,使其了解隔离的意义,自觉遵守隔离制度,积极配合各种隔离措施,防止疾病传播。

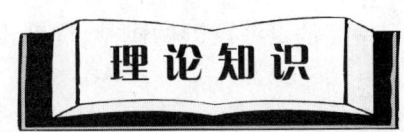

理论 7-1 隔离区域的设置与划分

一、隔离区域的设置

隔离区域简称隔离区,隔离区的设置应与普通病区分开,远离食堂、水源及其他公共场所,相邻病区楼房间隔约 30 m,侧面防护距离约 10 m,以防止空气对流传播。隔离区设有工作人员与患者各自进出的通道,配置必要的卫生、消毒设备。

隔离区由隔离室和其他辅助房间构成。隔离室有单人隔离室与同室隔离室两种。严密隔离患者应住单人隔离室;若同种传染病患者,可安排在同一病室,这种隔离室为同室隔离室。隔离区内清洁区、污染区和半污染区分区明确,各区卫生用具如拖布等分区固定使用,不得混用。

二、隔离区域的划分

(一) 清洁区

清洁区是指未与传染病患者直接接触、未被病原微生物污染的区域。如库房、配餐室、值班室、治疗室等。

清洁区隔离要求:患者及患者接触过的物品不得进入清洁区,工作人员接触患者后需消毒双手,脱去隔离衣及鞋后方可进入清洁区。

(二) 污染区

污染区是指与传染病患者直接接触、被病原微生物污染的区域。如病房、患者厕所与浴室、污物间等。

污染区隔离要求:污染区的物品未经过消毒处理不得带到他处;工作人员进入污染区时必须穿隔离衣,戴帽子、口罩,必要时换隔离鞋;离开污染区前脱隔离衣、鞋,消毒双手。

(三) 半污染区

半污染区是指未与传染病患者直接接触,但有可能被病原微生物污染的区域,如病区内走廊、医护办公室、化验室等。

半污染区隔离要求:患者或穿隔离衣的工作人员通过走廊时,不得接触墙壁、家具等物体;各种检验标本应放在指定的存放盘或架子上,检验完的标本及容器等应严格按要求处理。

理论 7-2 隔离原则

一、一般消毒隔离

(一) 隔离室标志及设施

隔离室门前悬挂隔离标志,门口有消毒液浸湿的脚垫,门旁设有隔离衣悬挂架(柜或壁橱)、消毒手和洗手设施、避污纸。

(二) 工作人员进出隔离室要求

1. 工作人员进入隔离室应按规定戴口罩、帽子,穿隔离衣,穿隔离衣后只能在规定范围内活动。

2. 穿隔离衣前,必须将所需的物品备齐,各种护理操作应有计划并集中执行,以减少穿脱隔离衣及洗手的次数。

3. 严格遵守洗手规则,每接触一位患者或污染物品后、离开隔离室前必须消毒双手。

4. 按病种使用医疗器械,如听诊器、血压计等,按区使用清扫工具,如拖把、抹布等,污染物品不得放于清洁区。

5. 陪护人员进出隔离室应根据隔离种类采取相应隔离措施。

(三) 分类处理隔离室内物品

1. 患者接触过的一切用物,须经消毒后方可递交。

2. 患者的排泄物、分泌物、呕吐物等,须经消毒处理后方可排放。

3. 污染物品须先经过消毒处理,再进行清洁处理。

4. 送出病区处理的污染物品应置污物袋内,袋外有明显标记。

(四) 隔离室消毒

隔离室每日进行空气消毒,可用紫外线照射或消毒液喷雾,每日晨间护理后,用消毒液擦拭病床、床旁桌椅、地面等。

(五) 加强隔离患者心理护理

在隔离期间,工作人员应向患者及家属进行隔离知识宣教,使其遵守隔离要求和制度。同时对患者要热情、关心,尽力解除患者因隔离而产生的恐惧、孤独、自卑等心理反应。

(六) 解除隔离的标准

患者的传染性分泌物 3 次培养结果均为阴性,或患者已度过隔离期,经医生下达医嘱后,方可解除隔离。

二、终末消毒处理

终末消毒处理是指对出院、转科或死亡患者及其所住病室、用物、医疗器械等进行的消毒处理。

（一）患者的终末消毒处理

患者出院或转科前应洗澡，换上清洁衣服，个人用物须消毒后一并带出。如患者死亡，须用消毒液作尸体护理，并用浸透消毒液的棉球填塞口、鼻、耳、阴道、肛门等孔道，然后用一次性尸单包裹尸体。

（二）病室的终末消毒处理

关闭病室门窗，打开床旁桌抽屉、摊开棉被、竖起床垫，用消毒液熏蒸，熏蒸后，用消毒液擦拭家具、地面。患者用过的物品须分别消毒（表7-1）。

表7-1 传染病患者污染物品消毒法

类 别	消 毒 方 法
病室房间	熏蒸
病室地面、墙壁、家具	消毒剂喷洒、擦拭
医疗用的金属、橡胶、搪瓷、玻璃类物品	消毒剂浸泡，煮沸及压力蒸汽灭菌等
血压计、听诊器、手电筒	甲醛熏蒸，环氧乙烷气体灭菌，消毒剂擦拭
体温计	1%过氧乙酸浸泡30 min，连续2次，也可用20%碘伏浸泡30 min
餐具、茶具、药杯	消毒剂浸泡，煮沸，微波消毒，环氧乙烷气体灭菌
信件、书报、票证	甲醛熏蒸，环氧乙烷气体灭菌
布类、衣服	消毒剂浸泡，环氧乙烷气体灭菌，煮沸消毒，压力蒸汽灭菌
枕芯、被褥、毛纺织品	日光曝晒6 h以上，环氧乙烷气体灭菌
排泄物、分泌物	排泄物用漂白粉消毒，痰盛于蜡纸盒内焚烧
剩余食物	煮沸30 min后倒掉
垃圾	焚烧

理论7-3 隔离种类及措施

目前，我国大多数医院采用的隔离种类主要是根据美国疾病控制中心（CDC）推荐的分类隔离系统，以切断传播途径作为制定措施的主要依据。可在隔离室门外或患者床头安置不同颜色的提示卡（卡正面为预防隔离措施，反面为适用的疾病种类）以表示不同性质的隔离，用以提醒和指导人们遵守隔离措施。以切断传播途径作为制定措施的隔离系统见表7-2。

表 7-2 隔离种类及措施

隔离种类	适用范围	主要措施
严密隔离	用于传染性强、病死率高的传染病,如霍乱、炭疽、鼠疫、传染性非典型性肺炎(SARS)、禽流感等	① 设专用隔离室:单人隔离室或同一病种患者住同一病室,通向过道的门窗需关闭,室内用具力求简单、耐消毒,室外挂有明显的标志 ② 进出隔离室要求:工作人员接触患者时必须戴口罩、帽子,穿隔离衣、裤、鞋,戴橡胶手套,必要时注射疫苗或采取预防措施。接触患者或污染物品后、离开隔离病房前必须消毒双手 ③ 污物处理:消毒物包括患者的分泌物、呕吐物及排泄物等,均须经严格消毒处理 ④ 室内环境消毒:室内地面及空气,每日消毒一次 ⑤ 患者转送及探陪:原则上禁止患者离开病室,禁止探视和陪护。患者确需离开病室时应做好隔离安排,探视者进入隔离室应经过同意,并采取相应防护措施
呼吸道隔离	呼吸道传染病,如肺结核、流脑、流感、百日咳、白喉等	① 设专用隔离室:同一病种患者可同住一病室,通向过道的门窗需关闭,室外挂有明显的标志,有条件时尽量远离其他病室 ② 进出隔离室要求:工作人员接触患者时必须戴口罩、帽子,必要时穿隔离衣、戴手套。接触患者或污染物品后、离开隔离病房前必须消毒双手 ③ 口鼻分泌物需经消毒处理方可丢弃。患者禁止随地吐痰,外出需戴口罩 ④ 室内空气消毒每日一次 ⑤ 探视:探视者进入隔离室应经过同意,并采取相应防护措施
肠道隔离	肠道传染病,如伤寒、细菌性痢疾、甲型肝炎、脊髓灰质炎等	① 设隔离室:同一病种患者可住同一病室,条件有限时可以床边隔离,但患者之间不可相互传递物品,病室应有防蝇设备,并做到无蟑螂、无鼠 ② 进出隔离室要求:接触不同病种患者时需分别穿隔离衣,接触污物时要戴手套。接触患者或污染物品后、离开隔离病房前必须消毒双手 ③ 污物处理:排泄物、呕吐物及剩余食物消毒后倒掉 ④ 患者的食具、便器等专用 ⑤ 探视:探视者进入隔离室应经过同意,并采取相应防护措施
接触隔离	用于经体表或伤口直接或间接接触而感染的疾病,如破伤风、气性坏疽等	① 设专用隔离室:同一病种患者可同住一病室,室外挂有明显标志,患者避免接触他人 ② 进出隔离室要求:接触患者时必须戴口罩、帽子,穿隔离衣,必要时戴橡胶手套;工作人员的手或皮肤有破损者应避免接触患者;接触患者或污染物品后、离开隔离病房前必须消毒双手 ③ 污物处理:被患者接触过的一切物品应先灭菌后再清洁、消毒,污染的敷料应装袋标记后送焚烧处理 ④ 探视要求:原则上禁止探视,探视者进入隔离室应经过同意,并采取相应防护措施

续表

隔离种类	适用范围	主要措施
血液体液隔离	用于预防直接或间接接触血液或体液传播的传染性疾病,如乙型肝炎、艾滋病、梅毒等	① 设隔离室:同一病种患者可住同一病室,隔离室内应有防蚊、防虱蚤设施,室外挂有明显标志 ② 进出隔离室要求:接触血液或体液时要求戴口罩、手套,穿隔离衣,必要时戴护目镜。若手被血液或体液污染,应立即用消毒液洗手 ③ 污物处理:被血液或体液污染的物品,应装袋标记后送消毒或焚烧,患者用过的针头应放入防水、防刺破并有标记的容器内,直接送焚烧处理;被血液或体液污染的室内物品,立即用消毒液擦拭或喷洒消毒 ④ 探视要求:探视者进入隔离室应经过同意,并采取相应防护措施
昆虫隔离	用于以昆虫为媒介而传播的疾病,如乙型脑炎、疟疾、流行性出血热、斑疹伤寒等	① 设隔离室:同一病种患者可住同一病室,疟疾病室应有蚊帐及其他防蚊设施 ② 流行性出血热、斑疹伤寒患者入院时要洗澡、更衣、灭螨、灭虱、灭鼠
引流物-分泌物隔离	用于预防直接或间接接触传染性脓液或分泌物而传播的疾病,如轻型烧伤感染、结膜炎等	① 可不设隔离室,但室外挂有明显标志 ② 进出隔离室要求:执行治疗时应戴口罩、手套,必要时戴护目镜,穿隔离衣。接触患者或污染物品后、离开隔离病房前应洗手 ③ 污物处理:被脓液或分泌物污染的物品,应装袋标记后送消毒或焚烧 ④ 探视要求:探视者进入隔离室应经过同意,并采取相应防护措施
保护性隔离(反向隔离)	用于抵抗力极低或极易感染的患者,如严重烧伤、早产儿、白血病、脏器移植及免疫缺陷患者等	① 设隔离室:患者住单人隔离室,室外挂有明显标志;室内空气、家具、地面等应严格消毒,正压通风换气 ② 进出隔离室要求:凡进入隔离室内人员均应穿戴经过灭菌的口罩、帽子、隔离衣、手套及鞋;未经过消毒的物品不可带入隔离区;接触患者前后及护理另一患者前均应洗手和消毒手 ③ 污物处理:患者的引流物、排泄物、被血液或体液污染的物品,应及时分装密闭,标记后送指定地点 ④ 探视要求:凡患呼吸道疾病或咽部带菌者,包括工作人员均应避免接触患者,探视者需要进入隔离室应采取相应的隔离措施

理论7-4 标准预防

一、概念

标准预防即认定患者的血液、体液、分泌物、排泄物均具有传染性,须进行隔离,不论是否有明显的血迹污染或是否接触非完整的皮肤和黏膜,接触上述物质者,必须采取防护措施。

二、基本特点

1. 既要防止血源性疾病的传播,也要防止非血源性疾病的传播。
2. 强调护患双方防护,既要防止疾病从患者传至医务人员,又要防止疾病从医务人员传至患者。
3. 隔离措施的采取,主要根据传播途径不同而采取不同的措施,包括接触隔离、空气隔离和微粒隔离。

三、措施

1. **戴手套** 遇有下列情况时必须戴手套:当手可能接触到患者的血液、体液、排泄物、分泌物、破损的皮肤、黏膜组织时;为特殊传染病患者检查、治疗、护理前;接触污染物品或在微生物实验室操作前应戴一次性手套或无菌乳胶手套;接触两个患者之间要换手套,接触同一患者不同感染部位时应换手套或用蘸消毒剂的毛巾擦拭手套表面。做到一人一用一消毒(或灭菌),或废弃。不可为了保护自己戴着手套接触不同的患者和物品。脱手套后必须及时洗手。

2. **洗手** 洗手参见第5章。

3. **戴口罩、眼罩** 当患者体内物质可能溅到面部、口腔、鼻腔或眼结膜时应戴口罩和防护眼镜。

4. **穿隔离衣或塑料围裙** 当工作服可能受到血液、体液污染时应穿隔离衣(参见技术7-4)或塑料围裙。

5. **接种乙肝疫苗** 建议乙肝表面抗原阴性的所有医务人员都接种乙肝疫苗,方法是:首次接种、1个月和6个月后再次接种疫苗(共3次)。注射后半年采血检测是否产生抗体。

6. **避免注射器针头或锐器损伤** 一次性注射器用后不要徒手分离针头,也不再套回针帽内,锐器(针头、穿刺针)用后应放入防渗漏、耐刺的锐器回收盒内,进行无害化处理。如果不慎被锐器刺伤,则应立即采取相应保护措施:

(1) 清创和对创面进行严格消毒处理,挤出伤口的血液。

(2) 被HBV阳性患者的血液、体液污染的锐器刺伤,应在24 h内注射乙型病毒性肝炎免疫高价球蛋白,进行血液乙型病毒性肝炎标志物检查,阴性者注射乙型病毒性肝炎疫苗。

(3) 可疑暴露于HCV感染的血液、体液时,尽快于暴露后做HCV抗体检查,有些专家建议暴露4~6周后检测HCV的RNA。

(4) 可疑暴露于 HIV 感染的血液、体液时,短时间内口服抗病毒药,尽快于暴露后检测 HIV 抗体,然后行周期性复查(如6周、12周、6个月等)。在跟踪期间,特别是在最初的6~12周,绝大部分感染者会出现症状,因此,在此期间必须注意不要献血、捐赠器官及母乳喂养,过性生活时要用避孕套。

7. 废弃物分类收集处理 感染性废弃物置黄色塑料袋内密封运送,进行无害化处理。

8. 标本的处理 任何标本都应视为有传染性,应以适当和安全的方法采集标本和运送标本,避免造成污染。

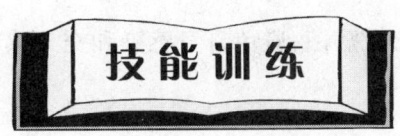

技术 7-1 口罩、帽子的使用法

一、目的

使用口罩的目的是保护患者与自己,避免互相传染,防止飞沫污染无菌物品或清洁物品。使用帽子防止工作人员的头发、头屑散落或被污染。

二、操作规程

(一) 帽子的使用

进入隔离区要戴圆筒帽,帽子应大小合适,遮住全部头发,并保持清洁,每周更换2次,手术室或严密隔离单位应每次更换。

(二) 口罩的使用

1. 口罩的要求 口罩有纱布口罩与一次性口罩,纱布口罩要有8层方可阻挡100%的细菌,目前医院使用的口罩多为夹层,中间夹层一般采用熔喷法生产的蓬松的聚丙烯纤维网或充电极化纤维网,以增强对细菌的过滤能力。

2. 口罩的选择与佩戴 应根据用途及佩戴者的脸形大小来决定,戴上后的口罩要能罩住口、鼻、眼眶以下的大部分面积。以带过滤功能的 N95 型口罩为例,佩戴方法是:

(1) 取出口罩,双手提起,找出鼻梁片位置,勒带自然下垂。

(2) 口罩固定于下巴位置,鼻端朝上,上带拉过头,下带系于耳朵和颈项之间。

(3) 轻压鼻端,调整位置,检查有无漏气。

口罩不用时应及时取下,将污染面向内折叠,放入胸前小口袋或小塑料袋内,不能悬挂在胸前。

三、注意事项

1. 帽子、口罩应勤换洗,保持清洁。

2. 戴上口罩后,不可用污染的手触摸口罩,口罩潮湿或污染后应立即更换。

3. 一般情况下,纱布口罩使用4~8 h应更换,一次性口罩使用不超过4 h,每次接触严密隔离的患者后应立即更换。

4. 离开污染区前将帽子、口罩放入特定污物袋内,以便集中消毒处理。

技术7-2 手消毒法

一、目的

手消毒的目的是除去手上的致病菌,避免自身感染和交叉感染。

二、手消毒指征

1. 检查、治疗、护理免疫功能低下的患者之前。
2. 出入隔离病房、重症监护病房、烧伤病房、新生儿重症病房和传染病病房等医院感染重点部门前后。
3. 接触具有传染性的血液、体液和分泌物以及被传染性致病微生物污染的物品后。
4. 双手直接为传染病患者进行检查、治疗、护理或处理传染病患者的污物之后。

三、操作前准备

准备手消毒剂,常用手消毒剂有:

1. 醇类和胍类(醋酸氯己定等)复配的手消毒液。
2. 有效碘含量为5000 mg/L的碘伏溶液。
3. 75%乙醇溶液或70%异丙醇溶液。
4. 氧化电位水。
5. 卫生行政部门批准用于手消毒的其他消毒剂。

四、操作规程

1. 揉搓法 用快速手消毒剂揉搓双手2 min即可。揉搓的方法按卫生洗手的七步进行,参见第5章。

2. 消毒液浸泡刷手法 双手完全浸泡在消毒液中,相互搓擦或用手刷反复刷洗,刷手的顺序按前臂、腕部、手背、手掌、手指、指缝、指甲进行刷洗,每只手刷30 s,再重复一次,共刷2 min,再用皂液和流动水洗净。

五、注意事项

1. 手消毒范围应超过被污染的部位。
2. 用于浸泡消毒的消毒液应定期更换。
3. 手刷专用,每天更换。

技术 7-3 避污纸的使用法

一、目的

用避污纸垫着拿取物品或做简单操作，可以保持双手或物品不被污染，以省略消毒手续，用清洁的手拿取污染物品或用污染的手拿取清洁物品时，均可用避污纸。

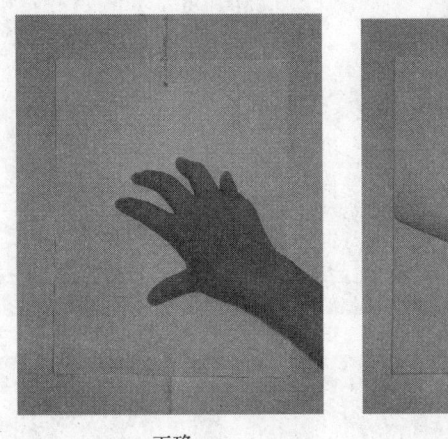

正确　　　　　　　　　　错误

图 7-1　取避污纸法

二、操作前准备

用物有避污纸、污物桶。

三、操作规程

取避污纸时，应从页面抓取，不可掀页撕取（图 7-1），避污纸用后弃于污物桶内，定时焚烧。

技术 7-4 穿、脱隔离衣法

一、目的

穿脱隔离衣的目的是保护工作人员和患者，防止交叉感染。

二、操作前准备

1. **环境准备**　环境要符合隔离技术要求。
2. **护士准备**　戴好口罩、帽子、穿好工作服，取下手表，卷袖过肘（冬季卷过前臂中部）。
3. **用物准备**　隔离室门外设有隔离衣悬挂架（柜或壁橱）、隔离衣、消毒手和洗手设施、避污纸、污衣袋。隔离衣无破洞、潮湿，挂放得当，大小合适。

三、操作规程

1. 穿隔离衣法（图7-2）

（1）取衣：手持衣领取下隔离衣（衣领及隔离衣内面为清洁面），清洁面朝向自己，两手将衣领两端向外折，露出袖笼内口。

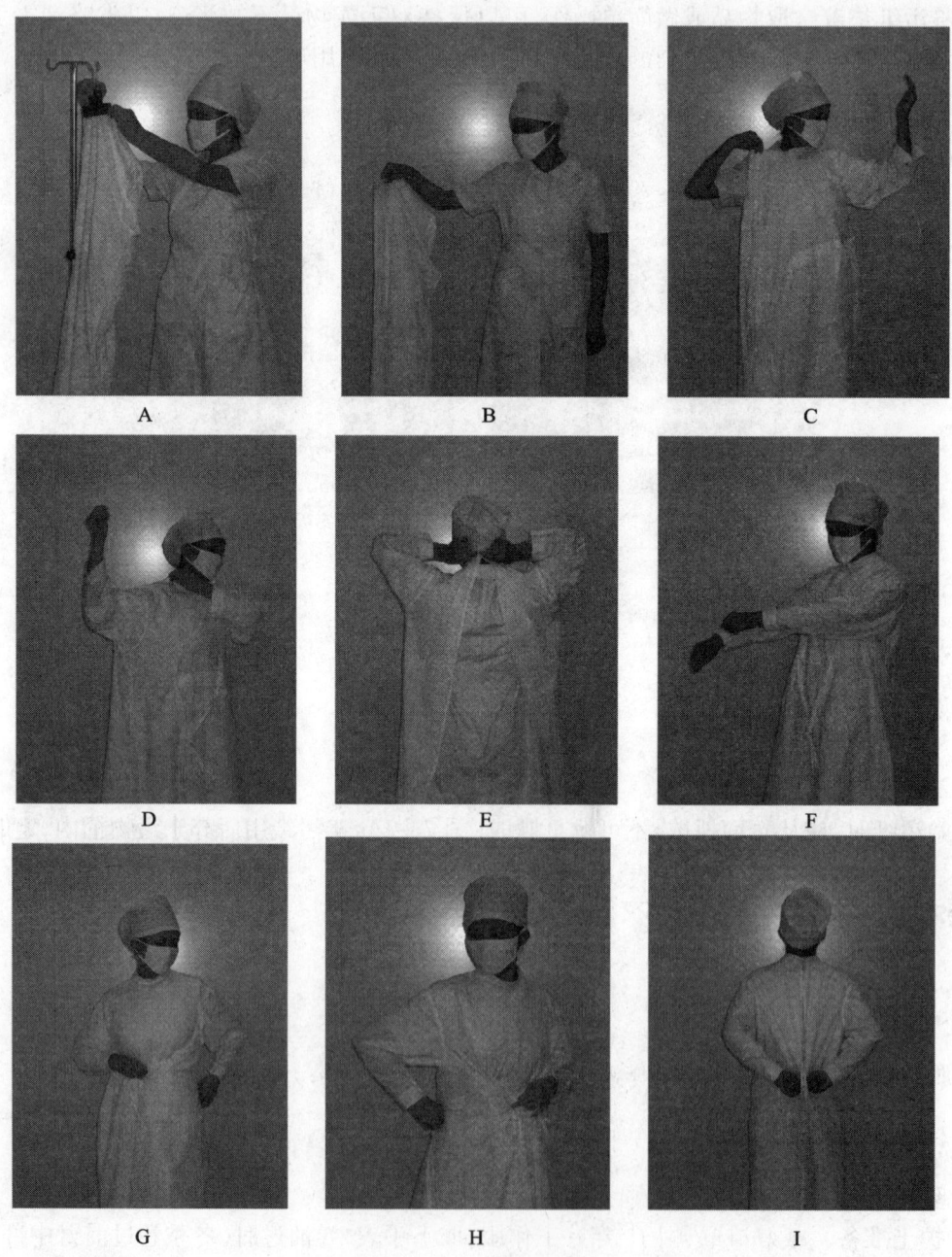

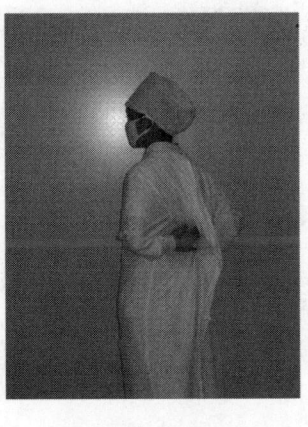 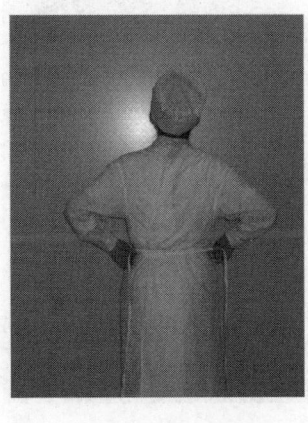 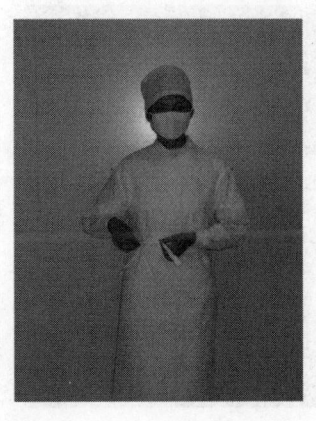

图 7-2　穿隔离衣法
A. 取隔离衣；B. 清洁面朝自己；C. 穿上一袖；D. 穿上另一袖；E. 系领扣；F. 扣袖口；G. 将一侧衣边捏至前面；H. 同法捏住另一边；I. 将两侧衣边对齐；J. 向一侧折叠；K. 交叉腰带；L. 扎起腰带

（2）穿衣袖：一手持衣领，一手伸入袖内，举起手臂将衣袖穿好，使一手露出，将衣袖上抖。换手持衣领，依上法穿好另一衣袖，注意衣袖勿触及头面部。

（3）系领扣：两手持衣领，由前向后理顺领边，扣好领扣。

（4）扣袖扣：此时手已被污染。

（5）系腰带：将隔离衣一边（约在腰带下 5 cm 处）渐向前拉并捏住正面衣缘，同法捏住另一侧衣缘（注意手不触及衣内面），双手在背后将边缘对齐，向一侧折叠，按住折叠处，将腰带拉至背后交叉，回到前面打一活结。

2. 脱隔离衣法（图 7-3）

（1）解腰带：先解开腰带的活结，也可以在消毒双手后，脱袖包手解腰带。

（2）解袖扣：解开袖扣，在肘部将部分衣袖塞入工作服袖内。

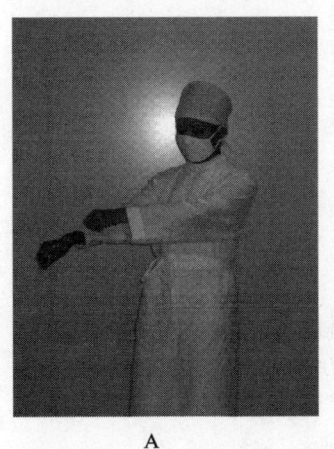 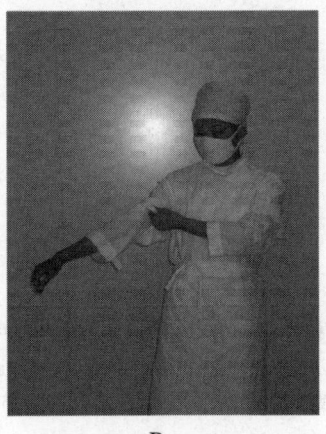 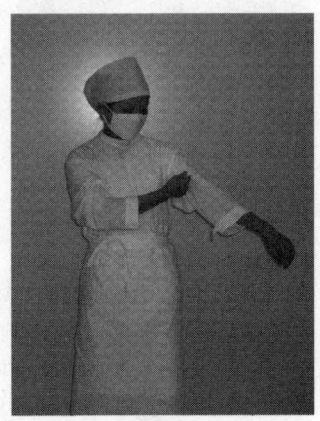

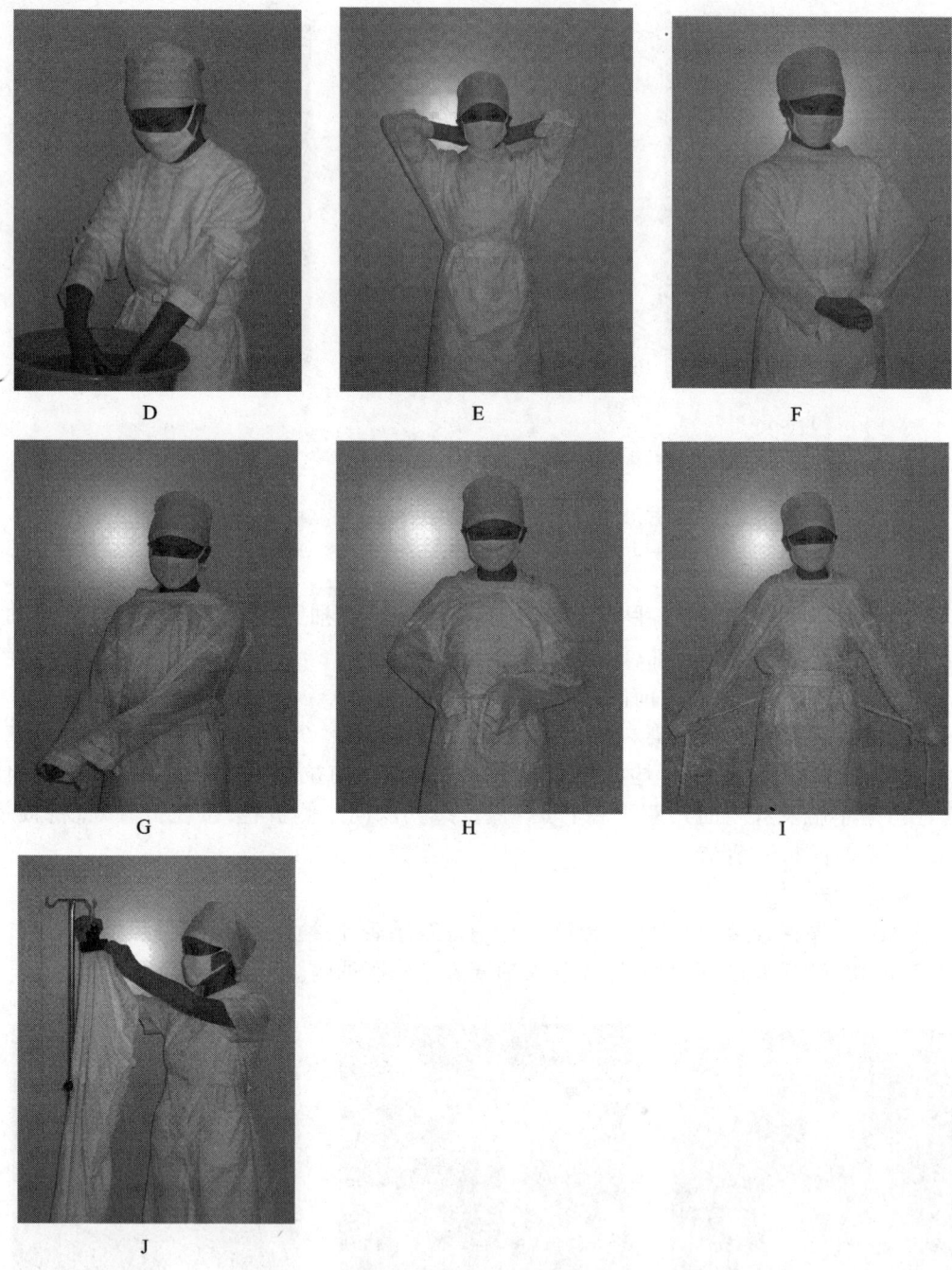

图 7-3 脱隔离衣法

A. 解开一手袖口；B. 将衣袖向上拉,塞在上臂衣袖下；C. 解开另一手袖口,塞在上臂衣袖下；D. 清洗消毒双手；E. 解领扣；F. 用清洁手拉衣袖内的清洁面；G. 用衣袖遮住的手拉另一袖的污染面；H. 双手在衣袖内解开腰带；I. 甩带；J. 提起衣领,对齐衣边挂在衣钩上

(3) 消毒双手：先消毒双手再用皂液和流动水洗手,烘干。

(4) 解开领扣。

（5）脱衣袖：一手伸入另一侧衣袖内，拉下衣袖过手（包住手），再用衣袖遮住的手握住另一衣袖的外面将袖拉下，两手于袖内解开腰带尽量后甩，两手合并相互转换渐从袖管中退出。

（6）挂衣：手持衣领，将隔离衣两边对齐，将衣挂在悬挂架（柜或壁橱）上；挂在半污染区，清洁面在外；挂在污染区，污染面在外。

（7）污衣处理：不再穿的隔离衣，脱下后清洁面向外卷好，投入污物袋中。

四、注意事项

1. 隔离衣长短要合适，须全部遮盖工作服，有破洞不可使用。
2. 隔离衣的内面与衣领为清洁面，外面为污染面，当手被污染时，不可触及隔离衣的清洁面及自己的头面部、颈部、帽子和口罩。
3. 穿隔离衣后，只限在规定区域内活动，不得进入清洁区，避免接触清洁物品。护理不同病种患者不能共穿一件隔离衣。
4. 隔离衣每天更换，如有潮湿或污染，应立即更换。

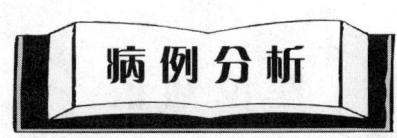

病例 7-1

患者周某，男，48岁，工人。从事地下矿挖掘工作18年，2002年发现硅沉着病，2006年经诊断患肺结核并进行了6个月的抗结核治疗，近几个月因胸闷、头晕、呼吸困难，下肢水肿而入院。入院查体：T38.5 ℃，P100 次/min R35 次/min BP140/80 mmHg，体重 45 kg，留痰查结核杆菌阳性，入院诊断：① 硅肺病；② 活动性肺结核病；③ 肺心病。遵医嘱进行抗感染、抗结核、利尿等治疗及护理，15 d 后病情好转而出院。

问题：
1. 该患者出院后应对其病室内地面、墙壁、家具表面怎样进行消毒？
2. 该患者的主要传染物是什么？怎样消毒？
3. 结核杆菌的细胞壁含大量脂质，对消毒剂抵抗力强，消毒时应选择何种消毒剂为佳？
4. 在患者住院期间如何对患者及家属进行健康教育？

（庄华英）

第8章 患者清洁卫生护理

清洁是人类最基本的生理需要之一。清洁可去除身体的表面污垢,保护皮肤的防御功能,促进血液循环。同时,清洁还可改善自我形象,使人拥有自信和自尊,感觉舒适、安全及心情轻松愉快。健康人具有保持身体清洁的能力。当一个人生病时,其自理能力会出现不同程度的下降,但对清洁的需求却与健康人一样,甚至更为强烈。做好患者的清洁卫生工作是护士的重要职责。患者的清洁卫生包括口腔护理、头发护理、皮肤护理等。护士应根据患者的病情,对其清洁状况和清洁能力进行评估,制订清洁计划并实施,使患者舒适,促进其身心健康;为患者进行清洁护理的同时与患者密切接触,有助于建立治疗性护患关系。

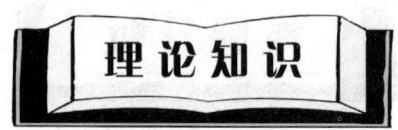

理论8-1 口腔护理

一、重要性

口腔是病原微生物侵入人体的途径之一。口腔的温度、湿度以及食物残渣非常适宜微生物的生长繁殖,因此,健康人的口腔内存有大量致病菌和非致病菌。但由于机体抵抗力强,加之饮水、进食、刷牙、漱口等活动起到减少或清除细菌的作用,因此通常不会引起口腔问题。当患病时,如高热、昏迷、手术后或口腔疾患等,机体抵抗力降低,进食、饮水及刷牙等活动减少,使细菌得以在口腔内大量繁殖,则可引起口臭、口腔局部炎症、溃疡及其他并发症。口腔出现健康问题常导致食欲减退、消化功能下降,并影响与人的正常交往。

口腔护理是保持口腔清洁、预防口腔疾病的重要方法之一。护士必须认真地评估和判断患者的口腔卫生状况,及时给予相应的护理措施和必要的卫生指导。

二、口腔评估

(一)口腔情况

1. 口唇的色泽、湿润度,有无干裂、出血及疱疹等。
2. 口腔黏膜的颜色、完整性,有无溃疡、疱疹、出血、脓液等。
3. 牙的数量,有无义齿、龋齿、牙结石、牙垢等。
4. 牙龈的颜色,有无出血、牙龈萎缩及牙周病等。
5. 舌的颜色、湿润度、有无溃疡、肿胀及舌面积垢,舌苔颜色及厚薄等。

6. 腭部、腭垂、扁桃体的颜色,有无肿胀、分泌物等。
7. 口腔气味,有无氨臭味、烂苹果味等。

(二) 口腔卫生习惯及自理能力

患者刷牙的次数和方法、口腔清洁的程度以及患者的自理能力。

(三) 口腔卫生知识

患者对口腔卫生重要性的认识以及对预防口腔疾病知识的了解程度。

(四) 义齿佩戴状况

取下义齿前,先观察患者义齿佩戴是否合适,有无义齿连接过紧,说话时义齿是否容易滑下。取下义齿后,观察义齿的内套有无结石、牙斑、食物残渣等。检查义齿表面有无破损、裂痕等。

在为患者进行口腔护理前,应对患者的口腔卫生状况、自理能力以及口腔卫生保健的知识水平进行全面的评估。评估时,可采用表8-1的方法。表内分值1表示好,2表示一般,3表示差。所有项目都有计分,分值为12~36分,分值越高,表明越需要加强对口腔的卫生护理。

表8-1 口腔护理评估表

项目	1分	2分	3分
唇	润滑,质软,无裂口	干燥,有少量痂皮,有裂口有出血倾向	干燥,有大量痂皮,有裂口,有分泌物,易出血
黏膜	湿润,完整	干燥,完整	干燥,黏膜擦破或有溃疡面
牙龈	无出血及萎缩	轻微萎缩,出血	有萎缩,容易出血,肿胀
牙(义齿)	无龋齿,义齿合适	无龋齿,义齿不合适	有许多空洞,有裂缝,义齿不合适,齿间流脓液
牙垢/牙石	无牙垢或有少许牙石	有少量至中量牙垢或中量牙石	大量牙垢或牙石
舌	湿润,少量舌苔	干燥,有中量舌苔	干燥,有大量舌苔或覆盖黄色舌苔
腭	湿润,无或有少量碎屑	干燥,有少量或中量碎屑	干燥,有大量碎屑
唾液	中量,透明	少量或过多量	半透明或黏稠
气味	无味或有味	有难闻气味	有刺鼻气味
损伤	无	唇有损伤	口腔内有损伤
自理能力	全部自理	需部分帮助	需全部帮助
健康知识	大部分知识来自于实践,刷牙有效,使用牙线清洁牙齿	有些错误观念,刷牙有效,未使用牙线清洁牙齿	有许多错误观念,很少清洁口腔,刷牙无效,未使用牙线清洁牙齿

三、口腔卫生指导

(一) 口腔卫生习惯指导

教导患者养成每日晨起、晚上临睡前刷牙和餐后漱口的习惯;睡前不应进食对牙齿有刺激性或腐蚀性的食物;减少食物中精制糖类的含量。当口腔过度干燥时,应鼓励患者多饮水。

(二) 口腔清洁用具使用指导

应尽量选用外形较小,刷毛软硬适中、表面光滑的牙刷,不要使用已磨损或硬毛的牙刷。牙刷在使用间隔时应保持清洁、干燥,一般每隔3个月更换一次牙刷。选用的牙膏不应具有腐蚀性,以防损伤牙齿。目前,药物牙膏种类繁多,可根据需要选用,但不宜长期使用,尤其是具有抗菌作用的牙膏。

(三) 刷牙方法指导

正确的方法是上下颤动刷牙法。将牙刷毛面轻轻放于牙齿及牙龈沟上,刷毛与牙齿呈45°,快速环形来回震颤;每次只刷2~3颗牙,刷完一处,再刷临近部位;前排牙齿的内面,可用牙刷毛面的顶端以环形方式刷洗;刷牙齿殆面时,刷毛与牙齿平行来回刷,刷完牙面,再刷舌面。另一种方法是上下竖刷法。沿牙齿纵向刷,牙齿的内、外、殆面都应刷到。刷牙结束后用清水洗净牙刷,清除碎屑,甩去多余的水分后控干。

(四) 牙线剔牙法(图8-1)

尼龙线、丝线、涤纶线均可做牙线材料,每日剔牙2次,餐后立即进行更好。牙线缠于两手的示指或中指上,轻轻将牙线嵌入两个牙齿间,再慢慢滑动丝线至牙龈边缘,前后移动压线,最后快速将压线提至牙齿上面,清除牙齿间的碎屑。一般先清洁下面的牙齿,后清洁上面的牙齿。使用压线后,彻底漱口以清除口腔内的碎屑。

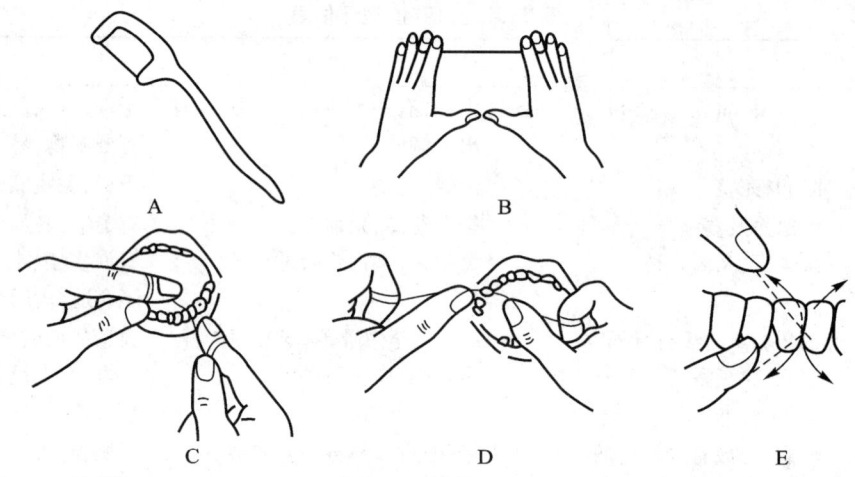

图8-1 牙线剔牙法
A. 牙签线;B. 使用丝线或尼龙线作牙线;C. 用拉锯式轻轻将牙线越过相邻牙接触点;
D. 将牙线压入牙缝;E. 将线用力弹出,每个牙缝反复数次

(五) 义齿的清洁和护理

鼓励患者白天佩戴义齿,促进食物咀嚼,便于交谈,保持良好的个人外观和口腔外形;晚间休息时取下义齿,刷洗干净后浸入清水中,义齿不可浸在乙醇或热水中,以免变色、变形和老化,浸泡的清水应每日更换;义齿应每日清洁,并做好口腔护理。

理论8-2 头发护理

一、重要性

头发清洁是患者每日卫生护理的一项重要内容。经常梳理和清洁头发,可及时清除头皮屑及灰尘,使头发清洁、易梳理。同时,经常梳头和按摩头皮,还可促进头部血液循环,增进上皮细胞的营养,促进头发生长,预防感染发生。良好的头发外观对维护个人形象、保持良好的心态及增强自信十分重要。对于病情较重、自我完成头发护理受限的患者,护士应予以适当的协助。

二、头发评估

(一) 头发及头皮状况

观察头发的分布、浓密程度、长度、卫生状况,注意头发有无光泽、发质是否粗糙、尾端有无分叉;询问患者头皮有无瘙痒、有无头皮屑;观察头皮有无抓痕、擦伤等情况。健康的头发应是清洁、有光泽、整齐、浓密适度、分布均匀,无头皮屑,头皮清洁、无损伤。头发的生长和脱落常与机体营养状况、内分泌状况、遗传因素、压力、某些药物的使用等因素有关。

(二) 头发护理知识及自理能力

患者及家属对有关头发清洁护理知识的了解程度,患者的自理能力等。

(三) 患者的病情及治疗情况

患者及一些治疗的需要均会妨碍患者头发的清洁。

三、头发卫生指导

(一) 头发卫生习惯指导

头发应每日进行梳理及定期清洗,清洗的间隔时间应根据季节及个人的具体情况而定,如长期卧床者,每周至少洗发1次。对有自理能力的患者,应鼓励其自己梳理和清洗头发;对生活不能自理的患者,可采用床上梳发或床上洗头法,使患者舒适、头发整洁,防止头皮感染。

(二) 头发清洁剂使用指导

洗发时,护士应根据患者头发的状况,个人喜好及清洁用品的使用目的和效果来选择适宜的清洁剂和护理用品。

(三) 对卫生习惯不良者,应注意有无头虱

如患者有头虱,则应采取隔离措施,并进行灭虱指导与处理。

理论 8-3 皮肤护理

一、重要性

皮肤与其附属物构成皮肤系统。皮肤是身体最大的器官,由表皮、真皮和皮下组织组成。皮肤还包括有表皮衍生而来的附属器,如毛发、皮脂腺、汗腺和指(趾)甲等。完整的皮肤具有保护机体、调节体温、感觉、吸收、分泌及排泄等功能。皮肤的完整和健康有利于其处于最佳的功能状态。

皮肤的新陈代谢迅速,其代谢产物如皮脂、汗液及表皮碎屑等能与外界细菌及尘埃结合形成污垢,黏附于皮肤表面,如不及时清除,则可刺激皮肤,降低皮肤的抵抗力,以致破坏其屏障作用,成为细菌入侵的门户,造成各种感染。皮肤的清洁与护理有助于维持身体的完整性,给人体带来舒适,预防感染,防止压疮及其他并发症的发生。同时还可维护患者的自身形象,促进健康。

一个人的皮肤状况可反映其健康状态,还可提供需要卫生护理的线索。正常的皮肤应是温暖、光滑、柔嫩、不干燥、不油腻,且没有发红和破损,无肿块与其他疾病的征象。自我感觉清爽、舒适,皮肤无任何刺激感,对冷、热和触摸等感觉良好。

二、皮肤评估

(一) 颜色

肤色不但因人而异,而且在身体的各个部位或在身体的同一部位因姿势和环境因素的影响也会存在差别。例如,手掌的颜色和前臂外侧的颜色不同;将手举高和放低可看到手的肤色因血流的改变而变化。不同种族的皮肤其黑色素量也不同。

1. 苍白 皮肤苍白常见于休克或贫血患者,由于血红蛋白减少所致。

2. 发绀 皮肤黏膜呈青紫色,主要为单位容积血液中还原血红蛋白量增高所致,发绀常见于口唇、耳郭、面颊、肢端。在皮肤上轻轻施加压力,使皮肤呈苍白状,除去压力,观察颜色的恢复情况。正常情况下,皮肤应在1s内恢复原来的颜色。如果患者有发绀现象,则受压处皮肤的颜色会首先从边缘处恢复,且比正常皮肤恢复慢。

3. 发红 皮肤发红多由于毛细血管扩张充血,血流速度加快及红细胞含量增多所致。生理情况见于运动、饮酒后;疾病情况见于发热性疾病,如大叶性肺炎、肺结核、猩红热等。

4. 黄疸 黄疸表现为皮肤、黏膜发黄,由于血中胆红素浓度增高所致,多见于胆管阻塞等疾病。

5. 色素沉着 由于皮肤基底层的黑色素增多所致而致部分或全身皮肤色泽加深。

(二) 温度

护士用手指的背部触摸患者皮肤,评估患者的皮肤温度。皮肤的温度有赖于真皮层的血液循环量。皮肤温度可提示患者有无感染和循环障碍,如局部有炎症或有全身发热时,血液循环量增多,则局部皮温可增高;休克时,末梢循环差,皮温降低。另外,皮肤还会受室温影响而出现皮肤颜色的变化,皮肤苍白表明环境较冷或有循环障碍;皮肤发红则表明环境较热或有炎症存在。

(三) 柔软性和厚度

皮肤柔软性是指皮肤柔韧度或是否易于活动。皮肤的含水量、油脂情况、质地、饱满性、真皮层纤维的弹性以及皮肤水肿等可影响皮肤的柔软性。正常皮肤的厚度受身体部位、年龄及性别因素的影响。如手掌、脚掌皮肤较厚,而眼睑、大腿内侧皮肤则较薄;婴儿皮肤一般平滑、柔软、较薄,而老年人则较干燥、粗糙;男性皮肤较女性皮肤厚。

(四) 弹性

检查皮肤弹性时,可从前臂内侧提起一点皮肤再放松,如果皮肤很快复原,表明皮肤的弹性良好。一般老年人或脱水患者的皮肤有皱纹,提起少量皮肤再放松时,皮肤复原较慢,说明皮肤弹性较差。

(五) 完整性和损伤

检查皮肤有无破损,有无斑点、丘疹、水疱和硬结。应特别注意患者皮肤有无损伤以及损伤的状况。观察并触摸皮肤的损伤和皮疹部位,注意皮肤损伤的范围是局部的,还是全身的。

(六) 感觉

通过触摸评估患者皮肤的感觉功能。用从轻至重的压力触摸患者的皮肤,询问患者的皮肤感觉。同时让患者描述对你手指温度的感受。若对温度、压力和触摸存在感觉障碍,表明患者皮肤具有广泛性或局限性损伤。皮肤有瘙痒感表明皮肤干燥或有过敏情况。

(七) 清洁度

通过嗅到的患者身体的气味和观察到的患者皮肤的湿润、污垢和油脂情况来评估皮肤的清洁度。

三、皮肤卫生指导

(一) 皮肤卫生习惯指导
教导患者要定期沐浴,保持皮肤清洁。出汗后应及时沐浴,防止受凉和不适;对于皮肤干燥的患者可酌情减少沐浴次数。

(二) 皮肤清洁剂使用指导
沐浴时,护士应根据患者皮肤的状况(如干燥、油性)、个人喜好及清洁用品的使用目的和效果来选择皮肤清洁剂,如油性皮肤者可使用浴皂清洁皮肤;若皮肤特别干燥,可不用浴皂,只用普通温水清洗即可。

(三) 沐浴方法指导
一般全身状况良好者,可选择淋浴或盆浴。月经期、妊娠7个月以上孕妇禁用盆浴,对于活动受限的患者可用床上沐浴或擦浴。沐浴时间不能过长,以防止晕厥等,也不要在饭后立即沐浴,以免影响消化。

(四) 冬季沐浴注意调节室温与水温
调节室温为 22～26 ℃,水温适宜,沐浴后应及时穿好衣、裤及袜,并不能立即外出吹冷风,以防止受凉和感冒。

理论 8-4 压疮的预防及处理

一、概念
压疮亦称为压力性溃疡,是指局部组织长期受压,血液循环障碍,局部持续缺血、缺氧、营养不良而致的软组织坏死和溃烂。

二、原因

(一) 局部组织持续受压 局部组织持续受压是引起压疮的最主要原因,单位面积承受的压力越大,组织发生坏死所需时间越短。造成压疮的三个主要力学因素是垂直压力、摩擦力和剪切力,通常是2～3种力联合作用所致。

1. 垂直压力 引起压疮最主要的原因是局部组织遭受持续性垂直压力,压疮的形成与压力的大小和持续的时间有密切关系。如长期卧床或长期坐轮椅,夹板内衬垫放置不当,石膏内不平整或有渣屑等,局部长时间承受超过毛细血管压的压迫,均可造成压疮。

2. 摩擦力 摩擦力作用于皮肤,易损害皮肤的角质层,当患者在床上活动或坐轮椅时,皮肤随时都可受床单和轮椅垫表面的逆行阻力摩擦。皮肤擦伤后,受潮湿、污染而发生压疮。

3. 剪切力 剪切力是由两层组织相邻表面间的滑行而产生的进行性的相对移动所引起的,是摩擦力与压力的合力,与体位有密切关系,如患者半坐卧位身体下滑时,皮肤与床铺出现平行的摩擦力,加上皮肤垂直方向的重力,从而导致剪切力的产生,引起局部皮肤血液循环障碍而发生压疮。

(二) 皮肤经常受潮湿、摩擦等物理性刺激

大小便失禁,床单皱褶不平,床上有碎屑等,可使皮肤潮湿,出现酸碱度改变,致使表皮角质层的保护能力下降,皮肤组织极易破损。

(三) 全身营养不良或水肿

全身营养不良时蛋白质合成减少,出现负氮平衡,皮下脂肪减少,肌肉萎缩,一旦受压局部缺乏肌肉和脂肪的保护,就易出现压疮。水肿的皮肤弹性和顺应性下降,更容易受损伤。

三、好发部位

压疮多发生于长期受压和缺乏脂肪组织保护、无肌肉包裹或肌层较薄的骨隆突处,体位不同,受压点不同,压疮好发的部位也不同(图8-2)。

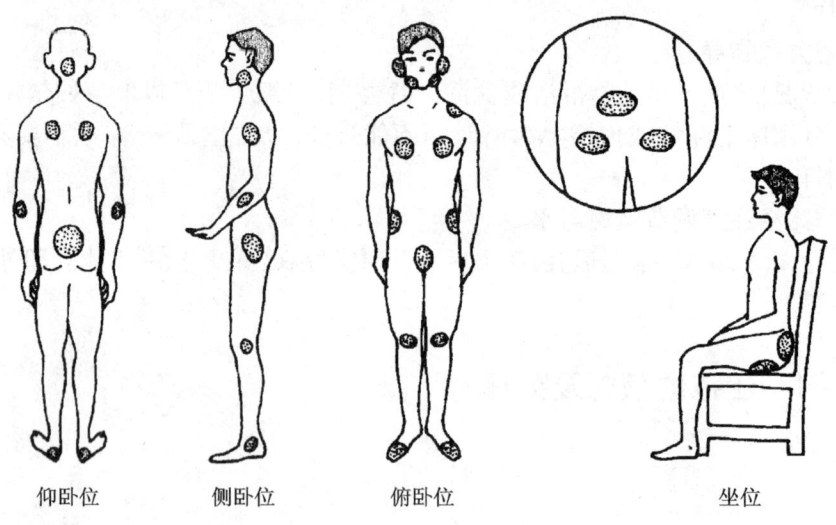

图 8-2 压疮好发部位

仰卧位时,压疮好发于枕骨粗隆、肩胛部、肘部、骶尾部及足跟处,骶尾部最易发生。
侧卧位时,压疮好发于耳郭、肩峰、髋部、膝关节内外侧及内、外踝处。
俯卧位时,压疮好发于耳郭、面颊、肩部、女性乳房、男性生殖器、髂前上棘、膝关节前部和足趾等。
坐位时,压疮好发于坐骨结节。

四、临床表现

根据压疮的发展过程和轻重程度不同,可分为三期(表8-2)。

表 8-2 压疮的临床表现

分 期	临 床 表 现
淤血红润期	红、肿、热、麻木或有触痛,压力解除30 min后皮肤颜色不能恢复正常
炎性浸润期	局部红肿向外浸润、扩大,皮下产生硬结,皮肤变为紫红色,常有水疱形成,极易破溃,患者有疼痛感
溃 疡 期	轻者,浅层表皮水疱逐渐扩大、破溃,创面有黄色渗出液,感染后有脓液流出,溃疡形成,疼痛感加重;重者,坏死组织发黑,脓性分泌物增多,有臭味,感染向周围及深部扩展,可达骨骼,甚至可引起败血症,造成全身感染,危及生命

五、预防

预防压疮的关键在于消除诱发因素。因此要求做到"六勤",即勤观察、勤翻身、勤按摩、勤擦洗、勤整理、勤更换。

(一)避免局部组织长期受压

1. 经常变换体位 鼓励和协助卧床患者经常更换卧位,减轻局部组织长时间受压,翻身间隔的时间应根据病情及局部受压情况而定,一般每 2 h 翻身 1 次,必要时 1 h 翻身 1 次,建立床头翻身记录卡(表 8-3)。协助患者翻身时,应将患者身体抬起,再挪动位置,避免拖、拉、推的动作,以防擦破皮肤。

表 8-3 翻身记录卡

姓名_____ 床号_____

日期	时间	卧位	皮肤情况	执行者

2. 保护骨隆突处和支持身体空隙处 将患者体位安置妥当后,可在身体空隙处垫软枕、海绵垫,需要时可垫海绵垫褥、气垫褥、水褥等,扩大支撑面,减轻骨隆突部位的压力。

3. 对使用石膏、夹板及绷带固定患者的特殊处理 应经常观察固定肢体局部皮肤和肢端皮肤颜色改变的情况,衬垫应平整,松软适度,认真听取患者的反映,适当调节松紧度。

(二)避免潮湿、摩擦及排泄物的刺激

1. 保持皮肤清洁干燥,对大小便失禁、出汗多的患者应及时擦洗干净;小儿要勤换尿布。
2. 保持床铺清洁干燥、平整无碎屑,被服污染要及时更换,不可让患者直接卧于橡胶单上。
3. 不可使用破损的便盆,以防擦伤皮肤。

(三)促进局部血液循环

对易发生压疮的患者,要常检查,用温水擦澡、擦背或行按摩。

1. 全背按摩 协助患者俯卧或侧卧,露出背部,先以热水擦洗,再以双手或一手蘸上少许 50% 乙醇作按摩。从患者臀部上方开始,沿脊柱两旁向上按摩,至肩部向下转至臀部。如此有节奏按摩数次,再用拇指指腹由骶尾部开始沿脊柱按摩至第七颈椎处。

2. 受压处局部按摩 蘸少许 50% 乙醇,以手掌大、小鱼际部分紧贴皮肤,作压力均匀向心方向的按摩,由轻至重,再由重至轻,每次 3~5 min。

3. 电动按摩器按摩 电动按摩器是依靠电磁作用,引导治疗器头振动,以代替各种手法按摩,操作者持按摩器,根据不同部位选择合适的按摩头,紧贴皮肤进行按摩。

(四)增进营养的摄入

在患者病情允许下给予高蛋白质、高维生素饮食,以增强机体抵抗力和组织修复能力。

六、护理

压疮的护理见表 8-4。

表 8-4 压疮的护理

分期	护理
淤血红润期	及时去除致病原因,加强预防措施,如增加翻身次数,防压、防潮、防摩擦,改善局部血液循环,可采用热湿敷、红外线或紫外线照射等方法
炎性浸润期	保护皮肤、预防感染。对未破小水疱减少摩擦,防止破裂感染,让其自行吸收。大水疱用无菌注射器抽出疱内液体,涂以消毒液,无菌敷料包扎,继续采用红外线或紫外线照射
溃疡期	浅层溃疡应清洁、干燥创面。用鹅颈灯照射或用新鲜鸡蛋内膜贴于创面治疗,无菌换药,感染创面局部涂擦3%~5%碘酊。深层溃疡应去腐生新。常用生理盐水、0.02%呋喃西林、1:15000高锰酸钾、3%过氧化氢等溶液冲洗创面。外敷药物,换药,也可用红外线、高压氧疗等

理论 8-5 晨、晚间护理

一、晨间护理

晨间护理应在清晨诊疗前完成。

(一) 目的

1. 使患者清洁舒适,预防并发症的发生。
2. 保持病室和病床整洁、美观。
3. 观察和了解病情。

(二) 护理内容

1. 协助患者排便、口腔护理、洗脸、洗手、梳头、翻身,检查皮肤受压情况,擦洗背部后用50%乙醇按摩骨隆突处。
2. 整理床铺,需要时更换衣服和床单。
3. 观察病情,进行健康教育。
4. 整理病室环境,酌情开窗通风。

二、晚间护理

晚间护理在临睡前完成。

(一) 目的

1. 保持病室安静,为患者创造一个良好的睡眠环境。
2. 观察病情,预防并发症。

(二) 护理内容

1. 协助患者口腔护理、洗脸、洗手、擦背及臀部、热水泡脚。为女患者清洗会阴部。进行预防压疮的护理,整理床铺,睡前协助排便。
2. 帮助患者入睡。采用一切有效措施,尽量减少因疾病带给患者的痛苦与不适,如疼痛时酌情给予镇痛药,咳嗽、腹胀、尿潴留时应及时解除。为患者创造安静、舒适的睡眠环境,如调节室温和光线,协助患者采取舒适卧位,保持病室安静,查房时做到"四轻"。
3. 经常巡视病房,了解患者睡眠情况,对睡眠不佳的患者给予必要的护理。

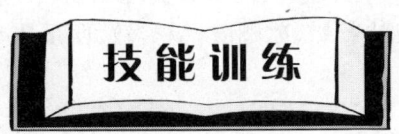

技术 8-1　特殊口腔护理

一、目的

1. 保持口腔清洁、湿润,预防口腔感染等并发症。
2. 预防或减轻口腔异味,去除口臭、口垢,使患者舒适,增进食欲。
3. 观察患者口腔黏膜和舌苔变化,提供病情变化的动态信息。

二、适应证

高热、昏迷、危重、禁食、鼻饲、口腔疾患、术后等生活不能自理的患者,一般每日 2~3 次,如病情需要可酌情增加次数。

三、常用漱口溶液（表 8-5）

表 8-5　常用漱口溶液及作用

名　　称	作　　用
生理盐水	清洁口腔,预防感染
复方硼酸溶液（朵贝尔溶液）	除臭、抑菌
1%~3%过氧化氢溶液	抗菌除臭,用于口腔感染、有出血者
2%~3%硼酸溶液	为酸性防腐剂,有抑菌作用
1%~4%碳酸氢钠溶液	为碱性药剂,用于真菌感染
0.02%呋喃西林溶液	清洁口腔,广谱抗菌
0.1%醋酸溶液	用于铜绿假单胞菌感染
0.08%甲硝唑溶液	用于厌氧菌感染

四、操作前准备

1. 评估患者
（1）目前病情、自理能力、意识状态,对口腔护理的了解和合作程度。
（2）口腔情况:口唇颜色,有无干裂或出血,有无疱疹;口腔黏膜是否有炎症、溃疡、出血、色素沉着等;舌的颜色、舌苔、舌质等;口腔有无特殊气味;咽、扁桃体、腭垂等有无充血、肿胀、炎性分泌物等。
2. 护士准备　着装整洁,洗手,戴口罩,掌握沟通交流技巧。
3. 用物准备
（1）治疗盘内备治疗碗（内盛漱口溶液、棉球、弯血管钳）、压舌板、弯盘、吸水管、杯子、治疗巾、手电筒、开口器(必要时),或者准备一次性口腔护理用物(图8-3)。

(2) **按需准备外用药** 如液状石蜡、冰硼散、锡类散、西瓜霜、金霉素甘油、制霉菌素甘油等。

五、操作规程

1. **核对解释** 携用物至床旁,核对床号、姓名,向患者解释说明。
2. **协助患者取舒适卧位** 协助患者取侧卧位或仰卧位,头偏向一侧,面向护士,取治疗巾铺于患者颌下,弯盘放于口角旁(图8-4)。

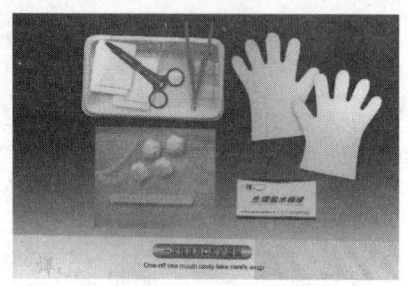

图8-3 一次性口腔护理包

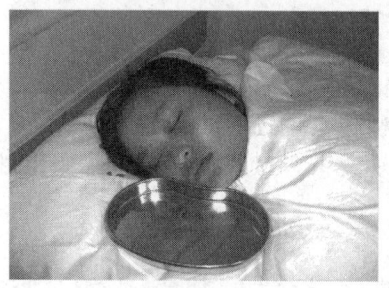

图8-4 弯盘置口角旁

3. **观察口腔** 湿润患者口唇、口角,嘱患者张口,护士一手拿手电筒,一手用压舌板轻轻撑开颊部,观察口腔(图8-5)。不能自行张口的患者用开口器协助(图8-6),开口器应从臼齿处放入,牙关紧闭者不可使用暴力使其张口;有活动义齿者,应先取下义齿。
4. **协助患者漱口** 协助患者用温开水漱口(昏迷患者禁忌漱口)。
5. **擦洗口腔** 每个部位用一个棉球,棉球拧至不滴水为宜。

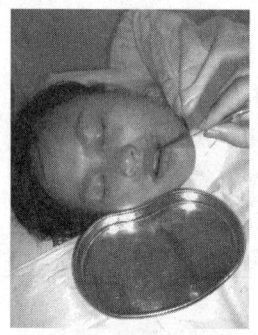

图8-5 压舌板的使用法

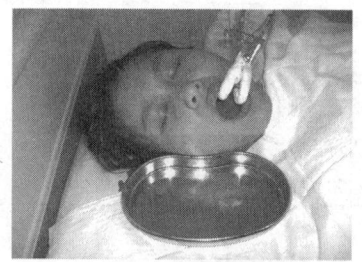

图8-6 开口器的使用法

(1) 擦洗牙外侧面:嘱患者咬合上下齿,用压舌板轻撑开左侧颊部,以弯血管钳夹紧湿棉球纵向擦洗,按顺序由磨牙洗向切牙,同法擦洗右侧牙齿的外侧面。

(2) 擦洗牙内面与咬合面:嘱患者张口,依次擦洗左上内侧面→左上咬合面→左下内侧面→左下咬合面,以弧形擦洗左侧颊部,同法擦洗右侧牙齿。

(3) 擦洗腭与舌:由内至外擦洗舌面及舌下,弧形擦洗硬腭部。

6. **洗毕漱口并用药** 擦洗完毕,协助患者漱口,擦净口角处水渍。根据患者口腔情况,酌情使用外用药。

7. 取舒适卧位并清理用物 撤去弯盘及治疗巾,协助患者取舒适体位,整理床单位,清理用物。

六、注意事项

1. 擦洗时动作要轻柔,防止钳尖碰伤黏膜及牙龈,特别是凝血功能差、容易出血及口腔有溃疡的患者。

2. 昏迷患者禁忌漱口,擦洗时,棉球蘸漱口水不可过湿,以防溶液吸入呼吸道,要夹紧棉球,每次一个,防止遗留口腔内,需用张口器时,应从磨牙处放入。

3. 传染病患者的用物须按消毒隔离原则处理。

技术 8-2 床上梳发与洗头法

一、目的

1. 协助不能自理的患者保持头发整洁美观。
2. 刺激局部血液循环,促进头皮的代谢。
3. 维护患者的自尊,增进患者的舒适。

二、适应证

适于用生活不能自理的患者,梳发,每日 1~2 次,洗发每周 1 次。不影响病情的前提下可遵循患者意愿,增加或减少梳发、洗发次数。

三、操作前准备

1. 评估患者
(1) 病情、意识与心理状态、理解与合作程度。
(2) 头发情况:注意头发的颜色、密度、长度、脆性与韧性、干湿度、卫生情况等,注意毛发有无光泽、发质是否粗糙、尾端有无分叉、头发有无虱虮、头皮有无瘙痒、抓痕、擦伤等情况。
2. 环境准备 关闭门窗,调节室温至 24 ℃ 左右。
3. 护士准备 护士着装整洁,掌握沟通交流技巧。
4. 用物准备
(1) 床上梳发:治疗巾、梳子(患者自备)、30% 乙醇、纸袋(放脱落头发)。
(2) 床上洗头:小橡胶单、大毛巾、毛巾、洗发液、眼罩或纱布、别针、梳子、棉球、纸袋、电吹风、水壶或水杯、40~50 ℃ 温水、水桶、马蹄形垫或洗头车,扣杯法需另加脸盆、搪瓷杯、毛巾 2 条、塑料袋、橡胶管。

四、操作规程

1. 床上梳发
(1) 核对解释:携用物至床边,核对床号、姓名,向患者解释。

(2) 患者卧位:患者取坐位或仰卧位,头偏向一侧,铺治疗巾于肩上或枕头上。

(3) 梳发:梳发从上至下,由发根梳至发梢。若长发或头发打结时,可将头发绕在手指上慢慢梳理,由发梢梳至发根,或先用30%乙醇湿润打结处,再小心梳顺。

(4) 编发或扎束:根据患者喜好,将长发编辫或扎成束。

(5) 处理脱发:将脱落头发置于纸袋中,撤下治疗巾。

(6) 整理与清理:协助患者取舒适卧位,整理床单位,清理用物。

2. 床上洗头

(1) 携用物至床边,核对床号、姓名,向患者解释。

(2) 移开床旁桌椅,按需给予便盆。

(3) 垫小橡胶单及大毛巾至枕上,松开患者衣领向内反折,将毛巾围于颈部,以别针固定。

(4) 根据实际情况选择洗头工具。

① 马蹄形垫。协助患者斜卧于床上,移枕于肩下,将头放于马蹄形垫内,马蹄形的开口处下方接污水桶(图8-7)。

② 扣杯法(图8-8)。移枕于肩下,铺橡胶单和治疗巾于患者头部床单上,放脸盆一只,盆底放毛巾一块,其上倒扣搪瓷杯,杯上垫一块被塑料袋包裹的毛巾,患者头部枕于毛巾上,脸盆内置一橡胶管,下接污水桶。

③ 洗头车。协助患者斜卧于床上,移枕于肩下,头部枕于洗头车的头托上(图8-9)。

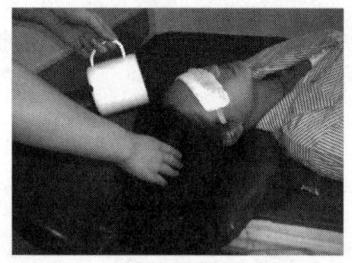

图8-7 马蹄形垫洗头法

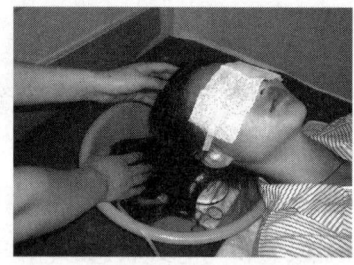

图8-8 扣杯法洗头

(5) 用棉球塞两耳,用眼罩或纱布遮盖双眼。

(6) 试水温,用热水充分湿润头发,擦洗发液,用双手揉搓头发与头皮;用梳子除去脱发,并梳顺,用热水冲洗头发至洗净为止。

(7) 取下眼上的纱布和耳内的棉球,解下颈部毛巾,擦去头发上的水分,并用毛巾包好头发,擦干面部。

(8) 移去洗头工具,将枕从患者肩下移向床头,协助患者睡正,头枕于枕上。

(9) 擦干、梳理头发。

(10) 协助患者取舒适卧位,清理用物,整理床单位。

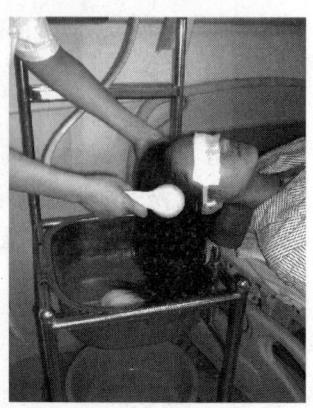

图8-9 洗头车洗头法

五、注意事项

1. 随时观察患者的病情变化,有异常时应立即停止操作。
2. 操作中注意保暖,及时擦干头发,防止受凉。
3. 洗头时间不宜过长,以免患者疲劳。

技术 8-3 灭头虱、虮法

一、目的

消灭头虱、虮,使患者舒适,预防人群间相互传染以及由虱传播的疾病,如流行性斑疹伤寒、回归热等。

二、常用灭虱药液

1. **30%含酸百部酊** 百部 30 g,加 50% 乙醇 100 mL,再加纯乙酸 1 mL,盖严瓶盖,浸泡 48 h 后即可使用。
2. **30%百部含酸煎剂** 百部 30 g,加水 500 mL,煎煮 30 min,以纱布过滤挤出药液,将药渣加水 500 mL 再次煎煮 30 min,挤出药液。将两次药液合并煎至 100 mL,冷却后加 100% 乙酸 1 mL 即可。

三、操作前准备

1. **评估患者** 病情、心理状态、理解与合作程度;头发清洁度,有无头虱、虮。
2. **环境准备** 关闭门窗、调节室温 24 ℃左右。
3. **护士准备** 护士穿隔离衣、戴手套,掌握沟通交流技巧。
4. **用物准备** 治疗碗内盛灭虱药液、洗头用物、治疗巾 2 条、别针、篦子(齿间嵌少许棉花)、纱布、塑料帽子、布口袋、纸、清洁衣裤和被服。

四、操作规程

1. 携用物至床边,核对床号、姓名,向患者解释。
2. 动员患者剪短头发,剪下的头发装入纸袋内焚烧。
3. 按洗头法作好准备。
4. 涂擦灭虱药液。将患者头发分为若干小股,用纱布蘸灭虱液,擦遍头发,同时用手揉搓,使药液湿透全部头发,然后用塑料帽子包住全部头发。
5. 24 h 后用篦子梳去死虱和虮卵,并洗发。
6. 灭虱完毕,为患者更换清洁衣裤和被服。
7. 清理用物,所有布类用物须装入布口袋内,扎紧袋口,送高压消毒,除去篦子上的棉花,装入纸袋焚烧,梳子和篦子消毒后用刷子刷净。

五、注意事项

1. 为患者行灭虱处理时,应注意保护患者的自尊。
2. 操作中避免虱、虮传播。
3. 使用百部酊时,防止药液沾染面部及眼部,用药后注意观察患者局部及全身反应情况。

技术8-4 床上擦浴法

一、目的

1. 去除皮肤污垢,保持皮肤清洁,使患者舒适。
2. 促进血液循环,增强皮肤排泄功能,预防皮肤感染和压疮的发生。
3. 观察和了解患者的一般情况,满足其身心需要。

二、适应证

适用于病情较重,长期卧床,活动受限,生活不能自理的患者。

三、操作前准备

1. **评估患者**
(1) 病情、意识状态、卫生习惯、自理能力、心理状态与合作程度。
(2) 皮肤情况:如皮肤清洁度、颜色、温湿度、柔软度、厚度、弹性、感觉功能;有无水肿、破损,有无斑点、丘疹、水疱和硬结等改变。
2. **环境准备** 关闭门窗,调节室温24℃左右,屏风遮挡。
3. **护士准备** 着装整洁,掌握沟通交流技巧。
4. **用物准备**
(1) 治疗盘内盛:毛巾2条、大毛巾、浴皂、梳子、水温计、小剪刀、50%乙醇、清洁衣裤。
(2) 治疗车下置:脸盆2只、水桶2只(一桶盛47~50℃热水、一桶接污水),另备便盆、便盆巾。

四、操作规程

1. 携用物至床边,核对床号、姓名,向患者解释。
2. 根据病情放平床头床尾支架,松开床尾盖被,按需要给予便盆。
3. 将面盆放于床旁桌上,倒入热水至2/3满,测试水温并调节。
4. 洗脸和颈部:将微湿的毛巾包在手上呈手套状(图8-10),先擦洗眼睛,由内眦到外眦,然后擦洗一侧额部、颊部、鼻翼、耳后、下颌,直到颈部,同时擦洗另一侧,用较干的毛巾再擦洗一遍。
5. 为患者脱上衣(先脱近侧,后脱对侧;如有伤口,先脱健侧,后脱患侧),在擦洗部位下面铺上浴巾。

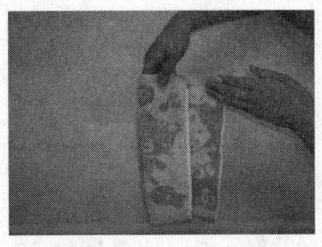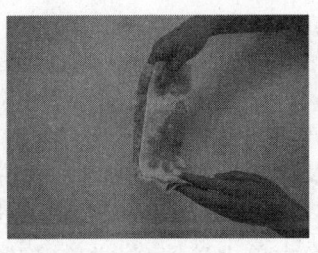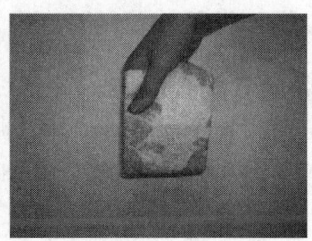

图 8-10　包小毛巾法

6. 擦洗上肢、胸、腹部：先用涂肥皂的毛巾擦洗，再用湿毛巾擦去皂液，清洗毛巾后再擦洗，最后用浴巾边按摩边擦干。按顺序擦洗双上肢、胸、腹部。注意擦净腋窝、指间、乳房下皱褶处和脐部，酌情换水。

7. 擦洗后颈部、背部、臀部：协助患者侧卧，背向护士，依次擦洗后颈部、背部、臀部，酌情换水，为患者擦洗后用50%乙醇按摩受压部位。

8. 为患者换上清洁衣服，先穿对侧，后穿近侧，如有伤口先穿患侧，后穿健侧。

9. 擦洗下肢，洗双足：患者平卧，脱裤，擦洗双下肢，将盆移于足下，盆下垫大毛巾，患者屈膝，将双足同时或先后浸泡片刻，洗净双足，擦干。

10. 擦洗会阴：换水、换盆及毛巾后清洁会阴。

11. 协助患者穿清洁裤子，根据需要为患者修剪指（趾）甲，梳发。

12. 整理床单位，清理用物。

五、注意事项

1. 注意保暖，擦洗过程中随时为患者盖好被子，避免不必要的暴露，防止患者着凉。
2. 动作应轻稳、敏捷，均匀而有力，注意皮肤皱褶处要擦洗干净。
3. 注意观察病情，如患者出现寒战、面色苍白、脉速等现象，则应立即停止擦洗，并给予适当处理。
4. 护士在操作时要注意节力，以减少体力消耗。

技术 8-5　卧床患者床整理法与换单法

一、目的

使病床平整、舒适，预防压疮，保持病室整洁美观。

二、操作前准备

1. **评估患者**　病情、躯体活动能力、意识状态、心理状态、理解与合作程度。
2. **护士准备**　护士着装整洁，戴口罩，掌握沟通交流技巧。
3. **用物准备**
（1）有人床整理法：扫床巾（略湿），必要时备便盆。
（2）卧床患者换单法：清洁大单、中单、被套、枕套、床刷、扫床巾、便盆、卫生纸、50%乙醇、爽身粉。

三、操作规程

1. 卧床患者床整理法

(1) 携用物至床边,核对床号、姓名,向患者解释。

(2) 移开床旁桌椅,放平床头及床尾支架。

(3) 整理近侧:松开床尾盖被,协助患者翻身至对侧,松开近侧各单,取床刷扫中单、橡胶单后搭在患者身上,自床头至床尾扫净大单上碎屑,将大单、橡胶单、中单逐层拉平铺好。

(4) 整理对侧:协助患者翻身侧卧于扫净之一侧,转至对侧,同法逐层清扫,拉平铺好。

(5) 整理盖被:协助患者平卧,把棉被和被套拉平,叠成被筒,被尾向内折叠。

(6) 整理枕头:取出枕头,拍松后放于患者头下。

(7) 按需支起床上支架,还原床旁桌椅,清理用物。

2. 卧床患者侧卧换单法 侧卧换单法适用于可以翻身侧卧的卧床患者。

(1) 携用物至床边,核对床号、姓名,向患者解释。

(2) 移开床旁桌椅,放平床头及床尾支架。

(3) 松开床尾盖被,移枕至对侧,协助患者翻身侧卧至对侧,背向护士。

(4) 露出患者背部,用50%乙醇作全背按摩后撒上爽身粉,使皮肤干燥,为患者盖好。

(5) 松开近侧各单,将污中单卷入患者身下,扫净橡胶中单,搭在患者身上,将污大单卷起塞入患者身下,扫净褥上渣屑。

(6) 更换近侧大单:将清洁大单的中线和床中线对齐展开,对侧半幅塞于患者的身下,将近侧大单依大单铺法铺好。

(7) 更换近侧中单:放平橡胶单,铺上清洁中单,对侧半幅卷起塞入患者身下,近侧半幅与橡胶单一并塞入床垫下。

(8) 移枕至近侧,协助患者卧于铺好的一侧。

(9) 转至对侧,松开各单,将污中单卷至床尾,扫净橡胶单,搭于患者身上,将污大单、中单卷起,放于污衣袋内。

(10) 更换对侧大、中单:扫净床褥上的碎屑,依次铺好大单、中单、橡胶单。

(11) 协助患者仰卧,移枕于患者头下。

(12) 更换被套:松开被筒,将棉胎在污被套中按竖折三折,再按"S"形横折取出放护理车上,将清洁被套铺于盖被上,放棉被于清洁被套内展开、对齐、拉平、系带,卷出污被套放护理车下层。叠成被筒,为患者盖好,尾端向内折叠。

(13) 更换枕套,拍松后置患者头下。

(14) 还原床旁桌椅,清理用物。

3. 卧床患者仰卧换单法 仰卧换单法适于不能翻身侧卧的患者。

(1) 携用物至床边,核对床号、姓名,向患者解释。

(2) 移开床旁桌椅,放平床头及床尾支架。

(3) 抬起患者头部,取出枕头,放于床尾椅上,松床尾盖被。

(4) 铺大单:将床头大单、橡胶中单、中单横卷成筒状至患者肩下,将清洁大单卷成筒状铺在床头,中线与床中线对齐,铺好床头大单,抬起患者上半身,将污大单、橡胶中单和中单一起从患者肩下卷至臀下,同时将清洁大单拉平至臀部。放下患者上半身,抬起患者臀部,迅速撤除污大单、中单、橡胶中单,并将清洁大单拉平至床尾。污大单、中单放入污衣袋中,橡胶中单放于椅背上,展平铺好清洁大单。

（5）铺橡胶单、中单:先铺好一侧的橡胶中单及中单,另一半塞在患者身下,转到对侧,将橡胶单和中单拉出展平铺好。

（6）更换被套:松开被筒,将棉胎在污被套中按竖折三折,再按"S"形横折取出放护理车上,将清洁被套铺于盖被上,放棉被于清洁被套内展开、对齐、拉平、系带,卷出污被套放护理车下层。叠成被筒,为患者盖好,尾端向内折叠。

（7）更换枕套,拍松后置患者头下。

（8）还原床旁桌椅,清理用物。

四、注意事项

1. 确保患者安全,体位舒适,必要时可用床挡,防止患者翻身时坠床。
2. 操作时动作轻稳,注意节力,若两人配合操作应动作协调。
3. 随时观察并与患者交流,出现病情变化,立即停止操作。

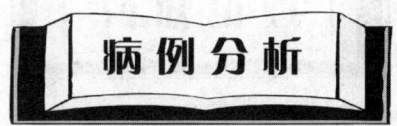

病例 8-1

患者李某,男,70岁。因高血压脑出血10 d而转院治疗,护理查体:T 37 ℃,P 90 次/min,R 20 次/min,BP 150/90 mmHg,昏迷状态,左侧肢体瘫痪,大小便失禁,骶尾部皮肤呈紫色,压之不褪色,口腔装有义齿,口腔黏膜有一0.5 cm×0.5 cm大小的溃疡。

问题:

1. 该患者骶尾部皮肤表现属哪一期压疮,如何处理?
2. 该患者的义齿如何护理?
3. 该患者的口腔溃疡怎样护理?

病例 8-2

患者刘某,男,35岁,基建工地的工人。1天前因头部外伤后入院,护理查体:T 36.4 ℃,P 60 次/min,R 20 次/min,BP 130/80 mmHg,昏迷状态,双侧瞳孔等大等圆,对光反应迟钝,大、小便失禁。

问题:

1. 该患者如护理不当可产生哪些并发症?
2. 如何预防该患者出现压疮和口腔感染?

（彭 光）

第9章 生命体征的观察护理

体温、脉搏、呼吸、血压是生命活动的基本标志,是机体内在活动的客观反应,同时也是衡量机体身心状况的可靠指标,在临床上一般将体温、脉搏、呼吸、血压称为生命体征。生命体征受大脑皮质的控制,由自主神经直接调节。正常人的生命体征在一定范围内相对稳定,其相互之间有一定的联系和影响。当机体患病时,生命体征就会发生不同程度的变化。通过生命体征的观察,可以了解患者的生理、心理变化,了解机体重要脏器的功能与活动情况,了解疾病的发生、发展与转归,为预防、诊断、治疗及护理提供依据。正确掌握生命体征的观察技能是护理工作中非常重要的内容之一。

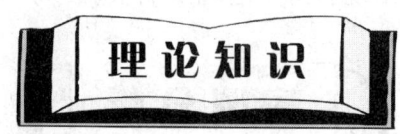

理论9-1 体温的观察护理

一、正常体温及其生理性变化

(一)正常体温

体温是指人体的温度,根据生理功能上所作的体温分布区域,体温分为体核温度和体表温度,体核温度是人体内部的平均温度,即胸腹腔、脏器和脑的温度,温度值相对恒定;体表温度是指人体表面(如皮肤)的温度,其一般低于体核温度,因受环境温度的影响,通常不太稳定,会在一定范围内发生变化。

由于体核温度不易测试,临床实际工作中,通常以测量腋窝、口腔、直肠三个部位的温度来代表体温,其中以直肠的温度最接近机体内部的温度,而在临床工作中通常采用腋窝和口腔测温,这是因为腋窝和口腔测温较直肠测温更安全、方便,患者易于接受。直肠测温主要用于婴幼儿。

温度的表示方法有两种:摄氏温度(℃)和华氏温度(℉),我国一般用摄氏温度(℃),℃与℉的换算方法如下:

$$℃ = (℉ - 32) \times 5/9$$
$$℉ = ℃ \times 9/5 + 32$$

机体三个部位的体温正常值见表9-1。

(二)体温的生理性变化

体温的恒定是相对的,它可随年龄、昼夜、运动、情绪等变化而出现生理性改变,但是在这些条件下,体温的改变往往在正常范围之内,波动的范围一般在0.5~1.0℃。

表9-1 机体不同部位的体温值

部位	平均温度/℃	正常范围/℃
腋窝	36.5	36.0~37.0
口腔	37.0	36.3~37.2
直肠	37.5	36.5~37.7

1. 年龄 由于基础代谢水平不同,体温也不同。新生儿尤其是早产儿因体温调节中枢发育不完善,体温易受外界环境温度和衣着厚薄的影响而有所变化,因此对新生儿应加强护理,注意防寒保暖;儿童、青少年代谢旺盛,体温略高于成人;老年人代谢减慢体温略低于青、壮年。

2. 生理与生活节律 机体体温一般在清晨2:00~6:00时最低,下午2:00~8:00时最高,但是昼夜的波动范围不超过平均体温的±0.5℃。这种昼夜波动与人体活动、代谢、血液循环等周期性的变化有关,是长期有规律的生活习惯造成的。如长期夜班工作者,就可以出现夜间体温升高,日间体温下降的现象,而短暂的生活规律改变并不会影响这种昼夜的周期性。

3. 性别 女性体温略高于男性。女性的体温随月经周期出现规律性的变化,其特点为:月经期和月经后的前半期体温较低,排卵日最低,排卵后到下一次月经前体温较高,体温的升降范围在0.2~0.5℃(图9-1)。这种体温的周期性变化与血液中的孕激素及其他激素浓度的变化有关。

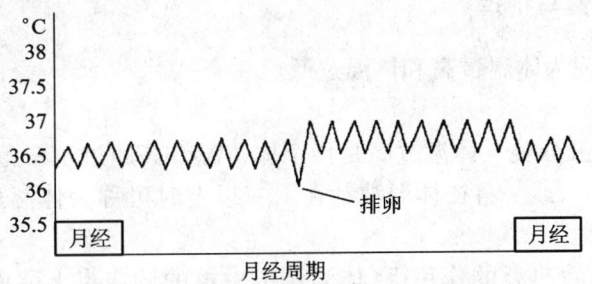

图9-1 妇女月经周期与基础体温曲线

4. 运动 剧烈的运动或劳动可使骨骼肌紧张、收缩,同时交感神经兴奋,释放的肾上腺素、肾上腺皮质激素和甲状腺素增多,代谢率增高,导致体温上升。因此为患者测温时应选择安静状态,特别是为小儿测温时应注意防止其哭闹。

5. 药物 麻醉药物可影响体温调节中枢或神经的活动,并能扩张血管,增加散热,降低机体对寒冷环境的适应能力。在工作中应注意对术中和术后患者的防寒与保暖。

6. 其他 情绪激动、精神紧张可使体温升高,这与交感神经兴奋有关;进食、沐浴后可使体温升高;睡眠、饥饿可使体温降低。

(三)体温的调节

人体通过生理调节和行为调节的互相配合维持人体内部的温度——体温。

1. 生理调节 生理调节是通过下丘脑的体温调节中枢,控制人体的产热和散热过程来维持人体体温的恒定。

(1)机体的产热:机体需要不断地进行新陈代谢,需要产能物质供给能量。食物中的产能物质是糖类、蛋白质及脂肪,其在体内氧化分解产生的热量,约有50%用于维持体温。体内组织器官在代谢的过程中也能释放能量,机体的主要产热器官是肝和骨骼肌。安静时,机体的热量主要来源于内脏器官;劳动时,机体主要的产热器官是骨骼肌,占总产热量的90%。

(2) 机体的散热:机体的散热器官主要是皮肤,此外,还有呼吸、排尿与排便散热。皮肤散热约为70%,通过呼吸散热29%,排便、排尿带走的热量约为1%。机体的散热方式有辐射、传导、对流及蒸发四种。

辐射:是低温环境中主要的散热方式,占总散热量的60%~65%。环境温度、辐射面积、皮肤颜色及衣着颜色都将影响辐射散热,辐射散热与环境温度成反比,与辐射面积成正比。

传导:正常情况下机体传导散热量很少。由于水的导热性能好,临床上采用冰袋、冰帽、冰(凉)水湿敷为高热患者降温,就是利用传导散热的原理。

对流:是传导散热的特殊形式。影响对流的因素是气体和液体的流动速度,散热效果与气体或液体流动速度成正比。

蒸发:当环境温度等于或高于机体皮肤温度时,蒸发是主要的散热方式。工作中对高热患者采用酒精擦浴和温水擦浴的方法,加强蒸发作用来降低体温。

2. 行为调节 行为调节是指通过改变外界环境的方式来维持人体体温恒定。这种调节是人为的、随意识控制的。行为调节是由皮肤冷和热的感觉引起的,即个人依据外界环境的温度、个人的情绪状态及舒适度,采取调整环境温度、增减身体活动和增减衣服来维持体温的恒定。

二、异常体温的观察与护理

机体体温的异常表现为体温过高和体温过低。

(一) 体温过高

1. 体温过高的原因及分类 体温过高是指个体体温升高超过正常范围。一般而言,当体温上升超过正常值的0.5 ℃,或一昼夜体温波动在1 ℃以上时可称为体温过高。根据引起体温升高的不同原因可分为两类:

(1) 发热:是机体在致热源的作用下,体温调节中枢的调定点上移而引起的调节性体温升高,称为发热。发热的原因甚多,根据致热源的性质和来源不同,可以分为感染性发热和非感染性发热两类。感染性发热较多见,主要由病原体引起;非感染性发热由病原体以外的各种物质引起,后者目前越来越引起人们的重视。

(2) 过热:是体温调节系统失去控制或发生调节障碍所引起的被动性体温升高,体温调定点未发生移动。如散热障碍(鱼鳞病和中暑)及产热器官功能异常(甲状腺功能亢进症)等,这类体温升高称为过热。过热一般没有发热过程的三期表现。

2. 发热程度 根据体温水平将体温过高分为4个程度(以口腔温度为标准):低热:37.5~37.9 ℃;中等度热:38.0~38.9 ℃;高热:39.0~40.9 ℃;超高热:41 ℃以上。

3. 发热过程 体温过高的临床过程可分三期,即体温上升期、高热持续期和体温下降期(表9-2)。

表9-2 发热过程

分期	热代谢特点	临床表现
体温上升期	产热大于散热体温升高	皮肤苍白、无汗、疲乏,有时伴有寒战 体温上升方式:① 骤升:是指体温在数小时内升至高峰。多见于肺炎球菌肺炎、疟疾等。② 渐升:是指体温在数小时内逐渐上升,数日内达高峰,多见于伤寒等

分期	热代谢特点	临床表现
高热持续期	产热与散热在较高水平上进行调节,持续高热	面色潮红、皮肤灼热、呼吸和脉搏加快、口唇干燥、尿量减少、头痛、头晕,甚至惊厥、谵妄、昏迷,同时伴有食欲减退、恶心、呕吐、腹胀、便秘
体温下降期	散热大于产热体温降低	大量出汗、皮肤潮湿、皮肤温度降低,有时可出现脱水现象 体温下降的方式:① 骤退:是指体温在数小时或一昼夜内很快降至正常。体温骤降易出现血压下降、脉搏细速、四肢厥冷等虚脱或休克现象,护理中应加强观察。② 渐退:是指体温在数天内降至正常

4. 常见热型　热型是根据患者体温变化情况绘制的体温曲线所构成的形状。常见的热型有稽留热、弛张热、间歇热、不规则热4种类型(图9-2)。

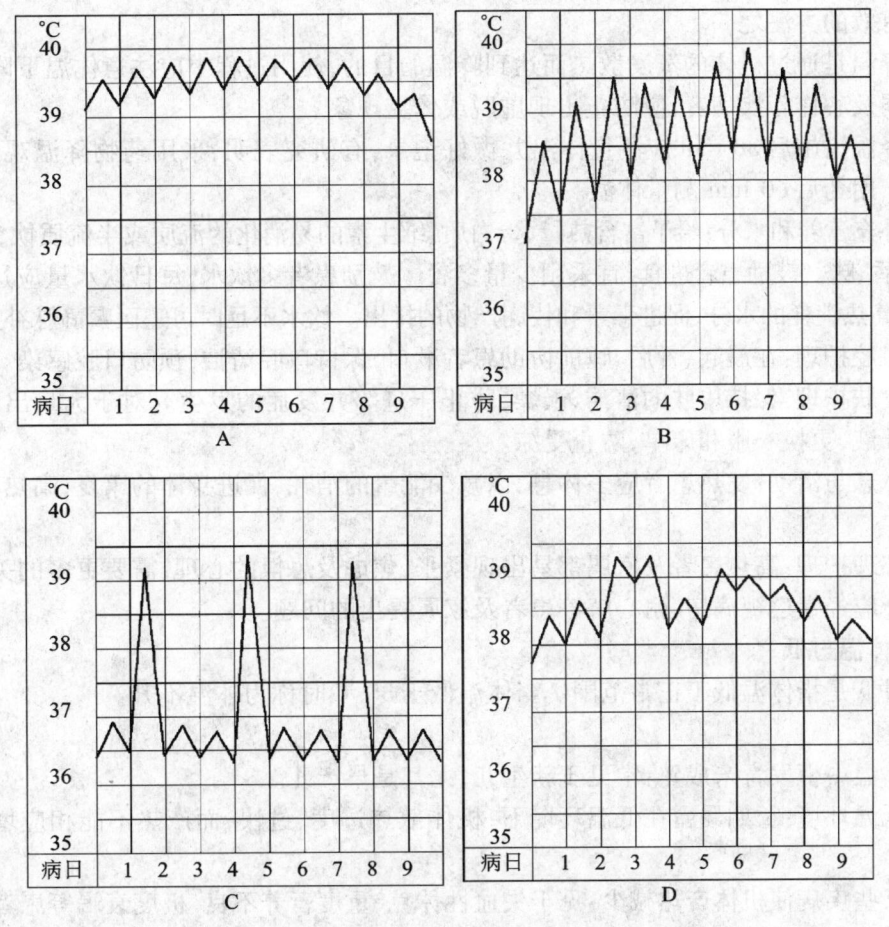

图9-2　常见热型
A. 稽留热;B. 弛张热;C. 间歇热;D. 不规则热

5. 发热患者的观察护理　发热的观察护理包括以下内容。

(1) 病情观察：定时测量体温，一般每日测量4次，高热患者每4 h测量1次，待体温正常3 d后，改为每日1~2次。注意发热的类型、程度及发热过程，在观察体温变化的同时注意呼吸、脉搏和血压的变化，注意伴随症状和治疗效果的观察，注意患者饮水量、尿量的观察及记录。

(2) 降低体温：根据病因选择有效的降温措施，在疾病未明确诊断和有效治疗之前，不盲目使用解热药物降温。凡体温超过39 ℃，需采取降温者，可选用物理降温或药物降温方法。

物理降温的方法有局部用冷和全身用冷。体温39 ℃以上的患者可采用局部用冷来降低体温。局部用冷通过传导的方式散热，常用方法有冷毛巾湿敷、冰袋或化学制冷袋冷敷；体温39.5 ℃以上的患者可采用全身用冷的方法降低体温。全身用冷通过传导和蒸发两种方式散热，常用的方法为温水拭浴和乙醇拭浴，参见第17章患者的冷热疗法护理。

由下丘脑、脑干及上颈髓病变或损害出现体温调节中枢受损而出现的发热称为中枢性发（高）热。中枢性高热因体温调节中枢受损，解热药难以对其产生影响，而体温易随外界温度变化而变化，因此，利用传导及蒸发的散热原理，对高热患者给予局部及全身物理降温，是处理中枢性高热最有效的方法之一。

药物降温是通过机体的蒸发散热而达到降温的目的，使用过程中应注意体温下降情况，尤其是年老体弱及心血管疾病者，应防止出现虚脱或休克现象。

实施降温措施后30 min应测量体温并做好记录，有研究表明，采用药物降温观察效果的时间更倾向于用药后60 min测量体温。

(3) 补充营养和水分：给予富含热量、蛋白质、维生素的易消化的流质或半流质饮食，同时注意食物的色、香、味。鼓励患者进食，宜采用少量多餐。鼓励患者多饮水，每日饮水量应达3000 mL以上，以补充高热消耗的水分，促进毒素和代谢产物的排出。饮水不足时可遵医嘱静脉补充。

(4) 口腔护理：在晨起、餐后、睡前协助患者漱口，保持口腔清洁，预防口腔感染。

(5) 皮肤护理：保持皮肤的清洁、干燥，防止压疮等并发症的发生。对于大量出汗的患者应及时擦干汗液，更换衣服和床单，防止受凉。

(6) 休息与活动：发热患者应多休息，以减少能量的消耗，促进身体的康复；高热患者应卧床休息。

(7) 心理护理：高热患者及家属都易出现紧张、焦虑及恐惧的心理，需要更多的关心、抚慰和鼓励。护士应经常巡视病房，耐心解答患者及家属提出的问题。

(二) 体温过低

体温过低是指体温低于正常范围。当体温低于35 ℃时称为体温不升。

1. 原因

(1) 体温中枢发育未成熟：常见于新生儿，尤其是早产儿。

(2) 低温环境：长期暴露在低温环境下，机体散热过度、过快，而产热不能相应增加，以致体温过低。

(3) 某些疾病使机体产热减少：见于失血性休克、重度营养不良、极度衰竭等患者。

(4) 体温调节中枢受损：药物中毒，如麻醉药（低温麻醉）、镇静药（哌替啶）中毒；体温调节功能受损，如颅脑外伤、脊髓损伤；重症疾病，如败血症、大出血等。

2. 分度
根据体温水平及病情，体温过低分为轻、中、重三度。

轻度：32~35 ℃；中度：30~32 ℃；重度：30 ℃以下；致死温度：23~25 ℃

3. 临床表现 患者发抖、皮肤苍白冰冷、血压降低、心搏及呼吸减慢、躁动不安、意识模糊、嗜睡,甚至昏迷。

4. 护理

(1) 保暖:提供适宜的环境温度,室温维持在 22～24 ℃。给予衣物、毛毯、棉被、电热毯、热水袋等,给予热饮料,摩擦身体表面皮肤。增加皮肤内热量。

(2) 生命体征的监测:持续监测体温的变化,至少每小时 1 次,直至体温恢复至正常且稳定。在观察体温的同时注意呼吸、脉搏、血压的变化。

(3) 健康教育:指导患者避免导致体温过低的因素,宣传保暖的重要性。

理论 9-2 脉搏的观察护理

一、正常脉搏及其生理性变化

(一) 正常脉搏

随着心脏的收缩和舒张,动脉内的压力呈周期性变化,动脉管壁产生有节律的搏动称为动脉脉搏,简称脉搏。正常脉搏从频率、节律、强度、动脉壁弹性四个方面进行描述。脉搏的频率称脉率,是指每分钟脉搏搏动的次数。脉搏的节律称脉律。正常情况下脉搏的次数与心率一致,与呼吸的比例约为 4:1～5:1。

正常成人安静状态下脉率为 60～100 次/min,脉律规则(指脉搏搏动均匀规则、间隔时间相等),每搏强弱相等,动脉管壁光滑、柔软、有弹性。脉搏曲线见图 9-3。

(二) 脉搏的生理性变化

1. 年龄 脉率随年龄的增长而逐渐减慢,到老年时轻度增加。正常小儿、青少年或自主神经功能紊乱者可出现窦性心律不齐,其脉率的改变与呼吸相关,吸气时加快,呼气时减慢。儿童心率较快。

2. 性别 女性比男性脉率稍快,通常相差 5 次/min。

3. 体型 身材细高者的比矮胖的人脉率稍慢。因体表面积越大,脉搏越慢。

4. 情绪 兴奋、恐惧、发怒使脉率增快;忧郁、安静使脉率减慢。

5. 活动 一般运动、进食后脉率会加快;休息、禁食后脉率减慢。

6. 药物 兴奋药使脉率加快;镇静药、洋地黄类药物使脉率减慢。

7. 其他 气温极冷或极热可使脉率增加,妊娠可使脉率增加。

(三) 脉搏的产生及影响因素

当心脏收缩时,左心室将血液射入主动脉,主动脉内压力突然升高,动脉管壁扩张;当心室舒张时,动脉管壁弹性回缩。这种动脉管壁随心脏的舒缩出现的起伏就形成了脉搏。影响脉搏的因素有每搏输出量的大小、射血速度、动脉壁的弹性、外周阻力、主动脉瓣是否正常、血压的高低等。如每搏输出量大,射血速度快,脉搏则强而有力。

二、异常脉搏的观察与护理

(一) 异常脉搏及常见原因

异常脉搏有脉率异常、节律异常、强弱异常及动脉壁异常四大类(表 9-3,图 9-3)。

表9-3 异常脉搏及常见原因

分类	名称	定义	常见原因
脉率异常	缓脉	又称为心动过缓,指成人在安静状态下脉率<60次/min	颅内压增高、房室传导阻滞、甲状腺功能减退
	速脉	又称心动过速,指成人在安静状态下脉率>100次/min	高热、甲状腺功能亢进、心力衰竭、贫血、休克
节律异常	间歇脉	指在一系列正常规律的脉搏中,出现一次提前而较弱的脉搏,其后有一较正常延长的间歇。这一较长的间歇称代偿间歇。规律的间歇脉有二联律、三联律等	偶发间歇脉可见于健康青年女性,因情绪激动或恐惧等引起 频繁出现间歇脉表示心脏器质性病变,如心肌病、心肌梗死、洋地黄中毒
	绌脉	又称脉搏短绌,指脉率少于心率,脉律完全不规则	心房纤颤
强弱异常	洪脉	指当左心室收缩力强、心输出量多、血管充盈度高、脉压大时出现的强而大的脉搏	甲状腺功能亢进、高热、主动脉瓣关闭不全 正常情况下运动后、情绪激动也可出现洪脉
	细脉	又称丝脉,指当心肌收缩力弱、心输出量少、外周阻力大、脉压小时出现的弱而小的脉搏	大出血、休克、主动脉瓣狭窄、心力衰竭
	交替脉	指一种节律正常而强弱交替出现的脉搏	是心肌损害的表现,常见于高血压性心脏病、心肌梗死、冠心病、心肌炎、心肌病
	水冲脉	水冲脉指骤起骤降、急促有力的脉搏。将患者手臂抬高过头测量时能感到急促有力的冲击	甲状腺功能亢进、主动脉瓣严重关闭不全、脉压增大
	奇脉	指吸气时脉搏明显减弱或消失的脉搏	是心脏压塞的重要体征之一,如心包腔积液、缩窄性心包炎
弹性异常	弦脉	动脉壁变硬,失去弹性,呈条索状。触诊时有紧张条索感,如按在琴弦上	动脉硬化

(二)异常脉搏的护理

(1)休息:休息可以减少心肌耗氧量,有缺氧症状时给氧。
(2)准备好急救物品和急救仪器,如抗心律失常的药物、除颤器等。
(3)遵医嘱给药:观察药物的疗效及用药后的不良反应。
(4)协助患者做好各项检查,如心电图等。
(5)心理护理:缓解患者紧张恐惧的心理,稳定患者情绪。
(6)健康教育:饮食宜清淡易消化,戒烟限酒;排便勿用力;指导患者按时服药,使其掌握自我观察药物不良反应和简单的急救技巧等。

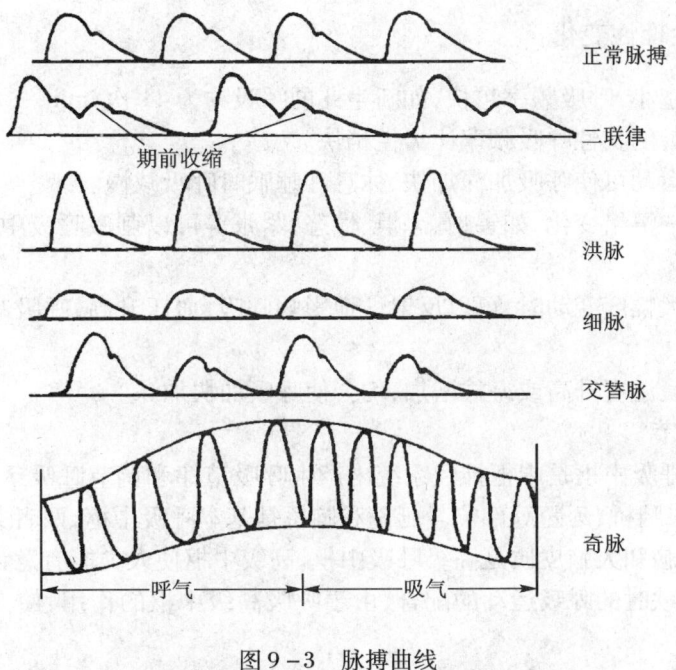

图9-3 脉搏曲线

理论9-3 呼吸的观察护理

一、正常呼吸及其生理性变化

(一) 正常呼吸

机体与外界环境之间的气体交换,称呼吸。气体排出体外的过程称呼气,气体进入肺的过程称吸气。吸气是主动的,呼气是被动的,通过呼吸,机体不断从外界环境摄取氧气,并不断排出体内的二氧化碳,以保证机体代谢的正常进行及维持内环境的相对稳定。呼吸过程由三个相互连续的过程组成(图9-4)。

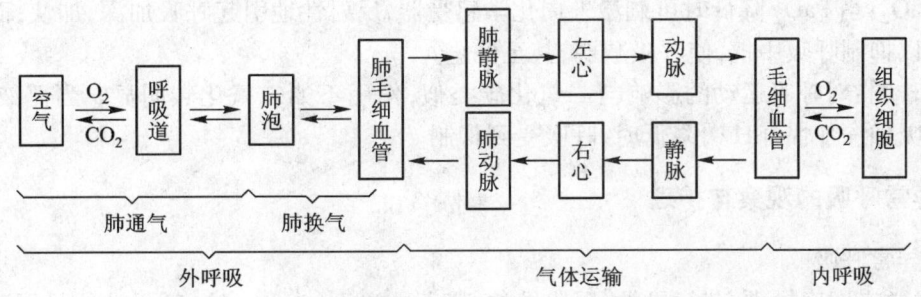

图9-4 呼吸过程

正常成人在安静状态下呼吸为16~20次/min,节律规则,均匀无声不费力。吸气与呼气之比为1:1.5~1:2,呼吸与脉搏之比为1:4。通常女性多采用胸式呼吸,男性和儿童多采用腹式呼吸。

(二) 呼吸的生理性变化

1. **年龄** 年龄越小,呼吸频率越快,如新生儿的呼吸约为 44 次/min。
2. **性别** 同年龄的女性呼吸频率比男性稍快。
3. **运动** 剧烈运动可使呼吸加深加快,休息和睡眠时呼吸减慢。
4. **情绪** 强烈的情绪变化,如害怕、恐惧、愤怒、紧张等可以刺激呼吸中枢,引起屏气或呼吸加快。
5. **血压** 血压大幅度变动时,可以反射性地影响呼吸,血压升高,呼吸减慢减弱;血压降低,呼吸加快加强。
6. **其他** 如环境温度升高或海拔增加,均会使呼吸加快加深。

(三) 呼吸的调节

1. **呼吸中枢** 呼吸中枢是中枢神经系统内产生呼吸节律和调节呼吸运动的神经细胞群,分布于大脑皮质、间脑、脑桥、延髓等部位。延髓和脑桥是基本呼吸中枢,两者共同作用形成基本规律的节律性呼吸;间脑和大脑皮质是高级呼吸中枢,高级中枢使人类能有意识的控制呼吸的深度和频率以及说话、唱歌时的呼吸运动的配合,由于呼吸高级中枢的作用,使人类的呼吸具有随意性和自主性。

2. **呼吸的反射性调节** 呼吸中枢可接受来自呼吸器官本身的各种传入冲动,也接受来自其他系统的传入冲动,通过反射来影响呼吸运动。如肺牵张反射可使吸气过程不致过长,促使吸气及时向呼气转化,以维持正常的呼吸节律;本体感受性反射可使呼吸肌收缩力增强,克服增加的气道阻力,以维持肺通气;咳嗽反射和喷嚏反射是对机体有保护作用的呼吸反射,其目的是排除呼吸道刺激物和异物。

3. **呼吸的化学性调节** 动脉血氧分压(PaO_2)、二氧化碳分压($PaCO_2$)和氢离子浓度[H^+]的改变对呼吸运动的影响,称为化学性调节。

(1) $PaCO_2$:是最重要的呼吸中枢调节因子,对呼吸的调节主要是通过中枢和外周化学感受器两条途径实现的。当血中的 $PaCO_2$ 降低时可引起呼吸运动减弱或暂停;$PaCO_2$ 升高时使呼吸加深加快,肺通气增加;但 $PaCO_2$ 过高则抑制中枢神经系统活动,出现呼吸困难、头痛、头晕,甚至昏迷,即二氧化碳麻醉而导致呼吸停止。

(2) PaO_2:当 PaO_2 降低时可刺激外周化学感受器,反射性地引起呼吸加深、加快;而当 PaO_2 过低时,可以抑制呼吸中枢,使呼吸减弱,甚至停止。

(3) [H^+]:对呼吸运动的影响与二氧化碳类似,作用不如二氧化碳明显。当血液中[H^+]增高时,呼吸加深加快;[H^+]降低时,呼吸受到抑制。

二、异常呼吸的观察与护理

(一) 异常呼吸

呼吸异常有频率异常、节律异常、深浅异常、声音异常等(表 9-4),呼吸曲线见图 9-5。呼吸频率与体温相关,一般体温每升高 1 ℃,呼吸频率增加 3~4 次/min。

(二) 异常呼吸护理

1. **观察** 在观察呼吸过程中注意患者有无咳嗽、咳痰、咯血、发绀、呼吸困难及胸痛等表现。

表 9-4 异常呼吸及常见原因

分类	异常呼吸	特点	常见原因
频率异常	呼吸过速	呼吸频率快而有规律，>24 次/min	高热、疼痛、超重体力劳动、甲状腺功能亢进
	呼吸过慢	呼吸频率缓慢有规律，<12 次/min	麻醉药或镇静药过量、脑肿瘤等呼吸中枢受抑制
节律异常	潮式呼吸	又称陈氏呼吸，呼吸由浅慢到深快，再由深快到浅慢，然后呼吸暂停，如此反复似潮水涨落样，呼吸周期达 30 s 至 2 min，暂停达 5~30 s	脑炎、尿毒症等患者。也可出现于老年人深睡时
	间断呼吸	又称毕奥呼吸，有规律地呼吸几次后，突然停止呼吸，间隔一个短时期后又开始呼吸，如此反复交替	临终的表现
	点头呼吸	在呼吸时，头随呼吸上下移动的呼吸形式，又称胸锁乳突性呼吸	呼吸中枢衰竭
	叹息样呼吸	间断一段时间后作一次大呼吸，伴叹气声	精神紧张、神经官能症的患者如反复发作叹息样呼吸，是临终前的表现
深度异常	呼吸过度	又称库氏呼吸，呼吸深大有规则	糖尿病酮症酸中毒、尿毒症酸中毒
	呼吸浅快	呼吸浅表不规则，有时呼吸时深时浅	呼吸肌麻痹、胸肺疾患、休克、呼吸中枢衰竭
音响异常	蝉鸣样呼吸	吸气时伴高调的哮鸣音	喉头水肿、喉头有异物
	鼾声呼吸	呼吸过程中伴有粗大的鼾声	气管或大支气管有分泌物、昏迷
呼吸困难	吸气性呼吸困难	吸气费力，吸气时显著困难	喉、气管或大支气管的炎症、异物或肿瘤
	呼气性呼吸困难	呼气费力，呼气时间延长而缓慢，常伴有哮鸣音	肺气肿、支气管哮喘
	混合性呼吸困难	吸气与呼气均费力，呼吸频率增加	重症肺炎、肺纤维化、肺不张、大量胸腔积液、自发性气胸

2. **休息** 根据病情适当的休息与活动。
3. **供给足够的营养与水分** 选择营养丰富易于咀嚼和吞咽的食物，少量多餐，不宜过饱。
4. **吸氧** 保持呼吸道通畅，及时清理呼吸道分泌物。
5. **心理护理与健康教育** 维持良好的护患关系，指导患者保持平稳的心态和稳定的情绪；戒烟、限酒，培养良好的生活方式；教会患者缩唇呼吸、腹式呼吸等方法。

理论 9-4 血压的观察护理

一、正常血压及其生理性变化

（一）正常血压

在血管中流动着的血液对血管壁的侧压力，称为血压。不同血管中的血压不同，其中动脉血

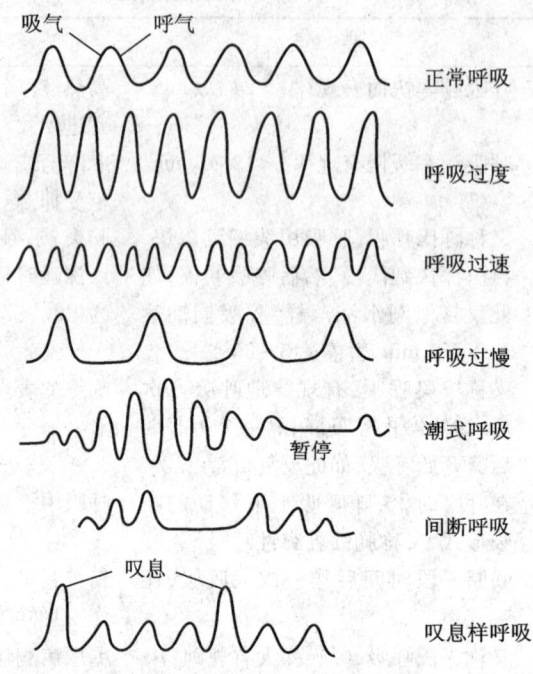

图 9-5 呼吸曲线

压最高,毛细血管血压较低,静脉血压最低,临床通常所说的血压指动脉血压。

由于心脏的收缩与舒张,在一个心动周期中,动脉血压呈周期性变化,当左心室收缩时,动脉内的血液对动脉管壁的压力最高,称为收缩压;当心室舒张时,动脉内血液对血管壁的压力最低,称为舒张压;收缩压与舒张压之差称脉压(图9-6)。舒张压加1/3脉压即为平均动脉压,即:

$$平均动脉压 = 舒张压 + 1/3 脉压 = 1/3(收缩压 + 2 舒张压)$$

血压以 kPa 或 mmHg 为单位。kPa 与 mmHg 的换算公式为:1 kPa = 7.5 mmHg,1 mmHg = 0.133 kPa。

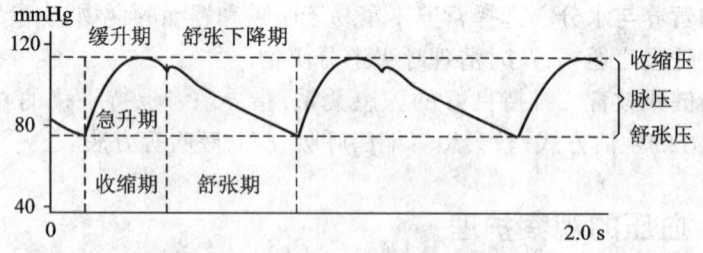

图 9-6 心动周期与动脉血压的波动

血压一般以测量肱动脉的血压为准。在安静状态下,正常成人的血压比较稳定,其正常范围为:收缩压 90~139 mmHg(12.0~18.6 kPa),舒张压 60~89 mmHg(8.0~11.9 kPa),脉压为 30~40 mmHg(3.99~5.33 kPa)。

(二) 血压的生理性变化

血压值的恒定是相对的,动脉血压可随年龄、性别、昼夜、环境等的变化而发生改变。

1. 年龄 随着年龄的增长,血压会增高,以收缩压增高显著。儿童血压比成人稍低,儿童血压的计算公式为:

收缩压 = 80 + 年龄 × 2(mmHg),舒张压 = 收缩压 × 2/3(mmHg)。

2. 性别 青春期前男女血压差别不显著;成年男子的血压比女性略高 5 mmHg(0.7 kPa);绝经后女性血压又逐渐升高,与男性差别不显著。

3. 昼夜与睡眠 清晨时血压最低,然后逐渐升高,至傍晚时血压最高。

4. 环境 环境温度高时血管扩张,血压稍下降;环境寒冷时血管收缩,血压略升高。

5. 体型 肥胖及体重过重的人血压较高。

6. 体位 立位血压略高于坐位血压;坐位血压稍高于卧位血压,这与重力引起的代偿机制有关。长期卧床的患者或应用降压药后,由卧位突然变为立位时可出现体位性低血压,表现为一过性血压下降、头晕、眼前发黑等。

7. 部位 约有 1/4 的健康人两上肢的血压可不相等,右上肢稍高于左上肢 10~20 mmHg(1.33~2.67 kPa),主要是由于右侧肱动脉来自主动脉的第一大分支,而左侧肱动脉来自主动脉的第三大分支;下肢比上肢高 20~40 mmHg(2.67~5.33 kPa),其原因是股动脉的管径比肱动脉粗,血流量大。

8. 其他 情绪激动、紧张、恐惧、剧烈运动、吸烟可使血压升高;摄入过多的盐、饮酒、药物等对血压也有一定影响,判断血压时须充分考虑上述因素。

(三) 血压的形成及影响因素

形成血压的因素是心排血量、外周阻力和动脉壁弹性。心室泵血是血压形成的动力。血液在血管内流动时的内摩擦力就是外周阻力,与血液的黏滞度成正比。动脉血压与心排血和外周阻力成正比;动脉壁的弹性作用使心室收缩射血时,收缩压不会太高,在心室舒张时不会太低。收缩压是反映每搏输出量大小的指标;外周阻力主要影响舒张压大小;血管中有足够的血液充盈是维持血压的关键;大动脉的弹性扩张可以缓冲血压。动脉壁弹性越大,收缩压越低。

二、异常血压的观察与护理

(一) 异常血压

血压在正常范围以外称异常血压。异常血压有高血压、低血压和脉压异常三种类型(表9-5)。

表9-5 异常血压及常见原因

异常血压	定义	常见原因
高血压	指未服抗高血压药的情况下,成人收缩压≥140 mmHg(18.7 kPa)和(或)舒张压≥90 mmHg(12 kPa)	原发性高血压、动脉硬化、肾炎、颅内压增高
低血压	血压低于 90/60 mmHg 称低血压	休克、大出血、急性心力衰竭
脉压增大	>40 mmHg(5.33 kPa)	主动脉瓣关闭不全、主动脉硬化、动静脉瘘、甲状腺功能亢进
脉压减小	<30 mmHg(4 kPa)	心包积液、缩窄性心包炎、末梢循环衰竭

（二）异常血压的护理

1. 休息与活动　为患者创造一个安静、舒适的休息环境，使患者能得到充分休息及充足的睡眠；活动耐受性下降患者应减少活动量。

2. 饮食　选择易消化、低脂、低胆固醇、低盐、高维生素、富含纤维素的食物，同时避免刺激、辛辣食物的摄入。如高血压患者需控制食盐的摄取量，一般建议每日供给食盐5g。

3. 血压与病情的观察　密切观察血压者应做到"四定"，即定时间、定部位、定体位、定血压计；注意观察伴随症状及并发症的先兆表现，以利及时发现和处理。

4. 遵医嘱给药　指导患者按时服药，用药过程中注意药物的不良反应。

5. 情绪　保持稳定情绪，减少导致患者情绪激动的因素。

6. 心理护理与健康教育　建立并维持良好的护患关系，经常巡视病房与患者交流，解除心理顾虑，解答患者提出的问题，稳定患者情绪。劝导患者戒烟、限酒；培养良好的生活方式；保持大便通畅，必要时给予通便药；教会患者观察血压的方法。

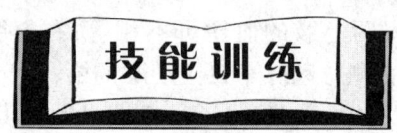

技术9-1　体温测量法

一、目的

测量、记录患者体温，观察患者体温的变化，分析热型及伴随症状，为诊断、治疗、护理及疗效评价提供依据。

二、体温计的种类

1. 汞体温计　汞体温计又称玻璃水银柱式体温计，利用汞遇热膨胀的物理特性进行机体的温度检测。它是国内目前最常用的体温计，可分为口表、肛表和腋表三类。口表和肛表外形呈三棱状，腋表外形呈扁平状；口表和腋表的汞端细长，肛表的汞端粗短（图9-7）。摄氏体温计的刻度为35～42℃，每两大格为1℃，每一小格为0.1℃（图9-8）。华氏体温计的刻度为94～108 °F，每一大格为1 °F，每一小格为0.2 °F（图9-9）。

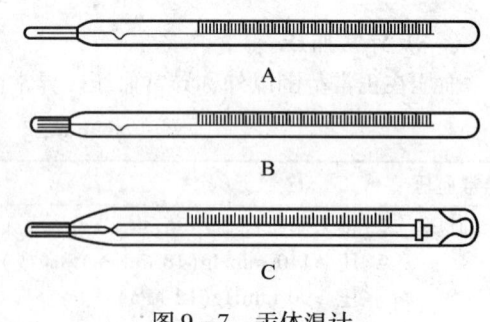

图9-7　汞体温计
A. 口表；B. 肛表；C. 腋表

2. 电子体温计　电子体温计是一种采用电子感温材料制作的电子感温探头来测量体温，采用热敏电阻原理测量温度。优点是测温准确，灵敏度高。其结构及使用因厂家不同而有所变化（图9-10）。

3. 可弃式体温计　可弃式体温计是一种单次使用的体温计，使用后就可丢弃。它是利用一种

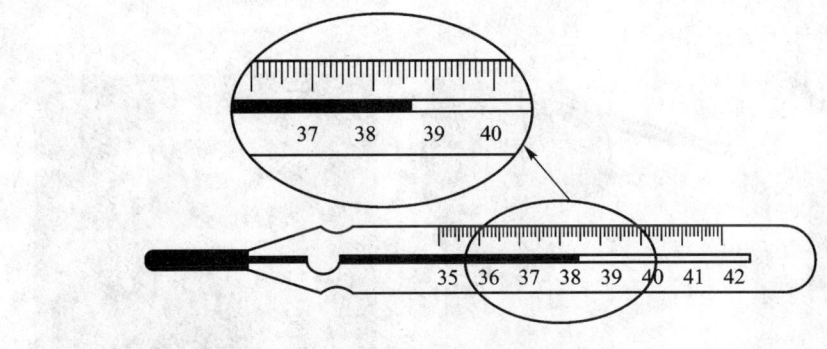

图9-8 体温计读数

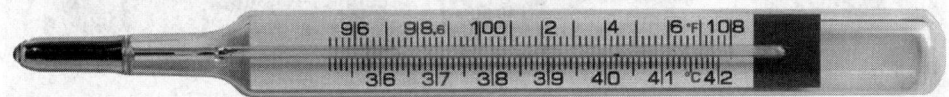

图9-9 华氏和摄氏温度比较

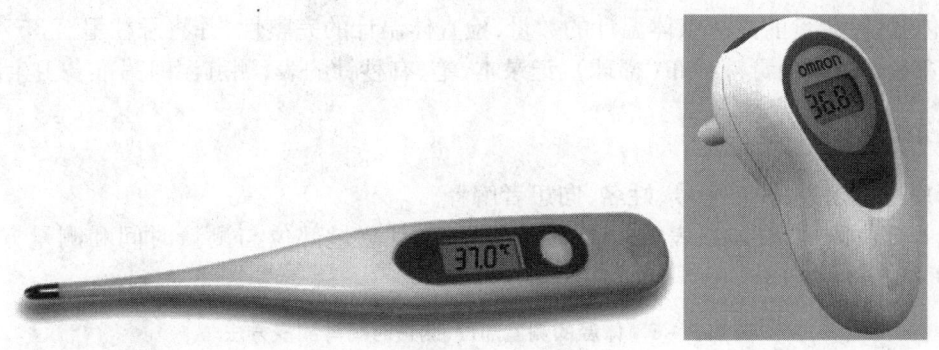

图9-10 电子体温计

对热敏感且能随温度的变化显示不同的颜色的化学指示片,通过颜色的观察可以判断体温的高低。

4. 感温胶片 感温胶片是一种对热敏感的胶片,使用时贴在前额或腹部,也是根据颜色的改变判断体温的变化。

5. 其他体温计 鼓膜温度计是通过测量鼓膜和周围组织发生的红外热能来间接获取大脑组织的温度。红外热像仪采用红外探测器,将物体的红外热谱图以图像方式展现,从而达到非接触式测量人体表面温度的目的(图9-11)。

三、操作前准备

1. 评估患者 年龄、性别、文化程度、测温局部(腋窝、口腔、直肠及肛门)情况,患者30 min内的活动情况(如进食、坐浴、冷饮等)、意识状态及合作程度,患者对测温的了解及抗生素的使用情况。

2. 环境准备 室温适宜,能保护患者的隐私。

3. 护士准备 护士着装整洁,洗手,掌握沟通交流技巧。

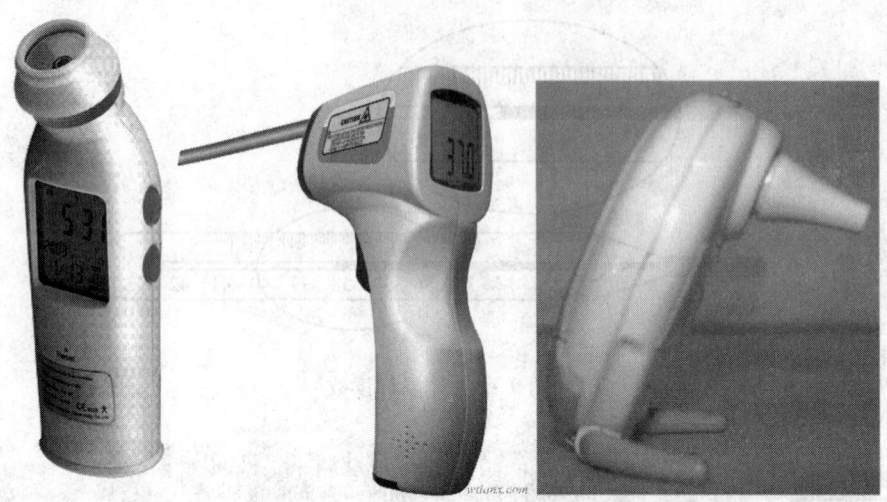

图 9-11 红外线体温计

4. 用物准备

（1）体温计：测量前需清点体温计的数量，检查体温计的完整性，并将汞柱甩至 35 ℃ 以下。

（2）弯盘、纱布、消毒液纱布（棉球）、记录本、笔、有秒针的表，测肛温时另准备卫生纸。

四、操作规程

1. 携用物至床旁，核对床号、姓名，向患者解释。

2. 选择部位测量，将体温表放入待测部位测量，其测量部位与测量时间和测量方法，见表 9-6，图 9-12，图 9-13。

表 9-6 体温的测量部位、测量时间与测量方法

名称	部位	时间	测量方法
腋温	腋窝	10 min	擦干汗液，体温计水银端放于腋窝中央，屈臂过胸夹紧
口温	舌下热窝	3 min	体温计放于舌下热窝，嘱患者闭口用鼻呼吸，且勿咬体温计
肛温	直肠内	3 min	患者取侧卧位，小儿可取俯卧位。润滑肛表，自肛门插入 3~4 cm，新生儿插入 1~2 cm

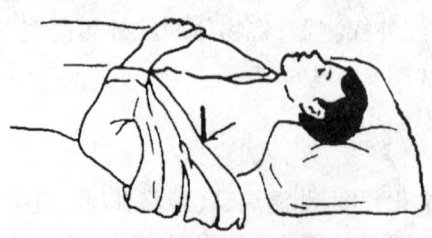

图 9-12 腋温测量法

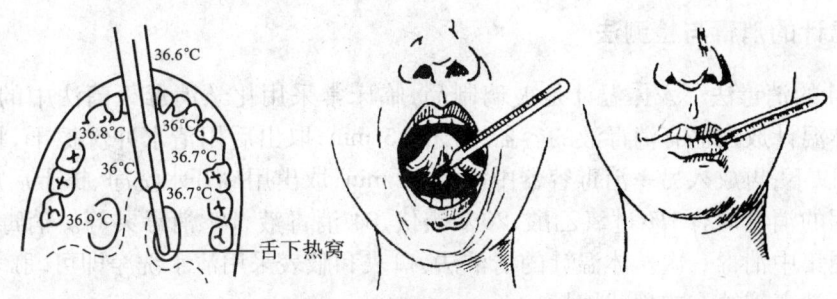

图 9-13　口温测量法

（1）腋窝测温较其他部位安全、方便，且患者易于接受，其主要原理是腋窝有丰富的血管，测得的温度较接近体核温度，是目前临床最常用的测温部位。

（2）口腔测量最方便，测量时间比腋温测量时间短，也是临床常用的测量方法之一。

（3）直肠内测温法是目前唯一的无创性侵入性测温法。因其不受室温影响，又有来自痔动脉的丰富血供，常被认为是临床体温测量的标准。

颈下测温法，将新生儿取侧卧或仰卧位，汞槽端横放于新生儿颈下皮肤皱褶处，测温 3 min。

其他测温的方法还有背部肩胛间测温法、腹部测温法、腹股沟测温法、肘窝测温法、手部测温法等。

成人测量体温一般宜选择腋窝与口腔，而直肠、颈下、背部肩胛间等处较适于婴幼儿，其他如腹部、腹股沟、肘窝、手部等处测温临床应用不多，其准确性与可行性尚有待研究，可作为特殊患者或患者在特殊情况下无法采用其他测量方法时的补充选择。

3. 取出体温计，用消毒液纱布或棉球擦净体温计，读数并记录。

4. 告诉患者体温情况，根据体温情况进行健康教育。

五、注意事项

1. 测温前将体温表中的汞甩至 35 ℃以下，甩表过程中要防止撞碎体温计；禁止将体温计放入超过 42 ℃的水中清洁或煮沸。

2. 腋窝部有伤口、手术或炎症及肩关节受伤的患者、腋窝出汗过多者、过度消瘦不能夹紧体温计者禁测腋温。沐浴、局部冷热敷后，需等待 30 min 后再测量。

3. 婴幼儿、精神异常、昏迷、口腔疾患、口鼻手术后、张口呼吸的患者禁测口温。进食或面部冷热敷后，需等待 30 min 后方可测口温。

4. 直肠或肛门疾患、手术、腹泻、心肌梗死的患者禁测肛温。坐浴或灌肠后需等待 30 min 后方可测肛温。

5. 婴幼儿、重症患者及昏迷的患者测体温时，护士应在旁守护。

6. 病情与体温不符时，护士应在患者床旁守护并重测，必要时做两个部位以上的体温测量，以便对照。

7. 如患者咬碎体温计，应立即清除其口腔内的玻璃碎屑，然后口服蛋清或牛奶以延缓汞的吸收。病情许可时可服用粗纤维食物以利汞的排除。

六、体温计的消毒与检测法

1. 体温计的消毒法 汞体温计是玻璃制品,临床常采用化学消毒灭菌法中的浸泡法消毒。将使用后的体温计放入盛有消毒液的容器中浸泡 5 min,取出后用清水冲洗擦干,将体温计的汞柱甩至 35 ℃以下;再放入另一消毒容器中浸泡 30 min,取出用冷开水洗净、擦干后放入清洁容器中备用。常用的消毒剂有 1% 过氧乙酸、20% 碘伏、84 消毒液、1% 消毒灵等。消毒液每天更换,消毒容器每周集中消毒一次。体温计的清洁法:口表和腋表采用清水洗净即可,肛表则需在用清水洗净之前用消毒液纱布或棉球擦拭。

电子体温计仅消毒电子感温探头部分,消毒方法应根据制作材料的性质采用不同的消毒方法,如熏蒸、浸泡。可弃式体温计是一次性的,生产厂家在出产时已经消毒好。

2. 体温计的检查法 体温计在出厂时已通过必要的测试,临床在使用新体温计之前或体温计使用了一段时间后(一般是半年)就应进行一次检查。检查的方法是先将待检测的体温计汞柱甩至 35 ℃以下,再将体温计同时放入 40 ℃以下的温水中 3 min,然后取出检视,若汞柱有裂隙、汞柱自行下降或读数相差 0.2 ℃或以上的体温计则不能使用。

技术 9-2 脉搏测量法

一、目的

通过观察脉搏的变化,可间接了解心脏功能,观察疾病的发生、发展规律,为诊断、治疗、护理提供依据。

二、常用测量脉搏的部位

临床用于触诊脉搏的部位很多,最常用的是桡动脉,其次为肱动脉、股动脉、腘动脉、颈动脉等(图 9-14)。

三、操作前准备

1. 评估患者 年龄、性别、目前病情和治疗情况,患者 30 min 内有无剧烈活动、情绪波动等影响因素;患者有无偏瘫、功能障碍、意识状态及合作程度;患者及家属对健康知识的认知程度。

2. 环境准备 保持病室安静、舒适。

3. 护士准备 着装整洁,洗手,掌握沟通交流技巧。

4. 用物准备 有秒针的表、笔、记录本、必要时备听诊器。

四、操作规程

1. 携用物至床旁,核对床号、姓名,向患者解释。
2. 测量方法:以桡动脉为例。
(1) 取舒适体位:患者取坐位或卧位,手臂放于舒适位置(被测肢体下方应有支托物),患者

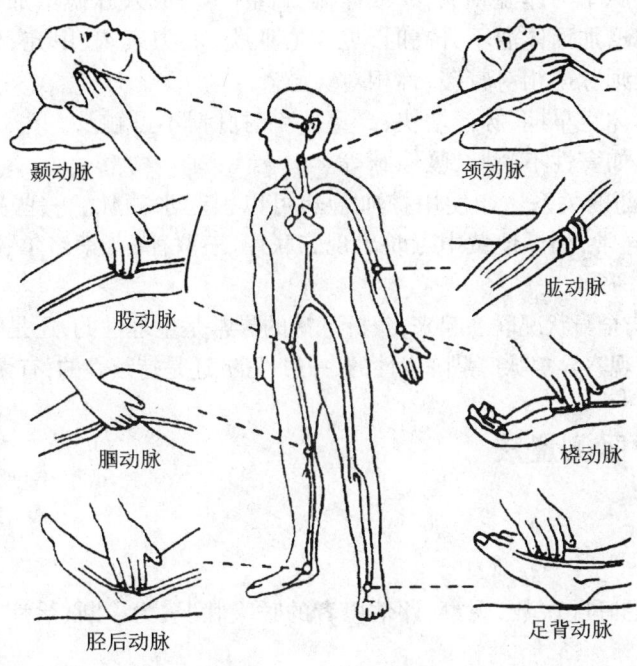

图9-14 常用诊脉部位

腕部伸展,手掌朝下。

(2)测量脉搏:用示指、中指、无名指的指端放在桡动脉上,压力中等,以能清楚感觉脉搏搏动为准。脉搏的测量时间一般为30 s,异常脉搏及心脏器质性病变时测量1 min;脉搏微弱难以测量时,可听心率1 min;脉搏短绌时,应由两名护士同时测量脉搏和心率1 min,由听心率的护士发出"起"和"停"的口令(图9-15)。

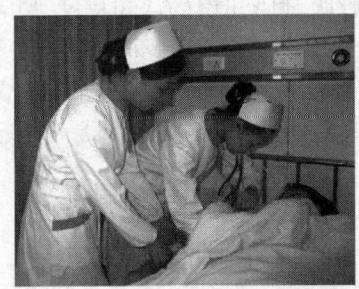

图9-15 脉搏短绌的测量

3. 记录:记录形式为:次/min,如某患者脉搏每分80次,记做80次/min;脉搏短绌的记录为分数形式:心率/脉搏次/min,如患者心率130次/min,脉搏70次/min,记作130/70次/min。

五、注意事项

1. 测量脉搏前患者需保持安静,如患者有紧张、哭闹等情况,需稳定后测量,剧烈活动后应休息20 min再测。

2. 不能用拇指诊脉,因拇指动脉搏动较强,对脉搏测量有干扰。

3. 偏瘫患者诊脉应选择健侧肢体。

4. 测量时集中注意力,仔细感觉脉搏的频率、节律、强弱及动脉壁弹性等。如测量结果与病情不符,则需重测。

5. 注意脉搏与体温、呼吸、血压的关系。

（1）脉率与体温：脉率与体温相关，一般体温升高1℃，成人脉搏增加10次/min，儿童则增加15次/min。若脉搏增加而体温不升高时，见于心肌炎、心力衰竭、甲亢、休克等快速型心律失常等；而伤寒时的发热则脉搏相对较缓，称相对缓脉。

（2）脉搏与血压：休克早期，脉搏增快，严重休克时脉搏不可触及。

（3）脉搏与呼吸：如窦性不整脉、吸停脉等。

6. 注意脉搏与用药的关系。如使用扩血管药可以引起水冲脉。一些抗心律失常药物可引起心律失常而致脉搏异常，如洋地黄中毒时出现二联律、三联律；普萘洛尔、胺碘酮可引起心动过缓，甚至窦性停止。

7. 观察脉搏时应与全身状况联系起来，分析脉搏的异常是生理性的，还是病理性的；如是病理性的，其病因是什么；同时观察异常脉搏是阵发性的、一过性的、还是持续性的，有无可寻的诱发因素。

技术9–3　呼吸测量法

一、目的

测量患者每分钟的呼吸次数，观察、评估患者的呼吸状况，为诊断、治疗、护理提供依据。

二、操作前准备

1. **评估患者**　年龄、性别、病情及治疗情况，患者30 min内有无剧烈活动和情绪波动，患者对呼吸健康知识的认知程度，患者意识及合作程度。

2. **环境准备**　环境舒适、安静。

3. **护士准备**　护士着装整洁，洗手，掌握沟通交流技巧。

4. **用物准备**　听诊器、笔、记录本，必要时准备棉花。

三、操作规程

1. 携用物至床旁，核对床号、姓名，向患者解释。

2. 测量呼吸。在测量脉搏后，手仍保持测量脉搏的姿势，但眼睛转向观察患者胸部或腹部的起伏，时间为30 s。呼吸不规则的患者及婴儿测量1 min。危重患者呼吸微弱不易观察时，可用少量棉花放于患者鼻孔前观察棉花吹动的次数，时间为1 min。

3. 记录。记录形式为：次/min，如某患者测得呼吸为每分20次，记作20次/min。

四、注意事项

呼吸受意识控制，具有随意性和自主性，在测量呼吸前不能让患者察觉，以免测量有误。

技术9–4　血压测量法

一、目的

1. 判断血压有无异常。

2. 动态监测血压变化,了解循环系统的功能状况。
3. 协助诊断,为预防、治疗、护理提供依据。

二、血压计的种类和构造

血压计有汞血压计、无液血压计、电子血压计三大类(图9-16)。

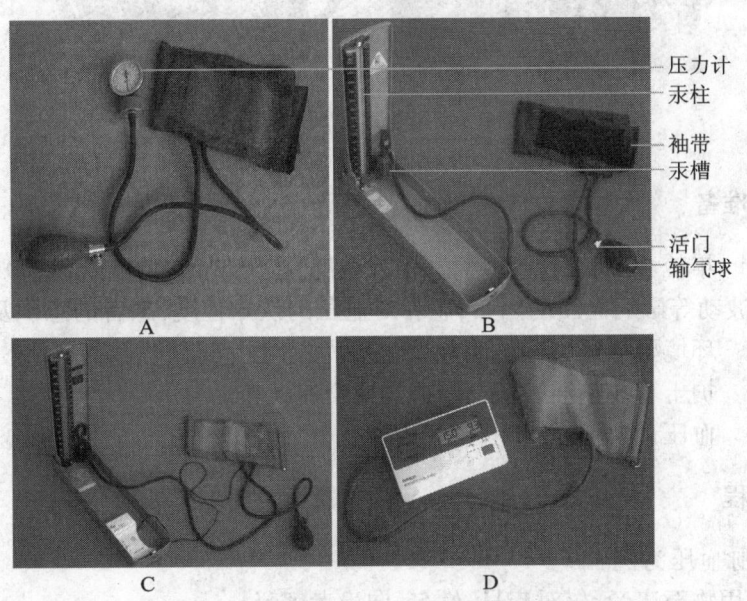

图9-16 血压计的类型
A. 无液血压计;B. 汞血压计;C. 汞柱式电子血压计;D. 数字式电子血压计

1. 汞血压计 又称汞柱式血压计。由袖带、汞柱测压计、输气球及活门组成。可分台式和立式两种,立式血压计高度可调节。袖带是长方形的扁平橡胶带,外层是布套,上面有两根橡胶管,一根接输气球,一根接测压计,袖带长24～28 cm,宽12～14 cm。测压计由一根标有刻度的空心玻璃管及固定玻璃管的支架和汞槽构成。玻璃管左右标有数据,一边是0～300 mmHg,每小格相当于2 mmHg;另一边是0～40 kPa,每小格相当于0.5 kPa。玻璃管上端与大气相通,下端通汞槽。汞槽内装有汞60g。汞血压计测得的血压数值准确,但体积较大,玻璃管易破裂。

2. 无液血压计 又称弹簧表式血压计(图9-16)。由输气球及活门、袖带、压力计组成。袖带分别与压力计和输气球相连。压力计是用指针指示血压数值的。该血压计携带方便。

3. 电子血压计 电子血压计的袖带内有一个换能器,可将振动和声音信号转化为数字信号,并在屏幕上显示收缩压、舒张压、脉搏的数值,或将声音信号放大至不用听诊器也能听到。这种血压计操作方便,清晰直观,不需听诊器。

目前电子血压计有3种形式,一是臂式,二是腕式(图9-17),三是手指式。腕式和手指式的电子血压计,不适用于患有血液循环障碍的患者,如糖尿病、高血脂、高血压等病,这类患者因动脉硬化的原因,可引起末梢血液循环障碍,手腕(手指)与上臂的血压测量值相差很大。

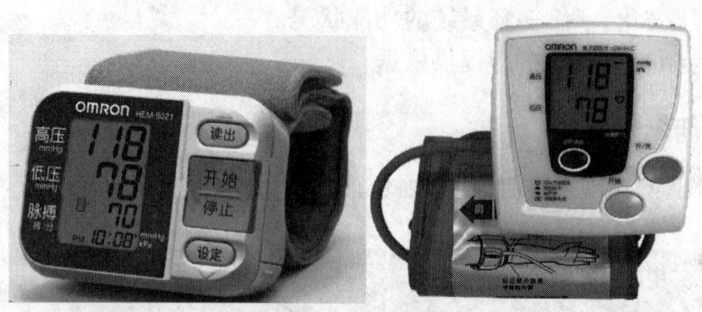

图9-17 家用腕式与臂式电子血压计

三、操作前准备

1. **评估患者** 年龄、性别、目前的病情、治疗情况,有无偏瘫、功能障碍,30 min 内有无吸烟、饮酒、活动、情绪波动等影响血压的因素,患者对血压的认知程度,患者的意识及合作程度。
2. **环境准备** 环境要舒适、安静。
3. **护士准备** 护士着装整洁,洗手,掌握沟通交流技巧。
4. **用物准备** 血压计、听诊器、笔、记录本。

四、操作规程

以测量肱动脉血压为例。

1. **核对** 携用物至床旁,核对床号、姓名,向患者解释。
2. **取体位** 手臂位置(即肱动脉)与心脏保持同一水平,其中坐位时肱动脉平第4肋;仰卧位时肱动脉平腋中线。以保持血压计零点、患者心脏与肱动脉在同一水平(即三点一线),确保测量血压的准确性。也有研究表明,血压计的位置与测量数值无关,对血压计零点与心脏、肱动脉同一水平可不作要求,只要保证肱动脉与心脏在同一水平即可。
3. **缠袖带** 患者伸出手臂,将衣袖卷至肩部,注意衣袖太紧将影响血压的准确性。驱尽袖带内空气,平整地缠于患者上臂中部,袖带下缘距肘窝 2~3 cm,松紧以能放入一指为宜(图 9-18)。如测腘动脉血压时,卷好袖带后其下缘距腘窝 3~5 cm。
4. **袖带内注入空气加压** 先打开血压计汞槽开关,再关闭输气球活门,接着在肘窝内侧处触摸肱动脉搏动点,然后注气加压至肱动脉搏动消失再升高 20~30 mmHg,最后将听诊器胸件放于肱动脉搏动处并固定;或注气前先将听诊器胸件放于在肘窝内肱动脉搏动明显处。
5. **缓慢放气减压听取血压** 一般以每秒下降 4 mmHg 的速度放气,当袖带内的压力降低至收缩压时,血液开始从半开放的动脉血管中冲出,形成激流,造成振动而产生声音。在听诊过程中,听到的第1个声音所指的刻度处为收缩压,而至声音突然变弱或消失时所指示的刻度即为舒张压(图9-19)。

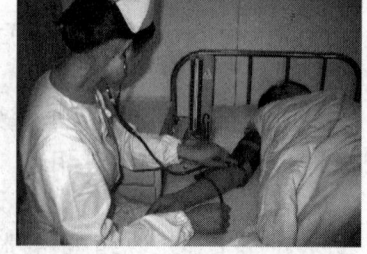

图9-18 肱动脉血压测量

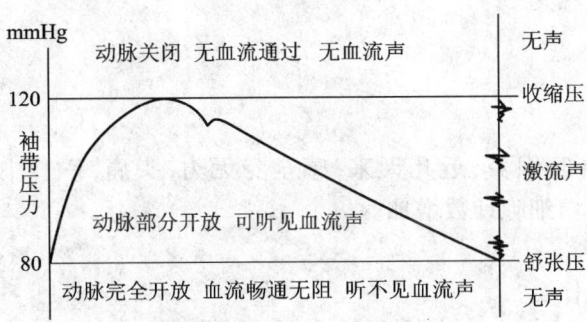

图9-19 袖带压力与血压听诊

6. 整理 取下袖带,放尽余气,血压计稍向后倾斜,使汞流入汞槽内,关汞槽开关,整理血压计,协助患者整理衣服,告诉患者测得的血压。

7. 记录 以分数的形式记录:收缩压/舒张压。如某人收缩压为120 mmHg,舒张压为80 mmHg,记作120/80 mmHg,读作血压120、80 mmHg。

五、注意事项

1. 血压计应定期检查维修。测血压前应检查血压计的准确性,如汞柱有无裂痕、汞有无漏出、输气球是否漏气等。

2. 测血压前应确定患者无吸烟、运动、情绪激动等影响血压的因素存在,如有则应让患者安静休息15 min,或选择在清晨起床前测量,以消除疲劳和精神紧张对血压的影响。

3. 袖带宽度和长度应符合标准,袖带太宽测得血压偏低,袖带太窄测得血压偏高。故不能用测上肢的血压计袖带去测下肢的血压,也不能用成人血压计袖带去测儿童的血压。

4. 缠袖带松紧要适度,太紧测得血压偏低,太松测得血压偏高。听诊器胸件不能放入袖带内测量。

5. 血压听不清时,应将袖带内气体驱尽,汞柱降至"0"刻度,稍等片刻再重测,以免因静脉充血影响测量结果。

6. 对于密切观察血压的患者应做到"四定",即定时间、定部位、定体位、定血压计。

病例9-1

患者刘某,女,6岁。因发热、腹泻,伴面色潮红、口唇干燥、呼吸急促、哭闹不止、烦躁不安到医院门诊就医,诊断为急性细菌性痢疾。

问题:

1. 怎样观察患儿生命体征的变化?

2. 你将如何护理该患儿?

病例9-2

患者王某,因下肢蜂窝织炎,近几天来,感全身无力,头痛,一日中体温忽高忽低,波动在37.8~40℃,脉搏增快;白细胞计数增加。

问题:
1. 此患者的热型是什么?
2. 每日应对此患者测量体温、脉搏、呼吸几次?

(李晓芳)

第10章 医院饮食与胃肠道护理

胃肠道由胃和肠两部分组成。胃有容纳和初步消化食物的功能。进入胃的食物,通过胃蠕动与胃液充分混合并搅拌、粉碎形成食糜,并借胃的运动送到十二指肠。肠有消化、吸收和排泄的功能。食物通过小肠后,消化和吸收过程已基本完成,余下的食物残渣进入大肠,大肠内的细菌能使食物残渣发酵腐败,形成粪便,正常人的直肠对粪便的压力刺激具有一定的阈值,当达到此值时,即引起便意。

如果胃肠功能发生障碍,就可出现胃肠活动的异常表现,如恶心、呕吐、腹泻、便秘等。因此,通过对胃肠活动的观察,可了解消化道功能,从而协助疾病的诊断,加强治疗和护理。

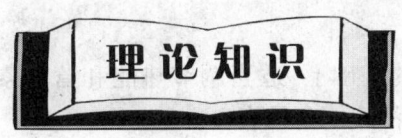

理论10-1 医院饮食及饮食护理

一、医院饮食

医院饮食可分为三大类:基本饮食、治疗饮食和试验饮食,分别适应不同病情的需要。

(一) 基本饮食

基本饮食包括普通饮食、软质饮食、半流质饮食和流质饮食4种,见表10-1。

表10-1 医院基本饮食

类别	适用范围	饮食原则	用法	可选食物
普通饮食	消化功能正常;无饮食限制;体温正常;病情较轻或恢复期的患者	营养平衡;美观可口;易消化,无刺激的一般食物;与健康人饮食相似	总热量为2 200~2 600 kcal/d,蛋白质70~90 g,脂肪60~70 g,糖类450 g左右,水分2 500 mL左右;每日3餐,各餐按比例分配	一般食物均可
软质饮食	消化吸收功能差;咀嚼不便者;低热;消化道术后恢复期的患者	营养平衡;易消化、易咀嚼;食物碎、烂、软;少油炸、少油腻、少粗纤维及强烈刺激性调料	总热能为2 200~2 400 kcal/d,蛋白质60~80 g;每日3~4餐	软饭、面条、切碎煮熟的菜及肉等

续表

类别	适用范围	饮食原则	用法	可选食物
半流饮食	口腔及消化道疾病;中等发热;体弱;手术后患者	食物呈半流质;无刺激性;易咀嚼、吞咽和消化;纤维少,营养丰富;少食多餐;胃肠功能紊乱者禁用含纤维素或易引起胀气的食物;痢疾患者禁用牛奶、豆浆及过甜食物	总热能为1 500～2 000 kcal/d,蛋白质50～70 g;每日5～6餐	泥、沫、粥、面条、羹等
流质饮食	口腔疾患、各种大手术后;急性消化道疾病;高热;病情危重、全身衰竭患者	食物呈液体状,易吞咽、易消化,无刺激性;所含热量与营养素不足,只能短期使用;通常辅以肠外营养以补充热量和营养	总热能为836～1 195 kcal/d,蛋白质40～50 g,每日6～7餐,每2～3 h 1次,每次200～300 mL	乳类、豆浆、米汤、稀藕粉、菜汁、果汁等

注:1 kcal = 4.184 kJ。

(二) 治疗饮食

治疗饮食是指在基本饮食的基础上,适当调节热能和营养素,以达到治疗或辅助治疗的目的,从而促进患者的康复。医院治疗饮食见表10-2。

表10-2 医院治疗饮食

饮食种类	适用范围	饮食原则及用法
高热量饮食	用于热能消耗较高的患者,如甲状腺功能亢进症、结核病、大面积烧伤、肝炎、胆道疾患、体重不足患者及产妇等	在基本饮食基础上加餐2次,可进食牛奶、豆浆、鸡蛋、藕粉、蛋糕、巧克力及甜食等。总热量约为3 000 kcal/d
高蛋白饮食	用于高代谢性疾病,如烧伤、结核、恶性肿瘤、贫血、甲状腺功能亢进、大手术后;肾病综合征;低蛋白血症;孕妇、乳母等	在基本饮食基础上增加富含蛋白质的食物,按体重计算,每日供给量为1.5～2.0 g/kg,总量不超过120 g/d。总热量为2 500～3 000 kcal/d
低蛋白饮食	用于限制蛋白质摄入者,如急性肾炎、尿毒症、肝昏迷等患者	应多补充蔬菜和含糖高的食物,以维持正常热量。成人饮食中蛋白质含量不超过40 g/d,视病情可减至20～30 g/d。肾功能不全者应摄入动物性蛋白,忌食豆制品;肝昏迷者应以植物蛋白为主
低脂肪饮食	用于肝、胆、胰疾患,高脂血症,动脉硬化,冠心病,肥胖症及腹泻等患者	饮食清淡、少油,禁食肥肉、蛋黄、动物脑等;高脂血症及动脉硬化患者不必限制植物油(椰子油除外);脂肪含量<50 g/d,肝胆胰病患者脂肪摄入<40 g/d,尤其应限制动物脂肪的摄入
低胆固醇饮食	用于高胆固醇血症、高脂血症、动脉硬化、高血压、冠心病等患者	胆固醇摄入量少于300 mg/d,禁用或少用含胆固醇高的食物,如动物内脏和脑、鱼子、蛋黄、肥肉、动物油等

饮食种类	适用范围	饮食原则及用法
低盐饮食	用于心脏病、急慢性肾炎、肝硬化腹水、重度高血压但水肿较轻患者	食盐量<2 g/d,不包括食物内自然存在的氯化钠。禁食腌制食品,如咸菜、皮蛋、火腿、香肠、咸肉、虾米等
无盐低钠饮食	同低盐饮食,但一般用于水肿较重患者	无盐饮食除食物内自然含钠量外,烹调时不放食盐,饮食中含钠量<0.7 g/d;低钠饮食需控制摄入食品中自然存在的含钠量,一般应<0.5 g/d;二者均禁食腌制食品、含钠食物和药物,如油条、挂面、汽水、碳酸氢钠药物等
高纤维素饮食	用于便秘、肥胖症、高脂血症、糖尿病等患者	食物中应多含食物纤维,如韭菜、芹菜、卷心菜、粗粮、豆类、竹笋等
少渣饮食	用于伤寒、痢疾、腹泻、肠炎、食管胃底静脉曲张、咽喉部及消化道手术的患者	饮食中应少含食物纤维,不用强刺激性调味品及坚硬、带碎骨的食物

(三) 试验饮食

试验饮食是指在特定的时间内,通过对饮食内容的调整来协助诊断疾病和确保实验室检查结果正确性的一种饮食。医院试验饮食见表10-3。

表10-3 医院试验饮食

饮食种类	适用范围	饮食原则及用法
隐血试验饮食	用于大便隐血试验的准备,以协助诊断有无消化道出血	试验前3日起禁止食用易造成隐血试验假阳性结果的食物,如肉类、肝类、动物血、含铁丰富的药物或食物、绿色蔬菜等。可进食牛奶、豆制品、土豆、白菜、米饭、面条、馒头等。第4日开始留取粪便做隐血试验
胆囊造影饮食	用于需行造影检查以诊断有无胆囊、胆管、肝胆管疾病的患者	检查前1日中午进食高脂肪餐,以刺激胆囊收缩和排空;晚餐进食无脂肪、低蛋白质、高糖类的清淡饮食;晚餐后服造影剂,服药后禁食、禁水、禁烟至次日上午,检查当日早晨禁食;第一次摄X线片后,如胆囊显影良好,进食高脂肪餐(油煎荷包蛋2只或高脂肪的方便餐,脂肪含量25~50 g);半小时后第2次摄X线片观察
肌酐试验饮食	用于协助检查、测定肾小球的滤过功能	试验期为3 d,试验期间禁食肉类、禽类、鱼类,忌饮茶和咖啡,全日主食在300 g以内,限制蛋白质的摄入(<40 g/d),以排除外源性肌酐的影响;蔬菜、水果、植物油不限,热量不足可添加藕粉或含糖的点心等。第3日测尿肌酐清除率及血肌酐含量

续表

饮食种类	适用范围	饮食原则及用法
尿浓缩功能试验饮食（干饮食）	用于检查肾小管的浓缩功能	试验期1d，控制全天饮食中的水分，总量在500～600 mL。可进食含水分少的食物，如米饭、馒头、炒鸡蛋、土豆、豆腐干等。烹调时尽量不加水或少加水；避免食用过甜、过咸或含水量高的食物。蛋白质供给量为1 g/(kg·d)
甲状腺^{131}I试验饮食	用于协助测定甲状腺功能	试验期为2周，试验期间禁食含碘食物，如海带、海蜇、紫菜、海参、虾、鱼、加碘食盐等；禁用碘做局部消毒 2周后作^{131}I功能测定

二、患者的饮食护理

护士应根据对患者的营养评估、患者的疾病及其对营养的需要，与医生、营养师进行共同协商，制定营养计划。

（一）帮助患者建立良好的饮食习惯

1. 根据对患者的饮食评估，帮助患者改变不良饮食习惯，如营养素摄取的量、质欠妥，偏食等。同时在制订计划时，应尽量以患者的饮食习惯为基本框架，根据患者的年龄、疾病种类、个人喜好及经济状况等指导患者合理饮食。用一些容易接受的食物代替限制食物，以使患者容易适应改变后的饮食习惯。

2. 为患者拟定合理的饮食指导模式，使之逐步接受。饮食指导模式的内容包括：① 摄入多样的食物；② 活动与饮食平衡，保持健康的体重；③ 选择低脂肪、低胆固醇饮食；④ 摄入足量的蔬菜、水果及谷类食物；⑤ 适量地摄入含糖食物；⑥ 适量地摄入盐和含碘食物；⑦ 适量摄入含乙醇的饮料，戒烟。

（二）患者进食前的护理

1. 环境的准备 患者用餐环境应保持清洁、卫生、整齐、空气新鲜、气氛轻松愉快。① 去除一切不良气味及不良视觉印象。② 避免在饭前进行令人感到不愉快或不舒适的治疗。③ 如有病危或呻吟的患者，可用屏风遮蔽。④ 如有条件可安排患者在病室餐厅共同进餐，以增加轻松、愉快的气氛。

2. 患者的准备 协助患者洗手和口腔卫生；协助患者采取舒适的进餐姿势，不便下床者，可安排坐位或半坐卧位，放置床上桌及餐具，卧床患者安排侧卧位或仰卧位（头转向一侧），并给予适当支托。将治疗巾或餐巾围于患者胸前，以保护衣服和被单的清洁，并让患者做好进食的准备；提供患者所熟悉并喜爱的食物（患者乐于食用家里带来的食物，但是需经护士检查，对于有特殊饮食需要的患者要给予指导）。

3. 护理人员的准备 洗净双手，衣帽整洁。根据饮食单上不同的饮食种类，协助配餐员分发饮食。对于禁食患者，应告知原因，以取得配合，在床尾挂上标记，并作交班。掌握好当日当餐的特殊饮食要求，如禁食或限量等，并仔细核对，防止差错。

(三) 患者进食时的护理

1. 核对患者及饮食单,并检查患者的饮食类型,避免发错饮食。
2. 督促和协助配餐员及时将热饭、热菜分发给每位患者。
3. 巡视病房,观察患者进食情况,鼓励患者进食。督促治疗饮食、试验饮食的实施并检查落实情况,评估患者饮食营养需要是否满足,教育、纠正不良饮食习惯及违规饮食行为,征求患者对饮食制作的意见。
4. 鼓励患者自行进食,并协助将餐具、食物放到易取处。不能自行进食者应予喂食。喂食要求耐心,量、速度适中,温度适宜,饭和菜、固体和液体食物应轮流喂食。为避免呛咳应将患者头部稍垫高并偏向一侧。进流质者,可用吸管吸吮。

(四) 患者进食后护理

1. 督促和协助患者洗手、漱口或做口腔护理,整理床单位,及时收回餐具。
2. 患者进餐后,应把餐具放回原处,并注意了解进食内容、进食量。
3. 协助患者饮水,有些患者病情危重,或由于某些原因生活不能自理,护士应按时给予饮水。对于需要增加饮水量的患者,应督促患者白天完成 24 h 总水量的 3/4,以免夜间饮水多,增加排尿而影响睡眠。对于限制饮水者,应讲清限水的目的,取得患者合作,并制定饮水计划。若发现患者口干,可用湿棉球湿润口唇,经常给予小量水,以免口渴。如患者口渴严重且病情允许,可采用口含冰块、或含酸梅等方法刺激唾液分泌而止渴。
4. 评估患者进食量是否达到营养要求,根据需要作好出入量的记录。
5. 如果患者未进食,应了解原因,并通知其责任护士以便于改变饮食或采取其他护理措施;对暂需禁食、延食的患者护士应做好交接班。

理论 10-2 胃活动观察及护理

一、胃活动异常的表现

(一) 恶心
恶心是指发生在上腹部及咽喉部的异常感觉。

(二) 呕吐
呕吐是指因膈肌及腹肌共同强烈收缩,使胃内容物经食管、口腔反射性排出体外的现象。

二、呕吐的分类

(一) 中枢性呕吐
中枢性呕吐是指直接刺激中枢而引起的呕吐。中枢性呕吐常无恶心等前驱症状而突然发生。其产生的具体原因有如下几种:

1. 精神、心理的刺激 感情变化如生气、悲哀、紧张、拒绝等。

2. 物理、化学和生物因素的刺激 化学物质包括药物,如使用洋地黄制剂、吗啡和抗癌药物等。此外还有细菌毒素、体内产生的毒素(如酸中毒、尿中毒等),氧气不足(如高山病等),放射性的影响。

3. 颅内疾患 颅内疾病如感染、脑血管疾病等引起脑水肿,使颅内压升高,直接刺激呕吐中枢而发生呕吐。颅内压增高时呕吐呈喷射状。

(二) 反射性呕吐

反射性呕吐是指刺激脏器神经末梢而引起的呕吐,其产生的具体原因有如下几种。

1. 迷路刺激 晕车、中耳炎、梅尼埃综合征。

2. 机械刺激 刺激舌根、咽喉等部位引起的呕吐。

3. 化学刺激 有毒物、腐败物、催吐物等刺激胃黏膜的迷走神经及交感神经末梢引起的呕吐。

4. 消化道疾病 食管炎,急、慢性胃炎,胃十二指肠溃疡,胃癌,急、慢性肠炎,急性阑尾炎和急性肠梗阻等。

5. 肝、胆道的疾病 肝、胆疾病时代谢异常造成有害毒物停滞在血液中,刺激呕吐中枢。

6. 其他腹部疾病 急、慢性腹膜炎,胰腺炎,泌尿系结石等。

7. 心血管系统疾病 充血性心力衰竭、心肌梗死等。

(三) 其他

妊娠早期引起清晨空腹的恶心、呕吐;手术时急性刺激也可引起呕吐;当看到、嗅到或想到某些厌恶的食物或气味时,引起胃肠逆蠕动,发生恶心、呕吐。

三、呕吐物的观察

为协助诊断,护士应注意观察患者呕吐的次数及呕吐物的量、色、味及伴随症状,记录并留取标本送验。

(一) 量

正常成人胃容量大约为 300 mL,如呕吐量超过一般胃容量,应考虑有无幽门梗阻或急性胃肠炎等其他异常情况。神经官能症患者呕吐量不多,吐后可进食。

(二) 色

呕吐为鲜红色见于急性上消化道大出血,由于血液尚未来得及与胃酸及胃内容物发生反应,故呕吐物呈鲜红色;呕吐为咖啡色见于慢性上消化道出血,由于血液与胃酸及胃内容物发生反应,故呕吐物呈咖啡色;呕吐为黄绿色见于胆汁反流。

(三) 味

一般呕吐物呈酸味,呕吐为苦味多见于胆汁反流,腐臭味多见于幽门梗阻,粪臭味见于肠梗阻,碱味多见于胃内出血,大蒜味见于有机磷农药中毒。

(四) 伴随症状

呕吐伴腹痛、腹泻常见于急性胃肠炎、食物中毒;喷射状呕吐伴剧烈头痛,常见于颅内高压;呕吐伴眩晕及眼球震颤,常提示前庭功能障碍。

四、呕吐患者的护理

(一) 心理护理

心理护理应解除患者的紧张情绪。

(二) 体位

恰当的体位是防止呕吐物呛入气管,引起窒息或吸入性肺炎的重要环节。对站立时发生呕吐者,必须立即搀扶其坐下或躺下,病情轻者取坐位,重症、体力差或昏迷患者应侧卧,头偏向一侧。婴幼儿发生呕吐时,应将其头侧向一边,也可将其抱起坐于膝上,用手轻轻拍小儿背部,身体稍向前倾。

(三) 保持呼吸道通畅

窒息死亡是呕吐最严重的并发症,因此保持呼吸道通畅至关重要。特别是对小儿、老年、神志不清、昏迷患者及呕吐大量鲜血者,必须备好急救物品。患者呕吐时护士应陪伴在旁,密切观察患者的面色、呛咳及呼吸道通畅情况。若发现少量呕吐物呛入气管,应轻拍患者背部,可促使异物咳出;呕吐物量多时,应迅速用吸引器吸出;对发生窒息者,必要时进行口对口人工呼吸或行气管切开术。

(四) 清洁

患者发生呕吐后,应协助给予口腔清洁。清醒患者给予温开水或生理盐水漱口;婴幼儿、昏迷患者应做好口腔护理,检查耳内、颈部有无流入呕吐物。必要时更换衣单,整理床铺,帮助患者取舒适卧位,将呕吐物的容器及污物拿出病室,使患者有一个安静、清新、舒适的环境。

(五) 呕吐物处理

根据需要保留呕吐物送验。呕吐物标本在化验、测定后应经消毒处置方可倒入下水道。

(六) 饮食护理

呕吐不止者,需暂停进食。呕吐停止后,可给予热饮料,以补充水分。对长期、频繁及大量呕吐的患者,可根据医嘱给予补液。

(七) 胸、腹部有伤口者护理

呕吐时应按压伤口,以减轻疼痛及避免伤口撕裂。

(八) 做好护理记录

护理记录的内容包括呕吐物的量、色、味、呕吐次数及伴随症状,采取的护理措施及效果,同时正确记录 24h 出入液量。

理论 10-3 肠活动观察及护理

一、肠活动异常的表现

(一) 便秘
便秘是指排出的粪便干硬,排便次数减少,且排便不畅、困难。

(二) 粪便嵌塞
粪便嵌塞是指粪便持久滞留堆积在直肠内,坚硬且不能排出。

(三) 腹泻
腹泻是指肠蠕动增快,肠分泌增加,排便次数增多,粪便稀薄而不成形或呈水样。

(四) 排便失禁
排便失禁是指肛门括约肌不受意识的控制而不自主地排便。

(五) 肠胀气
肠胀气是指胃肠道内有过量气体积聚,不能排出。

二、影响排便的因素

(一) 生理因素

1. 年龄 3岁以下的婴幼儿,神经肌肉系统发育不全,因而不能控制排便。老年人可因腹壁肌肉张力下降,胃肠蠕动减慢,肛门括约肌松弛等导致肠道控制能力下降而出现排便功能的异常。

2. 个人排泄习惯 当某些生活习惯,如固定的排便时间、固定的便具等,由于环境的改变无法维持时,可能会影响正常的排便。

(二) 心理因素

精神抑郁时身体活动减少,肠蠕动减少,可导致便秘,而精神紧张、焦虑可能导致迷走神经兴奋、肠蠕动增强,而致吸收不良、腹泻。

(三) 社会文化因素

大多数的社会文化都接受排便是个人隐私的观念。当患者因健康问题需要他人协助解决排便问题因而丧失隐私权时,就可能抑制排便的需要而造成便秘等问题。

(四) 饮食与活动因素

1. 食物与液体摄入 如果摄食量过少,食物中缺少纤维或摄入液体量不足等,均可引起排便困难。

2. 活动 长期卧床、缺乏活动的患者可因肌肉张力减退而导致排便困难。

(五) 与疾病有关的因素

1. 疾病 消化系统疾病、脊髓损伤、脑卒中等会影响正常排便功能。

2. 药物 有些药物能直接影响排便,如缓泻药可刺激肠蠕动,促进排便,长时间服用抗生素可抑制肠道正常菌群而导致腹泻。

3. 治疗和检查 某些治疗和检查会影响个体的排便活动,如腹部、肛门部的手术、胃肠X线检查。

三、粪便的观察

(一) 量与次数

正常成人每天排便1~2次,平均量100~300 g,进食细粮及肉食为主者粪便细而量少,进食粗粮,尤其大量蔬菜者粪便量大。婴幼儿每天排便3~5次。成人排便每天超过3次或每周少于3次,应视为排便异常。

(二) 形状

正常粪便为成形软便。当消化不良或患急性肠炎时,粪便呈糊状或水样便;当便秘时,粪便干结,有时呈栗子样;直肠狭窄或部分肠梗阻时,粪便常呈扁条形或带状。

(三) 颜色

正常粪便因含胆色素,呈黄褐色或棕红色。婴儿的粪便呈金黄色或黄色。粪便的颜色,随摄入食物量及种类而变化,也可受药物影响。如食用叶绿素丰富的蔬菜,粪便呈绿色;摄入血、肝类食物或服含铁剂的药物,粪便呈酱色;服用炭粉、铋剂等药物,粪便呈无光样黑色;服钡剂后粪便呈灰白色。如果粪便颜色改变与上述正常情况无关,则表示消化系统有病理变化存在。如上消化道出血,粪便呈漆黑光亮的柏油样便;下消化道出血粪便呈暗红色;胆道完全阻塞时,粪便呈陶土色;阿米巴痢疾或肠套叠时,可出现果酱样便;粪便表面粘有鲜红色血液见于肛裂或痔疮出血者。

(四) 气味

正常粪便的气味因膳食种类而异,其强度由腐败菌的活动性及摄入动物蛋白质的量而定。肉食者粪便气味重,素食者气味轻。消化不良患者,大便呈酸臭味;上消化道出血患者,大便呈腥臭味;直肠溃疡或肠癌患者,大便呈腐臭味;严重腹泻患者,大便呈恶臭味。

(五) 内容物

粪便内容物主要为食物残渣、脱落的大肠上皮细胞、细菌以及机体代谢后的废物。粪便中含极少量黏液,肉眼不易查出。当消化道有感染或出血时粪便中可混有血液、脓液或肉眼可见的黏液。肠道寄生虫感染患者的粪便中可检出蛔虫、蛲虫、绦虫节片等。

四、排便异常的护理

(一) 便秘患者的护理

便秘患者常伴有腹痛、腹胀、食欲不佳、消化不良等症状。便秘在某些情况下可能给患者带来危险,如心脏病患者用力排便时可能诱发心绞痛和心肌梗死。所以,在确定患者的便秘是非器质性病变所致时,应采取以下护理措施。

1. 提供适当的排便环境 提供患者单独隐蔽的环境及充裕的排便时间。如排便时遮挡患者,避开查房、治疗护理和进餐时间,适当通风。

2. 选择适当的排便姿势 排便姿势选择坐位或蹲位。病情允许时鼓励患者下床排便。对于手术患者,在手术前应有计划地训练其在床上用便器。床上用便器时,除非有特别禁忌,最好采取坐姿或抬高床头。

3. 环行按摩腹部 排便时用手自右沿结肠解剖位置向左环行按摩,可促使降结肠的内容物向下移动,并可增加腹内压,促进排便。指端轻压肛门后端也可促进排便。

4. 遵医嘱给予口服缓泻剂 慢性便秘的患者可选用蓖麻油、番泻叶、酚酞(果导)、大黄等接触性泻剂。缓泻剂可使粪便中的水分含量增加,刺激肠蠕动,加速肠内容物的运行,从而起导泻的作用。使用缓泻剂可暂时解除便秘,但滥用或长期使用又可使机体养成对缓泻剂的依赖,导致慢性便秘的发生。

5. 使用简易通便剂 常用开塞露、甘油栓等,其作用机制是软化粪便,润滑肠壁,刺激肠蠕动,促进排便。

6. 灌肠 以上方法均无效时,遵医嘱给予灌肠。

7. 健康教育

(1) 安排合理膳食:多摄取可促进排便的食物和饮料。在饮食中增加纤维量,适当摄取粗粮、新鲜水果和蔬菜;餐前提供开水、柠檬汁等热饮料,促进肠蠕动,刺激排便反射;适当提供轻泻食物如梅子汁等,促进排便;多饮水,病情许可时每日饮水不少于 2 000 mL;适当使用油脂类的食物。

(2) 重建正常的排便习惯:指导患者养成定时排便习惯。最好是早餐后半小时进行,因进食刺激大肠集团蠕动而引起排便反射。如为严格卧床患者应有计划地训练其床上使用便盆。

(3) 鼓励患者适当运动:按个人的需要拟订规律的活动计划,并协助患者进行运动,如散步、做体操、打太极拳等。卧床患者可进行床上运动。此外,还应指导患者进行增强腹肌和盆底部肌肉的运动,以增强肠蠕动和肌张力,促进排便。

（二）粪便嵌塞患者的护理

1. 使用缓泻剂、栓剂 早期可使用缓泻剂、栓剂来润滑通便。

2. 灌肠 必要时先行油类保留灌肠,2~3 h后再做清洁灌肠。

3. 人工取便 通常在清洁灌肠无效后按医嘱执行。操作者戴手套,示指涂润滑油后慢慢插入患者直肠内,触及硬物时注意大小、硬度,然后机械地破碎粪块,一块一块地取出。操作时应注意动作轻柔,避免损伤直肠黏膜。用人工取便时易刺激迷走神经,故心脏病、脊椎受损者须慎重使用。操作中患者出现心悸、头晕时须立刻停止。

4. 健康教育 指导患者安排合理膳食;重建正常的排便习惯。

（三）腹泻患者的护理

腹泻是一种保护性症状。但严重腹泻可造成大量胃肠液丧失而发生水、电解质及酸碱平衡紊乱,且腹泻患者肛门、会阴、臀部经常受到排泄物的刺激,常感痛苦不安,因此应采取相应的护理措施。

1. 去除病因 去除引起腹泻的病因如肠道感染者,应遵医嘱给予抗生素治疗。

2. 卧床休息 卧床休息以减少体力的消耗,注意腹部保暖。

3. 心理护理 鼓励和劝慰患者消除焦虑不安的情绪,使之达到身心休息的目的。

4. 饮食调理 鼓励饮水,酌情给予清淡流质或半流质饮食。腹泻严重者,应暂禁食。

5. 补充水与电解质 遵医嘱给予止泻药、口服补盐液或静脉输液,以防水、电解质代谢紊乱。

6. 肛周皮肤护理 嘱患者每次便后用软纸擦,温水洗,涂油膏于肛门周围,以保护局部皮肤。

7. 密切观察病情 观察记录粪便的性质、颜色及次数等,必要时留取标本送验。病情危重者,注意生命体征的变化。

8. 隔离处理 疑为传染性疾病,应按隔离原则处理。

9. 保持床褥衣服清洁 及时更换污染衣裤、床单、被套,协助患者清洗沐浴,使患者感到舒适。

10. 健康教育 指导患者注意饮食卫生,养成良好的卫生习惯。

（四）排便失禁患者的护理

1. 心理护理 排便失禁的患者心情紧张而窘迫,常感到自卑和忧郁,需要更多的理解和帮助。护理人员应尊重理解患者,给予心理安慰与支持,以解除其精神压力。

2. 皮肤护理 床上铺橡胶单和中单或一次性尿布,发现有粪便污染及时更换。每次便后用温水清洗肛门周围皮肤,保持皮肤清洁干燥,并涂油膏于肛门周围皮肤,谨防褥疮发生。

3. 帮助建立排便反射 了解患者排便时间,掌握排便规律,定时给予便器,促使患者自己排便;与医生协调,定时给患者应用导泻剂或灌肠,以刺激定时排便。

4. 指导患者进行肛门括约肌及盆底肌收缩运动锻炼 嘱患者取立、坐或卧位,试做排便动作,先慢慢收紧肌肉,再缓缓放松,每次10 s,连续10次,每次锻炼20~30 min,每日5~10次,以患者感觉不疲乏为宜。

5. 摄入足量的液体 如无禁忌,应保证患者每日摄入足量的液体。

6. 保持床褥、衣服清洁 及时更换污染衣裤、床单、被套,协助患者清洗沐浴,使患者感到舒适。定时开窗通风,除去不良气味。

（五）肠胀气患者的护理

当肠胀气压迫膈肌和胸腔时,患者可出现气急和呼吸困难。引起胀气的主要原因是:食入产气性食物过多、吞入大量空气、肠蠕动减少、肠道梗阻及肠道手术后。对肠胀气患者应采取以下护理措施。

1. **健康教育** 指导患者养成细嚼慢咽的良好饮食习惯。
2. **去除引起肠胀气原因** 如少食豆类、糖类食物及碳酸饮料等产气食品。避免进食易引起肠胀气的食物,积极治疗肠道疾患等。
3. **适当活动** 鼓励患者适当活动,变换卧位,病情允许者可下床活动。
4. **腹部按摩** 轻微胀气可在腹部进行热敷和按摩,以促进排气。
5. **药物治疗或肛管排气** 必要时遵医嘱给予药物治疗或行肛管排气。

理论 10-4 出入液量记录法

一、目的

记录患者昼夜摄入和排出量是了解病情、协助诊断、决定治疗方案的重要依据,适用于休克、大面积烧伤、大手术后或心脏病、肾病、肝硬化腹水等患者。

二、内容和要求

1. **每日进水量** 每日进水量包括饮水量、进食量、输液量、输血量等,记录要准确,饮水容器应固定,并测定容量。凡固体食物应记录其单位数目,如馒头 2 个,饼干 4 块,米饭 1 碗 50 g,苹果 1 个(必要时记录固体食物含水量)。
2. **每日排出量** 每日排出量包括粪便量和尿量及其他排出液。对尿失禁的患者应采取接尿措施或留置导尿术,以使计量准确;能自行排尿者可记录其每次尿量,24 h 后总计,也可将每次排出的尿液集中倒在一容器内,定时测量记录。此外,对其他排出液,如胃肠减压吸出液,胸、腹腔吸出液,呕吐液,伤口渗出液,引流出的胆汁等,也应作为排出量予以测量和记录。

三、记录方法

1. 用蓝笔填写眉栏,如床号、姓名、住院号等。
2. 出入液量记录,晨 7:00 时至晚 7:00 时前用蓝笔,晚 7:00 时至次晨 7:00 时前用红笔。
3. 夜班护士按规定时间总结 24 h 的总出入液量,并用蓝笔填写在体温单的相应栏目内。

技术 10-1 鼻饲法

一、概念

鼻饲法是将胃管经鼻腔插入胃内,经胃管灌注流质食物、药物及水分的方法。

二、适应证

1. 不能由口进食者,如昏迷、口腔疾患、口腔手术后的患者;不能张口的患者,如破伤风患者。
2. 早产儿和病情危重的患者。
3. 拒绝进食的患者。

三、禁忌证

1. 上消化道出血、食管梗阻、食管癌患者。
2. 食管、胃底静脉曲张患者。
3. 鼻腔、食管手术后的患者。

四、操作前准备

1. **评估患者** 评估的内容包括患者病情,鼻黏膜有无肿胀、炎症、鼻息肉等,患者的心理状态,对插管知识的了解程度与合作程度,指导患者正确配合插管。
2. **护士准备** 护士应着装整洁、洗手、戴口罩,掌握沟通交流技巧。
3. **用物准备**

(1) 治疗盘

治疗盘内备润滑油、弯盘、棉签、胶布、夹子、听诊器、手电筒、温开水、流质饮食(38~40℃)200 mL、50 mL 注射器。

(2) 无菌鼻饲包

无菌鼻饲包内有治疗碗、镊子、止血钳、压舌板、纱布、治疗巾、胃管(胃管全长120 cm,上面标明4个刻度;第1刻度45 cm,表示胃管达贲门;第2刻度55 cm,表示胃管进胃体;第3刻度65 cm,表示胃管进入幽门;第4刻度75 cm,表示胃管进入十二指肠)(图10-1)。

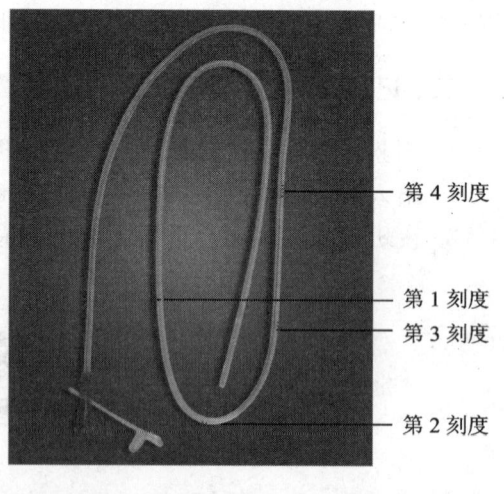

图10-1 胃管

五、操作规程

1. **核对解释** 携用物至患者床旁,核对床号、姓名并向患者及家属解释。
2. **协助患者取正确卧位** 能配合的患者取半坐卧位,无法坐起者取右侧卧位,昏迷患者取去枕平卧位,头向后仰;颌下铺治疗巾,取下假牙。
3. **清洁鼻腔并测量胃管插入的长度** 选择通畅一侧鼻腔,清洁鼻腔(图10-2),测量胃管应插入的长度,并做一标记,润滑胃管前端。插管长度相当于患者鼻尖经耳垂至剑突的长度,或从前额发际到胸骨剑突处(图10-3)。一般成人插胃管长度为45~55 cm。

4. 插入胃管

左手用纱布裹住胃管,右手持止血钳夹住导管前端,沿一侧鼻孔轻插入(图10-4)。当导管插入14~16 cm处(咽喉部)时,嘱患者做吞咽动作(环咽肌开放,导管可顺利通过食管口)同时顺势将胃管轻轻插入。

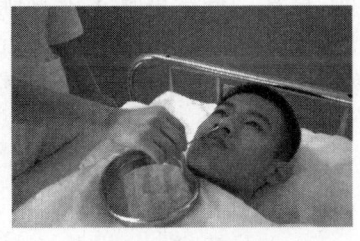 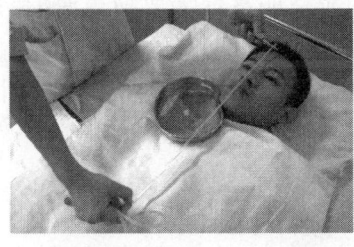 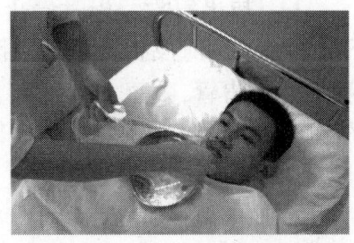

图10-2　清洁鼻腔　　　　图10-3　测量插入胃管长度　　　　图10-4　插入胃管

5. 插管过程中出现的三种困难及处理

(1) 恶心、呕吐:若患者出现恶心、呕吐,则应暂停片刻,嘱患者做深呼吸或吞咽动作。

(2) 插入不畅:若插入不畅时应检查胃管是否盘在口咽部,或将胃管抽出少许,再小心插入。

(3) 误入气管:插管过程中如发现呛咳、呼吸困难、发绀等情况,表示误入气管,应立即拔出,休息片刻后重新插入。

6. 昏迷患者的插管方法

为昏迷患者插管时,插管前应去枕,将患者头后仰,当胃管插入15 cm时,以左手将患者头部托起向前屈,使其下颌靠近胸骨柄,以增大咽喉部通道的弧度,胃管可顺利通过食管口(图10-5)。

7. 确定胃管在胃内的方法

确定胃管在胃内的方法如下。

(1) 连接无菌注射器于导管末端进行抽吸,抽出胃液。

(2) 置听诊器于患者上腹部胃区,快速向胃管内注入10 mL空气,听到气过水声(图10-6)。

(3) 将胃管末端置于盛水碗内,无气泡逸出。

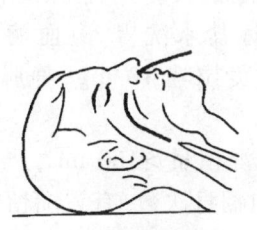 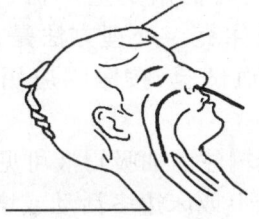 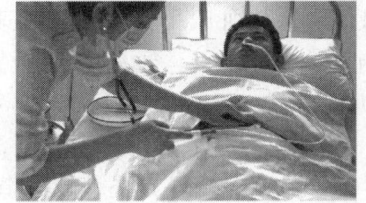

图10-5　昏迷患者插胃管法　　　　图10-6　听气过水声

8. 固定胃管

确定胃管在胃内后,用胶布将胃管固定于鼻翼及面颊部。

9. 灌注食物

(1) 连接注射器于胃管末端,先回抽见有胃液,然后注入少量温开水,患者无不适后再缓慢注入流质或药物。

（2）每次鼻饲量不超过 200 mL，间隔时间不少于 2 h，注完食物后，再注入少量温开水冲洗胃管，避免食物存积管腔中变质，造成胃肠炎或堵塞管腔。

10. 处理胃管末端待用 将胃管末端反折，用纱布包好夹紧，或将小塞关闭，再用别针固定于患者肩部。鼻饲用物每餐清洗，每日消毒一次。

11. 拔出胃管 患者停止鼻饲或长期鼻饲需要换胃管时，应拔出胃管。将弯盘置于患者颌下，胃管末端应反拆夹紧或关闭（防止拔管时，管内液体反流），松开固定的胶布，用纱布包裹近鼻孔处的胃管，嘱患者深呼吸，在患者呼气时拔管，到咽喉处应快速拔出。胃管全部拔出后，将其放入弯盘内，清洁患者口鼻面部，协助患者取舒适卧位。

12. 整理与清理
整理床单位，清理用物。

六、并发症及处理

1. 腹泻 处理方法是寻找引起腹泻的原因并对症处理，如鼻饲液的量、浓度、温度是否合适，鼻饲液是否有污染等。对菌群失调患者，可口服乳酸菌制剂；有肠道真菌感染者，给予抗真菌药物。严重腹泻无法控制时可暂停喂食；腹泻频繁者，要保持肛周皮肤清洁干燥。

2. 胃食管反流、误吸 在鼻饲过程中，患者若突然出现呛咳、气喘、心动过速、呼吸困难，胃内食物经贲门、食管、口腔流出，则为最危险的胃食管反流并发症，应立即停止管饲，取头低右侧卧位，吸除气道内吸入物。

3. 便秘 引起便秘的主要原因是患者长期卧床，鼻饲食物中纤维素少。处理方法是调整营养液配方，增加纤维素丰富的蔬菜和水果的摄入，并可适量加入蜂蜜和香油。必要时用开塞露 20 mL 注入通便，或用 0.2% ~ 0.3% 肥皂水 200 ~ 400 mL 低压灌肠。老年患者因肛门括约肌较松弛，加上大便干结，如灌肠效果不佳，需人工取便。

4. 鼻、咽、食管黏膜损伤和出血 表现为咽部不适，疼痛，吞咽障碍，难以忍受，鼻腔流出血性液，部分患者有感染症状，如发热。处理方法是鼻黏膜损伤引起的出血量比较多时，可用冰盐水和去甲肾上腺素浸湿的纱条填塞止血；咽部黏膜损伤可雾化吸入地塞米松、庆大霉素等，2 次/d，每次 10 ~ 15 min；食管黏膜损伤出血可给予制酸、保护黏膜药物。

5. 胃出血 胃出血表现为轻者胃管内可抽出少量鲜血，出血量较多时呈陈旧性咖啡色血液，严重者血压下降，脉搏细速，出现休克。处理方法是用冰盐水洗胃，凝血酶 200 U 胃管内注入，3 次/d。暂停鼻饲做胃液隐血试验，按医嘱应用奥美拉唑 40 mg，静脉滴注，2 次/d。

6. 胃潴留 胃潴留表现为腹胀，鼻饲液输注前抽吸胃液可见胃潴留量 > 150 mL，严重者可引起胃食管反流。处理方法是鼓励患者在床上或床边多活动或增加翻身次数、有胃潴留的重症患者，给予甲氧氯普胺 60 mg 每 6 h 1 次，加速胃排空。

七、注意事项

1. 插管时，动作轻稳，当胃管通过食管的三个狭窄处时，要轻、慢，以免损伤食管黏膜。
2. 每次灌食前必须证实胃管在胃内，方可灌注食物。
3. 通过鼻饲管给药时，应将药片研碎，溶解后再灌入。

4. 每次灌食量不超过 200 mL,温度为 38℃,温度过高易烫伤黏膜,温度过低患者会感到胃部不适。

5. 长期鼻饲者,应每日进行口腔护理,每周更换胃管(晚上拔出胃管,次晨再由另一侧鼻孔插入)。

技术 10-2　洗胃法

一、目的

洗胃法是将胃管经鼻腔或口腔插入胃内,利用重力、虹吸或负压吸引作用的原理,将大量溶液灌入胃腔反复冲洗的方法,其目的如下。

1. 解毒　清除胃内毒物或刺激物,减少毒物吸收,还可利用不同灌洗液进行中和解毒。服毒后 4~6 h 内洗胃最有效。

2. 减轻胃黏膜水肿　通过洗胃可以洗出胃内潴留食物,减轻潴留食物对胃黏膜的刺激,从而减轻胃黏膜水肿和炎症。

3. 手术或某些检查前的准备　通过洗胃洗出胃内容物,便于手术操作与检查。

二、适应证

1. 非腐蚀性毒物中毒患者如有机磷、安眠药、重金属类、生物碱及食物中毒等。
2. 幽门梗阻患者。
3. 胃部、食管下段、十二指肠手术前患者。

三、禁忌证

1. 吞服强酸强碱者禁忌洗胃,以免造成穿孔。
2. 上消化道溃疡、食管梗阻、食管静脉曲张、胃癌等患者一般不洗胃。

四、分类

1. 口服催吐法　口服催吐法是指口服洗胃溶液,然后自动呕出的方法。
2. 插管洗胃法　插管洗胃法的分类及原理见表 10-4。

表 10-4　插管洗胃法分类及原理

分类	原理
注洗器洗胃法	用胃管经鼻腔插入胃内,用注洗器冲洗的方法
漏斗胃管洗胃法	将漏斗胃管经鼻腔或口腔插入胃内,利用虹吸原理,将洗胃溶液灌入胃内后再吸出,以冲洗胃腔的方法
电动吸引器洗胃法	利用负压吸引,迅速、彻底地清除胃内毒物
自动洗胃机洗胃法	利用正压冲洗和负压吸引,迅速、彻底地清除胃内毒物

五、洗胃溶液

各种中毒的灌洗溶液和禁忌药物见表 10-5。

表 10-5　各种中毒的灌洗溶液和禁忌药物

毒物种类	灌洗溶液	禁忌药物
灭鼠药（抗凝血类）	温水洗胃、硫酸钠溶液导泻	碳酸氢钠溶液
巴比妥类（安眠药）	1:15 000~1:20 000 高锰酸钾洗胃、硫酸钠[①]导泻	硫酸镁
异烟肼（雷米封）	1:15 000~1:20 000 高锰酸钾洗胃、硫酸钠导泻	
1605、1059、4049（乐果）	2%~4% 碳酸氢钠洗胃	高锰酸钾[②]
敌百虫	1% 盐水或清水、1:15 000~1:20 000 高锰酸钾	碱性泻药[③]
敌敌畏	2%~4% 碳酸氢钠、1% 盐水、1:15 000~1:20 000 高锰酸钾洗胃	
酸性物	镁乳、蛋清水[④]、牛奶	强酸药物
碱性物	5% 醋酸、白醋、蛋清水、牛奶	强碱药物
氰化物	3% 过氧化氢[⑤]引吐，1:15 000~1:20 000 高锰酸钾洗胃	

注：① 巴比妥类药物采用硫酸钠导泻是利用其在肠道内形成的高渗透压，而阻止肠道水分和残存的巴比妥类药物的吸收，促其尽早排出体外，硫酸钠对心血管和神经系统没有抑制作用，不会加重巴比妥类药物中毒的病情。② 1605、1059、乐果（4049）等中毒禁用高锰酸钾洗胃，否则可氧化成毒性更强的物质。③ 敌百虫遇碱性药物可分解出毒性更强的敌敌畏，其分解过程可随碱性的增强和温度的升高而加速。④ 蛋清水、牛奶等可黏附于黏膜或创面上而起到保护作用，并减轻患者疼痛。⑤ 氧化剂能将化学性毒品氧化，改变其性能，从而减轻或去除其毒性

六、操作前准备

1. 评估患者　评估的内容包括患者中毒时间、途径、服毒量、毒物性质、患者生命体征、意识、瞳孔的变化情况、鼻腔黏膜情况及活动能力、患者的心理状态、对洗胃的了解情况及合作程度，指导患者配合操作。

2. 护士准备　护士应着装整洁，洗手、戴口罩，掌握沟通交流技巧。

3. 用物准备　各种洗胃法的用物见表 10-6。

表 10-6　各种洗胃法的用物

方法	用物
口服催吐法	治疗盘（内置：量杯、压舌板、水温计、弯盘、橡胶围裙），按医嘱根据毒物性质备10 000~20 000 mL 洗胃溶液、温度为 25~38℃，盛水桶 2 只（1 只盛洗胃液、1 只盛污水）
胃管洗胃法	无菌洗胃包（内置：胃管、镊子、纱布）、治疗盘（内置：量杯、水温计、润滑油、棉签、弯盘、橡胶围裙），必要时备治疗碗（内置压舌板、张口器、牙垫、舌钳）、检验标本容器或试管 漏斗胃管洗胃法需另备漏斗洗胃管（图 10-7） 电动吸引器洗胃法需另备电动吸引器、输液架、输液瓶、输液导管，"Y"形三通管 自动洗胃机洗胃法需另备自动洗胃机（图 10-8）

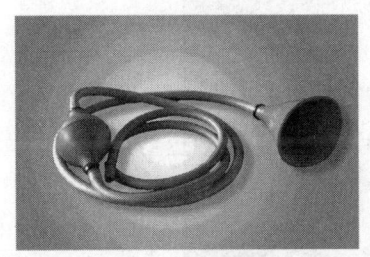
图10-7 漏斗洗胃管

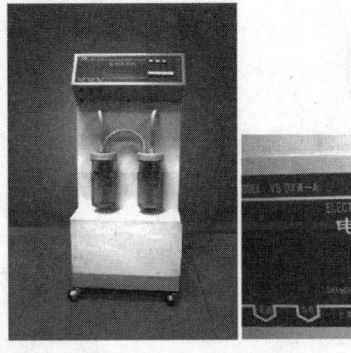
图10-8 自动洗胃机

七、操作规程

（一）口服催吐法

口服催吐法适用于服毒量少的清醒合作患者。

（1）查对解释：携用物至床旁，核对床号、姓名，向患者解释。

（2）取正确卧位：协助患者取坐位或半坐卧位，戴好橡胶围裙，盛水桶置患者坐位前。

（3）催吐：嘱患者在短时间内自饮大量灌洗液（一次饮量300~500 mL），自呕和（或）用压舌板刺激舌根部引起呕吐。如此反复进行，直至吐出的灌洗液澄清无味为止。

（4）整理：协助患者漱口、擦脸，必要时更换衣服，卧床休息。整理病床单位，清理用物。

（5）记录：记录灌洗液名称及液量，呕吐物的量、颜色和气味，患者主诉，必要时送验标本。

（二）漏斗胃管洗胃法

（1）查对解释：携用物至床旁，核对床号、姓名，向患者解释。

（2）取正确卧位：协助患者取左侧卧位（可减慢胃排空，延缓毒物进入十二指肠的速度），昏迷患者可取平卧位，头偏向一侧。如有活动义齿应先取出，盛水桶放头部床下，置弯盘于患者口角处。

（3）插管：同鼻饲法将漏斗胃管插入55~60 cm，证实其在胃内后，用胶布固定。

（4）灌洗：将漏斗放置低于胃部的位置，挤压橡胶球，抽尽胃内容物，必要时留取标本送验。举漏斗高过头部30~50 cm，将洗胃液缓慢倒入300~500 mL 于漏斗内，当漏斗内尚余少量溶液时，迅速将漏斗降至低于胃的位置，倒置于盛水桶内，利用虹吸作用引出胃内灌洗液（图10-9）。若引流不畅，则可将胃管中段的橡胶球挤压吸引（先将橡胶球末端胃管反折，然后捏橡胶球，再松开胃管）。胃液流完后，再举漏斗注入溶液，反复灌洗，直至洗出液澄清为止。

（5）拔管：洗胃完毕，反折胃管末端并用纱布包裹，拔出胃管。

（6）整理：整理病床单元，患者取舒适卧位，清理用物。

（7）记录：记录灌洗液名称和量，洗出液的颜色、气味、性、质、量及患者的全身反应。

（三）电动吸引洗胃法（图10-10）

（1）查对解释：携用物至床旁，核对床号、姓名，向患者解释。

（2）接通电源，调节负压。

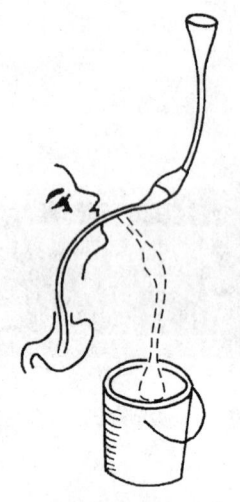
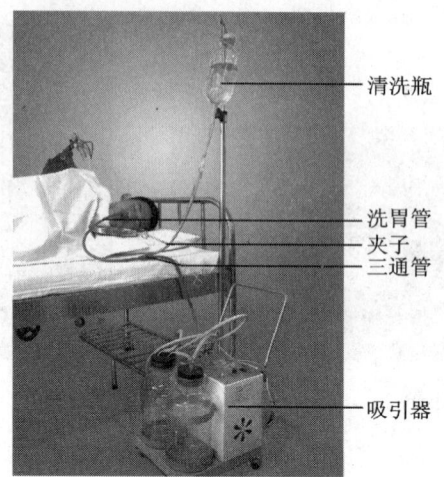

图10-9 漏斗胃管洗胃法　　　　图10-10 电动吸引器洗胃法

（3）安装灌洗装置：输液管与"Y"形管主干相连接，贮液瓶的引流管、洗胃管末端分别与"Y"形管两分支相连接，夹闭输液管，将灌洗液倒入输液瓶内，挂于输液架上。

（4）插管：同鼻饲法将胃管插入胃内，证实胃管在胃内后，用胶布固定。

（5）灌洗：开动吸引器，负压宜保持在13.3 kPa左右，将胃内容物吸出。关闭吸引器，夹住引流管，开放输液管，使溶液流入胃内约300～500 mL，夹闭输液管，开放引流管，开动吸引器，吸出灌入的液体。如此反复灌洗，直至吸出的液体澄清无味为止。

（6）拔管：洗胃完毕，反折胃管末端并拔出胃管，整理床单位，清理用物。

（7）记录：记录灌洗液名称、量，洗出液的颜色、气味、性、质、量，患者的全身反应。

（四）自动洗胃机洗胃法

1. 查对解释　携用物至床旁，核对床号、姓名，向患者解释。

2. 安装自动洗胃装置　接上电源，检查自动洗胃机，将三根橡胶管分别与机器上的药管、胃管和污水管口连接。

3. 插管　同鼻饲法，将胃管插入胃内，证实胃管在胃内后，用胶布固定。

4. 置管　将配好的胃灌洗液放入塑料桶内。将药管的另一端放入灌洗液桶内（管口必须在液面以下），污水管的另一端放入空塑料桶内；胃管的一端和患者洗胃管相连接。调节药液流速。

5. 灌洗　接通电源后按"手吸"键，吸出胃内容物，再按"自动"键，机器开始对胃进行自动冲洗。冲时"冲"红灯亮，吸时"吸"红灯亮。

6. 拔管　洗毕，反折胃管、拔出。

7. 整理　帮助患者清洁口腔及面部，取舒适体位，整理用物。

8. 机器清洁　将药管、胃管、污水管同时放入清水中，按"清洗"键，机器自动清洗各部管腔，待清洗完毕，将胃管、药管和污水管同时提出水面，机器内的水完全排净后，按"停机"键，关机。

9. 记录　记录灌洗液名称、量，洗出液的颜色、气味、性、质、量，患者的全身反应。

八、并发症及处理

1. 急性胃扩张　急性胃扩张表现为腹部高度膨胀，呕吐反射消失，洗胃液吸出困难。处理方法是查找原因对症处理,协助患者取半卧位,将头偏向一侧。如因洗胃管孔被食物残渣堵塞引起,立即更换胃管重新插入将胃内容物吸出;如为洗胃过程中空气吸入胃内引起,则应用负压吸引将空气吸出。

2. 上消化道出血 上消化道出血表现为洗出液呈淡红色或鲜红色,清醒患者主诉胃部不适、胃痛,严重者脉搏细弱、四肢冰凉、血压下降、呕血、黑便等。处理方法是暂停洗胃,经胃管灌注胃黏膜保护剂、制酸剂和止血药,严重者立即拔出胃管,肌注镇静剂,用生理盐水加去甲肾上腺素 8 mg 口服,静脉滴注止血药。

3. 窒息 表现为躁动不安、呼吸困难、发绀、呛咳、严重者可致心搏骤停。处理方法是立即停止洗胃,及时报告医生,进行心、肺复苏抢救。

4. 咽喉、食管黏膜损伤、水肿 表现为口腔内有血性分泌物,洗胃后 1 d 诉咽喉疼痛,吞咽困难。处理方法:咽喉黏膜损伤者给予抗感染药物雾化吸入;食管黏膜损伤者可适当使用制酸药及黏膜保护药。

5. 吸入性肺炎 吸入性肺炎表现为呛咳,肺部听诊湿啰音和水泡音。处理方法是立即停止洗胃,取头低右侧卧位,吸出气道内吸入物。

6. 胃穿孔 胃穿孔表现为腹部隆起,剧烈疼痛,腹肌紧张,肝浊音界消失,肠鸣音消失,脸色苍白,脉细速。腹部 X 线平片可发现膈下游离气体,腹部 B 超检查可见腹腔有积液。处理方法是立即行手术治疗。

九、注意事项

1. 急性中毒者,应先迅速采用口服催吐法,必要时进行洗胃,以减少毒物被吸收。
2. 毒物不明时,可选用温开水或等渗盐水洗胃,待毒物性质明确后,再采用对抗剂洗胃。
3. 电动吸引器洗胃时,压力应保持在 13.3 kPa,以免损伤胃黏膜。
4. 洗胃液一次灌入量 300~500 mL 为宜。灌入液量与引出量应平衡,以防胃内压上升致急性胃扩张及毒物快速进入肠道,增加毒物的吸收量,或因胃扩展刺激迷走神经兴奋,引起反射性心脏骤停。
5. 为幽门梗阻患者洗胃宜在饭后 4~6 h 或空腹进行。洗毕需记录胃内潴留量,以了解梗阻情况。
6. 洗胃过程中应密切观察患者的呼吸、脉搏、血压、抽出液的性质及有无腹痛等情况。如患者出现腹痛,流出血性灌洗液或出现休克症状时,应停止灌洗,并通知医生进行治疗。

技术 10-3 大量不保留灌肠法

一、目的

1. 解除便秘。
2. 清洁肠道,为肠道手术,检查和分娩作准备。
3. 稀释和清除肠道内有害物质,减轻中毒。
4. 灌入低温液体,为高热患者降温。

二、禁忌证

急腹症、消化道出血、妊娠、严重心血管疾病。

三、常用溶液、液量及温度

1. 常用溶液 生理盐水,0.1%~0.2%肥皂水溶液。

2. 液量及温度 成人每次用量为500~1 000 mL,老年人用量为500~800 mL,小儿用量为200~500 mL。液体温度39~41℃,降温用温度28~32℃,中暑患者可用4℃等渗冰盐水。

四、操作前准备

1. 评估患者 评估的内容包括患者病情、意识、生命体征、排便情况、患者肛周皮肤、黏膜情况、患者的心理状态及患者对灌肠目的、过程和注意事项的理解程度与合作程度。指导患者配合操作。

2. 环境准备 关闭门窗,用屏风遮挡患者。保持合适的室温。光线充足或有足够的照明。

3. 护士准备 护士应着装整洁、洗手、戴口罩,掌握沟通交流技巧。

4. 用物准备 治疗车上层备:灌肠筒一套(橡胶管全长约120 cm、玻璃接管、筒内盛灌肠液)、肛管(图10-11)、弯盘、血管钳、润滑剂、棉签、卫生纸、水温计、调剂棒、橡胶单、治疗巾、手套。治疗车下层备:便器、便器巾。另备输液架。

五、操作规程

1. 查对解释 携用物至床旁,核对床号、姓名,向患者解释。

2. 取正确卧位 协助患者取左侧卧位,双膝屈曲,褪裤至膝部,臀部移至床边,将橡胶布和治疗巾(或一次性尿布)垫于臀下,弯盘置臀边(图10-12)。

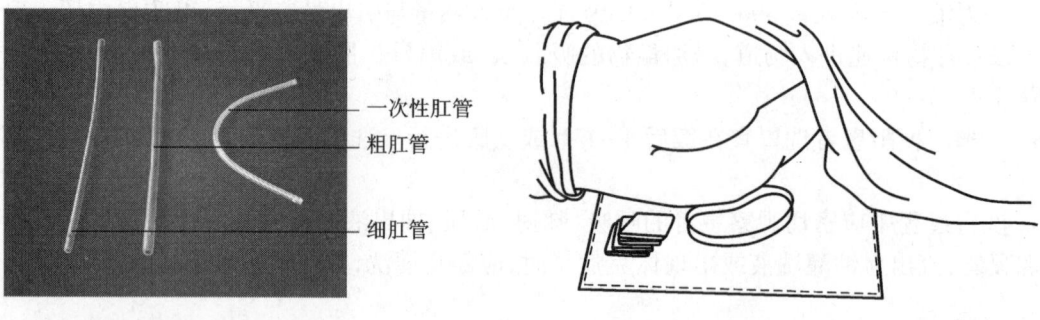

图10-11 肛管　　　　图10-12 垫橡胶布和治疗巾、置弯盘

3. 备灌肠筒、戴手套 挂灌肠筒于输液架上,液面高于肛门40~60 cm(图10-13),戴手套。

4. 插管灌液 润滑肛管前端,排尽管内气体(图10-14),夹管,左手持手纸分开患者臀部,显露肛门(图10-15),嘱其深呼吸,右手持肛管轻轻插入直肠7~10 cm(小儿4~7 cm),固定肛管(图10-16),松开止血钳,使溶液缓缓流入。

5. 观察 观察筒内液面下降速度和患者情况,如溶液流入受阻,可稍移动肛管,必要时检查有无粪块阻塞。若患者有便意,则应将灌肠筒适当放低,减慢流速,并嘱患者深呼吸,减轻腹压。

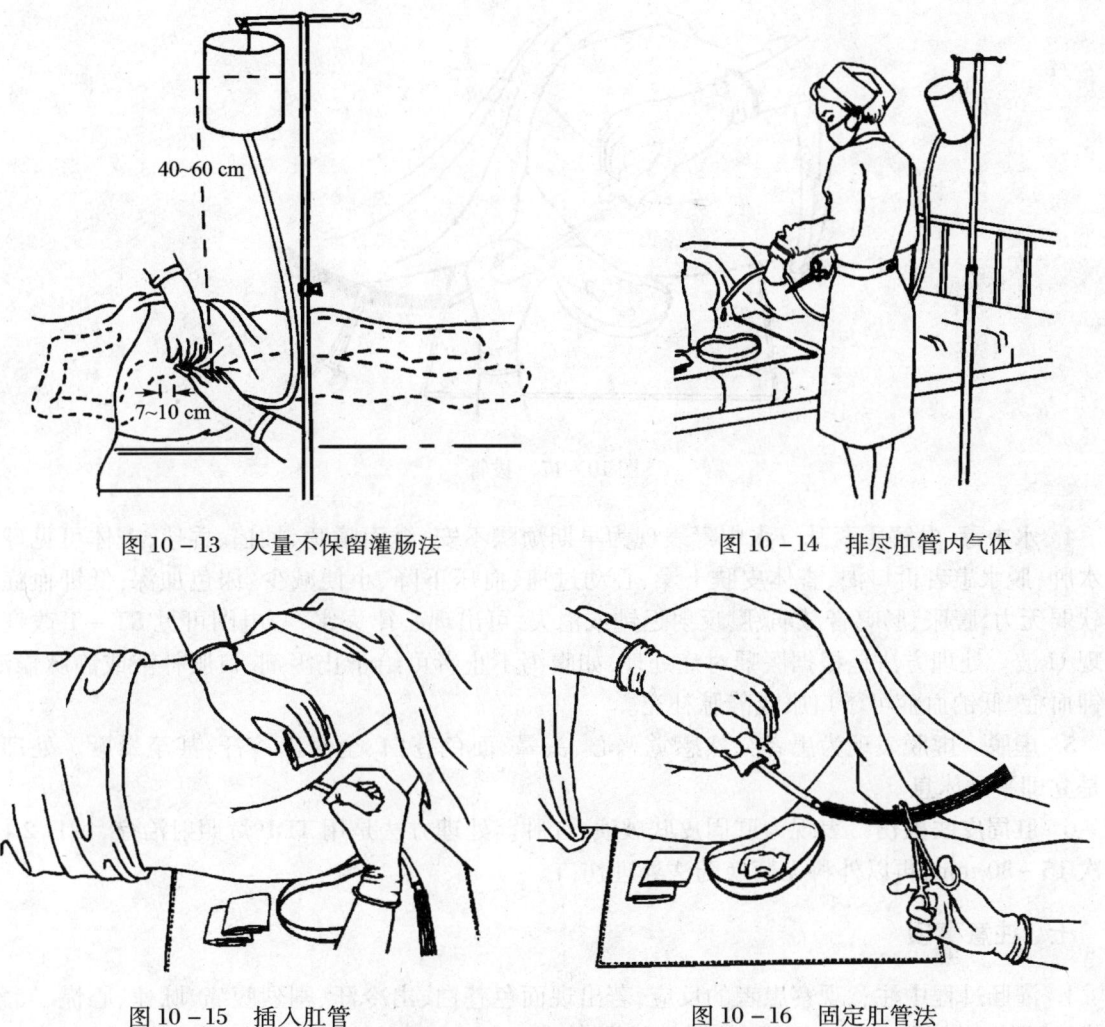

图 10-13　大量不保留灌肠法　　　　图 10-14　排尽肛管内气体

图 10-15　插入肛管　　　　　　　　图 10-16　固定肛管法

6. 拔管　待溶液将流尽时,夹住橡胶管,用卫生纸包住肛管拔出放入弯盘内(图 10-17),擦净肛门。

7. 保留　嘱患者取舒适卧位,尽可能保留 5~10 min 后排便,以利粪便软化。

8. 整理　观察大便情况,必要时留取标本送验,洗净灌肠用物,并消毒备用。

9. 记录　在当日体温单的大便栏内记录(记录方法参见第 21 章)。

六、并发症及处理

1. 肠黏膜损伤　表现为肛门疼痛,排便时加剧,伴局部压痛;损伤严重时可见肛门外出血或粪便带血丝;甚至排便困难。处理方法是遵医嘱予以止痛、止血等对症治疗。

2. 肠道出血　表现为肛门滴血或排便带有血丝、血凝块。处理方法是根据医嘱应用相应的止血药物或局部治疗。

3. 肠穿孔、肠破裂　表现为灌肠过程中患者突然感觉腹胀、腹痛,查体腹部有压痛或反跳痛。腹部 B 超可发现腹腔积液。处理方法是立即转外科行手术治疗。

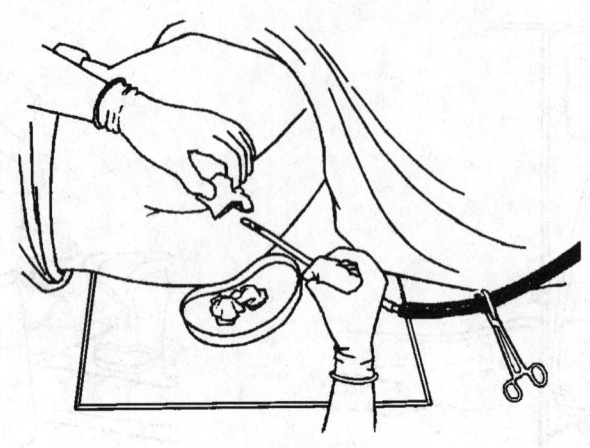

图 10-17 拔管

4. 水中毒、电解质紊乱 水中毒表现为早期烦躁不安,继而嗜睡、抽搐、昏迷,查体可见球结膜水肿;脱水患者诉口渴,查体皮肤干燥、心动过速、血压下降、小便减少、尿色加深;低钾血症者诉软弱无力、腹胀、肠鸣音减弱、腱反射迟钝或消失,可出现心律失常,心电图可见 ST-T 改变和出现 U 波。处理方法是根据医嘱对症处理,如腹泻不止者可给予止泻剂、口服补液或静脉输液。低钾血症、低钠血症可予口服或静脉补充。

5. 虚脱 虚脱表现为患者突然感觉恶心、头晕、面色苍白、全身出冷汗,甚至晕厥。处理方法是立即平卧休息。

6. 肛周皮肤擦伤 表现为肛周皮肤破溃,红肿。处理方法是用 TDP 灯照射治疗,每日 2 次,每次 15~30 min,再以外科无菌换药法处理伤口。

七、注意事项

1. 灌肠过程中注意观察患者的反应,若出现面色苍白、出冷汗、剧烈腹痛、脉速、心慌、气急,则应立即停止灌肠,与医生联系,给予及时处理。
2. 为伤寒患者灌肠时,溶液不得超过 500 mL,压力要低,液面距肛门不得超过 30 cm。
3. 降温灌肠应保留 30 min 后再排出,排便后隔 30 min 再测量体温并记录。
4. 肝昏迷患者禁用肥皂水灌肠,以减少氨的产生和吸收。
5. 充血性心力衰竭、水钠潴留患者禁用 0.9% 氯化钠溶液灌肠。

技术 10-4 小量不保留灌肠法

一、目的

1. 软化粪便,解除便秘。
2. 排除肠道内粪便与积气,减轻腹胀。

二、适应证

1. 孕妇、病重、年老体弱、小儿。
2. 腹部及盆腔手术后患者。

三、常用溶液及温度

"1、2、3"溶液即50%硫酸镁30 mL、甘油60 mL、温开水90 mL;甘油或液体石蜡50 mL加等量温开水,各种植物油120~180 mL。溶液温度为38℃。

四、操作前准备

1. **评估患者** 评估的内容包括患者病情、意识、生命体征、排便情况、肛周皮肤和黏膜情况、心理状态及配合能力;向患者解释灌肠的目的、过程和注意事项,取得患者的配合。
2. **环境准备** 关闭门窗,用屏风遮挡患者。保持合适的室温,光线充足或有足够的照明。
3. **护士准备** 着装整洁、洗手、戴口罩,掌握沟通交流技巧。
4. **用物准备**
(1) 治疗车上层备:注洗器(图10-18)、量杯或小容量灌肠筒、肛管、温开水5~10 mL、灌肠液、润滑剂,血管钳、弯盘、棉签、卫生纸、水温计、调剂棒、橡胶单、治疗巾、手套。
(2) 治疗车下层备:便器、便器巾。

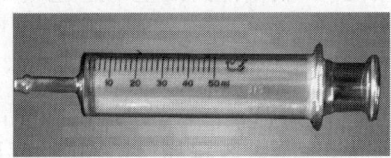

图10-18 注洗器

五、操作规程

1. **查对解释** 携用物至床旁,核对床号、姓名,向患者解释。
2. **取正确卧位** 协助患者取左侧卧位,臀部移至床边,将橡胶布和治疗巾垫于臀下,弯盘置臀边。戴手套。
3. **插管灌液** 润滑肛管前端,用注洗器抽吸溶液,连接肛管,排气夹管,轻轻插入直肠内7~10 cm,松开止血钳,将溶液缓缓注入。如用小容量灌肠筒,则液面距肛门应低于30 cm(图10-19)。

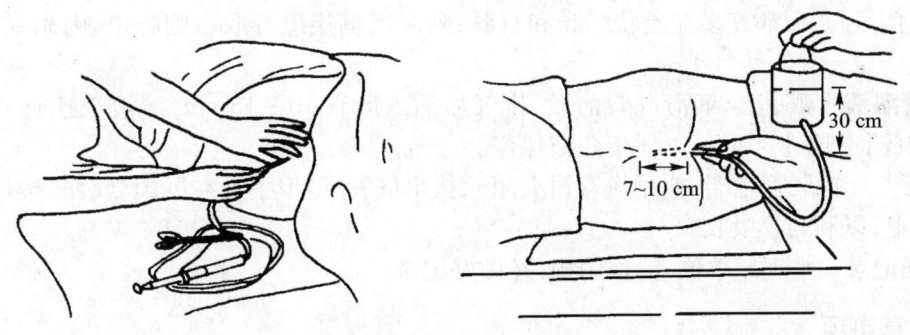

图10-19 小量不保留灌肠法

4. **拔管** 灌毕,将肛管末端抬高,使溶液全部注入,然后反折肛管尾端(或用血管钳夹闭肛管尾端),轻轻将肛管拔出,放于弯盘内。

5. **保留** 协助患者取舒适卧位,嘱其尽可能保留灌肠液10~20 min后排便。

6. **整理、记录** 整理床单位,清理用物,并在当日体温单的大便栏内记录。

技术10-5 保留灌肠法

一、目的

将药液灌入直肠或结肠内,通过肠黏膜吸收达到镇静、催眠和治疗肠道感染的目的。

二、禁忌证

肛门、直肠、结肠手术后患者及排便失禁患者。

三、常用溶液

常用溶液为:镇静、催眠用10%水合氯醛;肠道抗感染可用2%黄连素、0.5%~1%新霉素液或其他抗生素溶液,药量不超过200 mL,温度38℃。

四、操作前准备

1. **评估患者** 评估的内容包括患者病情、意识、生命体征、排便情况、肛周皮肤与黏膜情况、心理状态;向患者解释保留灌肠的目的、过程和注意事项,嘱患者排尽大小便,配合操作。

2. **环境准备** 关闭门窗,用屏风遮挡患者。保持合适的室温。光线充足或有足够的照明。

3. **护士准备** 护士应着装整洁、洗手、戴口罩,掌握沟通交流技巧。

4. **用物准备** 用物包括治疗盘(内备:小容量灌肠筒、20号以下细肛管、温开水5~10 mL、灌肠液、润滑剂、棉签、止血钳)、弯盘、卫生纸、橡胶单和治疗巾、小枕、便盆。

五、操作规程

1. **查对解释** 携用物至床旁,核对床号、姓名,向患者解释。

2. **取正确卧位** 根据病情选择不同的卧位,臀下垫小枕,将臀部抬高10 cm,慢性细菌性痢疾患者取左侧卧位,因病变多在乙状结肠和直肠;阿米巴痢疾患者取右侧卧位,因病变多见于回盲部。

3. **插管灌液** 戴手套,润滑肛管前段,排气后插入肛管10~15 cm,溶液流速宜慢,压力要低,液面距肛门不超过30 cm,以便于药液保留。

4. **拔管** 反折肛管尾端(或用血管钳夹闭),拔出肛管,以卫生纸在肛门处轻轻按揉,嘱患者保留1 h以上,以利药物吸收。

5. **整理记录** 整理床单位,清理用物,并做好记录。

六、注意事项

1. 灌肠前了解病变部位,以便选用适当的卧位和插入肛管的深度。

2. 为提高疗效,灌肠前嘱患者先排便,掌握"细、深、少、慢、温、静"的操作原则,即:肛管细,插入深,液量少,流速慢,温度适宜,灌后静卧。

3. 肠道抗感染以晚上睡眠前灌肠为宜,因为此时活动减少,药液易于保留吸收,治疗的效果更佳。

技术 10-6 简易通便法

一、目的
采用简便、经济、有效的措施,协助患者解除便秘。

二、适应证
老年、体弱及久病卧床的便秘患者。

三、禁忌证
肛门黏膜溃疡、肛裂及肛门有剧痛者。

四、常用方法

1. 开塞露通便法 开塞露由 50% 甘油或少量山梨醇制成,装于密闭的塑料胶壳内。用量:成人 20 mL,小儿 10 mL。患者取左侧卧位,用时先将顶端剪去,挤出药液少许起润滑作用,然后轻轻插入肛门(图 10-20),将药液全部挤入,嘱患者保留 5~10 min。

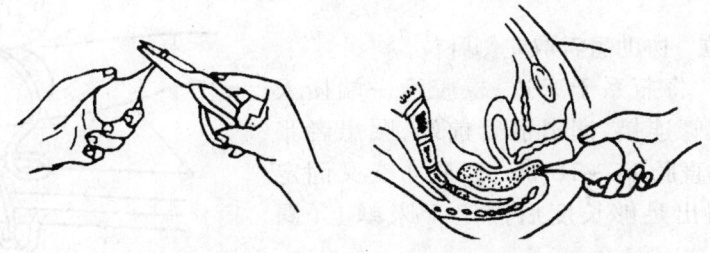

图 10-20 开塞露使用方法

2. 甘油栓通便法 甘油栓是由甘油明胶制成。使用时戴手套或手垫纱布,捏住栓剂较粗的一端,将尖端插入肛门内 6~7 cm,用纱布抵住肛门口轻揉数分钟,保留 5~10 min(图 10-21)。

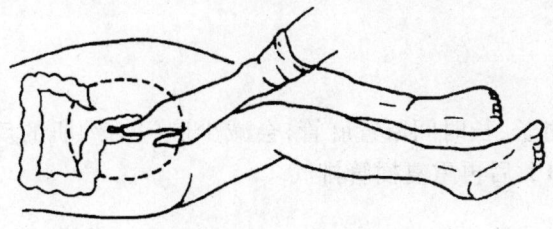

图 10-21 甘油栓通便法

3. 肥皂栓通便法 将普通肥皂削成底部直径 1 cm,长 3~4 cm 圆锥形,使用时戴手套或手垫纱布,将肥皂栓蘸热水后插入肛门,方法同甘油栓通便法。

技术 10-7 肛管排气法

肛管排气法是指将肛管从肛门插入直肠,排除肠腔内积气,以缓解腹胀的方法。

一、目的

排除肠腔内积气,减轻腹胀。

二、操作前准备

1. 评估患者 评估的内容包括患者腹胀情况、肛周皮肤黏膜情况;向患者解释肛管排气的目的、过程、注意事项、配合要点。

2. 环境准备 关闭门窗,用屏风遮挡患者,保持合适的室温,光线充足或有足够的照明。

3. 护士准备 护士应着装整洁、洗手、戴口罩,掌握沟通交流技巧。

4. 用物准备 用物包括治疗盘内置肛管,玻璃接管,橡胶管,玻璃瓶(内盛水 3/4 满),瓶口系带、润滑油、棉签、胶布、弯盘、卫生纸、手套。

三、操作规程

1. 查对解释 携用物至床旁,核对床号、姓名,向患者解释。

2. 取正确卧位 协助患者取左侧卧位。

3. 插管排气 将瓶系于床边,橡胶管一端插入水中,另一端与肛管连接,润滑肛管前端,嘱患者张口呼吸,轻轻插入直肠 15~18 cm,以胶布交叉固定于臀部,橡胶管留出足够长度后固定于床单上(图 10-22)。

4. 观察 观察排气情况,如排气不畅,可帮助患者转换体位、按摩腹部。

5. 拔管 保留肛管一般不超过 20 min,拔管后,清洁肛门,整理用物。

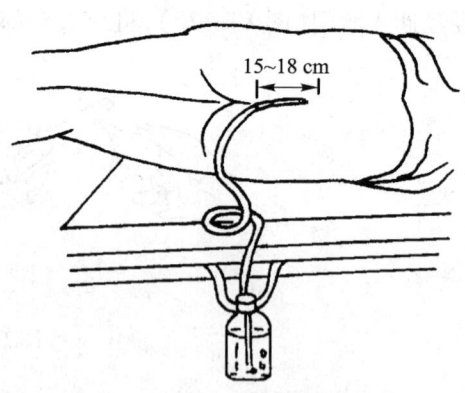

图 10-22 肛管排气法

四、注意事项

保留肛管时间不能过长,长时间留置肛管,会减少肛门括约肌的反应,甚至导致括约肌永久性松弛,必要时可隔 2~3 h 后再重复插管排气。

病例 10-1

患者朱某,男,50岁。因敌百虫中毒1h入急诊科,护理体查:患者神志不清,T37.8℃,P100次/min,R35次/min,BP130/80 mmHg,急诊科护士立即为患者洗胃。

问题:
1. 洗胃时选择何种洗胃液?对洗胃液的温度有要求吗?
2. 该患者洗胃的最佳体位是什么?
3. 洗胃时应注意什么?

病例 10-2

患者吴某,男,55岁。因结肠癌行结肠切除术,术前遵医嘱进行清洁灌肠。手术后第2天,患者腹部胀痛。护理查体:局部伤口无渗血,无压痛,叩诊呈鼓音。初步诊断为肠胀气。

问题:
1. 什么是清洁灌肠?该患者应选择何种灌肠溶液?灌肠前如何向患者解释?
2. 该患者产生肠胀气的原因是什么?
3. 该患者如何护理?

(黄谨耘)

第 11 章　泌尿道护理

排尿是人的基本生理需要。泌尿系统产生的尿液可将人体代谢的终末产物、过剩盐类、有毒物质和药物排出体外,同时调节水、电解质代谢及酸碱平衡,维持人体内环境的相对稳定。在正常情况下,当膀胱内尿液达到一定量时,会引起反射性排尿。当排尿功能发生障碍时,个体的身心健康将会受到影响。因此,维持泌尿系统的正常生理功能,帮助排尿异常的患者排除障碍,恢复良好功能,是护士重要的职责。

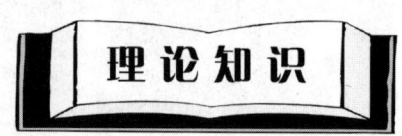

理论 11-1　排尿活动的评估

一、泌尿系统的结构、功能与特点

(一) 结构与功能

泌尿系统由肾脏、输尿管、膀胱及尿道组成。肾脏的主要功能是泌尿,通过泌尿排出代谢废物,维持水、电解质和酸碱平衡,保持机体内环境的稳定。同时肾脏还具有内分泌功能(如分泌肾素、前列腺素、红细胞生成素等物质)。输尿管的主要功能是将尿液从肾脏输送到膀胱,膀胱的主要功能是储存尿液和排泄尿液,尿道的主要功能是将尿液从膀胱排出体外。

(二) 男、女尿道的特点

男、女尿道有很大的不同。男性尿道长 18~20 cm,有三个狭窄,即尿道外口、膜部和尿道内口狭窄;两个弯曲,即耻骨前弯和耻骨下弯。耻骨下弯固定无变化,而耻骨前弯则随阴茎位置不同而变化,如将阴茎向上提起,耻骨前弯即可消失。女性尿道长 4~5 cm,较男性尿道短、直、粗,富于扩张性,尿道外口在阴蒂下方,呈矢状裂,尿道口不显露,下方有阴道口。老年妇女由于会阴肌肉松弛,尿道口回缩,插导尿管时应正确辨认。

二、影响排尿活动的因素

1. **年龄和性别**　婴儿排尿时反射作用不受意识控制,3 岁才能自我控制;妇女在妊娠时,因子宫增大压迫膀胱,致使排尿次数增多。老年人膀胱肌肉张力减弱,易出现尿频。
2. **饮食与气候**　饮水多,饮咖啡、茶,吃大量水果等可出现尿量增多。食含盐较高的饮料或食物则会造成水、钠潴留,使尿量减少。气温高时因排汗多,体内水分相对减少,引起抗利尿激素的分泌增多,可出现尿量减少;寒冷天气身体外周血管收缩,循环血量增加,体内水分相对增加,反射性地抑制抗利尿激素的分泌,使尿量增加。

3. **排尿习惯** 排尿习惯的改变,排尿姿势、排尿环境不适宜等均会影响排尿活动。

4. **治疗因素** 外科手术可导致失血、失液,若补液不足,机体处于脱水状态,则尿量减少。手术中使用麻醉剂可干扰排尿反射。术后疼痛会导致尿潴留。有些检查(如膀胱镜检查)可能造成尿道损伤、水肿与不适,导致排尿形态改变。某些药物直接影响排尿,如利尿药可使尿量增加,止痛药、镇静药影响神经传导,干扰排尿。

5. **心理因素** 情绪紧张、恐惧可引起尿频、尿急或尿潴留。排尿还受暗示的影响,任何视觉、听觉或其他身体感觉的刺激均可诱发排尿,如听流水声可产生尿意。

6. **疾病因素** 神经系统的损伤和病变会使排尿反射的神经传导和排尿的意识控制发生障碍,出现尿失禁;肾脏的病变会使尿液的生成发生障碍,出现少尿或无尿;泌尿系统的肿瘤、结石或狭窄也可导致排尿障碍,出现尿潴留;男性老年人因前列腺肥大可引起滴尿和排尿困难。

三、正常排尿的评估

正常情况下,排尿受意识支配,无痛,无障碍,可自主随意进行。

1. **量和次数** 尿量是反应肾功能的重要指标之一。一般成人每24 h排出尿量1 000~2 000 mL,每次尿量200~400 mL,日间排尿3~5次,夜间0~1次。

2. **颜色** 正常尿液呈淡黄色、澄清、透明。尿液颜色与饮水、饮食等因素有关。如进水量少尿液呈浓茶色,进食大量胡萝卜或服用核黄素、金霉素时尿液呈深黄色。

3. **相对密度** 通过尿相对密度的测量,可以了解肾脏的浓缩功能。一般尿液相对密度为1.015~1.025,尿相对密度与尿量成反比。

4. **酸碱反应** 尿呈弱酸性,一般尿液pH为4.5~7.5。饮食的种类可影响尿液的酸碱性,如进食大量蔬菜,则尿液可呈碱性,进食大量肉类时,尿液可呈酸性。

5. **气味** 正常尿液的气味来自尿内的挥发性酸,如静置一段时间后,因尿素分解产生氨,故有氨臭味。

四、异常排尿的评估

(一)量和次数

1. **多尿** 多尿是指24 h尿量经常超过2 500 mL。正常情况下多见于饮用大量液体、妊娠;病理情况下多见于糖尿病、尿崩症、急性肾功能不全(多尿期)等患者。糖尿病患者由于血糖浓度超过肾糖阈,大量葡萄糖从肾脏排出,因渗透压的作用,大量的水分也随尿排出,引起多尿,24 h内尿量可达2 500~6 000 mL。尿崩症患者,由于神经垂体抗利尿激素分泌不足,使肾小管重吸收发生障碍,也表现多尿。

2. **少尿** 少尿是指24 h尿量<400 mL或每小时尿量<17 mL。多见于发热,心、肾疾病和休克等患者。心、肾疾病患者由于体内钠、水潴留,形成水肿,故尿量减少。休克患者由于体内血容量不足,也表现为少尿。

3. **无尿或尿闭** 无尿是指24 h尿量<100 mL或12 h内无尿。多见于严重休克和急性肾衰

竭、药物中毒等患者,由于肾脏严重、广泛性病变所致的泌尿功能丧失,故出现无尿现象。

4. 膀胱刺激征 膀胱刺激征表现为尿频、尿急、尿痛,且每次尿量少。尿频是指单位时间内排尿次数增多。尿急是指突然有强烈尿意、不能控制须立即排尿。尿痛是指排尿时膀胱区及尿道疼痛。产生膀胱刺激征的原因主要有膀胱及尿道感染和机械性刺激。

(二) 颜色

1. 血尿 血尿指尿液中红细胞含量增多,肉眼血尿呈红色或棕色,见于急性肾小球肾炎、泌尿系肿瘤、结核及感染等患者。

2. 血红蛋白尿 呈酱油色或浓茶色,因大量红细胞在血管内破坏,形成血红蛋白尿,见于血型不合所致的溶血、恶性疟疾和阵发性睡眠性血红蛋白尿。

3. 胆红素尿 呈黄褐色,振荡尿液后泡沫也呈黄色,见于阻塞性黄疸和肝细胞性黄疸。

4. 乳糜尿 呈乳白色,因尿中含有淋巴液,见于丝虫病患者。

5. 脓尿 呈白色混浊状,因尿中有大量脓细胞、细菌或炎性渗出物,见于泌尿系感染患者。

(三) 相对密度

尿相对密度增高多见于急性肾小球肾炎、心功能不全等;相对密度降低常见于尿崩症、肾功能不全。如尿相对密度经常为 1.010 左右,提示肾功能严重障碍。

(四) 酸碱反应

酸中毒患者的尿液可呈强酸性,严重呕吐患者的尿液可呈强碱性。

(五) 气味

新鲜尿有氨臭味,提示有泌尿道感染;糖尿病伴酸中毒时,因尿中含有丙酮,尿液呈烂苹果味;有机磷农药中毒者尿液有大蒜味。

理论 11-2 排尿异常的护理

一、尿潴留患者的护理

尿潴留是指大量尿液存留在膀胱内不能自主排出。当发生尿潴留时,膀胱容积可增至 3 000~4 000 mL,膀胱高度膨胀至脐部。患者主诉下腹胀痛,排尿困难。体检可见耻骨上膨隆,扪及囊样包块,叩诊呈实音,有压痛。尿潴留的常见原因见表 11-1。

表 11-1 尿潴留的常见原因

分类	原因	常见疾病
机械性梗阻	尿道或膀胱颈部阻塞	前列腺肥大、肿瘤
动力性梗阻	排尿神经反射障碍引起,而膀胱尿道并无器质性梗阻病变	外伤、疾病或使用麻醉剂
心理因素	不习惯卧床排尿,或由于焦虑、窘迫使排尿不能正常进行	

对于尿潴留患者,应了解和分析病因,实施有效的处理。如属机械性梗阻,须在治疗原发病的基础上,给予对症处理;如属非机械性梗阻,则可采用以下护理措施。

1. 心理护理 安慰患者,消除其窘迫、畏惧心理和精神紧张。

2. 提供排尿环境 用屏风遮挡,适当调整治疗和护理时间,使患者安心排尿。

3. 调整姿势和体位 病情许可应协助患者以习惯姿势排尿,如扶患者坐起或抬高上身。

4. 热敷、按摩 如果病情允许可热敷、按摩下腹部以放松肌肉,促进排尿。切记不可强力按压,以防膀胱破裂。

5. 诱导排尿 利用条件反射诱导排尿,如听流水声或用温水冲洗会阴部。

6. 针灸治疗 针刺中极、曲骨、三阴交穴或艾灸关元、中极穴等方法。

7. 训练床上排尿 对某些手术前或需绝对卧床休息的患者,应训练其床上排尿,避免术后不习惯卧床排尿造成尿潴留而增加痛苦。

8. 导尿 经上述处理无效时,遵医嘱行导尿术。

二、尿失禁患者的护理

尿失禁是指排尿失去控制或不能受意识控制,尿液不自主地流出。尿失禁的分类见表11-2。

表11-2 尿失禁的分类

分 类	症 状	原 因
真性尿失禁	膀胱完全不能储存尿液,表现为持续滴尿	①脊髓初级排尿中枢与大脑皮质之间联系受损,如昏迷、截瘫。②膀胱括约肌损伤或支配括约肌的神经损伤等
假性尿失禁(充盈性尿失禁)	膀胱内储存部分尿液,当充盈达一定压力时,即可不自主溢出少量尿液,当膀胱内压力减低时,排尿即停止,但膀胱仍呈胀满状态而不能排空	脊髓初级排尿中枢活动受抑制
压力性尿失禁	当咳嗽、打喷嚏或运动时腹肌收缩,腹内压增高,以致不自主地有少量尿液溢出	由于膀胱括约肌张力减低,骨盆底部肌肉及韧带松弛,见于中老年妇女

对于尿失禁患者,应了解和分析病因,并采取以下护理措施。

1. 心理护理 热情对待患者,为其提供必要的帮助,消除患者羞涩、焦虑、自卑等情绪。解除患者抗拒饮水的畏惧心理。

2. 皮肤护理 保持局部清洁干燥,经常清洗会阴部皮肤,勤换衣裤、床单、衬垫等。

3. 外部引流 女性可用女式尿壶紧贴外阴接取尿液,男性可用尿壶接尿,也可用一次性接尿装置接取尿液。

4. 重建正常的排尿功能 训练患者有意识地控制排尿,以重建其正常的排尿功能。

(1)训练膀胱功能:定时使用便器,初起每隔1~2 h使用便器一次,以后每隔2~3 h使用便器一次;使用便器时,手掌用柔力在膀胱处按压,并向尿道方向压迫,使膀胱内尿液被动排出。

(2) 指导患者进行盆底肌收缩和放松练习,盆底肌收缩和放松练习的具体方法是患者取立、坐位或卧位,试做排尿动作,先慢慢收紧盆底肌肉,再慢慢放松,每次 10 s 左右,连续 10 遍,每日进行数次,以不觉疲乏为宜。

5. 摄入适当的液体　如病情允许,指导患者每日日间摄入液体 2 000～3 000 mL。因多饮水可以增加对膀胱的刺激,促进排尿反射的恢复,还可预防泌尿系统的感染。

6. 留置导尿　对长期尿失禁的患者,可行留置导尿术,避免尿液浸渍皮肤,发生皮肤破溃。

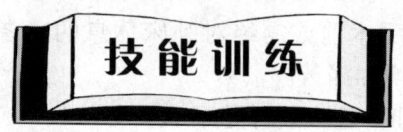

技术 11-1　导尿术

一、概念

导尿术是指在严格无菌操作下,用无菌导尿管经尿道插入膀胱引出尿液的方法。

二、目的

1. 为尿潴留患者引流出尿液,减轻痛苦。
2. 协助临床诊断:留取无菌尿标本做细菌培养;监测膀胱容量、压力及残余尿量;进行尿道或膀胱造影等检查。
3. 治疗膀胱和尿道的疾病,如为膀胱肿瘤患者进行化疗等。

三、操作前准备

1. 评估患者　评估的内容包括患者的病情、会阴部情况、膀胱的充盈度、意识状态、心理状态及对导尿术的认识与合作程度。嘱患者清洁外阴,对不能自理者,进行会阴冲洗。

2. 环境准备　关闭门窗,用屏风遮挡患者,保持合适的室温,光线充足或有足够的照明。

3. 护士准备　护士应着装整洁、洗手、戴口罩,掌握沟通交流技巧。

4. 用物准备

(1) 无菌外阴消毒包:内有治疗碗 1 个(内盛大棉球 10 余个、血管钳或镊子 2 把)、纱布 2 块、弯盘 1 个。

(2) 无菌导尿包:内有导尿管(图 11-1)、治疗碗 2 个(或弯盘 2 个)、药杯 1 个(内盛消毒棉球 4 个)、润滑油棉球瓶 1 个、标本瓶 1 个、血管钳 2 把、洞巾 1 条、纱布 2 块。

(3) 无菌持物钳及容器、消毒液、一次性治疗巾、便器及便器巾、屏风、洗手小桶、浴巾、无菌手套 2 副。

也可使用一次性导尿包(图11-2):一次性导尿包是由生产厂商准备的已灭菌的导尿用物,包括用于初次消毒、再次消毒和导尿的所需物品。

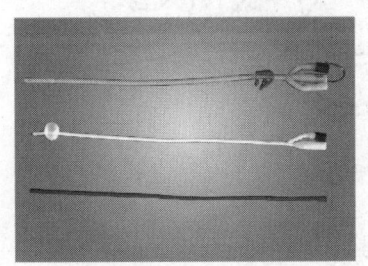

图11-1 各种导尿管

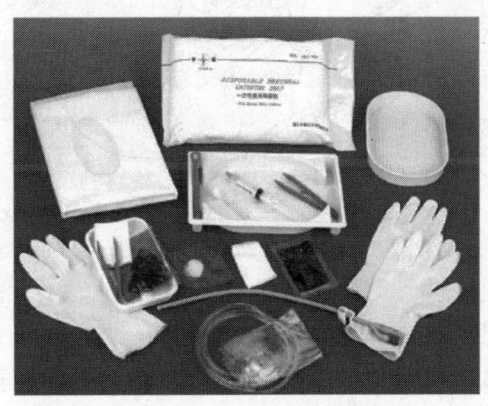

图11-2 一次性导尿包

四、操作规程

1. 女性患者导尿法

(1) 查对解释:携用物至床旁,核对床号、姓名,向患者解释。

(2) 协助患者取正确体位:松开床尾盖被、帮助患者脱去对侧裤脚,盖于近侧腿上并盖上浴巾,对侧腿用盖被遮盖。协助患者取仰卧位,屈膝,两腿略外展,暴露外阴。垫一次性治疗巾于其臀下,弯盘置会阴处。

(3) 初次消毒:倒好消毒液,戴好手套,一手持血管钳夹取棉球依次消毒阴阜、大阴唇、小阴唇和尿道口,每个棉球限用一次。污棉球置弯盘内,初次消毒完毕,脱下手套置弯盘内,碗及弯盘移至床尾。

(4) 开导尿包:在患者两腿之间打开导尿包外层包布,再按无菌技术打开内层包布,用无菌持物钳夹出小药杯,倒消毒液于药杯内,浸湿棉球。

(5) 铺巾并润管:戴无菌手套,铺洞巾,使洞巾和治疗巾内层形成一无菌区。将物品置于洞巾下段,选择合适的导尿管用润滑油润滑导尿管前段。

(6) 再次消毒并插管:以左手拇指、示指分开并固定小阴唇,右手持血管钳夹消毒棉球,依次消毒尿道口、小阴唇,再次消毒尿道口。左手继续固定小阴唇不动,右手换另一血管钳持无菌导尿管,对准尿道口轻轻插入尿道4~6 cm(图11-3),见尿液流出后再插入1~2 cm左右,将尿液引入治疗碗或弯盘内。

(7) 留尿培养标本:若需留尿培养标本,则用无菌试管接取中段尿5 mL,盖好瓶盖,置合适处。

(8) 夹管、倒尿:当弯盘内盛尿液达2/3时,用血管钳夹住导尿管尾端,将尿液倒入便器内,再打开导尿管继续放尿。

(9) 拔管:导尿毕,用纱布包裹导尿管,轻轻拔出,撤去洞巾,擦净外阴,脱去手套,撤去患者臀下的一次性治疗巾,将其放在治疗车的下层,协助患者穿裤。

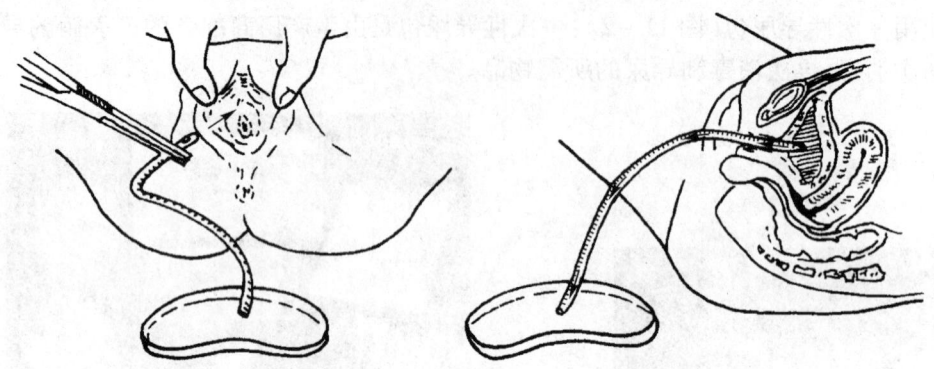

图11-3　女性患者插入导尿管法

（10）整理床单位，清理用物，测量尿量并记录，标本送验。

2. 男性患者导尿法

（1）查对解释：携用物至床旁，核对床号、姓名，向患者解释。

（2）协助患者取正确体位：松开床尾盖被，帮助患者脱去对侧裤脚，盖于近侧腿上，并盖上浴巾，对侧腿用盖被遮盖。协助患者取仰卧位，屈膝，两腿自然分开，暴露外阴。垫一次性治疗巾于臀下，弯盘置床尾。

（3）初次消毒：打开消毒包，备消毒液，左手戴手套，右手持血管钳夹消毒棉球依次消毒阴阜、阴茎背侧。左手持无菌纱布裹住阴茎，后推包皮，充分暴露尿道口，自尿道口向外旋转消毒尿道口、龟头、冠状沟（图11-4），最后消毒阴茎腹侧及阴囊（图11-5），每个棉球限用一次。消毒完毕，脱下手套置弯盘内，移至床尾。

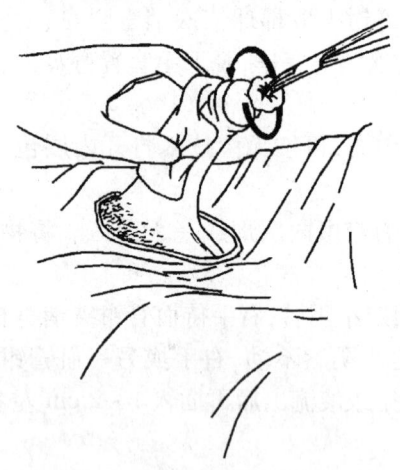 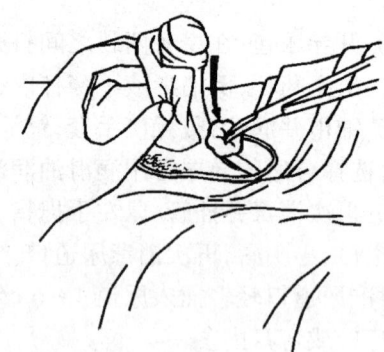

图11-4　自尿道口向外旋转消毒　　　　图11-5　消毒阴茎腹侧及阴囊

（4）开导尿包：在患者两腿之间打开导尿包外层包布，再按无菌技术打开内层包布，用无菌持物钳夹出小药杯，倒消毒液于药杯内，浸湿棉球。

（5）铺巾并润管：戴无菌手套，铺洞巾，使洞巾和治疗巾内层形成一无菌区。将物品置于洞巾下段，选择合适的导尿管用润滑油润滑导尿管前段。

(6) 再次消毒并插管：左手取纱布提起阴茎，使之与腹壁呈60°角（耻骨前弯即可消失），将包皮向后推以露出尿道口，再次消毒尿道口。换另一血管钳持无菌导尿管，对准尿道口轻轻插入尿道20～22 cm，见尿液流出后再插入1～2 cm左右，将尿液引入治疗碗或弯盘内。

(7) 留尿培养标本：若需留尿培养标本，则用无菌试管接取中段尿5 mL，盖好瓶盖，置合适处。

(8) 夹管、倒尿：当弯盘内盛尿液达2/3时，用血管钳夹住导尿管尾端，将尿液倒入便器内，再打开导尿管继续放尿。

(9) 拔管：导尿毕，用纱布包裹导尿管，轻轻拔出，撤去洞巾，擦净外阴，脱去手套，撤去患者臀下的一次性治疗巾，将其放在治疗车的下层，协助患者穿裤。

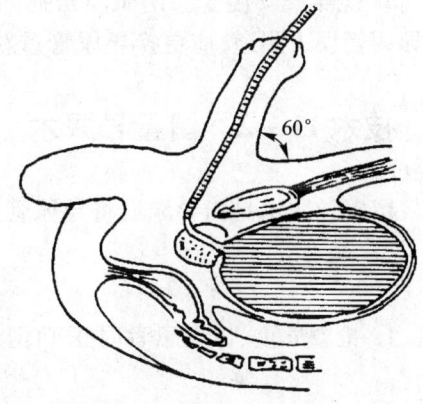

图11-6 男性患者插入导尿管法

(10) 整理床单位，清理用物，测量尿量并记录，标本送验。

五、并发症及处理

1. 尿路感染 尿路感染表现为尿频、尿急、尿痛，当感染累及上尿道时可有寒战、发热，尿道口可有脓性分泌物；尿液检查可有红细胞、白细胞，细菌培养呈阳性结果。处理方法是拔除导尿管，并根据医嘱采用抗菌药物进行治疗。

2. 尿道黏膜损伤 尿道黏膜损伤表现为尿道外口出血，有时伴血块；尿道内疼痛，排尿时加重，伴局部压痛；部分病例有排尿困难，甚至发生尿滞留；有严重损伤时，可有会阴血肿，尿外渗，甚至直肠瘘；并发感染时，出现尿道流脓或尿道周围脓肿。处理方法：轻者无需处理或经止血镇痛等对症治疗即可痊愈。有严重损伤者，需要尿道改道、尿道修补等手术治疗。

3. 尿道出血 尿道出血表现为导尿术后出现肉眼血尿或镜下血尿，同时排除血尿来自上尿道，即可考虑为导尿损伤所致。处理方法：镜下血尿一般不需特殊处理，如血尿较严重，可根据医嘱使用止血药。

4. 虚脱 虚脱表现为患者突然出现恶心、头晕、面色苍白、呼吸表浅、全身出冷汗、肌肉松弛、周身无力、突然瘫倒在地等，有的伴有意识不清。处理方法：立即为患者取平卧位或头低足高位；给予温开水或糖水饮用，用手指掐压人中、内关、合谷等穴位，或针刺合谷、足三里等，并及时建立静脉通道，通知医生抢救。

六、注意事项

1. 严格执行无菌技术操作规程，预防泌尿系感染。

2. 选择光滑和粗细适宜的导尿管，导尿管一经污染或拔出均不得再使用。

3. 插入、拔出导尿管时，动作要轻、慢、稳。男性尿道有三个狭窄，插、拔导尿管切勿用力过快、过猛，以免损伤尿道黏膜。

4. 对膀胱高度膨胀且又极度虚弱的患者，第一次放尿量不可超过1 000 mL，以防大量放尿，导致腹腔内压突然降低，大量血液滞留于腹腔血管内，造成血压下降，产生虚脱，亦可因膀胱突然减压,导致膀胱黏膜急剧充血,引起血尿。

5. 老年妇女由于会阴肌肉松弛,尿道口回缩,插导尿管时应仔细观察、辨认,避免误入阴道。如导尿管误入阴道,应更换导尿管重新插管。

技术 11-2 留置导尿术

留置导尿术是指导尿后将导尿管保留在膀胱内,以引流尿液的方法。

一、目的

1. 抢救危重、休克患者时正确记录每小时尿量、测量尿相对密度,以密切观察患者的病情变化。
2. 盆腔手术前留置导尿管,使膀胱持续保持空虚状态,避免术中误伤膀胱。
3. 某些泌尿系统疾病手术后留置导尿管,便于引流和冲洗,并减轻手术切口的张力,利于切口的愈合。
4. 为尿失禁或会阴部有伤口的患者引流尿液,保持会阴部的清洁干燥。
5. 为尿失禁患者进行膀胱功能训练。

二、操作前准备

1. 评估患者 评估的内容包括患者的病情、会阴部情况及膀胱的充盈度、意识状态、心理状态及对导尿术的了解与合作程度。嘱患者清洁外阴,对不能自理者,进行会阴冲洗。如用普通导尿管,则应备皮。

2. 环境准备 关闭门窗,用屏风遮挡患者。保持合适的室温。光线充足或有足够的照明。

3. 护士准备 护士应着装整洁、戴口罩、洗手,掌握沟通交流技巧。

4. 用物准备 在导尿术用物的基础上另加导尿管固定用物。如为内固定需准备无菌双腔气囊导尿管 1 根、10 mL 或 20 mL 无菌注射器 1 副、无菌生理盐水 10~40 mL、无菌集尿袋 1 只,橡皮圈 1 个,安全别针 1 个。如为外固定,则应准备宽胶布一段,无菌集尿袋 1 只,橡皮圈 1 个,安全别针 1 个。

三、操作规程

1. 查对解释 携用物至床旁,核对床号、姓名,向患者解释。
2. 行导尿术 按导尿法插入导尿管,见尿后用血管钳夹住导尿管末端。
3. 固定导尿管

(1) 双腔气囊导尿管固定法(内固定法):插管后向气囊内注入无菌生理盐水 10 mL(图 11-7),夹紧气囊末端,轻拉导尿管有阻力感,即证实导尿管已固定于膀胱内(图 11-8)。

(2) 胶布固定法:① 女患者用宽 4 cm、长 12 cm 的胶布 1 块,将 2/3 部分的一端剪成 3 条。将完整的 1/3 部分贴于阴阜上,撕开 3 条的中间 1 条贴于导尿管上,其余 2 条分别交叉贴在对侧大阴唇及大腿根部(图 11-9)。

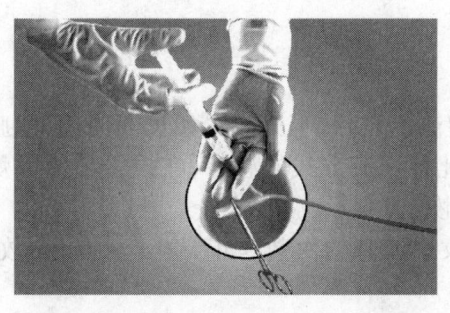

图11-7 向气囊内注入生理盐水

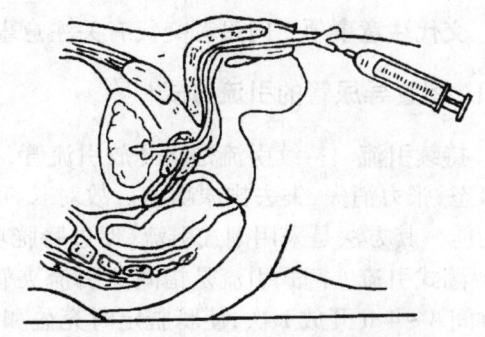

图11-8 双腔气囊导尿管固定法

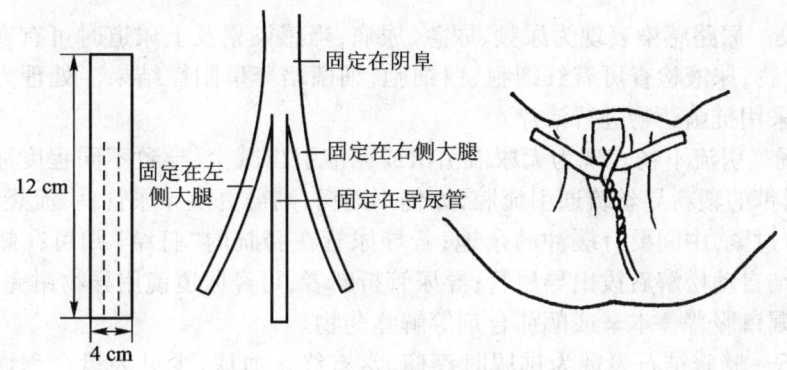

图11-9 女性患者留置导尿管固定法

② 男患者用宽2 cm、长12 cm的胶布制成单翼蝶形胶布2块,固定于阴茎两侧,再用条状胶布环形1周于阴茎上加固,在距尿道口1 cm处用胶布将折叠的两条胶布环形固定于导尿管上(图11-10)。

4. 连接并固定集尿袋 导尿管末端与无菌集尿袋相连,开放导尿管。用安全别针将集尿袋的引流管固定在床单上,集尿袋固定在低于膀胱的位置(图11-11)。

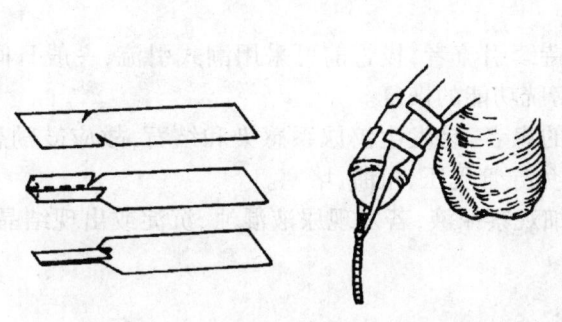

图11-10 男性患者留置导尿管固定法

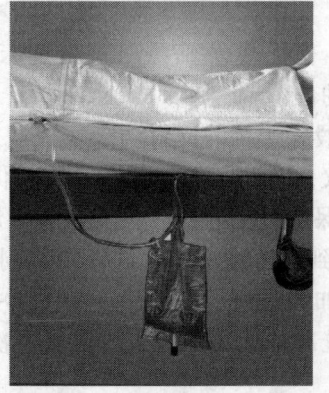

图11-11 集尿袋的固定法

5. 整理 协助患者穿好裤子,取舒适的卧位,整理床单位,清理用物。

6. 交代注意事项 向患者交代有关注意事项。

四、留置导尿管的引流方式

1. 持续引流 持续引流是指开放引流管,有尿即流出,膀胱不充盈。如长期使用,膀胱处于挛缩状态,张力消失,失去排尿功能。故对长期采用此种引流方式的患者,在拔管前应锻炼膀胱反射功能。其方法是采用潮式引流,促进膀胱功能的恢复。

2. 潮式引流 潮式引流是指间隙引流夹管,开放引流管的次数与正常生理排尿次数一样,一般日间 3~4 h 开放 1 次,使膀胱定时充盈和排空。

五、并发症及处理

1. 尿路感染 尿路感染表现为尿频、尿急、尿痛,当感染累及上尿道时可有寒战、发热,尿道口可有脓性分泌物;尿液检查可有红细胞、白细胞,细菌培养呈阳性结果。处理方法是拔除导尿管,并根据医嘱采用抗菌药物进行治疗。

2. 引流不畅 引流不畅表现为无尿液引出或尿液引出减少,导致不同程度尿潴留。处理方法是用导尿管附带的塑料导丝疏通引流腔,如仍不通畅,则需更换导尿管;引流袋放置不宜过低,导尿管不宜牵拉过紧,中间要有缓冲的余地;若导尿管在膀胱内"打结"则可在超声引导下用细针刺破气囊,套结自动松解后拔出导尿管;导尿管折断者,可经尿道镜用异物钳完整取出;有膀胱痉挛者,根据医嘱口服普鲁本辛或颠茄合剂等解痉药物。

3. 膀胱结石 膀胱结石表现为排尿时疼痛,常有终末血尿,少见大量全程血尿。处理方法是运用各种方法碎石;结石 >4 cm 者可行耻骨上膀胱切开取石术。

六、留置导尿管的护理

1. 防止泌尿系统逆行感染
(1) 应每日更换一次集尿袋,及时排空集尿袋,并记录尿量。
(2) 保持尿道口清洁,女患者用消毒液棉球消毒外阴及尿道口,男患者用消毒液棉球消毒尿道口、龟头、包皮,每日 1~2 次。
(3) 导尿管每周更换一次,硅胶导尿管可酌情延长更换时间。
(4) 交代注意事项,如患者离床活动或做检查时,应将导尿管固定于下腹部,保持集尿袋低于膀胱的位置。

2. 锻炼膀胱的反射功能 长期采用持续引流者,拔管前可采用潮式引流,一般日间 3~4 h 开放 1 次,使膀胱定时充盈和排空,促进膀胱功能的恢复。

3. 保持引流通畅 长期留置导尿管的患者,易发生泌尿系感染和结石,故应鼓励患者多饮水,以起到自行冲洗膀胱的作用。同时避免导管受压、扭曲、堵塞。

4. 加强观察 注意患者的主诉并仔细观察尿液,若发现尿液混浊、沉淀或出现结晶,应及时进行膀胱冲洗。每周检查尿常规 1 次。

技术 11-3 膀胱冲洗法

膀胱冲洗法是指利用三通的导尿管,将溶液灌入到膀胱内,再根据虹吸原理将灌入的液体引流出来的方法。

一、目的

1. 保持尿液引流通畅,防止感染。
2. 清除膀胱内血凝块、黏膜、细菌等异物,预防感染,并减轻异物刺激所致的疼痛。
3. 治疗某些膀胱疾病,如膀胱炎、膀胱肿瘤等。

二、操作前准备

1. 评估患者 评估的内容包括患者的病情、意识状态、心理状态,向患者解释膀胱冲洗的目的和合作要点。

2. 环境准备 关闭门窗,用屏风遮挡患者。保持合适的室温,光线充足或有足够的照明。

3. 护士准备 护士应着装整洁、洗手、戴口罩,掌握沟通交流技巧。

4. 用物准备(密闭式膀胱冲洗术)

(1)无菌治疗盘(内置:无菌膀胱冲洗装置1套、冲洗液、治疗碗1个、70%乙醇棉球数个、血管钳1把)、开瓶器、输液调节器、输液架、输液瓶套、便盆及便盆巾。

(2)遵医嘱准备冲洗溶液,常用冲洗溶液有:生理盐水、0.02%呋喃西林溶液、3%硼酸溶液、0.1%新霉素溶液。冲洗液温度为38~40℃,以防冷刺激膀胱。若为前列腺肥大摘除术后患者,则用4℃的生理盐水灌洗。

三、操作规程(密闭式膀胱冲洗术)

1. 查对解释 携用物至床旁,核对床号、姓名,向患者解释。

2. 行导尿术与留置导尿术 行导尿术插入导尿管,并按留置导尿术固定导尿管。

3. 排空膀胱

4. 连接冲洗装置

(1)用开瓶器启开冲洗液瓶铝盖中心部分,常规消毒瓶塞,打开膀胱冲洗装置,将冲洗导管针头插入瓶塞,将冲洗液瓶倒挂于输液架上,排气后用血管钳夹闭导管。

(2)分开导尿管与集尿袋引流管接头连接处并消毒,将导尿管和引流管与"Y"形管的两个分管相连接(图11-12),"Y"形管的主管与冲洗导管相连。

5. 冲洗膀胱

(1)夹闭引流管,开放冲洗管,使溶液滴入膀胱,待患者有尿意或滴入200~300 mL后夹闭冲洗管,打开引流管,将注洗液完全引流出来,再夹住引流管。

(2)如此反复冲洗,在冲洗过程中,经常询问患者感受,观察患者反应及引流液性状。

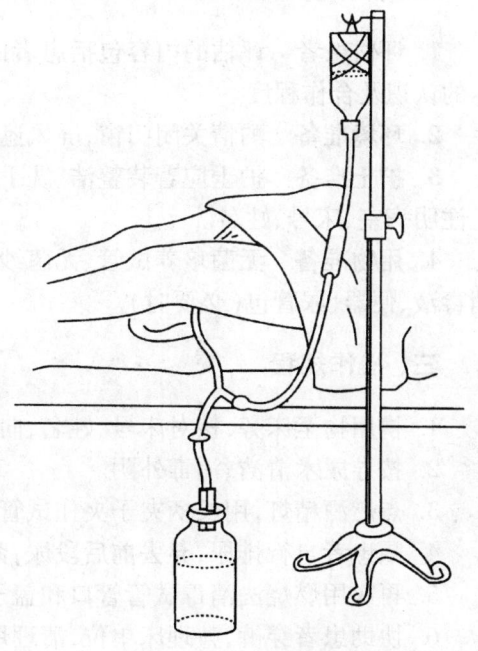

图11-12 膀胱冲洗术

6. 冲洗后处理
（1）冲洗完毕,取下冲洗管,消毒导尿管口并与引流管连接。
（2）清洁外阴,固定尿管。
（3）协助患者取舒适卧位,整理床单位,清理用物。
（4）洗手,记录冲洗量、引流量和引流液性质。

四、注意事项

1. 严格执行无菌技术操作,防止感染。
2. 冲洗时,注意观察引流液性状,出现鲜血、导管堵塞或患者感到剧痛不适等情况,应立即停止冲洗,报告医生。
3. 密闭式膀胱冲洗时,瓶内液体距床面约 60 cm,滴速一般为 60~80 滴/min,不宜过快,以免引起患者尿意、膀胱收缩,迫使冲洗液从导尿管侧溢出尿道外。
4. 如滴入治疗用药,须在膀胱内保留 30 min 后再引流出体外。
5. 每日冲洗 3~4 次,每次冲洗量 500~1 000 mL。

技术 11-4　留中段尿法

一、目的

取未被污染的尿液标本做细菌学检查。

二、操作前准备

1. **评估患者**　评估的内容包括患者的病情、膀胱充盈程度、意识状态、心理状态、对留取标本的认识及合作程度。
2. **环境准备**　酌情关闭门窗,屏风遮挡。
3. **护士准备**　护士应着装整洁、洗手、戴口罩,掌握沟通交流技巧。按医嘱在检验单的附联上注明病室、床号、姓名。
4. **用物准备**　无菌培养试管、无菌纱布、无菌棉签、长柄试管木夹、火柴、无菌手套、酒精灯、消毒液、便器、尿管包(必要时)。

三、操作规程

1. 携用物至床旁,核对床号、姓名,向患者解释。
2. 按导尿术清洁、消毒外阴。
3. 点燃酒精灯,用长柄夹子夹住试管管身,用燃烧法消毒试管管口和盖子。
4. 嘱患者自行排尿,弃去前后段尿,留中段尿 5~10 mL 于无菌标本瓶内。
5. 再次用燃烧法消毒试管管口和盖子,随即盖紧试管,熄灭酒精灯,贴好检验单附联。
6. 协助患者穿裤,整理床单位,清理用物,送检标本。

四、注意事项

1. 应在晨间患者膀胱充盈时留尿。
2. 女患者月经期不宜留取尿标本。
3. 尿液收集后应及时送检。
4. 对不能自行排尿者,应采用导尿术留取。

病例 11-1

患者吴某,男,48 岁。因前列腺肥大,小便困难、腹胀 12 h 入院,护理查体:T37.2℃,P82 次/min,R22 次/min,BP90/60 mmHg。腹部检查可于耻骨联合上触及膨胀的膀胱,患者神清合作,表情痛苦。诊断为前列腺肥大,尿潴留。

问题:
1. 该患者应如何护理?
2. 为该患者行导尿术时应注意什么?

病例 11-2

患者刘某,女,52 岁。因左侧卵巢囊肿入院行手术治疗,根据医嘱术前 1 h 行留置导尿术。

问题:
1. 为该患者行留置导尿术的目的是什么?怎样向患者解释?
2. 患者留置导尿术后应采用何种引流方式?为什么?
3. 患者留置导尿管期间如何护理?

(黄谨耘)

第12章 给药护理

药物治疗是最常用的一种治疗手段,其目的是治疗疾病、减轻症状、预防疾病、协助诊断及维持正常的生理功能。护士是给药的直接执行者,在给药过程中扮演着非常重要的角色,因此,护士必须具有高度的责任感和严谨的工作作风,具有一定的人际沟通能力及开展健康教育的能力,掌握有关的药理学知识及给药方法,方能确保患者用药准确、安全,获得最佳的疗效。

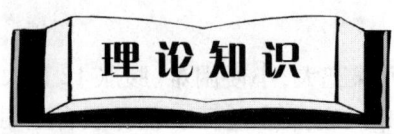

理论12-1 药物的种类、领取和保管

一、药物的种类

(一) 内服药
内服药分为固体剂型和液体剂型,前者包括片剂、丸剂、散剂、胶囊等,后者包括溶液、合剂、酊剂等。

(二) 注射药
注射药包括水溶液、混悬液、油剂、粉剂和结晶等。

(三) 外用药
外用药包括软膏、溶液、粉剂、洗剂、搽剂、碘剂、滴剂、栓剂、涂膜剂等。

(四) 新型制剂
新型制剂包括粘贴敷片、植入慢溶药片、胰岛素泵等。

二、药物的领取

医院药房的配置和药物的领取方法各医院规定不一,大致包括以下方式。

(一) 门诊药房
医院内设有门诊药房,主要负责门诊与急诊患者用药。

(二) 中心药房
医院内设有中心药房,主要负责住院患者的日间用药。

(三) 病区药柜
病区内设有药柜,备有一定数量的常用药物,由专人负责,按期根据消耗量领取和补充,以确保药疗的正常进行。患者使用的贵重药、剧毒药、麻醉药(如吗啡、哌替啶等)须凭医生处方领取。

三、药物的保管

(一)药柜保管
药柜应放在通风、干燥、光线明亮处,但不宜阳光直射。药柜应保持整洁,由专人负责并签字。定期检查药物的质量,确保用药安全。

(二)分类放置
药物按内服、外用、注射、剧毒药等分类放置。麻醉药、剧毒药及贵重药应有明显标记,加锁保管,使用专本登记,并列入交班内容。

(三)药瓶上应有明显标签
药瓶上应贴有明显标签,内服药标签为蓝色边,外用药标签为红色边,剧毒药标签为黑色边。标签上标明药名(中、外文对照)、浓度、剂量,字迹清楚。

(四)定期检查药物的质量
药物应按规定进行定期检查,凡没有标签或标签模糊,药物过期、变质、变色、混浊、发霉、沉淀、异味、潮解等,均不能使用。

(五)根据药物性质,采用相应的保管方法
1. 对易被热破坏的某些生物制品和抗生素等,如疫苗、抗毒血清、免疫球蛋白、青霉素皮试液等,根据其性质和对贮藏条件的要求,分别置于干燥阴凉(约20℃)处或冷藏于2~10℃处保存。
2. 对易氧化和遇光变质的药物,如氨茶碱、维生素C、盐酸肾上腺素等,应装在有色密闭瓶中,针剂放在用黑纸遮盖的盒内,置于阴凉处。
3. 对易挥发、潮解、风化的药物,如乙醇、过氧乙酸、糖衣片、酵母片等,需置于瓶内,盖紧。
4. 对易燃、易爆的药物,如乙醚、乙醇、环氧乙烷等,应单独存放,注意密闭并置于阴凉处,远离明火保存。
5. 对有使用期限的药物,如各种抗生素、胰岛素等,应按有效日期的先后,有计划地使用,避免浪费。

(六)个体专用药
患者个人专用的特种药物应单独存放,并注明床号、姓名。

(七)各类中药
各类中药应放在阴凉干燥处,芳香性药物应密盖保存。

理论 12-2 给药原则

给药原则是一切用药的总则,在执行药疗中必须严格遵守。

一、根据医嘱给药

给药必须有医嘱作为法律依据。医师按规定要求将医嘱书写在医嘱单上,且由医师签名后

才能生效。紧急时,护士可执行医师的口头医嘱,但要在指定时间内补写,并由医师签名。护士根据医嘱给药,但不可盲目执行,也不得擅自更改医嘱,如果对医嘱或药物有疑问时,护士有责任对医嘱质疑,核准后方可执行。护士要清楚地了解患者的健康状况与药物的关系,应熟悉常用药物的用量、药效、副作用、配伍禁忌、中毒表现及处理办法。

二、严格执行查对制度

护理人员在执行药疗时,需切实做到"五个准确",即将准确的药物、按准确的剂量、用准确的方法、在准确的时间、给予准确的患者。为此,应做好"三查七对"。

(一)"三查" 操作前、操作中、操作后查(查七对内容)。
(二)"七对" 对床号、姓名、药名、浓度、剂量、用法、时间。

此外,还应检查药物的有效期和质量,对已过有效期、变质或疑有变质的药物,应禁止使用。

三、安全正确给药

使用易发生过敏反应的药物,用药前应了解患者的用药史、过敏史,并按要求做过敏试验,结果阴性方可使用。备好的药物应及时分发或使用,避免久置致药物污染或药效降低。给药前应向患者解释,以取得合作,征得患者的同意后方可应用,并给予相应的用药指导,提高患者自我合理用药的能力。

四、观察用药反应

药物的治疗作用与副作用是药物两重性的表现。临床用药的效果正是药物作用两重性的综合体现。护士在用药过程中应监测患者的病情变化,评价药物疗效,及时发现不良反应。对易引起过敏反应或不良反应较大的药物,更应密切观察,必要时做好记录。

在用药过程中护士还须观察患者对药物治疗的信赖程度、情绪反应、有无药物依赖、滥用或不遵医嘱行为等,根据患者具体的心理、行为反应采取相应的心理护理和行为指导。

五、发现给药错误要及时采取补救措施

发现给药错误,应立即报告护士长、医师,协助医师作紧急处理,密切观察病情变化,以减少或消除由于差错造成的不良后果。向患者及家属解释。填写意外事件报告作为该事件之法律证明,检讨错误及造成的原因。

理论12-3 给药的途径、次数和时间

一、给药的途径

由于药物的性状、药理作用、组织对药物的吸收情况及个体的生理状况不同,药物在使用时须选择最适宜的给药途径与方法,方能获得最佳的效果。

给药途径有口服、舌下、吸入、外敷、直肠以及注射(皮内、皮下、肌肉、静脉、动脉注射)给药

等。除动、静脉注射药物直接进入血液循环外,其他药物均有一个吸收过程,吸收速度由快至慢的顺序为:吸入→舌下含化→直肠黏膜→肌内注射→皮下注射→口服→皮肤。

二、给药的次数和时间

给药次数和时间取决于药物的半衰期,以维持药物在血液中的有效浓度和发挥最大药效为最佳选择,同时考虑药物的特性及人体的生理节奏。医院常用给药的外文缩写及中文译意见表12-1,医院常用给药时间(外文缩写)与安排见表12-2。

表12-1 医院常用给药的外文缩写及中文译意

外文缩写	中文译意	外文缩写	中文译意
Qod	隔日1次	ad	加至
Qm	每晨1次	OD	右眼
Qd	每日1次	OS	左眼
Qn	每晚1次	OU	双眼
Qid	每日4次	AD	右耳
Qh	每小时1次	AS	左耳
Q 6h	每6小时1次	AU	双耳
Tid	每日3次	aa	各
Bid	每日2次	gtt	滴
Biw	每周2次	kg	千克
Am	上午	g	克
Pm	下午	mg	毫克
12n	中午12:00	μg	微克
12mn	午夜12:00	L	升
ac	饭前	mL	毫升
pc	饭后	po	口服
Hs	临睡前	ID	皮内注射
St	立即	H	皮下注射
DC	停止	IM/im	肌内注射
Prn	需要时(长期)	IV/iv	静脉注射
Sos	需要时(限用1次,12小时内有效)	ivgtt/ivdrip	静脉滴注

表12-2 医院常用给药时间(外文缩写)与安排

给药时间	安排	给药时间	安排
Qm	6:00	Q2h	6:00,8:00,10:00,12:00,14:00…
Qd	8:00	Q3h	6:00,9:00,12:00,15:00,18:00…
Bid	8:00,16:00	Q4h	8:00,12:00,16:00,20:00,24:00…
Tid	8:00,12:00,16:00	Q6h	8:00,14:00,20:00,2:00
Qid	8:00,12:00,16:00,20:00	Qn	20:00

理论12-4 影响药物作用的因素

药物的治疗效果不仅与药物本身的性质与剂量有关,而且也与机体内、外因素的影响有关。护理人员了解和熟悉这些影响因素的作用规律,有助于采取相应的护理措施,防止或减少不良反应的发生,使药物更好的发挥作用,达到最佳的治疗效果。

一、药物的因素

(一)药物在体内的过程

药物进入人体产生药效,必须经过吸收、分布、代谢、排泄的过程,当药物在血浆中达到一定浓度时,才能到达作用部位产生作用。药效产生的快慢与药物吸收情况有关,而药物的分布、代谢与排泄情况可决定药物在体内作用时间的长短。

(二)药物剂量

剂量与效应存在着规律的关系,药物必须达到一定的剂量才能产生效应,在一定范围内,剂量增加效应也随之增强,毒性也相对地增大。当药物的作用达到最大效应之后,即使再增加剂量,其治疗效果亦不会增强,反而可能导致药物毒性作用增加。因此,护士应了解药物适合于一般人的治疗量,即所谓的有效剂量,这是执行药物治疗最基本的要求和条件。

(三)药物剂型

不同剂型的药物吸收量与速度不同,从而影响药物作用的快慢和强弱,例如,水溶液比油剂、混悬液、固体吸收快,因而产生作用也较快。

(四)给药途径

不同的给药途径可影响药效的强弱和起效的快慢,例如,静脉给药药物直接进入血液循环,作用最快。在某些情况下,不同的给药途径还会产生药物效应的质的不同,如口服硫酸镁产生导泻与利胆作用,而注射硫酸镁则产生镇静和降血压作用。

(五)给药时间

为了提高疗效和降低不良反应,不同药物有不同的给药时间。如口服药物若于饭前空腹服用,吸收较容易,药效较迅速,但如果是对胃黏膜有刺激性的药物,则必须于饭后服用;某些药物为了维持其在血中的有效浓度,必须做到定时给药;对肝、肾功能不良者应适当调整给药间隔时间。

(六)联合用药

联合用药指两种或两种以上药物同时或先后应用,其目的是增强疗效,减少不良反应。合理联合用药可以增强疗效,减少不良反应,如异烟肼和乙胺丁醇合用能增强抗结核作用。不合理的联合用药会降低疗效,加大毒性,如庆大霉素与利尿酸钠和呋塞米配伍,可致永久性耳聋。因此,药物的相互作用已成为合理用药内容的组成部分。

二、机体的因素

(一)生理因素

1. 年龄与体重 通常所称的药物"常用量"是针对14~60岁的人而言,不包括14岁以下的儿童及60岁以上的老人。因为儿童和老年人对药物的反应与成人不同,所以儿童和老年人的用药剂量应以成人剂量为参考剂量酌情减量。

2. 性别 男、女性对药物的反应一般无明显的差异,但女性患者处于"三期"(月经期、妊娠期和哺乳期)时,机体对药物的反应明显不同,故用药要特别谨慎。

(二) 病理状态

疾病可影响药物在体内的过程,从而影响药物的效应。在病理因素中,肝、肾功能受损程度具有特别重要的意义,肝细胞受损可导致某些药物代谢酶减少,如苯巴比妥、洋地黄毒苷等主要在肝代谢的药物要减量、慎用或禁用。肾功能受损时,某些主要经肾脏消除的药物因半衰期延长,可造成积蓄中毒,如氨基糖苷类抗生素、头孢唑啉等,应减量或避免使用。

(三) 心理因素

心理因素在一定程度上可影响药物的效应,其中以患者的情绪、对药物的信赖程度,医护人员的语言、暗示作用等最为重要。如"安慰剂"能起到镇静、镇痛作用。这提示药物的疗效并非单靠其化学性质。给药中,护理人员应充分调动患者的主观能动性和抗病因素,以便更好发挥药物作用。

(四) 个体差异

在年龄、体重、性别等基本相同的情况下,个体对同一药物的反应仍有不同。如体质特异的患者对某类药物敏感度高,虽服用极少量,仍足以造成中毒的危险,必须避免使用。

三、饮食的因素

(一) 饮食能促进药物吸收,使疗效增强

饮食能促进药物吸收,如酸性食物可增加铁剂的溶解度,促进铁的吸收;粗纤维食物可促进肠蠕动,增进驱虫剂的疗效。

(二) 饮食能干扰药物吸收,使疗效降低

饮食能干扰药物吸收,如补钙时不宜同食菠菜,因菠菜中含有大量草酸,草酸与钙结合成草酸钙而影响钙的吸收;服铁剂时不能与茶水、高脂饮食同时服用,因为茶叶中的鞣酸与铁形成铁盐妨碍铁的吸收,脂肪抑制胃酸分泌,也影响铁的吸收,从而使疗效降低。

(三) 饮食能改变尿液 pH,影响疗效

饮食能改变尿液 pH,如鱼、肉、蛋等酸性食物在体内代谢产生酸性物质;牛奶、豆制品、蔬菜等碱性食物在体内代谢产生碳酸氢盐,它们排出时会影响尿的 pH,从而影响药效。如氨苄西林、呋喃妥因在酸性尿液中杀菌力强,因此,用它们治疗泌尿系统感染时宜多食荤食,使尿液偏酸,增强抗菌作用;而应用氨基糖苷类、头孢菌素类、磺胺类药物时,则宜多食素食,以碱化尿液,增强抗菌疗效。

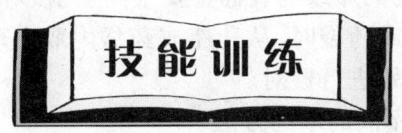

技术 12-1 口服给药法

一、特点

口服给药法是指药物口服后经胃肠道黏膜吸收进入血液循环,从而发挥局部或全身的治疗

作用。口服给药是临床最常用的给药方法,具有方便、经济、安全的特点,但因口服给药吸收较慢,药物产生疗效的时间较长,因而不适用于急救,口服给药也不适用于意识不清、呕吐频繁、禁食等患者的药疗。

二、操作前准备

(一)评估患者

1. 基本生理情况 基本生理情况包括年龄、性别、体重、生命体征、意识状态、吞咽及自理能力等情况。

2. 目前病理状况 病理状况包括医疗诊断、病情及有无肝、肾功能不良。还需注意有无口腔、食管疾患,有无恶心、呕吐,程度如何等。

3. 用药史 用药史包括患者既往所用过的药物、是否有效、有无不良反应、有无药物过敏史等。

4. 目前医嘱用药 了解所用药物的性状、作用、副作用、期望疗效与护理要点。

5. 心理、社会因素 心理、社会因素包括文化程度、职业、情绪状态、求医行为、沟通能力、对治疗的态度、有无药物依赖、对所用药物的认识程度等。

(二)环境准备

保持治疗室及病室的环境清洁、安静,有足够的照明。

(三)护士准备

护士应着装整洁、修剪指甲、洗手,戴好口罩,掌握沟通交流技巧。

(四)用物准备

用物包括药盘、药杯、量杯、药匙、滴管、包药纸、研钵、纱布、治疗巾、小药卡、服药本、饮水管、小水壶(内盛温开水)、发药盘或发药车,并将以上物品放于适宜的位置。

三、操作规程

(一)备药

1. 根据服药本查看药柜的药物是否齐全 服药本和小药卡核对无误后,依据床号顺序将小药卡插入药盘内,放好药杯。

2. 根据服药本上的床号、姓名、药名、浓度、剂量、时间进行备药 先备固体药,后备水剂与油剂。一个患者的药备好后,再备另一个患者的药。取药时服药本与药瓶或药袋标签要做到"三核对"(图12-1):即从药柜取出药瓶或药袋时、从药瓶或药袋内取出药物时、药瓶或药袋放回原处时分别进行核对。

3. 依据不同药物剂型采取不同的取药方法

(1)固体药用药匙取:左手取药瓶或药袋,标签朝向自己,右手用药匙取出药品放入药杯。粉剂、含化片用纸包好,放入药杯。

(2)液体药用量杯取:检查药液有无变质,摇匀药液,打开瓶盖,一手持量杯,拇指指尖置于所需刻度,举起量杯,使所需刻度与视线平。另一手拿药瓶,标签向上,倒药液至所需刻度处,再将药液倒入药杯(图12-2)。用湿纱布擦净瓶口,将药瓶放回原处。

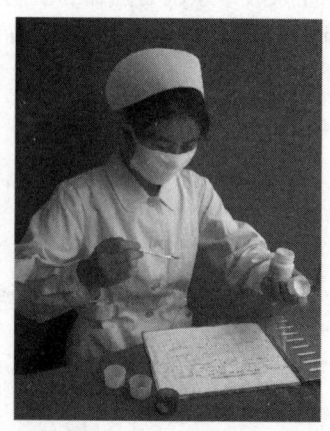

图12-1 备药时核对

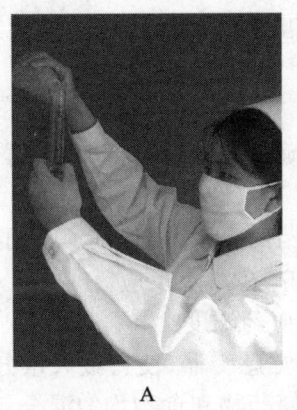 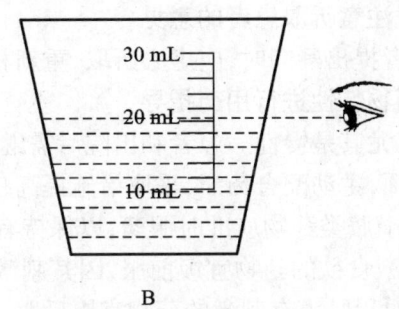

图12-2 量取药液法
A. 取液体药法；B. 量取药液

（3）药液不足1 mL用滴管取,滴药液时,滴管应倾斜45°,1 mL按15滴计算。取不同种药液时,应先洗净量杯或滴管,并倒入或滴入另一药杯内。油剂药液及按滴计算的药液,可先在药杯内加少量冷开水,再滴入药液。

4. 个体专用药 个体专用药应单独存放,注明床号、姓名、药名、剂量。

5. 再查对 全部药物备好后,根据服药本重新核对一次,然后再请另一护士核对一次,正确无误后用治疗巾覆盖发药盘,将物品归还原处。

（二）发药

1. 发药前准备 洗手,在规定时间,备好温开水,携带用物、药物和服药本,按床号顺序送药至患者处。

2. 发药的要点 核对患者床号、姓名,确认患者,解释服药目的,"七对"无误后分发药物。同一患者的所有药物应一次取离药盘;确认患者服药后方可离开,特别是麻醉药、抗肿瘤药、催眠药;若患者提出疑问时,应重新核对;危重患者应喂服;鼻饲患者须将药粉用水溶解后,从胃管注入,再以少量温开水冲洗胃管;患者不在或暂不能服药者,应将药物带回保管,适时再发或交班;要根据药物不同的特性进行用药指导。

3. 发药后处理 发药毕,再次查对,收回药杯,放入消毒液内浸泡。协助患者取舒适卧位,整理床单位。

（三）用物处理

将小药卡按床号、时间顺序整理齐全后放回药柜内。清洁药盘,物品归还原处。药杯浸泡消毒后冲洗、清洁、消毒后备用。一次性药杯作相应处理。

（四）记录

洗手,取下口罩,按要求做好记录。

四、注意事项

（一）发药前收集患者资料

发药前应收集患者有关资料,凡因特殊检查或手术须禁食者,暂不发药,并做好交班;如患者突然呕吐,应查明情况,再行处理;小儿、鼻饲、上消化道出血者或口服固体药困难者应将药物研碎后再服用。

(二) 发药时注意听取患者的意见

发药时如患者提出疑问时,应虚心听取,重新核对,确认无误后给予解释,再给患者服下。

(三) 根据药物特性进行用药指导

对给药对象,尤其是慢性病患者和出院后需继续服药的患者,要让其了解用药的有关知识及服药中的注意事项,主动配合药疗,采取措施提高疗效和减少不良反应。

1. 抗生素及磺胺类药物应准时服药,以保持有效的血药浓度。
2. 健胃及刺激食欲的药物宜饭前服,因其刺激舌味觉感受器,使胃液大量分泌,可以增进食欲。助消化药及对胃黏膜有刺激的药物宜饭后服,以便使药物和食物均匀混合,有助于消化或减少药物对胃壁的刺激。
3. 服用强心苷类药物前应先测脉率(心率)及脉律(心律),如脉率<60次/min或心律失常,应停服并报告医生。
4. 对牙齿有腐蚀作用和使牙齿染色的药物,如酸剂、铁剂等,服用时应避免药物与牙齿接触,可用吸管吸入药液,服药后及时漱口。
5. 止咳糖浆对呼吸道黏膜有安抚作用,口服时勿稀释,服后不宜立即饮水,以免冲淡药液,降低疗效。若同时服用多种药物,则应最后服用止咳糖浆。
6. 磺胺类药和退热药,服后宜多饮水,前者由肾排出,尿少时易析出结晶,使肾小管堵塞;后者起发汗降温作用,多饮水可增加药物疗效。
7. 需吞服的药物用温开水送下,不要用茶水服药。
8. 缓释片、肠溶片、胶囊吞服时不可嚼碎。
9. 舌下含片应放在舌下或两颊黏膜与牙齿之间待其溶化。
10. 对特殊药,如麻醉药、催眠药、抗肿瘤药,待患者服下后,方可离开。

(四) 发药后观察药效和反应

发药后随时观察服药效果及不良反应,若发现异常,则应及时与医生联系,酌情处理。

技术 12-2 超声波雾化吸入法

一、特点

超声波雾化吸入法是应用超声波声能,将药液转变成细微的气雾,再由呼吸道吸入的方法。其作用特点是:雾量大小可以调节,雾滴小而均匀(直径在 5μm 以下),药液随着深而慢的吸气可被吸到终末支气管及肺泡。因雾化器电子部分产热,能对雾化液轻度加温,使患者吸入温暖、舒适的气雾。

二、目的

1. 湿化呼吸道 超声波雾化吸入常用于呼吸道湿化不足、痰液黏稠、气道不畅者,是气管切开术后的常规治疗。

2. 控制呼吸道感染 消除炎症,减轻呼吸道黏膜水肿,稀释痰液,帮助祛痰。常用于咽喉炎、支气管扩张、肺炎、肺脓肿、肺结核等患者。

3. 改善通气功能 解除支气管痉挛,保持呼吸道通畅。常用于支气管哮喘等患者。

4. 预防呼吸道感染 常用于胸部手术前后的患者,以预防呼吸道感染。

5. 治疗肺癌 间歇吸入抗癌药物治疗肺癌。

三、常用药物

1. 控制呼吸道感染,消除炎症 常用庆大霉素、卡那霉素等抗生素。

2. 解除支气管痉挛 常用氨茶碱、沙丁胺醇等。

3. 稀释痰液,帮助祛痰 常用 α-糜蛋白酶等。

4. 减轻呼吸道黏膜水肿 常用地塞米松等,可以减轻呼吸道黏膜水肿。

四、操作前准备

1. 评估患者

(1) 呼吸道情况,如呼吸道是否感染、通畅,有无支气管痉挛、呼吸道黏膜水肿、痰液等。

(2) 面部及口腔黏膜状况,如有无感染、溃疡等。

(3) 患者的意识状态、自理能力、心理状态及对雾化给药的认知及合作程度。

2. 环境准备 环境清洁、安静,光线、温湿度适宜。

3. 护士准备 护士应着装整洁、修剪指甲、洗手,戴好口罩,掌握沟通交流技巧。

4. 用物准备 超声波雾化器一套、药液(按医嘱备)、弯盘、冷蒸馏水适量、水温计。超声波雾化器的结构与原理如下。

(1) 结构(图12-3):① 超声波发生器。其面板上有电源、水位指示灯,雾量调节旋钮,定时调节旋钮,风量调节旋钮。② 水槽。盛蒸馏水,水槽底部有一晶体换能器,接受发生器输出的高频电能,并将其转换为超声波声能。③ 雾化罐(杯)。盛药液,其底部有一透声膜。④ 螺纹管和口含嘴或面罩。

(2) 作用原理:超声波发生器通电后输出高频电能,电能通过水槽底部的晶体换能器转换为超声波声能,声能振动,并透过雾化罐底部的透声膜作用于罐内的药液,使药液表面张力破坏而成为细微雾滴喷出,通过导气管随患者吸气而进入呼吸道。

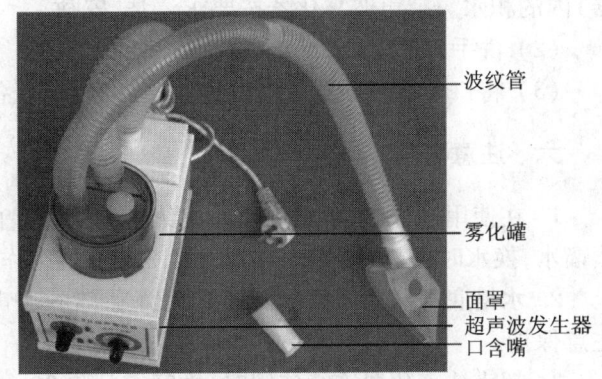

图12-3 超声波雾化器

五、操作规程

1. 治疗室准备

(1) 使用前检查超声波雾化器各部件是否完好,有无松动、脱落等异常情况。固定妥排水管。将雾化调节旋钮、风量调节旋钮旋至"0"位。

(2) 取下雾化罐,水槽内加蒸馏水至水位线或浮标漂起。

(3) 将药物用 30~50 mL 蒸馏水稀释,加入雾化罐内,检查无漏水后,将雾化罐放入水槽,旋紧罐盖,连接螺纹管。

2. 床旁操作

(1) 携用物至床旁,核对床号、姓名,向患者或家属解释。

(2) 依病情协助患者取合适的卧位,将雾化器放于妥善之处。

(3) 接通电源,开启定时旋钮,电源、水位指示灯亮,预热 3~5 min,设定雾化时间,连接口含嘴或面罩。

(4) 根据病情需要开启雾量旋钮,一般用中档(2 mL/min),再开启风量调节旋钮,药液成雾状喷出。

(5) 根据患者情况,将口含嘴放入患者口中或戴上面罩,嘱患者深吸气,吸入气雾,一般每次雾化时间为 15~20 min。

(6) 雾化过程中,水槽内水温超过 60℃时应关机换冷蒸馏水。雾化液减少不必关机,可从雾化罐盖上的小孔加药液即可。

(7) 雾化结束,关雾量调节旋钮,取下口含嘴或面罩与螺纹管,放入消毒液中浸泡消毒,擦净患者面部后,关闭电源开关,拔下电源插头。

(8) 协助患者取舒适卧位,整理床单位,清理用物。

(9) 根据患者具体情况进行健康教育。

3. 操作后处理

(1) 将雾化罐放入消毒液中浸泡消毒,倒出水槽内的蒸馏水,用纱布轻擦水槽(晶体换能器)内的积水。超声波雾化器按要求清洁、安放。

(2) 洗手,取下口罩,记录雾化时间。

(3) 将口含嘴或面罩等消毒后取出冲净,晾干备用。

六、注意事项

1. 在使用过程中,水槽内要始终维持有足够量的蒸馏水,水温不宜超过 60℃,必要时调换冷蒸馏水,换水时关机。水槽内无水时,不可开机工作,以免烧毁机芯。

2. 水槽底部的晶体换能器和雾化罐底部的透声膜薄而质脆、易损坏,在操作及清洗过程中注意保护。

3. 超声波雾化器连续使用时,中间需间隔 30 min。

技术 12-3 氧气雾化吸入法

一、概念

氧气雾化吸入法是利用一定压力的氧气产生高速的气流,使药液形成雾状,药物随着吸气进入呼吸道而产生疗效的方法。

二、目的

解除支气管痉挛,使呼吸道通畅,改善通气功能;消除呼吸道炎症反应,稀释痰液,减轻黏膜水肿。临床上常用于咽喉炎、支气管炎、支气管扩张、肺炎、肺脓肿、肺结核等患者。

三、常用药物

1. **控制呼吸道感染,消除炎症**　常用庆大霉素、卡那霉素等抗生素。
2. **解除支气管痉挛**　常用氨茶碱、沙丁胺醇等。
3. **稀释痰液,帮助祛痰**　常用α-糜蛋白酶、乙酰半胱氨酸等。
4. **减轻呼吸道黏膜水肿**　常用地塞米松等。

四、操作前准备

1. **评估患者**
(1) 呼吸道情况,如呼吸道是否感染、通畅,有无支气管痉挛、呼吸道黏膜水肿、痰液等。
(2) 面部及口腔黏膜状况,如有无感染、溃疡等。
(3) 患者的意识状态、自理能力、心理状态及对氧气雾化给药的认知及合作程度。
2. **环境准备**　环境清洁、安静,光线、温湿度适宜。
3. **护士准备**　护士应着装整洁、修剪指甲、洗手,戴好口罩,掌握沟通交流技巧。
4. **用物准备**
(1) 氧气雾化吸入器、氧气装置(湿化瓶内勿盛水),药液(遵医嘱备),冷蒸馏水或生理盐水适量,5 mL注射器1副,弯盘。
(2) 氧气雾化吸入器的结构与原理:① 射流式雾化器结构如图12-4。② 作用原理:氧气雾化吸入器也称射流式雾化器,是借助高速氧气气流通过毛细管并在管口产生负压,将药液由邻近的小管吸出,所吸出的药液又被毛细管口的高速气流撞击成细微的雾滴喷出,随患者吸气而进入呼吸道。

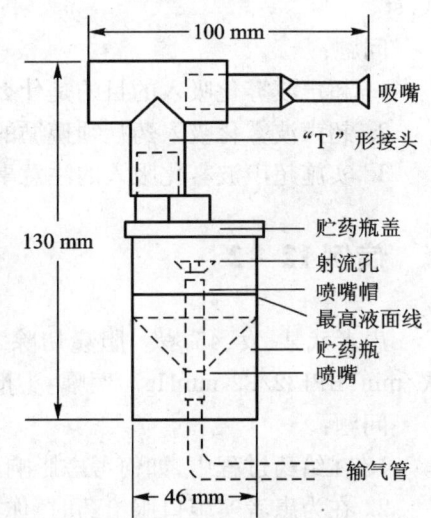

图12-4　射流式雾化器

五、操作规程

1. 使用前检查氧气雾化吸入器的连接是否完好、有无漏气。
2. 遵医嘱将药液溶解或稀释至5 mL,注入雾化器的药杯内。
3. 携用物至床旁,核对床号、姓名,向患者解释操作目的,教会患者使用雾化吸入器,协助患者取舒适体位并漱口。
4. 氧气装置的橡胶管口与雾化器的进气口连接,调节氧气流量6~8 L/min。
5. 有药雾形成后,将吸嘴放入口中,指导患者紧闭口唇、用嘴深而慢地吸气,用鼻轻松呼气。

6. 持续雾化吸入直至药液吸完为止,取下雾化器,关闭氧气开关。
7. 雾化结束,协助患者清洁口腔,取舒适卧位,整理床单位。
8. 用温水冲洗雾化器,放在干净的毛巾上待其自然晾干,必要时用消毒液浸泡消毒。
9. 洗手,取下口罩,记录雾化时间与患者的反应。

六、注意事项

1. 正确使用供氧装置,操作时严禁接触烟火和易燃品,须注意用氧安全。雾化时氧流量不可过大,以免损坏雾化器。
2. 氧气湿化瓶内勿盛水,以免湿化瓶内液体进入雾化器而使药液稀释,影响疗效。
3. 雾化过程中如患者感到疲劳,可关闭氧气停止雾化,适时再行吸入。

病例 12-1

患者石某,男,68 岁。患支气管哮喘合并肺部感染。护理查体:T37.9℃,P88 次/min,R24 次/min,BP142/86 mmHg,痰液黏稠,不易咳出。医嘱:α-糜蛋白酶 0.25 mg 超声波雾化吸入. st。

问题:
1. 超声波雾化吸入的目的是什么?
2. 超声波雾化吸入药疗须遵循的给药原则是什么?
3. 实施超声波雾化吸入的注意事项有哪些?

病例 12-2

患者武某,女,45 岁。胆囊切除术后并发肺部感染。护理查体:T38.6℃,P82 次/min,R20 次/min,BP132/82 mmHg。医嘱:头孢立新 0.25 qid,棕色合剂 10 mL tid,胃酶合剂 10 mL tid。

问题:
1. 在给药过程中,如何考虑影响药物作用的因素?
2. 在为患者实施口服给药时,你如何落实"三查七对"制度?
3. 为提高药物疗效和减少不良反应,请你给患者正确的服药指导。

(崔芙蓉)

第13章 注射技术

注射技术是将无菌药液或生物制剂注入人体内的方法。常用注射技术有皮内注射、皮下注射、肌内注射及静脉注射。注射给药药物吸收快,血药浓度迅速升高,吸收的量也较准确,适用于需要药物迅速发生作用或因各种原因不宜口服给药的患者。但注射给药会造成组织一定程度的损伤,引起疼痛,产生感染等并发症;因药物吸收快,故某些药物的不良反应出现迅速,处理也相对困难。护士应严格遵守注射原则与操作规程。

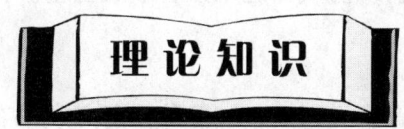

理论知识

理论13-1 注射原则

一、严格遵守无菌技术操作原则

1. 环境清洁,符合无菌技术操作要求。
2. 操作者衣帽整洁,戴口罩,注射前后必须洗手。
3. 注射器的乳头、空筒内壁、活塞和针头的针梗、针尖必须保持无菌。
4. 按要求进行注射部位的皮肤消毒,并保持无菌。皮肤常规消毒方法是:用无菌棉签蘸2%碘酊,以注射点为中心,由内向外螺旋式旋转涂擦,直径应在 5 cm 以上,待干(约 20 s)后,用70% 乙醇棉签以同法脱碘,待干后方可注射。或用安尔碘(或碘伏)以同法涂擦消毒两遍,无需脱碘。

二、严格执行查对制度

1. 严格执行"三查七对",务必做到给药的"五个准确"。
2. 仔细检查药物质量,发现药物有变质、变色、混浊、沉淀、过期或安瓿有裂痕等现象,则不可使用。
3. 注意药物配伍禁忌。需要同时注射多种药物时,应确认无配伍禁忌方可备药。

三、严格执行消毒隔离制度,预防交叉感染

注射时做到一人一套物品,包括注射器、针头、止血带、小垫枕,所用物品须按消毒隔离要求处理。一次性注射物品应按规定处理,不可随意丢弃。污染针头置损伤性锐器盒中,按损伤性废

弃物处理；注射器空筒与活塞分离，置医用垃圾袋中按感染性废弃物处理。

四、选择合适的注射器和针头

根据药液量、黏稠度、刺激性的强弱以及给药途径选择注射器和针头。注射器应完整无损、不漏气；针头锐利、无钩、无弯曲，型号合适；注射器和针头衔接必须紧密。一次性注射器包装须密封，在有效期内使用。

五、选择合适的注射部位

注射部位应避开神经血管。不可在有炎症、损伤、瘢痕、皮肤病、硬结处进针。对需长期注射的患者，应有计划地更换注射部位，静脉注射时选择血管应由远心端到近心端。

六、进针前排尽空气

进针前须排尽注射器内空气，以防气体进入血管形成栓塞。排气时不可浪费药液。

七、注药前检查回血

进针后抽动注射器活塞，检查有无回血，动、静脉注射必须见有回血方可注入药液。皮下、肌内注射如有回血，须拔出针头重新进针，不可将药液注入血管。

八、现配现用注射药液

药液在规定注射时间临时抽取，即时注射，以防药物效价降低或被污染。

九、尽量减轻患者的不适与疼痛

1. 做好解释工作，消除患者的思想顾虑，分散其注意力。
2. 指导并协助患者取合适的体位，使肌肉放松，易于进针。
3. 注射时做到"二快一慢"，即进针、拔针快，推药速度慢且均匀。
4. 需同时注射多种药物时，一般先注射刺激性较弱的药物，再注射刺激性强的药物。
5. 注射刺激性较强的药物时，宜选用较长的针头，而且进针要较深。

十、做好自我防护

注射给药中勿用手直接接触使用后的针头等锐器，禁止用双手将使用后的针头再套上护针套，使用后的针头应直接置于耐刺、防渗漏的锐器盒中，防止被污染的针头等锐器刺伤或划伤。如不慎被污染的针头刺伤，则应立即采取措施处理。

理论 13-2 注射用物

一、注射器与针头

（一）注射器与针头的构造（图 13-1）

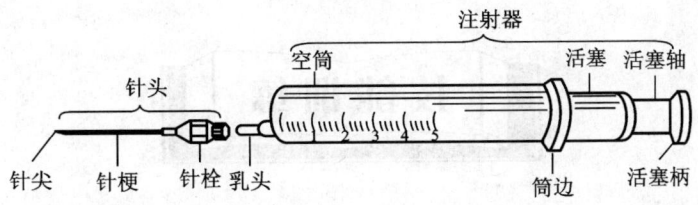

图 13-1　注射器与针头的构造

1. 注射器

注射器由空筒和活塞两部分组成。空筒前端为乳头,后端为筒边,空筒表面标有容量刻度,活塞后部为活塞轴、活塞柄。目前有玻璃和塑料两种制品,塑料制品为一次性使用。

2. 针头

针头由针尖、针梗、针栓三部分构成。目前针头的针栓有金属与塑料两种制品,塑料制品为一次性使用。

（二）各种注射术注射器规格及针头型号的选择（表13-1）

表 13-1　各种注射术注射器规格及针头型号

注射技术	注射器规格	针头型号
皮内注射	1 mL	4～5号
皮下注射	1 mL、2 mL、2.5 mL	5～6号
肌内注射	2 mL、2.5 mL、5 mL、10 mL	6～7号
静脉注射	5 mL、10 mL、20 mL、30 mL、50 mL、100 mL	4$\frac{1}{2}$～9号
静脉采血	2 mL、5 mL 视采血量而定	6～12号

二、注射盘

注射盘常规放置以下物品:① 无菌持物钳或镊。② 皮肤消毒液:常用2%碘酊和70%乙醇,或安尔碘。③ 其他:砂轮、无菌棉签、启瓶器、弯盘等。

三、注射药物

根据医嘱准备注射药物。

四、注射依据

注射依据为注射单或医嘱单。

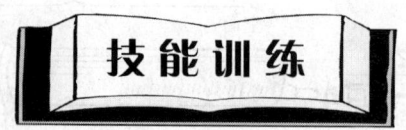

技术 13-1　药液抽吸法

一、目的
为各种注射做准备。

二、操作前准备
1. **环境准备**　治疗室应清洁、安静且有足够的照明。
2. **护士准备**　护士应着装整洁、修剪指甲、洗手、戴好口罩。
3. **用物准备**
(1) 注射盘。
(2) 注射单与注射药物。根据医嘱准备,需要时备药物溶媒,如生理盐水。
(3) 注射器和针头。选择大小合适的注射器和针头。
(4) 铺好无菌盘。
(5) 规定的医用垃圾桶或袋。

三、操作规程
1. **自安瓿(大小)内吸取药液**
(1) 查对:仔细检查药物质量和注射器。
(2) 消毒及折断安瓿:将安瓿尖端药液弹至体部,消毒后用砂轮在安瓿颈部划一锯痕,用70%乙醇棉签消毒并拭去玻璃细屑后,折断安瓿。
(3) 抽吸药液:注射器刻度朝上,针尖斜面向下,手持活塞柄抽动活塞,吸取药液(图13-2,图13-3)。

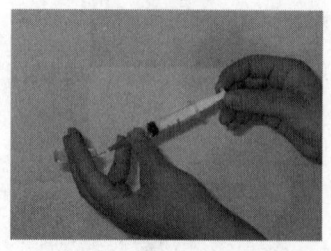
图13-2　自小安瓿内吸取药法

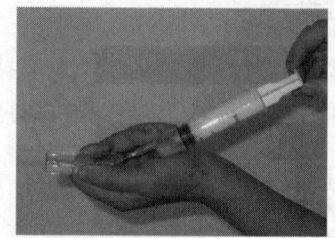
图13-3　自大安瓿内吸取药法

(4) 排空气:将针头垂直向上,轻拉活塞,将针头中的药液抽入注射器内,并使气泡聚集在乳头处,稍推活塞,驱出气体(图13-4)。

(5) 保持针头无菌:排气毕,将空安瓿或针头护套套在针头上,核对无误后放于无菌盘内备用。

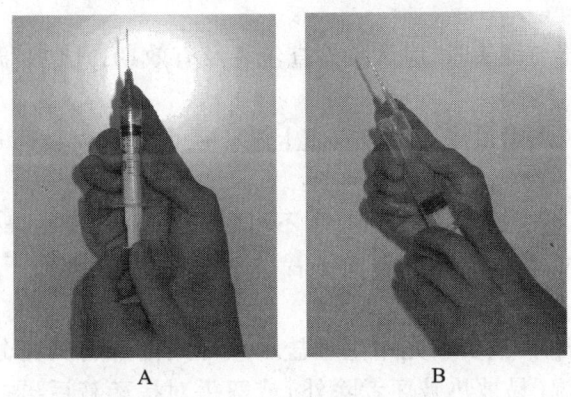

图13-4 自注射器内驱出空气法
A. 注射器乳头在中间排气法;B. 注射器乳头在一侧排气法

2. 自密封瓶内吸取药液

(1) 查对:仔细检查药物质量和注射器。

(2) 去铝盖与消毒:用启瓶器除去铝盖中心部分,常规消毒瓶盖顶部及其周围。

(3) 抽吸药液:抽吸与所需药液等量的空气,将针尖斜面刺入瓶内并注入空气,倒转药瓶,吸取药液至所需量,再以示指固定针栓,拔出针头(图13-5)。

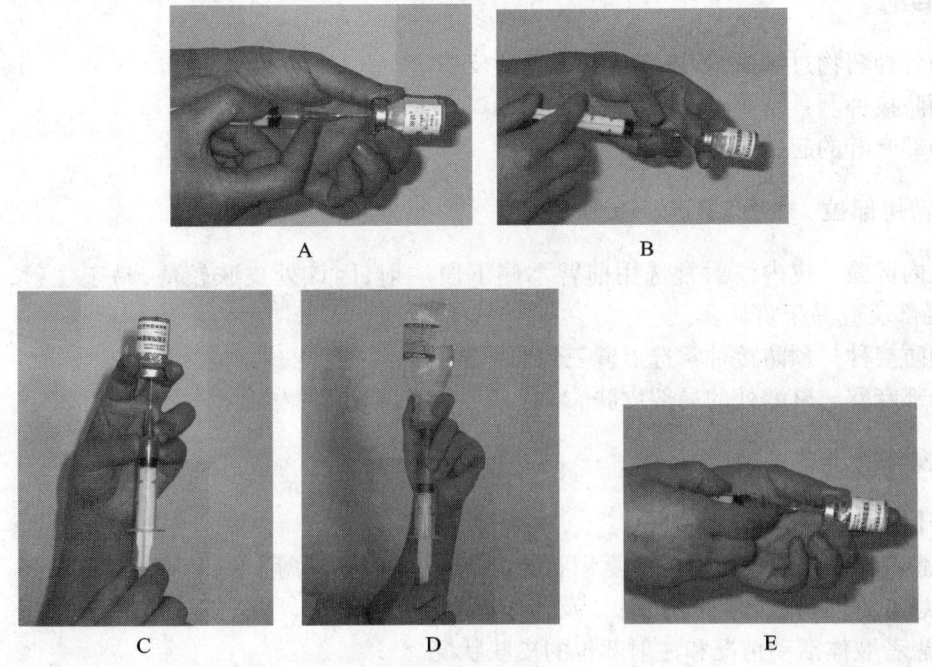

图13-5 自密封瓶内吸取药液法
A. 进针;B. 注空气;C. 密封瓶倒转吸药;D. 自大密封瓶内吸药;E. 拔针

(4) 保持针头无菌:吸药完毕,将针头护套套在针头上,核对无误后放于无菌盘内备用。

四、注意事项

1. 使用一次性注射器与针头时,应认真检查包装及有效期,凡包装漏气或有效期已过,均不可使用。

2. 折断安瓿时应避免用力过度而捏碎安瓿上端。从大安瓿内吸药时,安瓿的倾斜度不可过大,以免药液流出。

3. 抽吸药液时,针头不可触及安瓿外口,手不可触及活塞,以免污染药液。

4. 自密封瓶内吸药时,注射器刻度向操作者,针尖斜面须在液面下,以免吸入空气,影响药量的准确。

5. 结晶或粉剂注射剂,需按要求先用生理盐水或专用溶媒将其充分溶解后吸取;混悬剂要摇匀后吸取;油剂可稍加温(易被热破坏者除外)或双手对搓药液后再抽吸;吸取混悬剂及油剂时应选用较粗的针头。

6. 抽尽药液的空安瓿或药瓶不要立刻丢掉,暂时放于一边,以便查对。

技术 13-2　皮内注射术

皮内注射(intradermal injection, ID)是指将小量药液或生物制品注入表皮与真皮之间的方法。

一、目的

1. 做各种药物过敏试验,以观察有无过敏反应。
2. 预防接种。
3. 局部麻醉的起始步骤。

二、常用部位

1. **皮内试验**　皮内注射常选用前臂掌侧下段注射,因该处皮肤较薄,易于注射,且皮色较淡,如有局部反应易于辨认。
2. **预防接种**　预防接种常选上臂三角肌下缘。
3. **局部麻醉**　麻醉处的局部皮肤。

三、操作前准备

1. **评估患者**
(1) 患者目前病情、治疗情况、意识状态,用药史和过敏史等。
(2) 患者心理状态、对用药的认知及合作程度。
(3) 患者肢体活动情况和注射部位的皮肤状况。

2. **环境准备**
病室环境要清洁、安静,有足够的照明。

3. 护士准备

护士应着装整洁、洗手、戴好口罩,掌握沟通交流技巧。

4. 用物准备

注射盘、注射卡、无菌盘内放已配制或抽吸好药液的注射器和针头,消毒手巾与医用垃圾桶。如为药物过敏试验,另备0.1%盐酸肾上腺素、注射器与针头。

四、操作规程

1. 携用物、药物至床旁,核对床号、姓名,向患者或家属解释操作的目的和方法。
2. 助患者取坐位或卧位,选定注射部位,以70%乙醇消毒皮肤,待干,再次核对。
3. 排尽注射器内空气(图13-6),一手绷紧注射部位皮肤,另一手持注射器,示指固定针栓一侧,注射器刻度与针尖斜面朝上与皮肤呈5°刺入(图13-7)。

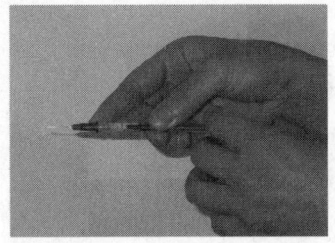
图13-6 皮内注射进针
前排气法

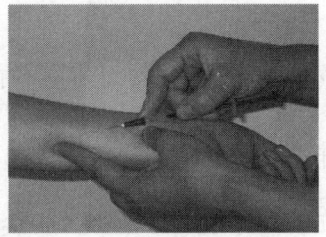
图13-7 皮内注射绷紧
皮肤进针法

4. 将针尖斜面完全刺入表皮与真皮之间后,放平注射器,一手拇指固定针栓,另一手推注入药液0.1 mL,使局部隆起呈半球状皮丘(图13-8,图13-9),局部皮肤变白、毛孔显露,随即拔出针头,切勿按揉。

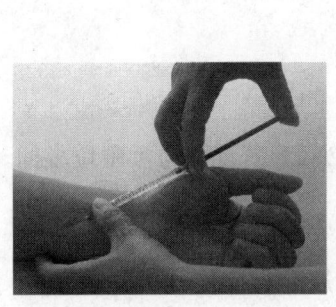
图13-8 皮内注射推药法

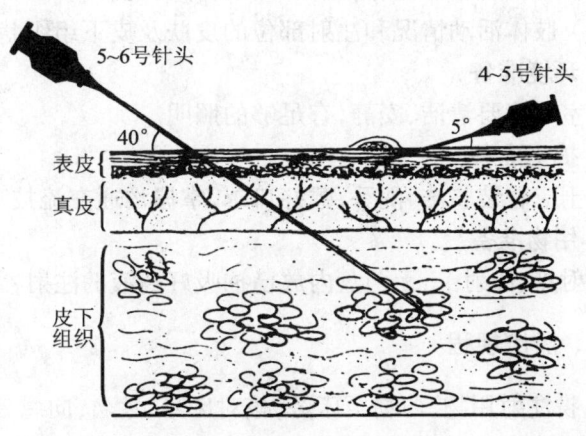
图13-9 皮内、皮下注射进针深度

5. 协助患者取舒适卧位,再次核对,清理用物。
6. 洗手,取下口罩,做好记录。

7. 根据患者情况进行健康教育。

五、注意事项

1. 若患者对注射的药物有过敏史,则不可做皮内试验,应与医生联系,更换其他药物。
2. 忌用碘类消毒剂,以免因脱碘不彻底,影响对局部反应的观察,且易与碘过敏反应相混淆。
3. 注射完毕,嘱患者勿揉擦局部,以避免影响局部反应的观察。

技术 13-3 皮下注射术

皮下注射(H)是指将少量药液或生物制剂注入皮下组织的方法。

一、目的

1. 需在一定时间内产生药效,而药物不能或不宜经口服给药时。
2. 预防接种。
3. 局部麻醉用药。

二、常用部位

注射部位常选用上臂三角肌下缘、上臂外侧、腹壁、后背、大腿前外侧。

三、操作前准备

1. **评估患者**
(1) 目前病情、治疗情况、意识状态,用药史和过敏史等。
(2) 心理状态、对用药的认知及合作程度。
(3) 肢体活动情况和注射部位的皮肤及皮下组织状况。

2. **环境准备**
病室环境要清洁、安静,有足够的照明。

3. **护士准备**
护士应着装整洁、洗手、戴好口罩,掌握沟通交流技巧。

4. **用物准备**
注射盘、注射卡、无菌盘内放已抽吸好药液的注射器和针头,手消毒剂与医用垃圾桶。

四、操作规程

1. 携注射用物、药物至床旁,核对床号、姓名,向患者或家属解释操作的目的和方法。
2. 助患者取坐位或卧位,选择注射部位,常规消毒皮肤,待干,再次核对。
3. 排尽注射器内空气,一手绷紧注射部位皮肤,另一手持注射器,示指固定针栓一侧,针尖斜面向上,与皮肤呈 30°~40°(图 13-10),迅速刺入针梗的 2/3(1.5~2 cm)(图 13-9,图 13-11)。

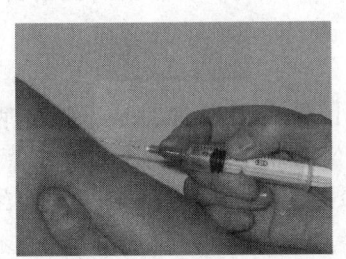

图 13-10　皮下注射绷紧皮肤进针法

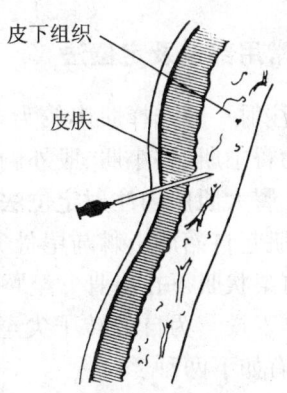

图 13-11　皮下注射进针深度

4. 一手固定针栓,另一手抽动活塞,无回血后即可推注药液。
5. 注射毕,干棉签轻压针刺处,快速拔针、按压片刻。
6. 将接触过患者的注射器、针头分别丢入黄色医用垃圾桶与锐器盒内。
7. 协助患者取舒适卧位,整理病床单位,清理用物。再次核对。
8. 洗手,取下口罩,做好记录。
9. 根据患者情况进行健康教育。

五、注意事项

1. 对长期注射者,应建立轮流交替注射部位的计划,更换注射部位,以促使药物的充分吸收。
2. 刺激性强的药物不宜皮下注射。
3. 注射少于1 mL的药液时,必须用1 mL注射器抽吸药液,以保证注入药液的剂量准确无误。
4. 针头进针角度不宜超过45°,以免刺入肌层;对过于消瘦者,可捏起局部组织,穿刺角度适当减小。在三角肌下缘注射时,进针方向稍向外侧,以免药液注入肌层。

技术 13-4　肌内注射术

一、概念

肌内注射(intramuscular injection,IM)是指将一定量药液注入肌肉组织的方法。

人体肌肉组织有丰富的毛细血管网,药液注入肌肉组织后,可通过毛细血管壁进入血液循环,作用于全身,起到治疗作用。由于毛细血管壁是多孔的类脂质膜,药物透过的速度较透过其他生物膜快,故吸收较完全而迅速。

二、目的

肌内注射用于不宜或不能口服或静脉注射,且要求比皮下注射更迅速发生疗效时。

三、常用部位及定位法

肌内注射一般选择肌肉较为丰厚,且距血管、神经较远处。其中最常用的注射部位为臀大肌,其次为臀中肌、臀小肌、股外侧肌及上臂三角肌。

(一) 臀大肌肌内注射定位法

臀大肌起自髂后上棘与尾骨尖之间,肌纤维平行向外下方,止于股骨上部。坐骨神经起自骶丛神经,自梨状肌下孔出骨盆至臀部,在臀大肌深部,约在坐骨结节与大转子之间中点处下降至股部,其体表投影为自大转子尖至坐骨结节的中点向下至腘窝。注射时应避免损伤坐骨神经。定位方法有如下两种。

1. 十字法 从臀裂顶点向左或向右侧划一水平线,然后从髂嵴最高点作一垂线,将一侧臀部分为四个象限,其外上象限(避开内角)为注射部位(图13-12A)。

2. 连线法 从髂前上棘至尾骨作一连线,其外上1/3处为注射部位(图13-12B)。

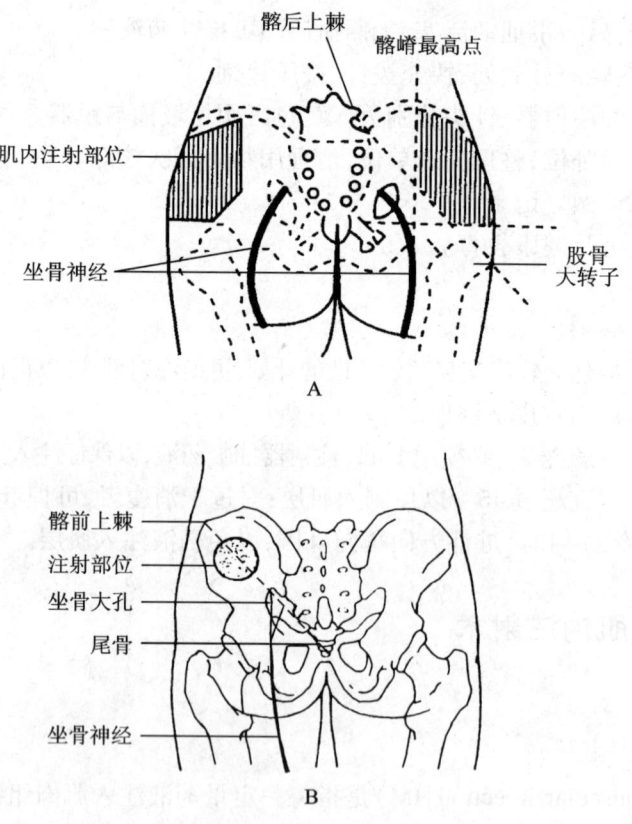

图13-12 臀大肌肌内注射定位法
A. 十字法;B. 连线法

(二) 臀中肌、臀小肌肌内注射定位法

1. 构角法 以示指尖和中指尖分别置于髂前上棘与髂嵴下缘处,在髂嵴、示指、中指之间构成一个三角形区域,此区域即为注射部位(图13-13)。

2. 三指法 髂前上棘外侧三横指处(以患者的手指宽度为标准)。

(三) 股外侧肌肌内注射定位法

取大腿中段外侧,一般成人膝关节上 10 cm,髋关节下 10 cm 的范围(图 13-14)。此处大血管、神经干很少通过,且注射范围较广,可供多次注射。

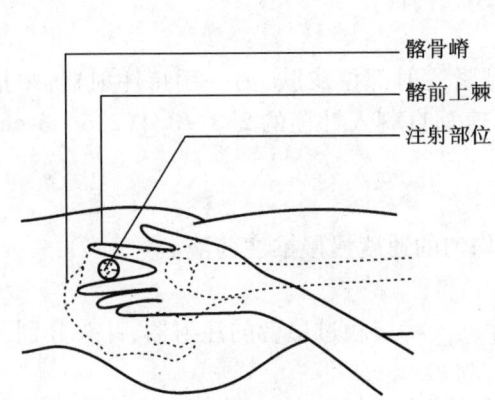

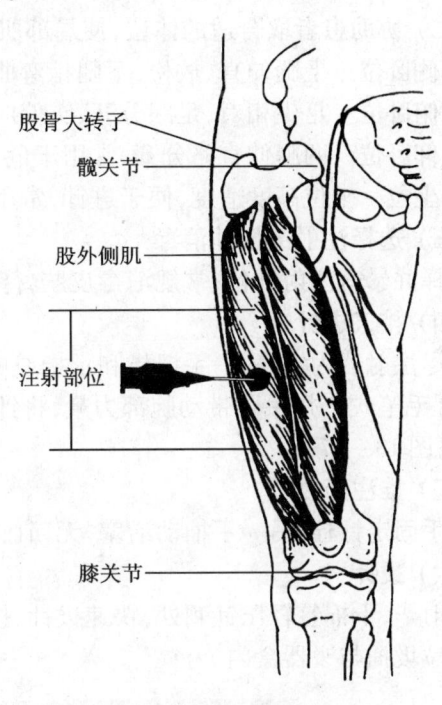

图 13-13　臀中肌、臀小肌肌内注射定位法　　图 13-14　股外侧肌肌内注射定位法

(四) 上臂三角肌肌内注射定位法

取上臂外侧,肩峰下 2~3 横指下(图 13-15)。此处肌肉较薄,只可作小剂量注射。

四、操作前准备

(一) 评估患者

1. 患者目前病情、治疗情况、意识状态等。
2. 患者心理状态、对用药的认知及合作程度。
3. 患者肢体活动情况和注射部位的皮肤及其深层组织的状况。

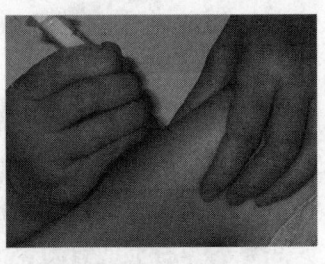

图 13-15　上臂三角肌内注射法

(二) 环境准备

病室环境要清洁、安静,有足够的照明。

(三) 护士准备

护士应着装整洁、洗手、戴好口罩,掌握沟通交流技巧。

(四) 用物准备

注射盘、注射卡、无菌盘内放已抽吸好药液的注射器和针头,手消毒剂与医用垃圾桶。

五、操作规程

（一）核对解释

携注射用物、药物至床旁，核对床号、姓名，向患者或家属解释操作的目的和方法。

（二）协助患者取合适的体位，使局部肌肉放松

1. **侧卧位**　上腿伸直、放松，下腿稍弯曲。
2. **俯卧位**　足尖相对，足跟分开，头偏向一侧。
3. **仰卧位**　两腿伸直略分开，常用于危重及不能翻身的患者与股外侧肌内注射时。
4. **坐位**　坐位高度适度，便于进针，常用于上臂三角肌内注射。

（三）选择注射部位并消毒

选择并暴露注射部位，常规消毒皮肤，待干，再次核对。

（四）排气进针

排尽注射器内空气，一手拇指和示指或中指绷紧注射部位皮肤，另一手持注射器，中指固定针栓（握毛笔式），用手臂带动腕部力量，将针头迅速垂直刺入针梗的 2/3 ~ 3/4（2.5 ~ 3 cm）（图13-16，图13-17）。

（五）推注药物

一手固定针栓，另一手抽动活塞，无回血后以均匀的速度慢慢推注药液。

（六）拔针

注射毕，干棉签轻压针刺处，快速拔针、按压片刻。将接触过患者的注射器、针头分别丢入黄色医用垃圾桶与锐器盒内。

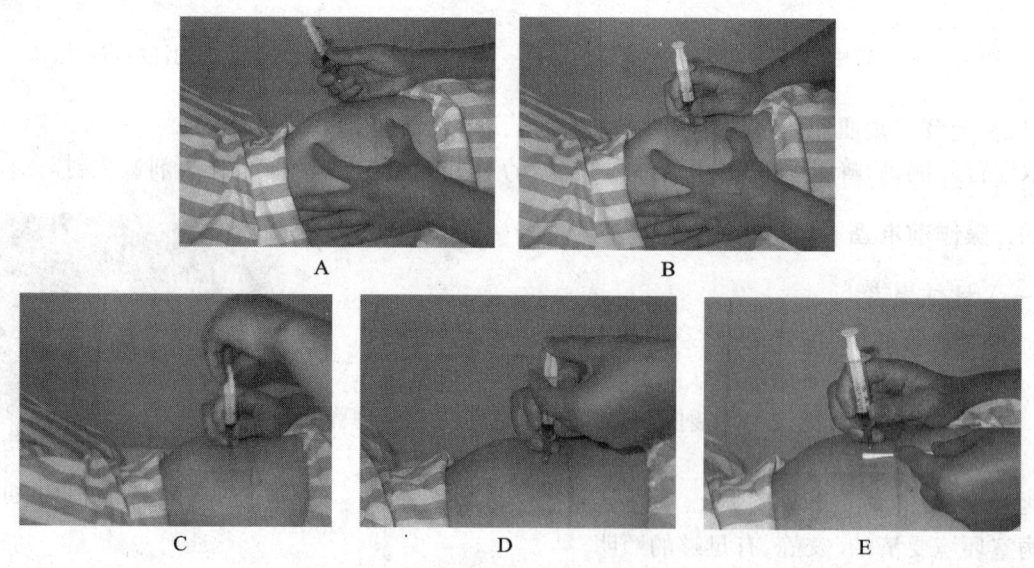

图 13-16　臀大肌内注射法

A. 绷紧皮肤；B. 进针；C. 抽回血；D. 推注药液；E. 拔针

（七）安置患者

协助患者穿好衣裤、取舒适体位,整理病床单位,清理用物,再次核对。

（八）记录

洗净双手,取下口罩,做好记录。

（九）根据患者情况进行健康教育

六、特殊肌内注射术

1. 留气泡肌内注射术 留气泡肌内注射术可使针头内的药液全部注入,而不留在注射器乳头及针筒腔内,使空筒腔内存留气体,而非药液,从而确保注入药物的剂量。其方法为:注射器内留置 0.2~0.3 mL 空气进行注射(留置的空气量可依据注射器与针头的规格与型号来决定)。

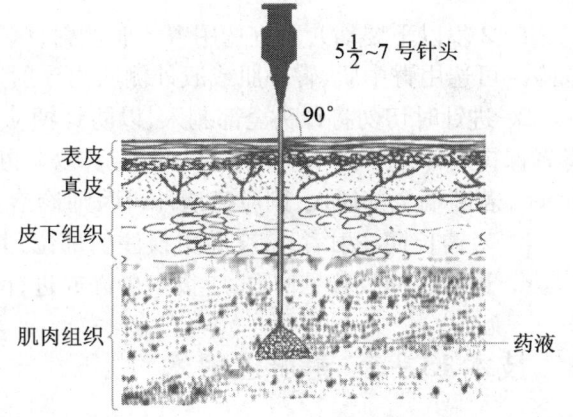

图 13-17 肌内注射进针深度

2. "Z"形肌内注射术 进针时用一手将皮肤和皮下组织向一侧牵拉,然后针头呈 90°刺入,固定、回抽,无回血后缓缓将药液注入,稍停片刻,让药液散入肌肉。拔出针头,迅速将牵拉到一侧的皮肤和皮下组织复位,使针刺通道闭合。此法用于注射刺激性较强的药物,预防药液溢至肌肉上层组织,而造成的疼痛与组织受损。

七、并发症及处理

（一）**神经性损伤** 神经性损伤的临床表现为注射当时即出现神经支配区麻木、放射痛、肌肉无力和活动范围减少。约 1 周后放射痛减轻,但留有固定麻木区伴肢体功能部分或完全丧失,发生于下肢者行走无力,易跌跤。

1. 损伤分度 神经性损伤依据受累神经支配区的运动、感觉障碍程度,可分为完全损伤、重度损伤、中度损伤和轻度损伤。分度标准如下。

(1) 完全损伤:神经功能完全丧失。

(2) 重度损伤:部分肌力、感觉降至 1 级。

(3) 中度损伤:神经支配区部分肌力和感觉降至 2 级。

(4) 轻度损伤:神经支配区部分肌力和感觉降至 3 级。

2. 治疗措施 注射过程中若发现神经支配区麻木或放射痛,应考虑有神经性损伤的可能性,可立即改变进针方向或停止注射。

对中度以下不完全神经损伤可用非手术疗法,如理疗、热敷,以促进炎症消退和药物吸收,同时使用神经营养药物治疗。有助于神经功能的恢复。

对中度以上完全神经损伤,则应尽早手术探查,做神经松解术。

（二）**硬结形成** 硬结形成临床表现为局部肿胀、瘙痒,可扪及硬结。严重者可导致皮下纤维组织变性、增生,形成肿块或出现脂肪萎缩,甚至坏死。

处理措施为:①用伤湿止痛膏外贴硬结处(孕妇忌用)。②用 50% 硫酸镁湿热敷。③将云南白药用食醋调成糊状,涂于局部。④取新鲜马铃薯切片,浸入 654-2 注射液后外敷硬结处。

八、注意事项

1. 2岁以下婴幼儿不宜选用臀大肌注射,因其臀大肌尚未发育好,注射时有损伤坐骨神经的危险。可选用臀中肌、臀小肌或股外侧肌内注射。
2. 进针时切勿将针头全部刺入,以防针梗从根部衔接处折断,难以取出。若针头折断,应嘱患者保持局部与肢体不动,固定局部组织,以防断针移位,同时尽快用无菌血管钳夹住断端取出针头。若断端全部埋入,则应速请外科医师诊治。
3. 对需长期注射者,应交替更换注射部位,并选用细长针头,以避免或减少硬结的发生。
4. 进针后抽吸若见回血,应拔出少许或进针少许再试抽,要在无回血时方可推药。

技术 13-5 静脉注射术

静脉注射(intravenous injection, IV)是指自静脉注入药液的方法。

一、目的

1. 药物不宜口服、皮下或肌内注射,需要迅速发生药效,尤其是治疗急重症时。
2. 诊断性检查,由静脉注入药物,如肝、肾、胆囊等X线摄片。
3. 静脉营养治疗。
4. 急救时在股静脉加压输液、输血。

二、常用部位

1. 四肢浅静脉 上肢常用肘窝(贵要静脉、正中静脉、头静脉)、腕部、手背的浅静脉;下肢常用足背静脉、大隐静脉和小隐静脉(图13-18)。

2. 头皮静脉 小儿头皮静脉较为丰富,分支甚多,互相沟通交错成网且静脉表浅易见,易于固定,又方便小儿肢体活动。小儿静脉注射多采用头皮额上静脉、眶上静脉、颞浅静脉、耳后静脉、枕后静脉(图13-19)。选择静脉时,需注意与头皮动脉相鉴别(表13-2)。

表13-2 头皮静脉与头皮动脉的区别

特征	头皮静脉	头皮动脉
颜色	微蓝	淡红或与皮肤同色
搏动	无	有
管壁	薄,易压瘪	厚,不易压瘪
血流方向	多向心	多离心
血液颜色	暗红	鲜红
注药	阻力小	阻力大,局部血管呈树枝状突起,颜色苍白;病儿疼痛、尖叫

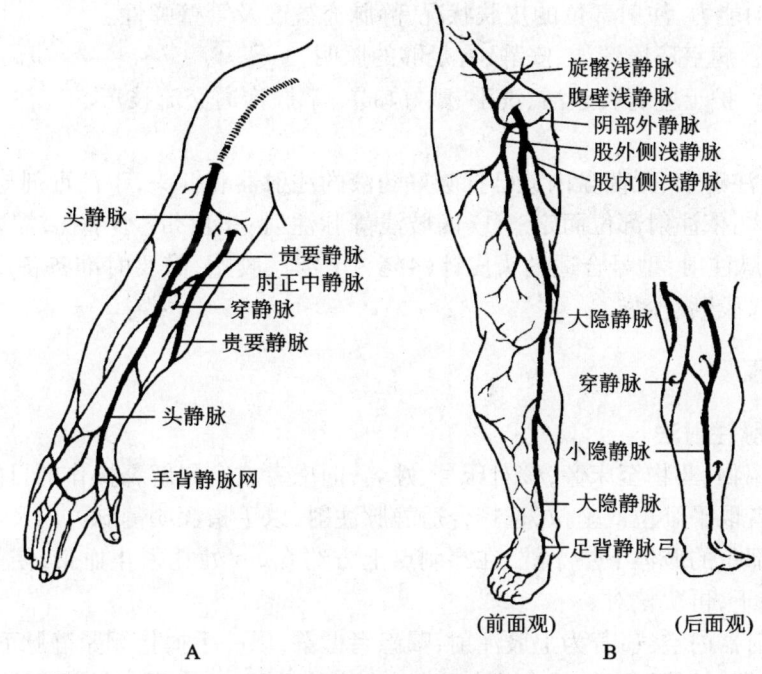

图 13-18 四肢浅静脉
A. 上肢浅静脉；B. 下肢浅静脉

3. 股静脉 股静脉位于股三角区，在股神经和股动脉的内侧（图 13-20）。

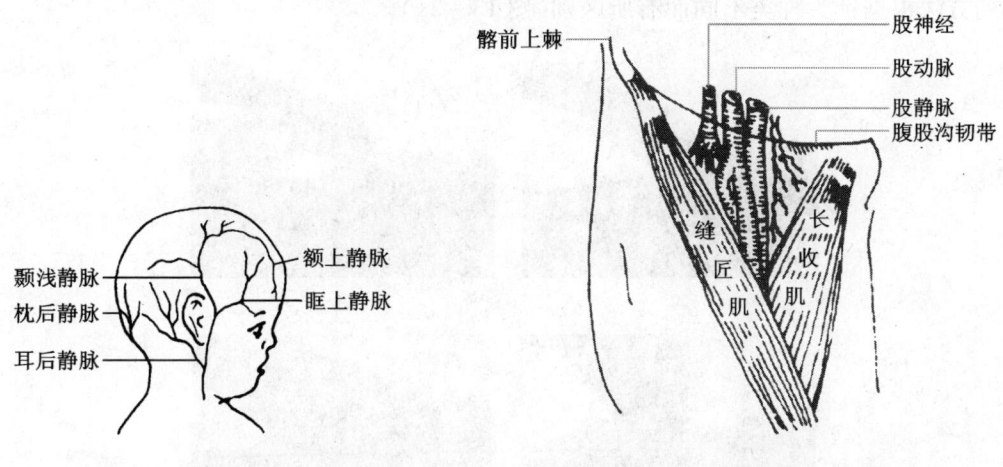

图 13-19 头皮静脉分布　　图 13-20 股动、静脉的解剖位置

三、操作前准备

1. 评估患者

（1）患者年龄、病情、治疗情况、意识状态等。

（2）患者心理状态、对静脉注射给药的认知及合作程度。

(3) 肢体活动能力、注射部位的皮肤状况、静脉充盈度及管壁弹性。

2. 环境准备 病室环境清洁、安静,有足够的照明。

3. 护士准备 护士应着装整洁、洗手、戴好口罩,掌握沟通交流技巧。

4. 用物准备

(1) 注射盘、注射卡、无菌盘内放已抽吸好药液的注射器和针头,手消毒剂与医用垃圾桶。

(2) 其他用物:依注射部位而定。① 四肢浅静脉注射:止血带、小垫枕,需要时备头皮针和胶贴。② 头皮静脉注射:型号合适的头皮针(4½~6号)、胶贴,需要时准备备皮物品。③ 股静脉注射:无菌纱布、胶贴、沙袋。

四、操作规程

1. 四肢浅静脉注射法

(1) 携注射用物、药物至床旁,核对床号、姓名,向患者或家属解释操作的目的和方法。

(2) 协助患者取平卧位或坐位,选择合适静脉注射,以手指探明静脉方向及深浅。

(3) 在穿刺部位的肢体下垫小枕,在穿刺点上方约 6 cm 处扎紧止血带,使静脉充盈、显露,常规消毒皮肤,待干,再次核对。

(4) 排尽注射器内空气,若为上肢注射,嘱患者握拳,以一手拇指绷紧静脉下方皮肤,使其固定,另一手持注射器,示指固定针栓(若使用头皮针,则用拇、示指固定针柄),针尖斜面向上,针头与皮肤呈 15°~30°,自静脉上方或侧方刺入皮下,再沿静脉走向潜行刺入静脉,见回血后再顺静脉进针少许。

(5) 松开止血带,嘱患者松拳,固定针头(头皮针用胶贴固定),缓慢注入药液。静脉注射进针及推药方法根据针头种类不同而有所区别(图 13-21)。

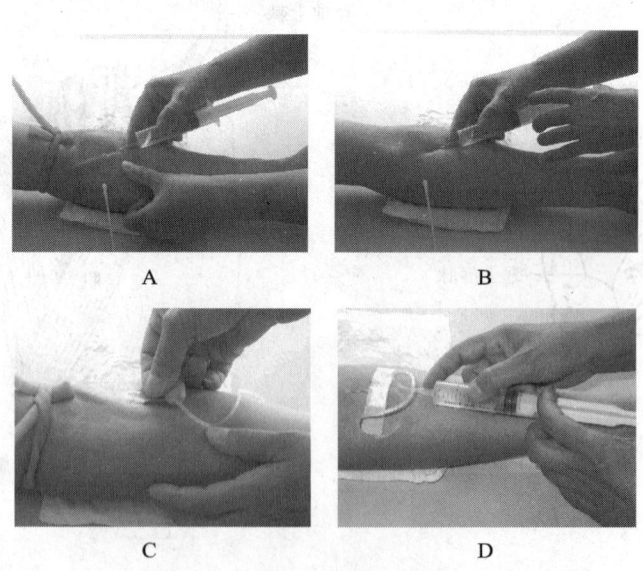

图 13-21 静脉注射法
A. 直针头进针法;B. 直针头静脉注射推药法;C. 头皮针进针法;
D. 头皮针静脉注射推药法

(6) 注射完毕,将干棉签轻压穿刺点,迅速拔出针头,压住皮肤与静脉两个穿刺点至不出血为止。

(7) 将接触过患者的注射器、针头分别丢入黄色医用垃圾桶与锐器盒内。

(8) 协助患者取舒适体位,整理病床单位,清理用物,再次核对。

(9) 洗手,取下口罩,记录注射时间。

(10) 根据患者情况进行健康教育。

2. 头皮静脉注射术

(1) 携注射用物、药物至床旁,核对床号、姓名,向家属解释操作的目的和方法。

(2) 选择合适静脉,患儿取仰卧位或侧卧位,必要时剃去注射部位毛发。

(3) 固定患儿头部,常规消毒皮肤(婴幼儿血管细,走向不清时可用70%乙醇消毒),再次核对,连接头皮针并排气。

(4) 术者一手拇、示指固定静脉两端,一手持头皮针针柄,沿静脉向心方向,针头与皮肤呈10°～20°,自静脉上方或侧方刺入皮下,再沿静脉走向潜行刺入,见回血后再顺静脉进针少许,如无异常,即用胶贴固定针头,缓慢注射药液。注药过程中注意约束患儿,防止其抓拽注射部位。

(5) 注射完毕,用干棉签轻压穿刺点,迅速拔出针头,压住皮肤与静脉两个穿刺点至不出血为止。

(6) 将接触过患儿的注射器、针头分别丢入黄色医用垃圾桶与锐器盒内。

(7) 整理病床单位。再次核对,清理用物。

(8) 洗手,取下口罩,记录注射时间。

(9) 根据患儿情况进行健康教育。

3. 股静脉注射法

(1) 携注射用物、药物至床旁,核对床号、姓名,向患者或家属解释操作的目的和方法。

(2) 协助患者仰卧,下肢伸直并略外展外旋,臀下垫沙袋便于穿刺,如为小儿注射,需用尿布覆盖会阴,以防其排尿弄湿穿刺部位。确定注射部位,再次核对。

(3) 常规消毒局部皮肤与操作者左手示指和中指,排气。

(4) 在股三角区扪及股动脉搏动最明显的部位,并用左手示指加以固定,右手持注射器,使针头和皮肤呈90°或45°,在股动脉内侧0.5 cm处刺入,抽动活塞见有暗红色血液,提示针头已进入股静脉,固定针头,注入药液。

(5) 注射完毕,拔出针头后用无菌纱布加压止血3～5 min,确认无出血后,用胶布固定。

(6) 将接触过患者的注射器、针头分别丢入黄色医用垃圾桶与锐器盒内。

(7) 协助患者取舒适体位,整理病床单位。再次核对,清理用物。

(8) 洗手,取下口罩,记录注射时间。

(9) 根据患者情况进行健康教育。

五、并发症及处理

1. 药物外渗性损伤 药物外渗性损伤临床表现为注射部位出现肿胀、疼痛,皮肤温度低,严重时可使皮下组织坏死。处理措施是:根据渗出药液的性质,分别进行处理:如50%葡萄糖高渗药液外渗,应立即停止在该部位注射,并用0.25%普鲁卡因5～20 mL溶解透明质酸酶50～

250 U,注射于渗液局部周围。因透明质酸酶有促进药物扩散、稀释和吸收作用。如葡萄糖酸钙、氯化钙等阳离子溶液外渗,可用 0.25% 普鲁卡因 5～10 mL 作局部浸润注射,可减少药物刺激,减轻疼痛。同时用 3% 醋酸铅和 50% 硫酸镁交替局部湿热敷。如上述处理无效,组织已发生坏死,则应将其坏死组织广泛切除,以免增加感染的机会。

2. 血肿　血肿临床表现为血管破损,出现皮下血肿、疼痛,2～3 d 后皮肤变青紫,1～2 周后血肿开始吸收。处理措施:早期予以冷敷,以减少出血,24 h 后局部给予 50% 硫酸镁湿热敷,每日 2 次,每次 30 min,以加速血肿的吸收。若血肿过大难以吸收,可常规消毒后,用注射器抽吸不凝血液或切开取血块。

3. 静脉炎　静脉炎临床表现为沿静脉走向出现条索红线,局部组织发红、肿胀、灼热、疼痛,有时伴有畏寒、发热等全身症状。处理措施:立即停止在此部位静脉注射,并将患肢抬高、制动;局部用 95% 乙醇或 50% 硫酸镁溶液湿敷(早期冷敷,晚期热敷),每日 2 次,每次 20 min;或用超短波理疗,每日 1 次,每次 15～20 min;中药金黄散加醋调成糊状,局部外敷,每日 2 次;如合并全身感染,遵医嘱给予抗生素治疗。

六、注意事项

1. 对长期静脉用药的患者,为保护血管,应有计划地由小到大、由远心端到近心端选择静脉。

2. 注射对组织有强烈刺激的药物,应另备抽有生理盐水的注射器和头皮针,注射穿刺成功后,先注入少量生理盐水,证实针头确在静脉内后再换上抽有药液的注射器进行推药,以防药液注入血管外而致组织坏死。

3. 静脉穿刺或推注药物的过程中,一旦出现局部疼痛、肿胀或抽吸无回血,应立即停止注射,拔出针头、按压局部,另选部位静脉注射。

4. 根据患者的年龄、病情及药物性质,掌握注入药物的速度,并随时听取患者的主诉,观察注射局部及病情变化。

5. 有出血倾向者不宜采用股静脉注射;进针后如抽出鲜红色血液,提示针头刺入股动脉,应立即拔出针头,用无菌纱布紧压穿刺处 5～10 min,确认无出血后,在另一侧股静脉穿刺。

七、特殊患者的静脉穿刺要点

1. 肥胖患者　肥胖者皮下脂肪较厚,静脉较深且不明显,但较易固定,注射时,在摸清血管走向后从静脉上方进针,进针角度稍加大(30°～40°)。

2. 消瘦患者　皮下脂肪少,静脉易滑动,但静脉较明显,穿刺时须固定静脉,从正面或侧面刺入。

3. 水肿患者　可沿静脉解剖位置,用手按揉局部,以暂时驱散皮下水分,使静脉充分显露后再行穿刺。

4. 脱水患者　静脉萎陷,充盈不良,可作局部热敷、按摩,待血管扩张显露后再穿刺。

5. 老年患者　老人皮肤松弛,皮下脂肪较少,静脉多硬化且脆性较大,血管易滑动,针头难以刺入,且易穿破血管壁。可采用手指固定穿刺段静脉上下两端后在静脉上方直接穿刺。

八、静脉注射失败的常见原因

1. 针头未刺入静脉内：针头刺入过浅，或因静脉滑动，针头未刺入静脉。表现为抽吸无回血，推注药液局部隆起、有疼痛感。
2. 针头(尖)未完全刺入静脉：针头斜面部分在皮下，部分在静脉内。表现为抽吸虽有回血，但推药液可有局部隆起、有疼痛感。
3. 针头(尖)刺破对侧血管壁：针头斜面部分在静脉内，部分在静脉外。表现为抽吸有回血，推注少量药液局部可无隆起，但因部分药液注入静脉外，患者有疼痛感。
4. 针头(尖)穿透对侧血管壁：针头刺入过深。表现为抽吸无回血。药液注入深层组织，有疼痛感。

技术13-6 动脉注射术

动脉注射术是指自动脉内注入无菌药液的方法。常用的动脉有股动脉、颈总动脉、锁骨下动脉和桡动脉。

一、目的

1. 抢救重度休克患者 抢救重度休克尤其是创伤性休克患者，经动脉加压注入血液或高渗葡萄糖溶液，以迅速增加有效血容量。
2. 施行某些特殊检查 注入造影剂，施行某些特殊检查，如脑血管造影、下肢动脉造影等。
3. 施行某些治疗 实施治疗，如注射抗癌药物作区域性化疗。

二、常用部位

穿刺点应选择动脉搏动最明显处。常用动脉为股动脉。区域性化疗时，头面部疾患选用颈总动脉；上肢疾患选用锁骨下动脉或肱动脉；下肢疾患选用股动脉。

三、操作前准备

1. 评估患者
(1) 患者年龄、病情、治疗情况、意识状态等。
(2) 患者心理状态、对动脉注射给药的认知及合作程度。
(3) 患者肢体活动能力、穿刺部位的皮肤及动脉状况。
2. 环境准备 病室环境清洁、安静且有足够的照明，必要时用屏风或拉帘遮挡。
3. 护士准备 护士应着装整洁、洗手、戴好口罩，掌握沟通交流技巧。
4. 用物准备 注射盘、注射卡、无菌盘内放已抽吸好药液或血液的注射器和针头、无菌纱布、无菌手套、手消毒剂与医用垃圾桶。

四、操作规程

1. 携用物、药物至床旁，核对床号、姓名，向患者或家属解释操作的目的和方法。
2. 选择注射部位。桡动脉穿刺点位于掌侧腕关节上2 cm，股动脉穿刺点见图13-20。

3. 协助患者取适当卧位。患者仰卧,股动脉穿刺者下肢伸直略外展、外旋,以充分暴露穿刺部位。
4. 常规消毒皮肤,待干。
5. 术者立于穿刺侧,戴无菌手套或消毒左手示指和中指,在已消毒的范围内摸到欲穿刺动脉的搏动最明显处,将其固定于两指间。
6. 右手持注射器,在两指间垂直或与动脉走向呈40°刺入动脉,见有鲜红色血液时,即以右手固定好穿刺针的方向与深度,左手以最快的速度注射药液或血液。
7. 注射完毕,迅速拔出针头,局部用无菌纱布加压止血 5~10 min。
8. 协助患者取舒适体位,整理床铺,再次核对。
9. 回治疗室清理用物,洗手、记录。

五、注意事项

1. 严格执行查对制度和无菌操作原则。
2. 新生儿如选用股动脉垂直进针易伤及髋关节,故多选用桡动脉。
3. 推注药液过程中应注意针头固定,防止针尖在管腔内移动而损伤血管内壁,造成血管栓塞。
4. 针头拔出后局部用无菌纱布或沙袋加压止血,以免出血或形成血肿。

技术 13-7 微量注射泵的应用

微量注射泵是将小剂量药液持续、均匀、定量注入人体静、动脉的注射装置。

一、目的

微量注射泵能够准确地控制和调节输注速度,将小剂量药液持续、均匀、定量、准确地注入人体静脉,临床上常用于 ICU 或 CCU 的液体药剂连续低流量注射,连续注射麻醉剂、抗癌剂或抗凝剂,早产儿或新生儿营养剂的连续注射,低流量注射、输血及各种激素的连续注射。

二、操作前准备

1. **评估患者**
(1) 患者年龄、病情、治疗情况。
(2) 患者意识状态、肢体活动能力、心理状态、对用注射泵给药的认知及合作程度。
(3) 患者注射部位的皮肤状况,静脉充盈度及管壁弹性,是否已建立或重新建立静脉通道。
2. **环境准备** 病室环境清洁、安静且有足够的照明。
3. **护士准备** 护士应着装整洁、洗手、戴好口罩,掌握沟通交流技巧。
4. **用物准备** 用物包括:① 微量注射泵(图 13-22)及电源线。② 注射盘、注射卡和药物标签、20 mL 或 50 mL 的泵用注射器、药液、注射泵延长管、胶贴,需要时备三通管。③ 酌情准备静脉注射的药物。

三、操作规程(AJ5803 型注射泵)

1. 按医嘱抽吸药液,注射泵延长管一端接注射器,一端接头皮针。排气,药液不能排出。注

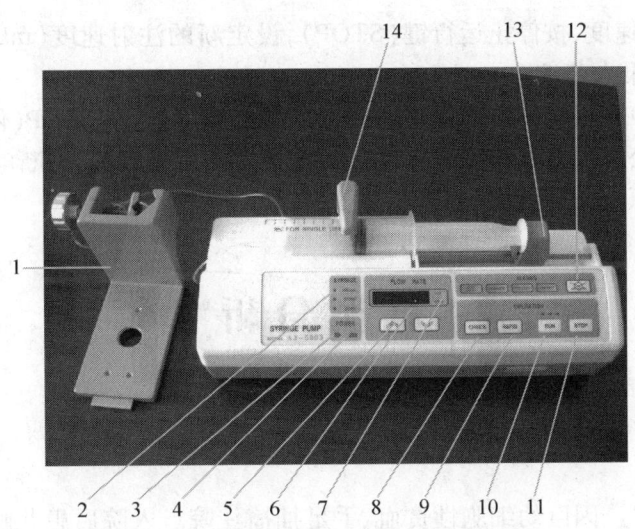

图 13-22 微量注射泵（AJ5803 型注射泵）
1. 注射泵托架；2. 注射器规格指示；3. 常用电源指示；
4. 机内电池指示；5. 置数键；6. 数字显示；7. 流量显示；
8. 查询键；9. 快进冲洗；10. 运行启动；11. 停止运行；
12. 关蜂鸣键；13. 推进键；14. 注射器压杆

射器固定在注射泵槽内。写好药物标签，注明床号、姓名、药名、剂量、注入速度（mL/h）、加药时间，贴在注射泵的妥善之处。

2. 携用物、药物至床旁，核对床号、姓名，向患者或家属解释操作的目的和方法。

3. 将注射泵固定在输液架上或置于床边合适位置，接通电源或用机内电池，打开注射泵右侧电源开关，泵会自动进行检测，初始状态显示"0.1"，表示正常（如显示"Err"表示泵出现故障，此时泵不能继续使用）。

4. 通过置数键设定注射速度：20 mL 一次性使用注射器为 0.1 mL/h～150.0 mL/h；50 mL 与 100 mL 一次性使用注射器为 0.1 mL/h～300.0 mL/h。当使用 20 mL 一次性使用注射器时，如设定的流量 150.0 mL/h，泵通过蜂鸣并自动显示 150.0 mL/h，提醒操作者 20 mL 注射器最大流量为 150.0 mL/h。再次核对。

5. 扎止血带、消毒皮肤，取下护针套，按快进冲洗键（RAPID）排尽气体，静脉穿刺成功后，松止血带，按运行键（RUN）启动注射，用胶贴固定头皮针，再次核对。

6. 输注过程中加强巡视，随时评估患者的反应和药物输注情况，发现报警信号，关"蜂鸣键"并及时处理和排除故障，报警提示如下问题。

（1）残余量报警（NEAR EMPTY）：当药液即将注射完毕时，泵自动通过声光报警，提醒操作者准备更换注射器，注射继续进行。

（2）完成报警（COMPLETE）：当药液注射完毕后，泵自动通过声光报警，并自动停止运行。

（3）阻塞报警（OCCLUSION）：当注射泵出现阻塞，如输液管道受压、扭曲或针头阻塞等，泵自动通过声光报警，并自动停止运行。

（4）电池不足报警（LOW BATT）：当出现机内电池不足时，泵通过声光提醒操作者接通 AC220 V 电源或 DC12 V 电源，也可边使用边充电。

7. 若需改变注射速度,按停止运行键(STOP),设定新的注射速度(mL/h)后,按"RUN",注射泵按新设定的速度泵入药液。

8. 注射完毕,泵声光报警并自动停止运行,关"蜂鸣键",按下"STOP(停止运行键)"。

9. 拔出针头,或松开注射器与静脉穿刺针的连接。关电源开关,切断电源,取出注射器。

10. 按消毒隔离原则处理用物,注射泵按要求保养、安放。

病例 13-1

患儿王某,女,3岁。因巨幼细胞性贫血、手足抽搐住院。入院后患儿睡眠不安,易惊、哭闹,手足痉挛,生命体征正常。医嘱:① 维生素 B_{12} 0.1 im Tid;② 10% 葡萄糖酸钙 10 mL iv Qid。

问题:

1. 执行该医嘱须遵循哪些注射原则?
2. 如何选择注射器和针头?患儿常用的注射部位、皮肤消毒液和进针角度是什么?
3. 阐述你在为患儿注射时怎样才能保证患儿安全用药。

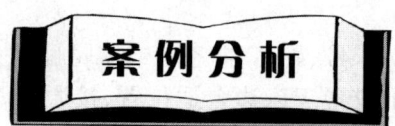

案例 13-1

案例 甲、乙两同学在内科病区实习并即将结束,一天下午,甲同学有事向护士长请假1小时,护士长没有批准,甲同学感到闷闷不乐。正在此时,带教老师让甲同学去执行一个临时医嘱,医嘱内容是给某患者静脉注射50%葡萄糖60 mL等,甲同学拿着执行卡到治疗室配药,备好药后唤上乙同学和她一块去给患者静脉注射。当时,穿刺顺利,一针见血。当推入大约10 mL药液时,患者诉口麻,并感觉非常不适,呼吸困难,面色发绀。乙同学见状立刻果断地拔出了针头。两人一块回办公室报告老师,老师立刻赶到患者床边,发现患者已神志不清,脉搏消失。老师一边通知医生抢救,一边到治疗室的废安瓿桶里核查空安瓿,发现静脉注射的是10%氯化钾而非50%葡萄糖。由于当时抢救及时,保住了患者生命。事后,医院将此事通报了学校,学校对两名同学分别进行了处理。

问题:

1. 请指出甲、乙护士存在的过错。
2. 通过这件事,我们应该吸取哪些教训?

(崔芙蓉)

第 14 章　药物过敏试验法

临床上使用某些药物后可出现不同程度的过敏反应。为了预防药物过敏反应，尤其是过敏性休克的发生，在使用可发生过敏反应的药物前，除须详细询问用药史和过敏史、家族史外，必须做药物过敏试验，以防发生意外。

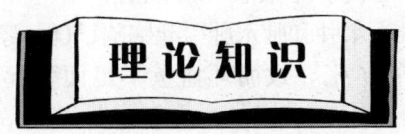

理论 14-1　药物过敏反应的原因与特点

一、原因

药物过敏反应属于异常的免疫反应，发生的基本原因是抗原抗体的相互作用。药物作为半抗原进入机体后与蛋白质结合形成全抗原，使 T 淋巴细胞致敏，并作用于 B 淋巴细胞，使 B 淋巴细胞转化为浆细胞而产生相应的抗体 IgE，IgE 附着于某些组织，如皮肤、鼻咽、声带、支气管黏膜下的肥大细胞和嗜碱粒细胞表面，使机体处于致敏状态。当机体再次接受该抗原时，抗原与肥大细胞和嗜碱粒细胞表面的 IgE 特异性结合，导致细胞破裂，释放出多种生物活性物质，如组胺、缓激肽、5-羟色胺等血管活性物质，引起平滑肌痉挛，毛细血管扩张及通透性增加，腺体分泌增多，从而产生一系列过敏反应的临床表现。

二、特点

1. 过敏反应仅发生于用药人群中的少数人，不具有普遍性。
2. 过敏反应与剂量无关，很小剂量也可发生过敏反应。
3. 过敏反应的临床表现与正常的药理反应或毒性反应无关。
4. 过敏反应一般发生于再次用药。
5. 过敏反应的发生与体质因素有关。

理论 14-2　过敏反应的预防与临床表现

一、过敏反应的预防

1. 使用易发生过敏反应的药物前，详细询问用药史、过敏史和家族史，已知有过敏史者，禁止做过敏试验。若患者对其他药物、食物、接触物过敏,则应慎做药物过敏试验。

2. 对易发生过敏反应的药物,必须做药物过敏试验,结果阴性者方可用药。

3. 做药物过敏试验,必须准确配制试验药液,严格遵守操作规程,准确判断试验结果。

4. 试验液与注射液一定要现用现配,以减少过敏反应的发生。

5. 做过敏试验和用药过程中,严密观察患者反应,并备好急救药品与抢救物品,如盐酸肾上腺素、氧气、呼吸机等,注射后嘱患者留观30 min,以防发生意外。

二、过敏反应的临床表现

1. 过敏性休克 是过敏反应中最严重的一种反应。发生率为(5~10)/10 000,一般于用药数秒或数分钟内呈闪电式发生,也有的发生于用药半小时后,有极少数发生于连续用药的过程中,但大多发生在注射后30 min之内。主要临床表现有:

(1) 呼吸道阻塞症状:由于喉头水肿和肺水肿引起胸闷、气促、哮喘与呼吸困难,伴有濒死感。

(2) 循环衰竭症状:周围血管扩张导致循环血量不足而引起面色苍白、冷汗、发绀、脉细弱、血压下降等。

(3) 中枢神经系统症状:由于脑组织缺氧引起头晕眼花、面部及四肢麻木、意识丧失、抽搐、大小便失禁等。

(4) 皮肤过敏反应:表现为皮肤瘙痒、荨麻疹及其他皮疹。

2. 血清病型反应 一般于用药后7~12 d发生,临床表现与血清病相似,有发热、关节肿痛、皮肤瘙痒、荨麻疹、全身淋巴结肿大、腹痛等。

3. 器官或组织的过敏反应

(1) 皮肤反应:瘙痒、荨麻疹,严重者发生剥脱性皮炎。

(2) 呼吸道反应:哮喘或促使原有的哮喘发作。

(3) 消化系统反应:恶心、呕吐、腹痛、腹泻等。

上述症状可单独出现,也可同时存在,临床最早出现的是呼吸道症状或皮肤瘙痒,因此必须注意倾听患者的主诉。

理论 14-3 过敏性休克的急救

一、急救原则

一旦发生过敏性休克必须争分夺秒、迅速及时、就地抢救。

二、急救措施

1. 立即停药,就地抢救,使患者平卧、保暖。

2. 立即皮下注射0.1%盐酸肾上腺素0.5~1 mL,小儿剂量酌减,如症状不缓解,可每隔30 min皮下或静脉注射该药0.5 mL,直至脱离危险期。肾上腺素可以收缩血管、增加外周阻力、兴奋心肌、增加心排血量、松弛支气管平滑肌,是抢救过敏性休克的首选药物。

3. 立即氧气吸入,2~4 L/min,以纠正缺氧、改善呼吸。当呼吸受抑制时应立即进行人工呼吸,根据医嘱肌内注射尼可刹米或洛贝林等呼吸兴奋药。必要时可行气管插管,借助人工呼吸机辅助或控制呼吸。喉头水肿影响呼吸引起患者窒息时,应尽快配合施行气管切开。

4. 立即根据医嘱给予地塞米松 5~10 mg,静脉推注,或氢化可的松 200~400 mg 加入 5% 或 10% 葡萄糖溶液 500 mL 内,静脉滴注;及时纠正酸中毒,并给予抗组胺类药物,如肌内注射异丙嗪 25~50 mg 或苯海拉明 40 mg。

5. 扩充血容量,静脉滴注 10% 葡萄糖溶液,如血压仍不回升,可按医嘱给予升压药物,如多巴胺、间羟胺等静脉滴注。

6. 若患者发生呼吸、心搏骤停,则应立即行心肺复苏抢救。

7. 密切观察病情,包括呼吸、脉搏、血压、神志和尿量等变化,并认真做好记录。患者未脱离危险以前不能搬运就诊。

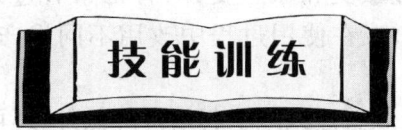

技术 14-1 青霉素过敏试验法

一、目的

通过青霉素过敏试验,确定患者对青霉素是否过敏,以作为临床应用青霉素的依据。

二、操作前准备

1. **评估患者** 目前病情、注射部位皮肤情况、心理状态与合作程度,详细询问用药史、过敏史和家族史。
2. **环境准备** 环境清洁、安静、明亮。
3. **护士准备** 护士着装整洁,修剪指甲、洗手,戴好口罩,掌握沟通交流技巧。
4. **用物准备** 注射盘 1 套,急救盒 1 个,铺一无菌小盘,放置已配好的青霉素试验液。

三、操作规程

1. **试验液的配制** 青霉素试验液以每 mL 含青霉素 G 200~500 U 的生理盐水溶液为标准。例:80 万 U 青霉素 1 瓶,配制方法如下:

(1) 80 万 U 青霉素瓶内注入 2 mL 生理盐水,则每毫升含青霉素 40 万 U。

(2) 取上液 0.1 mL,加生理盐水至 1 mL,则 1 mL 内含青霉素 4 万 U。

(3) 取上液 0.1 mL(即推出 0.9 mL),加生理盐水至 1 mL,则 1 mL 内含青霉素 4 000 U。

(4) 取上液 0.1 mL(即推出 0.9 mL),加生理盐水至 1 mL,则 1 mL 内含青霉素 400 U。每次稀释时均需将溶液摇匀。

2. 试验方法 皮内注射青霉素试验液 0.1 mL(含青霉素 20~50 U),观察 20 min 后判断结果并记录。

阴性:皮丘无改变,周围不红肿、无红晕,无自觉症状。

阳性:局部皮丘隆起、出现红晕硬块,直径 >1 cm,或周围出现伪足,有痒感。严重时可出现胸闷、气促、发麻等过敏性休克的表现。

如试验结果为阳性,则禁用青霉素,并在体温单、医嘱单、病历卡、床头卡、门诊卡、注射卡上醒目地标明"青霉素阳性",同时告知患者及其家属。

如对试验结果有怀疑,应在对侧前臂掌侧皮内注射生理盐水 0.1 mL,20 min 后,对照反应,确认青霉素试验结果为阴性方可用药。

四、注意事项

1. 必须仔细询问用药史、过敏史和家庭史,对青霉素有过敏史者禁止做此项试验。曾使用过青霉素,但停药已超过 3 d,或在使用过程中改用不同生产批号制剂时,需重做药物过敏试验。

2. 青霉素水溶液极不稳定,放置过久除引起效价降低外,还可分解产生致敏物质,因此使用青霉素应现用现配。

3. 配制试验液或溶解青霉素的生理盐水应专用。

技术 14-2 链霉素过敏试验法

一、目的

通过链霉素过敏试验,确定患者对链霉素是否过敏,以作为临床应用链霉素的依据。

二、操作前准备

1. 评估患者 患者目前病情、注射部位皮肤情况、心理状态与合作程度,详细询问用药史、过敏史和家族史。

2. 环境准备 环境要清洁、安静、明亮。

3. 护士准备 护士着装整洁,修剪指甲,洗手,戴好口罩,掌握沟通交流技巧。

4. 用物准备 注射盘 1 套,急救盒 1 个,铺一无菌小盘,放置已配好的链霉素试验液。

三、操作规程

1. 试验液的配制 链霉素试验液以每毫升含链霉素 2 500 U 的生理盐水溶液为标准,配制方法如下:

(1) 链霉素 1 瓶为 1 g(100 万 U),用生理盐水 3.5 mL 溶解后体积为 4 mL,则每毫升含链霉素 0.25 g(25 万 U)。

(2) 取上液 0.1 mL 加生理盐水至 1 mL,则 1 mL 含链霉素 2.5 万 U。

(3) 取上液 0.1 mL(即推出 0.9 mL)加生理盐水至 1 mL,则 1 mL 含链霉素 2 500U。

每次稀释时均需将溶液摇匀。

2. 试验方法 皮内注射链霉素试验液 0.1 mL(含链霉素 250 U),观察 20 min 后判断结果并记录。结果的判断同青霉素过敏试验法。

四、注射事项

链霉素过敏反应较少见,但毒性反应常见,主要表现为全身麻木、肌肉无力、抽搐、眩晕、耳鸣、耳聋等,症状较严重。出现这些中毒症状时,可静脉注射 10% 葡萄糖酸钙或氯化钙 10 mL,因钙离子可与链霉素络合,减轻毒性症状。

链霉素引起过敏反应处理方法与青霉素处理方法相同,同时也需要静脉注射葡萄糖酸钙或氯化钙。

技术 14-3 破伤风抗毒素(TAT)过敏试验法及脱敏注射法

一、目的

通过破伤风抗毒素过敏试验,确定患者对破伤风抗毒素是否过敏,以作为临床应用破伤风抗毒素的依据。

二、操作前准备

1. 评估患者 患者目前病情、注射部位皮肤情况、心理状态与合作程度,详细询问用药史、过敏史和家族史。

2. 环境准备 环境应清洁、安静、明亮。

3. 护士准备 护士着装整洁,修剪指甲、洗手,戴好口罩,掌握沟通交流技巧。

4. 用物准备 注射盘 1 套,急救盒 1 个,铺一无菌小盘,放置已配好的 TAT 试验液。

三、操作规程

1. 过敏试验法

(1) 试验液的配制:用 1 mL 注射器,取每毫升含破伤风抗毒素 1 500 U 的药液 0.1 mL,加生理盐水稀释到 1 mL(含 150 U)。

(2) 试验方法:皮内注射破伤风抗毒素试验液 0.1 mL(含 15 U),观察 20 min 后判断结果并记录。

阴性:局部皮丘无变化,全身无异常反应。

阳性:皮丘红肿,硬结直径 >1.5 cm,红晕范围直径超过 4 cm,有时出现伪足,痒感。全身过敏反应、血清病型反应与青霉素过敏反应相同。

2. 破伤风抗毒素脱敏注射法

(1) 脱敏注射法:破伤风抗毒素脱敏注射法是对破伤风抗毒素过敏试验阳性者,采用小剂量多次脱敏注射的疗法(表 14-1)。

表 14-1 破伤风抗毒素脱敏注射法

次数	抗毒血清(mL)	生理盐水(mL)	注射法	间隔时间
1	0.1	0.9	肌内注射	20 min
2	0.2	0.8	肌内注射	20 min
3	0.3	0.7	肌内注射	20 min
4	余量	稀释至 1 mL	肌内注射	20 min

(2) 脱敏注射法的机制:破伤风抗毒素是马的免疫血清,对人体是一种异种蛋白质,具有抗原性。当小剂量抗原进入人体后,同吸附于肥大细胞或嗜碱粒细胞上的 IgE 结合,使其逐步释放少量的组胺等活性物质。机体本身释放一种组胺酶,它可使组胺分解,不致对机体产生严重损害。因此,经过多次小量反复注射 TAT 后,可使细胞表面的 IgE 抗体大部分甚至全部被结合而消耗掉,最后大量注射 TAT 时,便不会发生过敏反应。

四、注意事项

对 TAT 过敏试验阳性患者,采用脱敏注射法时,每次注射后均须密切观察。如发现患者有气促、发绀、荨麻疹等不适或发生过敏性休克时应立即停止注射,并迅速处理。如反应轻微,待反应消退后,酌情增加注射次数,减少每次注射剂量,以达到顺利注入余量的目的。

技术 14-4 细胞色素 C 过敏试验法

一、目的

通过细胞色素 C 过敏试验,确定患者对细胞色素 C 是否过敏,以作为临床应用细胞色素 C 的依据。

二、操作前准备

1. **评估患者** 患者目前病情、注射部位皮肤情况、心理状态与合作程度,详细询问用药史、过敏史和家族史。
2. **环境准备** 环境应清洁、安静、明亮。
3. **护士准备** 护士着装整洁,修剪指甲,洗手,戴好口罩,掌握沟通交流技巧。
4. **用物准备** 注射盘 1 套,急救盒 1 个,铺一无菌小盘,放置已配好的细胞色素 C 试验液。

三、操作规程

1. 试验液的配制

取细胞色素 C 溶液(每支 2 mL,内含 15 mg)0.1 mL,加生理盐水至 1 mL(内含细胞色素 0.75 mg)。

2. 试验方法

(1) 皮内试验:皮内注射 0.1 mL 细胞色素 C 试验液(含细胞色素 C 0.075 mg);观察 20 min

后判断结果并记录;结果判断同青霉素过敏试验。

(2) 划痕试验:在前臂掌侧下段,用70%乙醇消毒皮肤;取细胞色素C原液(每毫升含细胞色素C 7.5 mg)1滴,滴于皮肤上;用无菌针头在表皮上划痕两道,长度约0.5 cm,深度以微量渗血为度;观察20 min后判断结果并记录。若局部发红、直径>1 cm,出现丘疹者为阳性。

技术14-5　普鲁卡因过敏试验法

一、目的

通过普鲁卡因过敏试验,确定患者对普鲁卡因是否过敏,以作为临床应用普鲁卡因的依据。

二、操作前准备

1. **评估患者**　患者目前病情、注射部位皮肤情况、心理状态与合作程度,详细询问用药史、过敏史和家族史。
2. **环境准备**　环境要清洁、安静、明亮。
3. **护士准备**　护士着装整洁,修剪指甲,洗手,戴好口罩,掌握沟通交流技巧。
4. **用物准备**　注射盘1套,急救盒1个,铺一无菌小盘,放置已配好的普鲁卡因试验液。

三、操作规程

1. **试验液的配制**

取0.25%普鲁卡因液0.1 mL作皮内注射。若为1%的普鲁卡因,则取0.25 mL加生理盐水至1 mL(含普鲁卡因2.5 mg)。

2. **试验方法**　皮内注射试验液0.1 mL(含普鲁卡因0.25 mg),观察20 min后判断结果并记录。结果的判断同青霉素过敏试验法。

技术14-6　碘过敏试验法

一、目的

通过碘过敏试验,确定患者对碘是否过敏,以作为临床应用碘的依据。

临床上常用碘化物造影剂作肾脏、膀胱、胆囊、支气管、心血管、脑血管造影,在造影前1~2 d应做过敏试验,结果阴性者方可做碘造影检查。

二、操作前准备

1. **评估患者**　患者目前病情、注射部位皮肤情况、心理状态与合作程度,详细询问用药史、过敏史和家族史。
2. **环境准备**　环境应清洁、安静、明亮。
3. **护士准备**　护士着装整洁,修剪指甲、洗手,戴好口罩,掌握沟通交流技巧。

4. 用物准备 注射盘1套,急救盒1个,铺一无菌小盘,放置碘试验液。

三、操作规程

1. 皮内试验法

取碘造影剂0.1 mL做皮内注射,观察20 min后判断结果,并记录。

阳性者局部有红肿、硬块,直径超过1 cm。

2. 静脉注射法

静脉注射碘造影剂1 mL(30%泛影葡胺),观察5~10 min后判断结果,并记录。

阳性者有血压、脉搏、呼吸和面色等改变。

四、注意事项

1. 静脉注射造影剂前应先作皮内试验,结果为阴性时再行静脉注射试验,2次结果均为阴性者方可进行碘剂造影。

2. 有少数人过敏试验阴性,但在注射碘造影剂时发生过敏反应,故造影时仍需备好急救物品。

病例分析

病例 14-1

某患儿,4岁,因感冒发热到某中医院就诊,遵医嘱使用青霉素,患儿来到注射室,护士先为患儿做了皮试,结果为阴性,然后给患儿肌注青霉素80万U。注射后,由于患儿吵闹,母亲便背着孩子走了。走了大约20 min,患儿出现面色苍白,四肢冰冷,呼吸急促,母亲立即抱着孩子奔向最近的一家医院急诊室,急诊室全体医护人员经过了30 min的抢救,结果无效,患儿死亡。母亲则以孩子死亡为由,状告了中医院。

问题:

1. 患儿死亡的原因是什么?怎样预防?
2. 中医院护士在对患儿使用青霉素过程中有没有过错?
3. 从此病例中应该吸取什么教训?

(张连辉)

第15章 静脉输液法

静脉输液是临床常用的重要治疗措施之一。护士的主要职责是遵医嘱建立静脉通道,监测输液过程及输液完毕的处理。同时还要了解输液的目的,输入药物的种类、作用、预期效果、可能发生的不良反应及处理的方法。护士应熟练掌握并准确运用有关静脉输液的知识和技能,以便在治疗疾病和挽救生命的过程中发挥积极有效的作用,保证患者的安全。

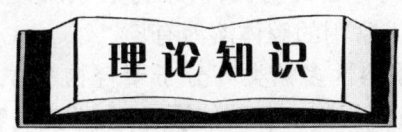

理论15-1 静脉输液的原理、目的及溶液种类

一、原理

静脉输液是将一定量的无菌溶液或药物直接滴入静脉的方法。其原理是利用大气压和液体静压形成的输液系统内压高于人体静脉压的原理将液体输入人体内。

二、目的

(一)补充水分及电解质,预防和纠正水、电解质及酸碱平衡混乱

常用于各种原因引起脱水、电解质代谢及酸碱平衡紊乱的患者,如腹泻、剧烈呕吐、大手术后。

(二)补充血容量,改善微循环,维持血压

常用于严重烧伤、大出血、休克等患者。

(三)输入药物,治疗疾病

常用于中毒、各种感染、脑及组织水肿以及各种需经静脉输入药物治疗的患者。

(四)补充营养,供给热能,促进组织修复,维持正氮平衡

常用于慢性消耗性疾病,胃肠道吸收障碍及不能经口进食(如昏迷、口腔疾病)的患者。

三、溶液种类

(一)晶体溶液

晶体溶液的分子小,在血管内存留时间短,对维持细胞内、外水分的相对平衡起着重要作用,可有效纠正体液及电解质代谢紊乱。常用的晶体溶液有:

1. 葡萄糖溶液 葡萄糖溶液用于补充水分和热能,减少组织分解,防止酮体产生,减少蛋白质的消耗,促进钾离子进入细胞内。临床上常用溶液有5%葡萄糖溶液和10%葡萄糖溶液。

2. 等渗电解质溶液 等渗电解质溶液用于补充水和电解质,维持体液容量和渗透压平衡。常用的等渗电解质溶液有0.9%氯化钠溶液、5%葡萄糖氯化钠溶液、复方氯化钠溶液(林格等渗溶液)。

3. 碱性溶液 碱性溶液用于纠正酸中毒,调节酸碱平衡。常用的碱性溶液有5%碳酸氢钠溶液、11.2%乳酸钠溶液。

4. 高渗溶液 高渗溶液用于利尿脱水。可在短时间内提高血浆渗透压,回收组织水分进入血管内,消除水肿,同时可降低颅内压,改善中枢神经系统的功能。常用的高渗溶液有20%甘露醇、25%山梨醇、25%~50%葡萄糖溶液。

（二）胶体溶液

胶体溶液的分子大,在血管内存留时间长,对维持血浆胶体渗透压,增加血容量,改善微循环,提高血压有显著效果。临床上常用的胶体溶液有:

1. 右旋糖酐 右旋糖酐为水溶性多糖类高分子聚合物。常用溶液有中分子右旋糖酐和低分子右旋糖酐。中分子右旋糖酐可提高血浆胶体渗透压,补充血容量;低分子右旋糖酐能降低血液黏稠度,减少红细胞聚集,改善微循环和组织灌注量,防止血栓形成。

2. 代血浆 代血浆的作用与低分子右旋糖酐相似,扩容效果好,输入后能增加循环血量和心排血量,在急性大出血时可与全血共用。常用的代血浆有羟乙基淀粉(又称贺斯或706代血浆)、氧化聚明胶、聚乙烯吡咯酮等。

3. 浓缩白蛋白 浓缩白蛋白能提高血浆胶体渗透压,扩大和增加循环血容量,补充蛋白质和抗体,有助于组织修复和增加机体免疫力。

4. 水解蛋白注射液 水解蛋白注射液可补充蛋白质,纠正低蛋白血症,促进组织修复。

（三）静脉高营养液

静脉高营养液能供给患者热能,维持正氮平衡,补充维生素和矿物质。主要成分包括氨基酸、脂肪酸、维生素、矿物质、高浓缩葡萄糖或右旋糖酐以及水分。凡是营养摄入不足或不能经由消化道供给营养的患者均可使用静脉插管输注高营养溶液的方法来维持营养的供给。

输入溶液的种类和数量应根据患者体内水、电解质代谢及酸碱平衡紊乱的程度来确定,通常遵循"先晶后胶"、"先盐后糖"、"先快后慢"、"宁少勿多"的原则。如需补钾,应遵循"四不宜"的原则:即不宜过浓(浓度不超过0.3%),不宜过快(不超过20 mmol/h),不宜过多(成人每日不超过5 g;小儿每日不超过0.1~0.3 g/kg体重);不宜过早(见尿后补钾)。输液过程中应严格掌握输液速度,随时观察患者的反应,并根据患者的病情变化及时做出相应的调整。

理论15-2 输液反应及护理

一、发热反应

发热反应是输液中常见的一种反应。

（一）原因

输入致热物质所引起。多由于输液瓶清洁灭菌不彻底，输入的液体或药物制品不纯、消毒保存不良，输液器消毒不严或被污染，输液过程中未能严格执行无菌技术操作等所致。

（二）症状

发热反应常表现为怕冷、寒战和发热。轻者体温在38℃左右，停止输液数小时内体温可自行恢复正常；重者初起寒战，继而高热，体温可达40℃以上，并伴有头痛、恶心、呕吐、脉速等症状。

（三）预防

输液前应认真检查药液的质量、输液器的包装及灭菌日期，严格执行无菌技术操作。

（四）护理

1. 对反应轻者可减慢滴速或停止输液，及时通知医生，并且每半小时测量体温一次，至病情平稳。

2. 对反应重者应立即停止输液，保留剩余溶液和输液器，必要时送检验科做细菌培养，以查找发热反应的原因。

3. 对症处理，如寒战时增加盖被或用热水袋保暖，高热时给予物理降温，观察生命体征的变化并做好记录，遵医嘱给予抗过敏药物或激素治疗。

二、循环负荷过重

循环负荷过重也称急性肺水肿。

（一）原因

1. 由于输液速度过快，在短时间内输入过多液体，使循环血容量急剧增加，心脏负担过重引起。

2. 患者原有心肺功能不良，尤其多见于急性左心功能不全者。

（二）症状

患者突然出现胸闷、呼吸困难、面色苍白、出冷汗、咳嗽、咳粉红色泡沫样痰，严重时痰液可从口、鼻涌出，心前区有压迫感或疼痛，心率快且节律不齐，听诊两肺可闻及湿啰音。

（三）预防

输液过程中，要严格控制输液速度和输液量，对有心、肺疾病的患者以及老年人、儿童等尤应慎重。

（四）护理

1. 出现上述症状时，应立即停止输液，及时通知医生，配合紧急处理。

2. 如果病情允许，协助患者取端坐位，两腿下垂，以减少回心血量，减轻心脏负担，同时安慰患者以减轻其紧张心理。

3. 给予高流量氧气吸入，一般氧流量为6~8 L/min，以提高肺泡内压力，减少肺泡内毛细血管渗出液的产生。同时，将湿化瓶内溶液换成20%~30%乙醇溶液湿化吸氧，因乙醇能降低肺泡内泡沫表面张力，使泡沫破裂消散，从而改善肺部的气体交换，迅速缓解缺氧症状。

4. 遵医嘱给予镇静剂、扩血管药物、强心药（如洋地黄）、利尿药、平喘药等。

5. 清除呼吸道分泌物，保持呼吸道通畅，并指导患者进行有效呼吸。

6. 必要时进行四肢轮流结扎。用橡胶止血带或血压计袖带适当加压四肢,以阻断静脉血流,但动脉血仍可通过,每5~10 min 轮流放松一侧肢体上的止血带,可有效地减少静脉回心血量。待症状缓解后,可逐渐解除止血带。

三、静脉炎

(一) 原因

1. 由于长期输入浓度较高、刺激性较强的药物,或静脉内放置刺激性较大的塑料管时间过长,引起局部静脉壁发生化学炎性反应。
2. 在输液过程中未严格执行无菌技术操作,引起局部的静脉感染。

(二) 症状

输液部位沿静脉走向出现条索状红线,局部组织发红、肿胀、灼热、疼痛,有时伴有畏寒、发热等全身症状。

(三) 预防

严格执行无菌技术操作,对血管壁有刺激性的药物应充分稀释后应用,点滴速度宜慢,并防止药物漏出血管外。同时,有计划地更换输液部位,以保护静脉。

(四) 护理

1. 停止在发炎的静脉处输液,将患肢抬高并制动,局部可用95%乙醇或50%硫酸镁进行湿敷,每日2次,每次20 min,具有消肿、止痛的作用。
2. 超短波理疗,每日1次,每次15~20 min。
3. 中药治疗:将如意金花散加醋调成糊状,局部外敷,每日2次,具有清热、止痛、消肿的作用。
4. 合并感染者,根据医嘱给予抗生素治疗。

四、空气栓塞

空气栓塞是输液中严重的反应之一。

(一) 原因

1. 输液时导管内空气未排尽,导管连接不紧、有漏缝,或液体输完未及时换液,导致道管中存留空气,而换液时未注意排气。
2. 拔出较粗的、近胸腔的深静脉导管后,穿刺点封闭不严闭。
3. 在加压输液、输血时无人守护,或未及时拔针等情况下,就有可能发生气栓的危险。

进入静脉的空气形成栓子,随血流首先被带到右心房,再进入右心室。如空气量少,则被右心室压入肺动脉,并分散到肺小动脉内最后经毛细血管吸收,因而损害较小;如果空气量大,则在右心室内阻塞肺动脉口(图 15-1),妨碍血液进入肺内,因而从机体组织回流的静脉血不能在肺内进行气体交换,并反射性引起肺动脉和冠状动脉痉挛,导致急性心力衰竭,严重缺氧,危及

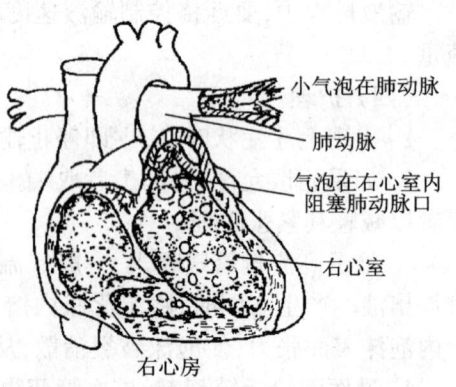

图 15-1 空气在右心室内阻塞肺动脉口

生命。

(二) 症状

患者突然感到心前区异常不适,胸骨后疼痛,呼吸困难,严重发绀,心搏过速,中心静脉压增高,有濒死感。听诊心前区可闻及响亮的、持续的"水泡声",心电图出现心肌缺血和急性肺心病的改变。

(三) 预防

输液前排尽输液管内的空气;输液中及时更换输液瓶或添加药液;输液完毕及时拔针;加压输液时要有专人守护;输液过程中注意加强巡视。

(四) 护理

1. 出现上述症状,立即停止输液,及时通知医生,积极配合抢救,安慰患者。

2. 立即将患者置于左侧卧位和头低足高位。头低足高位时可增加胸内压力,以减少空气进入静脉;左侧卧位可使肺动脉的位置低于右心室,有利于气栓浮向右心室尖部,避开肺动脉口(图15-2)。由于心脏搏动,将空气混成泡沫分次小量的进入肺动脉内,最后逐渐被吸收。

3. 给予高流量氧气吸入,提高患者的血氧浓度,改善缺氧状态。

4. 严密观察患者的病情变化,监测生命体征,如有异常及时对症处理。

5. 通过中心静脉导管抽出空气。如果患者已安置中心静脉导管,则可从导管中把空气抽出,这是快捷的救治方法。

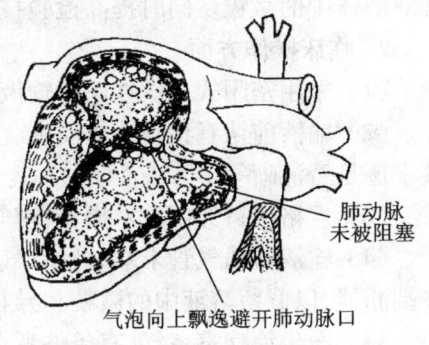

图15-2 置患者于左侧卧、头低足高位,使气泡避开肺动脉口

理论15-3 输液微粒污染及防护

一、输液微粒的来源

1. 药液生产制作工艺不完善,水、空气、原材料的污染等,使异物与微粒混入。
2. 溶液瓶、橡胶塞不洁净,液体存放过久,玻璃瓶内壁和橡胶塞受药液浸泡时间过长,腐蚀剥脱而形成微粒。
3. 输液器和加药用注射器不洁净,输液环境不洁净。
4. 切割安瓿、开塞瓶、加药时反复穿刺橡胶塞致橡胶塞撕脱等导致微粒。

二、输液微粒污染的危害

输液微粒是指输入液体中含有的非代谢性颗粒杂质,其直径一般为 $1\sim15~\mu m$,大的直径可达 $50\sim300~\mu m$,这种小颗粒在溶液中存在的多少决定着液体的透明度,可由此判断液体的质量。输液微粒污染是指输液过程中输液微粒随液体进入人体,对人体造成严重危害的过程。

输液微粒污染对机体危害主要根据微粒的大小、形状、化学性质以及堵塞血管的部位、血流阻断的程度和人体对微粒的反应而定。最易受微粒损害的脏器有肺、脑、肝、肾等部位。

1. 直接堵塞血管,引起局部供血不足,组织缺血、缺氧,甚至坏死。
2. 红细胞聚集在微粒上,形成血栓,引起血管栓塞和静脉炎。
3. 微粒进入肺毛细血管,可引起巨噬细胞增殖,包围微粒形成肺内肉芽肿。
4. 引起血小板减少症和过敏反应。
5. 微粒刺激组织而发生炎症或形成肿块。

三、防护措施

1. 制剂生产方面 对制剂生产过程中的各个环节进行严格控制,如改善车间的环境卫生条件,安装空气净化装置,选用优质原材料,采用先进工艺,严格执行制剂操作规程等,最大限度地排除液体中的微粒。同时提高检验技术,确保药液质量。

2. 临床操作方面
(1) 采用密闭式一次性医用输液器,减少污染机会。
(2) 输液前认真检查液体质量,注意其透明度、有效期及溶液瓶有无裂痕、瓶盖有无松动、瓶签字迹是否清晰等。
(3) 严格执行无菌技术操作,遵守操作规程。药液应现用现配,避免污染。
(4) 输液器通气管末端放置空气滤膜,以阻止空气中的微粒进入溶液内。输液管末端使用终端滤器,以截留溶液中的微粒和异物进入血液循环。
(5) 净化治疗室空气,有条件者可采用超净工作台,在超净工作台内进行输液前的配液及药物添加。

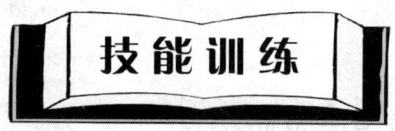

技术 15-1 周围静脉输液法

一、部位

周围静脉输液常用肘部浅静脉(贵要静脉、正中静脉、头静脉)及腕部、手背、足背部浅静脉(图 15-3)。

二、操作前准备

1. 评估患者 评估患者的年龄、病情、营养状况、意识状态;穿刺部位的皮肤、血管状况及肢体活动度;心肺功能;心理状态及对输液的了解与合作程度。向患者解释输液的目的、方法、注意事项及配合要点。嘱患者排尿、排便,取舒适卧位。

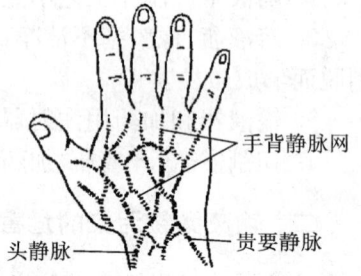

图 15-3 周围静脉输液部位

2. 环境准备 酌情关闭门窗,调节病室的温度、湿度。

3. 护士准备 护士着装整洁,修剪指甲,洗手,戴口罩,掌握沟通交流技巧。

4. 用物准备

(1) 常规用物(图15-4):治疗盘内置注射器及针头(加药用)、无菌纱布、无菌持物镊、消毒剂、无菌棉签、启瓶器、小垫枕、一次性输液器、止血带、静脉贴、液体为玻璃瓶装时备瓶套、必要时备小夹板及绷带;弯盘、输液卡、笔;输液架;液体(液体有塑料瓶、塑料袋、玻璃瓶三种包装)(图15-5)。

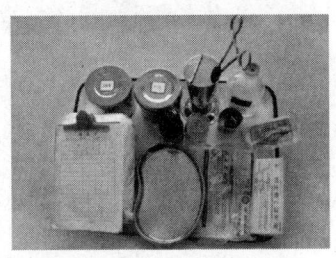

图15-4 输液用物

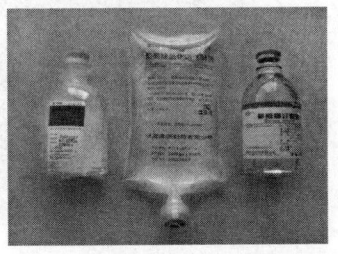

图15-5 输液液体包装种类

(2) 静脉留置:在输液常规用物的基础上加静脉留置针、无菌敷贴、透明胶、封管液(无菌生理盐水或稀释肝素溶液)及无菌注射器。

三、操作规程

1. 密闭式输液法(以塑料瓶密闭式输液为例) 密闭式输液是将无菌输液器插入原装输液瓶(袋)进行输液的方法,因污染机会较少,故临床应用广泛。

(1) 备药:① 根据医嘱准备药液,认真核对药液(名称、浓度、剂量),检查药液质量(瓶盖有无松动、药瓶有无破裂,药液有无浑浊、沉淀、絮状物等)及有效期,在瓶签上写床号、姓名及主要药物,倒贴于输液瓶上(图15-6)。② 打开液体瓶盖的中心部分,常规消毒瓶塞,按医嘱加入药物,检查输液器包装及有效期,打开输液器,关闭调节器,将输液管、排气针头自瓶盖的中心插入溶液瓶内(图15-7),备好静脉贴。

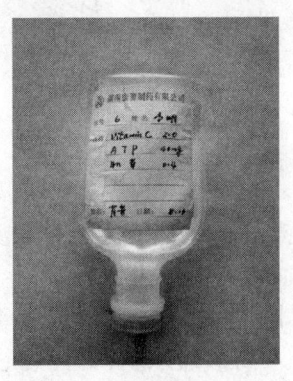

图15-6 倒贴标签法

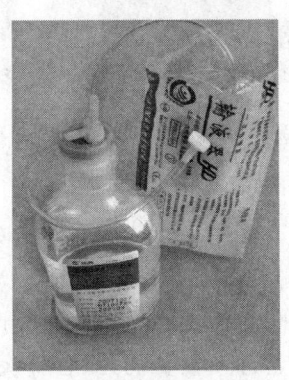

图15-7 插入针头法

(2) 携用物至床旁，核对床号、姓名，向患者解释。

(3) 再次核对药液，无误后将输液瓶倒挂在输液架上。

(4) 排气，方法是将墨菲滴管倒置，手持针栓，打开调节器，使液体流入到滴管的 1/2～2/3 满时（图 15-8），迅速转正滴管，使液体缓缓下降，直至排尽导管和针头内的空气（图 15-9），关闭调节器，将输液管放置妥当。

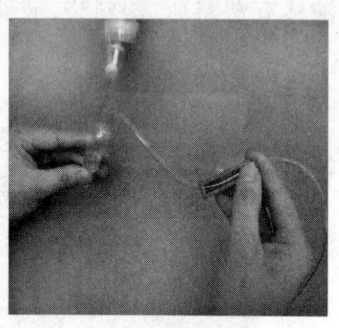 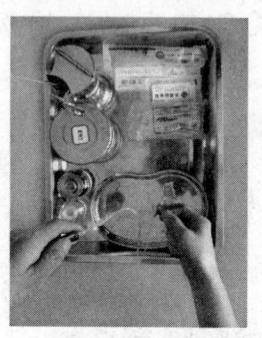

图 15-8　倒置墨菲滴管　　　图 15-9　排气法

(5) 垫好小垫枕，选择静脉，在穿刺点上方 6～10 cm 处扎止血带（图 15-10），用 2% 碘酊与 70% 乙醇（或用安尔碘消毒 2 次）消毒穿刺部位皮肤（图 15-11），待干，嘱患者握拳，使静脉充盈。

(6) 取下护针帽，再次排气，确保滴管下端输液管内无气泡，手持针柄使针尖斜面向上并与皮肤呈 20°进针，见回血后再将针头平行送入血管少许（图 15-12）。

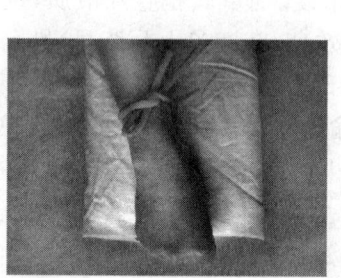 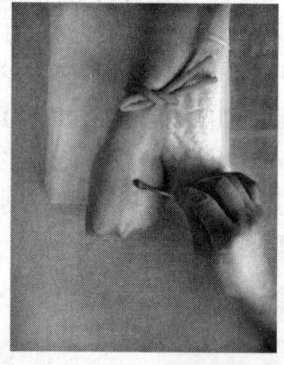 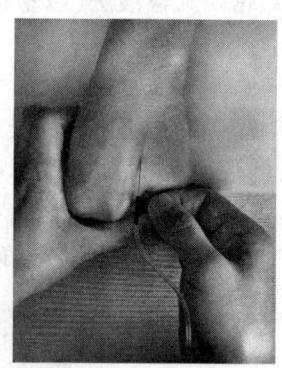

图 15-10　选择静脉扎压脉带　　图 15-11　静脉穿刺处皮肤消毒　　图 15-12　静脉穿刺

(7) 固定针柄，松开止血带，嘱患者松拳，打开调节器，观察溶液滴入通畅、患者输液局部无异常感觉后用静脉贴固定（图 15-13A～C），取出止血带及小垫枕。

(8) 根据患者的年龄、病情、药物性质调节滴速（图 15-14），一般成人 40～60 滴/分，儿童 20～40 滴/分；对年老、体弱、婴幼儿、心肺疾患者及输入高渗盐水、含钾药物、升压药时输液速度宜慢；对严重脱水、心肺功能良好者输液速度可稍快。嘱患者及家属不要随意调节输液速度。

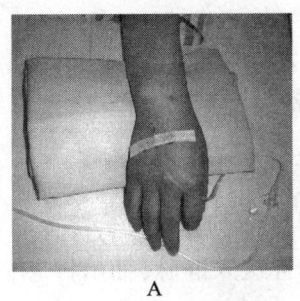 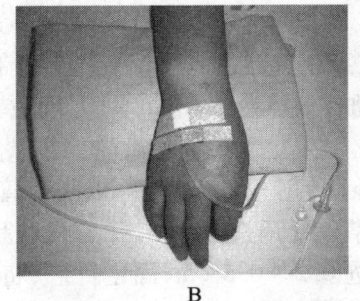 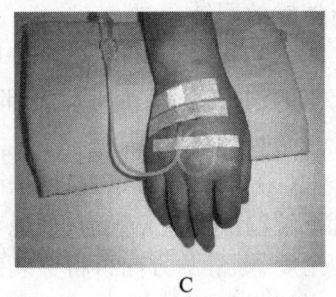

图 15-13 胶布固定

(9) 协助患者取舒适卧位,并交代有关注意事项。

(10) 再次核对,并记录输液的时间、滴速,签上全名。

(11) 输液中加强巡视,密切观察病情,有无输液反应和输液故障,保证患者安全。

(12) 需连续输液更换输液瓶时,打开液体瓶盖的中心部分,常规消毒瓶塞后,从第一瓶内拔出排气管和输液器针头,插入第2瓶内,观察溶液滴入通畅后方可离去。

(13) 输液毕,揭去胶布,关闭调节器,用无菌棉签轻压穿刺点上方,迅速拔针,再按压片刻(图15-15),协助患者取舒适卧位。

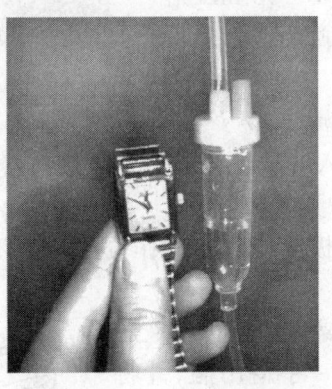 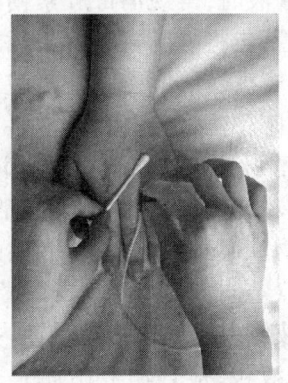

图 15-14 调节滴速　　　图 15-15 拔针方法

(14) 整理床单位,清理用物,洗手,记录,处理医嘱。

2. 静脉留置针输液法　静脉留置针又称套管针,适应于长期输液、年老体弱、血管穿刺困难的患者。可保护患者静脉,避免反复穿刺的痛苦;随时保持通畅的静脉通道,便于急救和给药。

(1) 同密闭式输液法(1)~(4)。

(2) 连接留置针与输液器。① 打开静脉留置针及肝素帽(图15-16)或可来福接头外包装。② 手持外包装将肝素帽或可来福接头对接在静脉留置针的侧管上。③ 将输液管连接于肝素帽或可来福接头上。

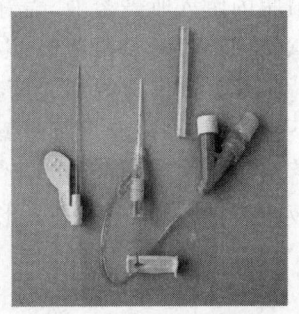

图 15-16　静脉留置针及肝素帽

(3) 打开调节器,将套管内的气体排于弯盘中,关闭调节器,将留置针放回针盒内。

（4）垫好小垫枕，选择静脉，在穿刺点上方10 cm处扎止血带，用2%碘酊与70%乙醇（或用安尔碘消毒2次）消毒穿刺部位皮肤，消毒范围8 cm×10 cm，待干，备无菌敷贴，并在无菌敷贴外写明日期和时间。

（5）取出静脉留置针，去除针套，旋转松动外套管，以防套管与针芯粘连，再次排气，确保滴管下端输液管内无气泡，嘱患者握拳，手持留置针使针头与皮肤呈20°进针，见回血后，降低穿刺针角度，顺静脉方向再将穿刺针推进0.2~0.5 cm，固定针芯，将外套管送入静脉，抽出针芯，放于锐器收集器中。

（6）松开止血带，嘱患者松拳，打开调节器，观察溶液滴入通畅，用无菌敷贴对留置针管作封闭式固定（图15-17），再用透明胶布固定三叉接口与插入肝素帽内的输液器针头及输液管。

（7）同密闭式输液法（8）~（12）。

（8）输液毕，拔出输液器针头进行封管，常用的封管溶液有：① 无菌生理盐水，每次5~10 mL，每隔6~8 h重复冲管一次；② 每毫升生理盐水含肝素10~100 U，每次2~5 mL。常规消毒肝素帽的胶塞，用注射器向肝素帽内注入封闭液，边推注、边退针，直至针头完全退出为止。

（9）再次输液时，常规消毒肝素帽的胶塞，先推注5~10 mL无菌生理盐水冲管，再将静脉输液针头插入肝素帽内完成输液。

（10）输液毕，拔针，同密闭式输液法（13）。

（11）整理床单位，清理用物，洗手，记录，处理医嘱。

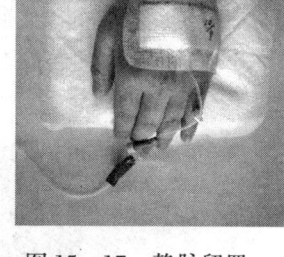

图15-17 静脉留置针固定法

3. 开放式静脉输液法 开放式输液是将溶液倒入开放输液器吊瓶内进行输液的方法。此方法能灵活更换液体的种类及数量，并可随时添加药物。但药液容易被污染，故目前临床上极少应用。操作方法与密闭式静脉输液法比较有下面两点不同：

（1）将溶液倒入开放输液器吊瓶内：首先按无菌操作法打开溶液瓶塞，然后打开输液包，检查输液吊瓶是否完好。护士一手持吊瓶，并将吊瓶根部导管折叠夹于指缝间，另一手按取无菌溶液法倒入少量溶液（30~50 mL），旋转冲洗输液瓶和导管后，将液体排入弯盘内。然后向吊瓶内倒入所需溶液，盖好瓶盖（图15-18）。向吊瓶内倒入液体时，注意勿使溶液触及吊瓶口，以免溶液被污染。

（2）向吊瓶内加入药物：向吊瓶内加药时，先用注射器抽吸药液，取下针头后，在距离吊瓶口1 cm处将药物注入吊瓶内并摇匀，以免针头脱落至吊瓶内污染药液。此外，注意当吊瓶内溶液滴完时要及时添加药液或拔针，以防空气进入形成栓塞。

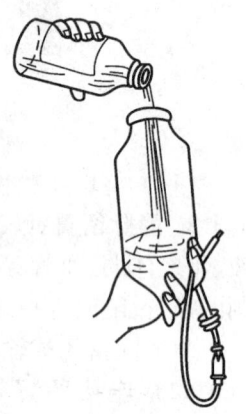

图15-18 开放式输液倒溶液法

四、注意事项

1. 严格执行无菌操作和查对制度，预防感染及差错事故的发生。
2. 根据病情需要，有计划地、合理地安排输液顺序，以尽快达到输液的目的，如需加入药物，注意配伍禁忌。

3. 需长期输液者,要注意保护和合理使用静脉,一般从远端小静脉开始。

4. 输液前应排尽输液管及针头内的空气,药液滴尽前按需要及时更换溶液瓶或拔针,严防造成空气栓塞。

5. 输液过程中应加强巡视,耐心听取患者的主诉,严密观察注射部位的皮肤有无肿胀,针有无脱出、阻塞、移位,针头和输液器衔接是否紧密,输液管有无扭曲、受压,输液滴速是否适宜以及输液瓶内输液量等,每次巡视后应做好记录。

6. 需24小时连续输液者,应每天更换输液器。

7. 若采用静脉留置针输液法,要严格掌握留置时间。一般静脉留置针可保留3~5天,最多不超过7天。

五、常见输液故障及排除法

1. 溶液不滴

（1）针头滑出血管外,液体注入皮下组织,局部肿胀、疼痛。处理:将针头拔出,应另选静脉重新穿刺。

（2）针头斜面紧贴血管壁,妨碍液体滴入血管。处理:可调整针头位置或适当变换肢体位置,直到滴注通畅为止。

（3）压力过低,输液瓶位置过低或患者肢体抬举过高所致。处理:适当抬高输液瓶或放低肢体位置。

（4）静脉痉挛,由于穿刺肢体在冷的环境中暴露时间过长或输入的液体温度过低所致。处理:局部热敷可解除痉挛,使用输液加热器预热液体。

（5）针头阻塞,液体不滴,又无回血抽出时,表明针头阻塞。处理:应拔出后更换针头,重选静脉进行穿刺。切忌强行挤压导管或用溶液冲注针头,以免血凝块进入静脉造成栓塞。

2. 茂菲滴管内液面过高

（1）滴管侧壁有调节孔时,先夹紧滴管上端的输液管,再打开调节孔,待滴管内液体降至露出液面,见到点滴时,可关闭调节孔,松开滴管上端的输液管即可。

（2）滴管侧壁无调节孔时,可将输液瓶取下,倾斜瓶身,使插入瓶内的针头露出液面,溶液缓缓流下直至滴管露出液面,再将输液瓶挂回输液架上继续点滴。

3. 茂菲滴管内液面过低

（1）滴管侧壁有调节孔时,先夹紧滴管下端的输液管,再打开调节孔,当滴管液面升至所需高度时,关闭调节孔,松开滴管下端输液管即可。

（2）滴管侧壁无调节孔时,可夹住滴管下端的输液管,用手挤压滴管,使液体下流至滴管内,当液面升至所需高度时,停止挤压,松开滴管下端输液管即可。

4. 茂菲滴管内液面自行下降

输液过程中,若滴管内液面自行下降,应检查滴管上端输液管与滴管的衔接是否紧密,滴管有无漏气或裂隙,必要时更换输液器。

六、输液速度与时间的计算法

输液速度与时间要根据输液的量与点滴系数来计算,在输液中,点滴系数是指每毫升溶液的滴数(gtt/mL),目前常用的静脉输液器的点滴系数有 10、15、20 三种型号(输液管的包装袋上有点滴系数的型号注明)。输液速度与时间可按下列公式计算:

1. 已知液体总量与计划所用时间,计算每分钟滴数。

$$每分钟滴数(滴) = \frac{液体总量(mL) \times 点滴系数}{输液时间(min)}$$

例如,患者输液 2 000 mL,计划 10 h 输完,所用输液器点滴系数为 15,求每分钟滴数?

$$每分钟滴数(滴) = \frac{2\ 000(mL) \times 15}{10(h) \times 60(min)} = 50\ 滴$$

2. 已知每分钟滴数与液体总量,计算输液所需用的时间。

$$输液时间(h) = \frac{液体总量(mL) \times 点滴系数}{每分钟滴数 \times 60(min)}$$

例如,患者输液 1 500 mL,每分钟滴数为 50 滴,所用输液器点滴系数为 20,求需用多长时间输完?

$$输液时间(h) = \frac{1\ 500(mL) \times 20}{50(滴) \times 60(min)} = 10(h)$$

技术 15-2 颈外静脉穿刺插管输液法

一、适应证

1. 长期持续输液,周围静脉不易穿刺者。
2. 长期静脉内滴注高浓度或有刺激性的药物,或行静脉内高营养疗法者。
3. 周围循环衰竭的危重患者,用来测量中心静脉压。

二、颈外静脉穿刺点定位法

取下颌角和锁骨上缘中点连线的上 1/3 处,颈外静脉外侧缘为穿刺点(图 15-19)。

三、操作前准备

1. 评估患者 评估患者的年龄、病情、营养状况、意识状态;穿刺部位的皮肤、血管状况;心肺功能;普鲁卡因过敏史;心理状态,对输液的了解与合作程度。向患者解释颈外静脉穿刺置管输液的目的、方法、注意事项及配合要点。嘱患者排尿、排便。

2. 环境准备 酌情关闭门窗,调节室内温度、湿度。

3. 护士准备 着装整洁,修剪指甲,洗手,戴口罩,掌

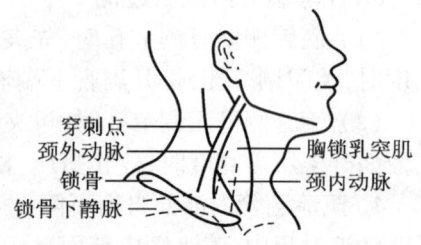

图 15-19 颈外静脉穿刺定位法及进针方向

握沟通交流技巧。

4. 用物准备

（1）同周围静脉输液。

（2）1%普鲁卡因注射液、无菌手套、0.4%枸橼酸钠生理盐水或肝素稀释液、无菌敷贴、宽胶布。

（3）无菌穿刺包：穿刺针2个（长约6.5 cm，外径2.6 mm，内径2 mm）、硅胶管2根（长25～30 cm，外径1.6 mm，内径1.2 mm）、5 mL和10 mL注射器各1付、6号平针头2个、镊子、尖头刀片、纱布、孔巾、弯盘。

（4）遵医嘱准备药物。

四、操作规程

1. 根据医嘱准备药液，认真核对药液、检查药液质量及有效期。

2. 打开液体瓶盖的中心部分，常规消毒瓶塞，检查输液器包装及有效期，打开输液器，关闭调节器，将输液管、排气针头自瓶盖的中心插入溶液瓶内，备好宽胶布。

3. 携用物至床旁，核对床号、姓名，向患者解释。

4. 再次核对药液，无误后将输液瓶倒挂在输液架上，排气。

5. 协助患者去枕平卧，头偏向对侧，肩下垫一薄枕，使患者头低肩高，颈部伸展平直，充分暴露颈外静脉穿刺部位。

6. 操作者立于床头，选择穿刺点，常规消毒皮肤，打开无菌穿刺包，戴无菌手套，铺孔巾。

7. 取5 mL注射器，由助手协助抽取1%普鲁卡因在穿刺部位行局部麻醉，用10 mL注射器吸满生理盐水，以平针头连接硅胶管，排尽空气后备用。

8. 选择穿刺点，根据静脉粗细选择相应的穿刺针，左手拇指绷紧穿刺点上方的皮肤，助手以手指按压颈静脉三角处，阻断血流，使静脉充盈、暴露。

9. 用刀片尖端在穿刺点上刺破皮肤作引导，右手持穿刺针与皮肤呈45°进针，入皮后呈25°沿颈外静脉走向穿刺，可减少穿刺针阻力，便于进针。

10. 见回血后立即抽出穿刺针内芯，左手拇指用纱布按住针栓孔，右手持备好的硅胶管快速由针孔送入10 cm左右，插管时由助手配合一边抽回血一边缓缓注入生理盐水，插管时动作要轻柔，防止盲目插入使硅胶管在血管内打折，或硅胶管过硬刺破血管发生意外。

11. 确定硅胶管在血管内后，退出穿刺针，再次抽回血检查是否在血管内，确定无误后，移去孔巾，接上输液器输入液体，若液体滴入不畅，检查硅胶管有无弯曲，是否滑出血管外。

12. 用无菌纱布覆盖在穿刺点上并固定硅胶管，导管与输液管接头处以无菌纱布包扎，并用胶布固定在颌下，固定要牢固，防止硅胶管脱落。

13. 输液完毕用0.4%枸橼酸钠生理盐水1～2 mL或用0.5%肝素2 mL注入硅胶管内，用无菌小塞塞住针栓孔，外用无菌纱布包裹固定于耳下颈部。

14. 每天更换穿刺部位敷料，用0.5%过氧乙酸溶液擦拭外露硅胶管，常规消毒局部皮肤，再次输液时，取下静脉帽，消毒针栓孔，接上输液器即可。

15. 停止输液拔管时，硅胶管末端接上注射器，边抽吸边拔管，局部加压数分钟，用70%乙醇消毒穿刺部位并覆盖无菌纱布,拔管时动作轻柔,避免折断硅胶管,边抽吸,边拔管,防止残留小血块和空气进入静脉造成栓塞。

五、注意事项

1. 严格执行无菌操作及查对制度,预防感染及差错事故的发生。
2. 仔细选择穿刺点,穿刺点的位置不可过高或过低,过高因近下颌角而妨碍操作,过低易损伤锁骨下胸膜及肺尖而导致气胸。
3. 输液过程中加强巡视,如发现硅胶管内有回血,则应及用0.4%枸橼酸钠生理盐水冲注,以免血块阻塞硅胶管。
4. 防止硅胶管内发生凝血,每天暂停输液时,用0.4%枸橼酸钠生理盐水1~2 mL或用0.5%肝素2 mL注入硅胶管内封管,如硅胶管内有血液凝集,应用注射器抽出血凝块,再注入药物,或边抽出边拔管,切忌将凝血块推入血管。
5. 穿刺点上敷料应每天更换,潮湿后立即更换,并按正确的方法消毒。更换敷料时应注意观察局部皮肤有无红肿,一旦出现炎症表现,应予抗感染处理。
6. 再次输液时,静脉滴注前应先检查导管是否在静脉内。
7. 勿用乙醇擦拭硅胶管,因乙醇易使硅胶管老化。

技术15-3 锁骨下静脉穿刺插管输液法

一、适应证

1. 长期不能进食或丢失大量液体患者,用以补充大量高热量、高营养液体及电解质。
2. 各种原因所致的大出血患者,需迅速输入大量液体,纠正血容量不足,以提高血压。
3. 较长时间接受化疗,需注入刺激性较强的抗癌药物的患者。
4. 需测定中心静脉压的患者。
5. 紧急放置心内起搏导管。

二、锁骨下静脉穿刺点定位法

取胸锁乳突肌外侧缘与锁骨上缘所形成的夹角平分线上,距顶点0.5~1 cm处为穿刺点(图15-20)。

三、操作前准备

1. **评估患者及解释** 评估患者的年龄、病情、营养状况、意识状态;穿刺部位的皮肤、血管状况;心肺功能;普鲁卡因过敏史;心理状态,对输液的了解与合作程度;叩击两侧背部肺下界,并听诊两侧呼吸音(以便在术后不适时作对照)。向病患者解释锁骨下静脉插管输液的目的、方法、注意事项及配合要点。嘱患者排尿、排便。
2. **环境准备** 酌情关闭门窗,调节室内温度、湿度。
3. **护士准备** 护士着装整洁,洗手,戴口罩,掌握沟通交流技巧。

4. 用物准备

（1）同周围静脉输液。

（2）0.4%枸橼酸钠生理盐水、1%普鲁卡因、1%甲紫、无菌手套、无菌敷贴。

（3）无菌穿刺包：穿刺针2个、硅胶管2根、射管水枪1个（图15-21）、5 mL注射器、8~9号平针头2个、镊子、纱布、孔巾、结扎线、弯盘。

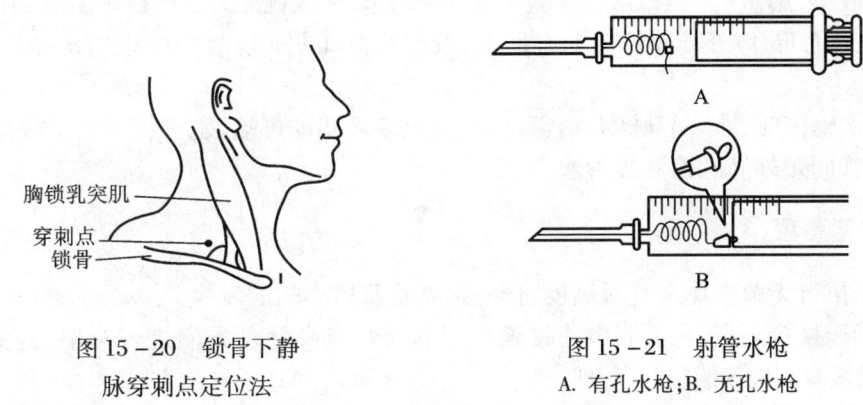

图15-20　锁骨下静脉穿刺点定位法

图15-21　射管水枪
A. 有孔水枪；B. 无孔水枪

（4）遵医嘱准备药物。

四、操作规程

1. 同颈外静脉插管输液法操作规程1~4。

2. 协助患者去枕平卧，头偏向对侧，肩下垫一薄枕，使患者头低肩高，充分暴露穿刺部位。

3. 选择穿刺点，用1%甲紫标记进针点及胸锁关节。

4. 常规消毒皮肤，打开穿刺包，戴无菌手套，铺孔巾。

5. 准备好射管水枪和硅胶管，抽吸0.4%枸橼酸钠生理盐水，连接穿刺针头。

6. 用5 mL注射器抽吸1%普鲁卡因，在穿刺部位作局部麻醉，右手持针指向胸锁关节，与皮肤呈30°~40°进针，边进针边抽回血，并试穿锁骨下静脉，以探测进针方向、角度与深度，一般成人进针2.5 cm左右即达锁骨下静脉，退针。

7. 术者持射管水枪按试穿方向将穿刺针刺入锁骨下静脉，穿刺同时抽吸回血，如见暗红色血液，即证实已进入锁骨下静脉，准确掌握进针方向，避免过度向外偏移刺破胸膜而造成气胸。

8. 嘱患者屏气，按住射管水枪上的圆孔及硅胶管末端，快速推动活塞，硅胶管即随液体进入锁骨下静脉，一般右侧射入12~15 cm，左侧射入16~19 cm，压住穿刺针顶端，将针退出，待针头即将退出皮肤，左手捏住硅胶管轻轻牵拉从水枪中抽出，射管时按住射管水枪上的圆孔及硅胶管末端，以免将硅胶管全部射入体内，射管时推注水枪应迅速，使水枪内压力猛增，方可将硅胶管射出，退针时不可来回转动针头，防止针头斜面割断硅胶管，穿刺针未退出血管时不可放松圆孔，防止硅胶管被吸入。

9. 将体外硅胶管末端连接平针头，以备好的结扎线套在硅胶管上（靠近进针点），撤下孔巾，用0.4%枸橼酸钠生理盐水冲硅胶管后连接输液器，调节滴速，进行静脉滴注。要根据病情、年龄、药物性质调节滴速，输液中加强巡视，观察输液反应，及时排除输液故障。输液不畅的原因：

硅胶管弯曲受压或滑出血管外;固定硅胶管的线结扎过紧;头部体位不当。输液不畅可用急速负压抽吸,不宜用力推注液体,以防将管内凝血冲入血管,形成栓子。

10. 将小纱布垫在进针处,用胶布固定,适当收紧第一个结扎线,线头两端分别用小胶布固定,同法收紧第二个结扎线并固定,最后覆盖无菌纱布,用宽胶布固定,两个结间距为 1 cm,固定要牢固,防止脱落,硅胶管外的敷料应每日更换一次,消毒方法同颈外静脉插管输液法。

11. 输液毕,用 0.4% 枸橼酸钠生理盐水 1~2 mL 注入硅胶管,用无菌小塞塞住针栓孔,并用无菌纱布包裹固定,体外硅胶管内如有回血,及时用 0.4% 枸橼酸钠生理盐水冲注,以免硅胶管被血块堵塞。

12. 再次输液时,取下静脉帽,消毒针栓,接上输液器即可输液。

13. 拔管同颈外静脉输液拔管法。

五、注意事项

1. 严格执行无菌操作及查对制度,预防感染及差错事故的发生。
2. 准确选择穿刺点,在盖洞巾前将确定好的穿刺点及穿刺方向进行标记,避免因进针方向过渡向外偏移而刺破胸膜发生气胸。
3. 射管时压住水枪圆孔处及硅胶管末端,以免将硅胶管全部射入静脉内。射管时推注水枪活塞应迅速,使水枪内压力猛增,如缓慢推注虽水枪内液体注完,仍不能射出硅胶管。
4. 退针时应先将针尖退出静脉以防止硅胶管被吸入。
5. 同颈外静脉插管输液法注意事项 4~7。
6. 如输液不畅,需注意下列情况:① 硅胶管弯曲或滑出血管外。② 固定硅胶管的线结扎过紧。

技术 15-4 输液泵的使用法

一、适应证

输液泵是指机械或电子的输液控制装置,它通过作用于输液导管达到控制输液速度的目的。适用于需要严格控制输液速度和药量的情况,如应用升压药物、抗心律失常药物、静脉麻醉及婴幼儿静脉输液。

二、输液泵的分类及特点

按输液泵的控制原理可将其分为蠕动滚压型输液泵与活塞型注射泵(又称微量注射泵)两类,前者可分为容积控制型(mL/h)和滴数控制型(滴/min)。

1. 容积控制式输液泵 容积控制式输液泵输注剂量较为准确,它只测实际输入的液体量,不受溶液的浓度、黏度、导管内径的影响,速率调节幅度为 1 mL/h,速率控制范围在 1~90 mL/h。在实际工作中只选择所需输液总量及每小时的速率,输液泵会自动按设定的方式工作,并自动进行参量监视。

2. 滴数控制型输液泵 滴数控制型输液泵是利用控制溶液的滴数,调整注入输液量,可以准确计算滴数,但滴数的大小受输注溶液的黏度和导管内径的影响,输入量不够精确。

3. 微量注射泵　微量注射泵的特点是输注药液流速平稳、均衡、精确;调节幅度为 0.1 mL/h,且体积小、充电系统好、易携带、便于急救中使用。主要用于儿科、心血管病的治疗和抢救,也可用于需注入避光的、半衰期极短的药物。

三、操作规程

输液泵的类型较多,其主要结构和功能大致相同。现以智能输液控速仪 KZ – 1D166 型(图 15 – 22)为例,简单介绍输液泵的使用方法与操作规程。

1. 将输液泵固定在输液架上,接通电源,打开开关。
2. 排除输液管中的空气。
3. 打开泵门,将输液管如图 15 – 22 所示放置在输液泵的管道槽中,关闭泵门。
4. 设定每毫升滴数及输液量限制。
5. 常规穿刺静脉、连接输液泵,确认设置无误后,启动输液键。
6. 当输液量接近预先设定的"输液量限制"时,"输液量显示"键闪烁,提示输液结束。终止输液时,按压停止键,关闭输液泵,打开泵门,取出输液管。

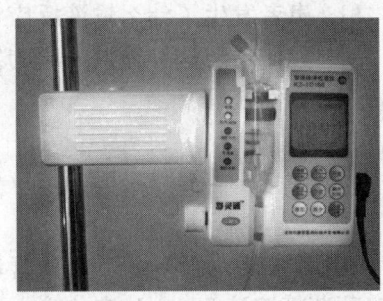

图 15 – 22　输液泵

四、注意事项

1. 使用前应了解输液泵的工作原理,熟练掌握其使用方法。
2. 使用过程中,应加强巡视,如输液泵报警,应立即查找原因,如发现气泡、输液管堵塞或输液结束等,应及时处理。
3. 告知患者,输液肢体不要剧烈活动,如需入厕,应请护士帮忙暂时拔掉电源线,返回后再重新插好。
4. 告知患者及家属,不要随意搬动输液泵,防止输液泵电源线因牵拉而脱离,在护士不在场的情况下,如输液泵报警,应及时打信号灯求助护士,以便及时处理。

病例 15 – 1

患儿,男,5 岁。因腹泻住院治疗,于上午 10:00 时开始输液,输入液体量为 2 000 mL,输液速度为 30 滴/min,在输液过程中多次入厕,出现溶液不滴,查:输液部位无肿胀,抽吸无回血。

问题:

1. 如果输液顺利该患者的液体何时输完?

2. 出现此输液故障应考虑是什么原因?
3. 如何处理?

病例 15-2

患者何某,男,58岁。肺癌术后化疗,输液时连续3日选择左手手背静脉穿刺,继而左手背静脉出现了条索状红线。

问题:
1. 患者发生了什么输液反应? 可能是什么原因?
2. 如何预防这种输液反应的发生?
3. 如何处理?

病例 15-3

患者张某,女,46岁。输尿管切开取结石术后第3日,遵医嘱静脉输入:氨苄西林6.0 g加入5%葡萄糖溶液500 mL中。输入液体大约200 mL时,患者诉怕冷,接着出现寒战和发热。查:T39.4℃。遵医嘱立即停止输液,降温等处理。

问题:
1. 患者发生了什么情况?
2. 可能是什么原因导致患者出现这种反应?
3. 如何预防及处理?

病例 15-4

患者曹某,男,68岁。因感冒、咳嗽、咳痰,头痛、乏力而步行到医院就诊。查检:T37.3℃,P88次/min,R23次/min,BP160/90 mmHg,听诊心脏未闻及杂音,肺部听诊有湿啰音,遵医嘱给予抗炎、输液治疗,补液1 500 mL。15:50开始输液。至16:55患者自诉喉中有痰、咳嗽,并出现呼吸困难,口唇青紫,心慌,17:10患者呼吸困难加剧、胸闷、不能平卧,口鼻有粉红色液体流出,医护人员立即组织抢救,结果抢救无效死亡。

问题:
1. 该患者的输液速度应该是多少?
2. 该患者的临床表现提示出现了什么?
3. 该患者死亡的原因是什么?
4. 如何抢救?

(雷巍娥)

第 16 章　静脉输血法

静脉输血是临床上重要的急救与治疗措施之一。近年来,血液和血液制品在医疗工作中被广泛应用,输血理论与技术发展迅速,无论是输血器材的改进,还是血液的分离技术、血液的保存与管理、献血员的检测等方面,都取得了显著的进步,为临床安全、有效、节约用血提供了保障。但输血存在一定风险,可能发生输血反应和带来并发症,必须严格掌握适应证。

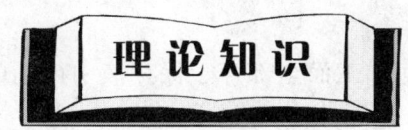

理论 16-1　静脉输血的目的、适应证与禁忌证

一、目的

静脉输血是将全血或成分血,如血浆、血小板、红细胞、白细胞等通过静脉输入人体内的方法。其目的是:

1. 补充血容量,增加有效循环血量,提高血压,增加心输出量,改善微循环。用于失血、失液引起的血容量不足或休克患者。

2. 补充血红蛋白,促进血液携氧功能,纠正贫血。用于血液系统疾病引起的严重贫血和某些慢性消耗性疾病的患者。

3. 补充血小板和各种凝血因子,改善凝血功能,预防和控制出血。用于凝血功能障碍(如血友病)及大出血的患者。

4. 补充血浆蛋白,维持胶体渗透压,减少组织液生成渗出和减轻水肿,改善营养。用于低蛋白血症、大出血、大手术的患者。

5. 补充抗体、补体,增强机体抵抗力,提高机体抗感染能力。用于严重感染、细胞或体液免疫力缺乏的患者。

二、适应证

1. 各种原因引起的大出血为静脉输血的主要适应证。正常成人的血液总量为:男性约占体重的 8%,女性约占体重的 7%。若一次失血量不超过全身血量的 10%,即 <500 mL,机体可自我代偿,不必输血;若失血量在 500~800 mL 时,可输入等渗盐水、血浆代用品、血浆或全血;若失血量超过全身血量的 20%,即失血量 >1 000 mL 时,可发生失血性休克,应及时补充全血或血液成分。
2. 贫血或低蛋白血症,可输注血浆、白蛋白、浓缩红细胞。
3. 凝血功能障碍,输新鲜血或成分血,如血小板、凝血因子、纤维蛋白原等。
4. 严重感染输入新鲜血以补充抗体和补体,忌输库存血。

三、禁忌证

禁忌证包括急性肺水肿、肺栓塞、充血性心力衰竭、真性红细胞增多症、肾衰竭、恶性高血压及对输血有变态反应者。

理论 16-2 血液制品的种类

一、全血

全血指采集的血液未经任何加工而全部存于保存液中待用的血液。可分为新鲜血和库血两种。

1. 新鲜血 严格上讲,新鲜血是指采血后 6 h 内的血液,基本上保留了血液的所有成分,可补充各种血细胞、凝血因子及血小板,适用于血液病患者。临床上用 CPDA 保养液保存的血液 10 d 之内为新鲜血,血液成分如白细胞、血小板、凝血酶原等有一定程度的破坏。

2. 库血 一般来说,库血是指冷藏于 2~6℃ 的冰箱内,保存 2~3 周的血液,具体保存时间因保养液而定,用 ACD 保养液(成分:枸橼酸钠、枸橼酸、无水葡萄糖),有效期为 21 d,用 CPD 保养液(成分:在 ACD 保养液的基础上加磷酸二氢钠),有效期为 28 d,用 CPDA 保养液(成分:在 CPD 保养液的基础上加腺嘌呤磷酸盐),有效期为 35 d。库血虽含有血液的各种成分,但白细胞、血小板、凝血酶原等成分破坏较多,随着保存的时间延长,葡萄糖分解,乳酸增高,pH 逐渐下降,酸性增高,此外,由于红、白细胞逐渐破坏,细胞内钾离子外溢,血液中钾离子含量增多。因此大量输库血时,可引起高钾血症和酸中毒。库存血适用于各种原因引起的大出血。

二、成分血

成分血是根据血液内各种成分比重的不同,将它们加以分离提纯,按病情需要补充所需成分。其优点是一血多用,针对性强,疗效好,副作用少,便于保存和运输。成分血中单一成分浓度高,其每袋规格,除红细胞制品为 100 mL 为一个单位外,其余血制品,如白细胞、血小板、凝血因子等均以 25 mL 为一个单位,如一袋血小板 100 mL,即为 4 个单位。

1. 血浆 血浆是全血分离后所得的液体部分。主要成分为血浆蛋白,不含血细胞,无凝集原。可分为以下几种:

(1) 新鲜液体血浆:在(4±2)℃温度下保存,24 h 内输注,含正常量的全部凝血因子,适用于缺乏凝血因子的患者。

(2) 新鲜冰冻血浆:在 -20℃ 以下的低温下保存 1 年以内,应用时放在 37℃ 的温水中融化,并于 6 h 内输入。适用于低血容量及低血浆蛋白患者。

(3) 普通冰冻血浆:在 -20℃ 以下的低温下保存 4 年以内。

2. 红细胞　红细胞可增加血液的携氧能力,用于贫血、失血多的手术或疾病,也可用于心力衰竭患者,补充红细胞,以免心脏负荷过重。一般以 100 mL 为一个单位,每个单位的红细胞可增加血球容积约 4%。红细胞主要有以下三种:

(1) 浓缩红细胞:由新鲜全血经离心或沉淀去除血浆后余下的部分。适用于血容量正常的贫血、一氧化碳中毒、携氧功能缺陷的患者。

(2) 洗涤红细胞:由红细胞经生理盐水洗涤数次后,再加入适量的生理盐水。适用于免疫性溶血性贫血及脏器移植术后的患者。

(3) 红细胞悬液:提取血浆后的红细胞加入等量红细胞保养液制成,一般用 CPDA 保养液,有效期为 35 d。适用于战地救护和中小手术的患者。

3. 白细胞浓缩悬液　白细胞浓缩悬液是新鲜全血经离心后取其白膜层的白细胞,在 4℃ 的温度下保存,48 h 内有效。适用于粒细胞缺乏伴严重感染的患者。

4. 血小板浓缩悬液　血小板浓缩悬液由全血离心后所得,22℃ 环境下保存,24 h 内有效。适用于功能障碍性出血或血小板减少的患者。

5. 各种凝血制剂　各种凝血制剂有凝血酶原复合物等。适用于各种原因引起的凝血因子缺乏的出血疾病。

三、其他血液制品

1. 白蛋白液　白蛋白液从血浆中提纯而得,能提高机体血浆蛋白和胶体渗透压。适用于低蛋白血症的患者,如烧伤、肝硬化、肾病患者。

2. 纤维蛋白原　纤维蛋白原适用于弥散性血管内凝血(DIC)和纤维蛋白缺乏症的患者。

3. 抗血友病球蛋白浓缩剂　抗血友病球蛋白浓缩剂适用于血友病的患者。

理论 16-3　静脉输血的原则与输血前准备

一、静脉输血的原则

1. 输同型血的原则　除输入血浆和白蛋白外,输入全血或其他成分血前必须做血型鉴定和交叉配血试验,且均选用同型血液输注。

2. 输成分血的原则　即缺什么补什么。针对性选用血液或血液制品,既可提高输血的效果,减少由输全血而引起的不良反应,又可节省大量血源。患者输入所需的特定成分血,如血小板、血浆、红细胞、白细胞、白蛋白、凝血因子等比输入全血更合适。输入成分血,无论从医学生理学理论或是从免疫学角度都体现了极大的优越性。

二、输血前准备

1. 根据医嘱认真填写输血申请单,并抽取患者血标本 2 mL,与填写完整的输血申请单和配血单一并送血库,作血型鉴定和交叉配血试验。采血时禁止同时采集两个患者的血标本,以免发生混淆。

2. 根据输血医嘱,凭提血单到血库取血,与血库人员共同核对,做好"三查"、"八对"工作。

"三查"即查血液的有效期、血的质量和输血装置是否完好。"八对"即对姓名、床号、住院号、血瓶(袋)号、血型、交叉配血试验结果、血液种类和血量。在血液的包装袋的两面有血站的名称及其许可证号、献血者的姓名及血型、血液的种类、血量、采血的日期及时间、有效期及时间、血袋号等详细说明(图16-1)。检查完毕,确认血液没有过期,血袋包装完好,血液正常(即库血分为明显的两层,上层为血浆呈淡黄色,下层为血细胞呈暗红色,两者界限清楚,无凝块、气泡或其他异物)后,护士方可在交叉配血试验单上签名并提血。

3. 取血后勿剧烈振荡血液,以免红细胞被大量破坏而引起溶血;不能将血液加温,防止血浆蛋白凝固变性而引起输血反应;如为库血,取回后可在室温下放置15~20 min 后再输入。如血浆变红或混浊,血细胞呈暗紫色,两者界限不清,或有明显凝块、气泡等说明血液可能变质,不能输入。

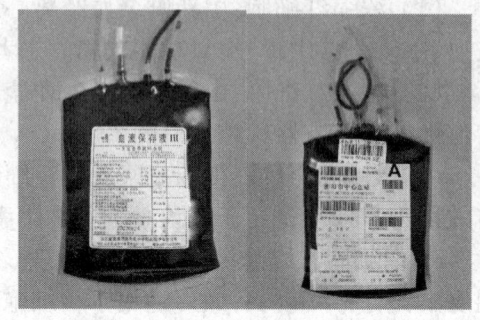

图16-1　血液包装

4. 输血前必须先取得患者的理解与同意,签署知情同意书。
5. 输血前必须经两位以上护士核对,双方确定无误后方可输入。

理论16-4　输血反应及护理

一、发热反应

发热反应是输血中最常见的反应。

(一) 原因

1. 由于血液保养液、贮血器或输血用具被致热原污染。
2. 输血时无菌操作不严,造成污染。
3. 多次输血后,受血者血液中产生了白细胞抗体和血小板抗体所致的免疫反应。

(二) 症状

症状可发生在输血过程中或输血结束后的1~2 h 内,初起有畏寒或寒战,继而高热,体温可达40℃,伴有皮肤潮红、头痛、恶心、呕吐等,一般不伴有血压下降。发热持续时间不等,轻者持续1~2 h 后缓解。

(三) 预防

严格管理血液保养液和输血用具,有效去除致热原,输血中严格执行无菌技术操作,防止污染。

(四) 护理

1. 反应轻者减慢输血速度,症状可自行缓解;反应严重者,立即停止输血,但保持静脉通路,密切观察生命体征的变化。
2. 给予对症处理,有畏寒、寒战者给予保暖,高热者给予物理降温,并给予相应的生活护理。
3. 必要时遵医嘱给予解热镇痛药、激素和抗过敏药,如异丙嗪、地塞米松等。

4. 将输血器、剩余血液连同贮血袋一同送往化验室进行检验。

二、过敏反应

(一) 原因

1. 患者为过敏体质,对某些物质易引起过敏反应,输入血液中的异体蛋白质和过敏机体的蛋白质结合,形成全抗原而致敏。
2. 献血员在献血前曾用过可致敏的食物或药物,使输入的血液中含致敏物质。
3. 多次输血者体内产生了某种抗体,当再次输血时,抗原、抗体相结合而发生过敏反应。
4. 供血者血液中的某种抗体随血液传给受血者,一旦与相应抗原接触,即可发生过敏反应。

(二) 症状

多数患者过敏反应症状发生在输血后期或即将结束时。表现轻重不一,常与症状出现的早晚有关,症状出现越早,反应越严重。轻者出现皮肤瘙痒,局部或全身出现荨麻疹;中度反应出现血管神经性水肿,多见于颜面部,表现为眼睑、口唇水肿;重者可有喉头水肿、支气管痉挛、呼吸困难,甚至发生过敏性休克。

(三) 预防

1. 选用无过敏史的供血员。
2. 供血员在采血前 4 h 内不宜吃高蛋白质和高脂肪食物,宜用清淡饮食或饮糖水。
3. 对有过敏史的患者输血前给予抗过敏药物。
4. 正确管理血液与血液制品。

(四) 护理

1. 发生过敏反应时,轻者减慢输血速度,继续观察;重者立即停止输血,但保留静脉通路。
2. 遵医嘱皮下注射 0.1% 盐酸肾上腺素 0.5~1 mL,静脉注射氢化可的松、地塞米松等抗过敏药物。
3. 呼吸困难者给予氧气吸入,严重喉头水肿时配合医生行气管切开术。
4. 循环衰竭者给予抗休克治疗。
5. 监测生命体征变化。
6. 保留余液送检。

三、溶血反应

溶血反应是指输入的红细胞和受血者的红细胞发生异常破坏或溶解,而引起的一系列临床表现,为输血中最严重的反应,分血管内溶血反应和血管外溶血反应。

(一) 血管内溶血反应

1. 原因

(1) 输入了异型血。多由于 ABO 血型不相容、供血者与受血者血型不符而造成,输入 10~15 mL 即可出现症状,反应发生快,后果严重。

(2) 输入了变质血。输血前红细胞已经变质溶解,如血液储存过久,保存温度过高或过低,输血前将血液加温或剧烈振荡,血液受细菌污染,血液内加入高渗、低渗溶液或加入能影响血液 pH 的药物等,均可导致红细胞破坏溶解。

(3) Rh 因子所致溶血。Rh 阴性者首次输入 Rh 阳性血液后,不发生反应,但输入 2~3 周后机体内即有抗 Rh 阳性的抗体产生,当再次接受 Rh 阳性血液时,即可发生溶血反应。Rh 因子不合所引起的反应,可在输血后几小时至几天后才发生,反应发生较慢,较少见。

2. 症状 症状轻重不一,轻者与发热反应相似,重者在输入 10~15 mL 血液时即可出现症状,以后随着输入血量的增加而加重,其死亡率高。临床表现可分为三个阶段:

(1) 第一阶段:受血者血浆中凝集素和输入血中红细胞的凝集原发生凝集反应,使红细胞凝集成团,阻塞部分小血管,可引起头胀痛、四肢麻木、腰背部剧烈疼痛、心前区压迫感、恶心、呕吐等症状。

(2) 第二阶段:由于凝集的红细胞发生溶解,大量血红蛋白进入血浆中,出现黄疸和血红蛋白尿,同时伴有寒战、高热、呼吸困难、血压下降等症状。

(3) 第三阶段:大量血红蛋白从血浆中进入肾小管,遇酸性物质变成结晶体,导致肾小管阻塞;另外,由于抗原、抗体的相互作用,引起肾小管内皮缺血、缺氧而坏死脱落,进一步加重肾小管阻塞,导致急性肾衰竭。表现为少尿或无尿,尿内出现蛋白和管型,尿素氮滞留,高钾血症和酸中毒,严重者可导致死亡。

3. 预防

(1) 认真做好血型鉴定和交叉配血试验。

(2) 输血前认真查对,杜绝差错。

(3) 严格执行血液保存制度,不可使用变质血液。

4. 护理

(1) 出现上述症状立即停止输血,并通知医生给予紧急处理,保留余血和血标本送化验室重新做血型鉴定和交叉配血试验。

(2) 给予氧气吸入,维持静脉输液通道,遵医嘱给予药物。

(3) 静脉注射碳酸氢钠,以碱化尿液,增加血红蛋白在尿中的溶解度,减少沉淀,避免阻塞肾小管。

(4) 双侧腰部封闭,并用热水袋敷双侧肾区,以解除肾小管痉挛,改善肾血液循环,保护肾脏。

(5) 密切观察生命体征和尿量变化,对少尿、无尿者按急性肾衰竭处理,控制入水量,纠正水、电解质紊乱,必要时行透析疗法。

(6) 出现休克症状,立即配合抗休克治疗。

(二) 血管外溶血反应

血管外溶血反应多由 Rh 系统的抗体,即抗 D、抗 C、抗 E 所引起。临床常见 Rh 系统血型反应中,绝大多数是 D 抗原与其相应的抗体所致,释放出的游离血红蛋白转化为胆红素,循环至肝脏后迅速分解,通过消化道排出体外。血管外溶血反应一般在输血后 1 周或更长时间出现,体征较轻,有轻度发热、乏力、血胆红素升高。对此患者应查明原因,确诊后尽量避免再次输血。

四、大量输血后反应

大量输血是指在 24 h 内紧急输血量大于或相当于患者总血容量。常见的反应有循环负荷过重(急性肺水肿)、出血倾向、枸橼酸钠中毒反应等。

（一）循环负荷过重

循环负荷过重即急性肺水肿，其原因、症状、预防与护理同静脉输液反应的循环负荷过重。

（二）出血倾向

1. 原因 长期反复输库血或超过患者原血液总量的大量输库血，由于库血中的血小板已基本破坏，使凝血因子减少而引起出血。

2. 症状 患者表现为皮肤、黏膜瘀点或瘀斑，牙龈出血，穿刺部位可见大块淤血，或手术后伤口渗血。

3. 护理 在短时间内输入大量库血时，应密切观察患者意识、血压、脉搏等变化，注意皮肤、黏膜或手术伤口有无出血倾向；严格掌握输血量，遵医嘱间隔输入新鲜血或血小板悬液，一般每输入3~5个单位的库存血，应补充1个单位的新鲜血（以100 mL为一个单位），以补充足够的血小板和凝血因子；根据凝血因子的缺乏情况补充有关成分。

（三）枸橼酸钠中毒反应

1. 原因 由于大量输血随之输入大量枸橼酸钠，如肝功能不全，枸橼酸钠尚未氧化即和血中游离钙结合而使血钙浓度下降。

2. 症状 患者表现为手足抽搐、出血倾向、血压下降、心率缓慢、心室纤颤，甚至出现心搏骤停。

3. 护理 严密观察患者的反应，输入库血1 000 mL以上时，遵医嘱静脉注射10%葡萄糖酸钙或氯化钙10 mL，以补充钙离子。

五、其他

如空气栓塞、细菌污染反应以及因输血传播的疾病，如病毒性肝炎、疟疾、艾滋病、梅毒等。因此，应严格管理血液制品，严格筛选供血员，严格把握采血、贮血和输血操作的各个环节，保证患者输血安全。严禁通过非正规途径买卖血液，血站是采集、提供临床用血的唯一机构。

理论16-5 自体输血

一、概念

自体输血是指术前采集患者体内血液或手术中收集患者自体失血，经过洗涤、加工，在术后或需要时输还给本人的方法。其优点有：无需做血型鉴定和交叉配血试验，不会产生免疫反应；节省了血源；避免了因输血而引起的疾病传播。

二、适应证

1. 腹腔或胸腔内出血，如脾破裂，异位妊娠破裂出血者。
2. 估计出血量在1 000 mL以上的大手术，如肝叶切除术。
3. 手术后引流血液回输，一般仅能回输术后6 h内的引流血液。
4. 体外循环或深低温下进行心内直视手术。
5. 患者血型特殊，难以找到供血员时，适用自体输血。

三、禁忌证

1. 血液在术中受胃肠道内容物污染。
2. 血液可能受癌细胞污染者。
3. 合并心脏病、阻塞性肺部疾患或原有贫血患者。
4. 有脓毒血症和菌血症者。
5. 凝血因子缺乏者。
6. 胸腹腔开放性损伤达 4 h 以上者。
7. 怀疑血液流出血管外超过 6 h 或流出的血液已严重溶血。

四、种类和方法

1. 术中失血回输法 术前作好回收自体血的准备,在手术过程中收集患者失血,采用自体输血装置,抗凝和过滤后再将血液回输给患者。多用于输卵管破裂、脾破裂,血液流入腹腔 6 h 内无污染、无凝血者。自体输血的总量应控制在 3 500 mL 以内,大量回输自体血时,应适当补充新鲜血浆和血小板。

2. 自身储备回输法 对某些择期手术的患者,估计手术范围大、失血量多,如体外循环等,手术前抽取患者的血液,在血库低温下保存,待手术时回输给患者。一般于术前 2~3 周开始,每周或隔周采血一次,每次采血量不超过 500 mL(或自身血量的 10%),最后一次采血应在手术前 3 d,以利于机体恢复正常的血浆蛋白水平。

3. 术前稀释血液回输法 在手术日或手术开始前采集患者血液,在术中或术后输给患者,采血的同时从静脉补给晶体或胶体溶液,借此降低红细胞比容而血容量保持不变,其目的是稀释血液,使术中失血时实际丢失的红细胞及其他血液成分相应减少。

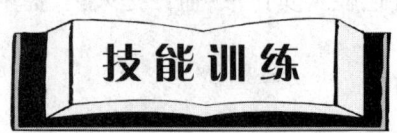

技术 16-1 静脉输血法

一、概念

静脉输血是将血液通过静脉输入人体的方法。现临床上均采用间接输血法,其方法基本同静脉输液。为了保证输血的安全,尤其是为了防止因输血引起血液性疾病的传播,严禁采用直接输血法。

二、操作前准备

1. 评估患者 评估患者病情、治疗情况(作为合理输血的依据);患者血型、输血史及过敏史;穿刺部位的皮肤、血管状况及肢体活动度;意识、心理状态及对输血相关知识的了解程度;对输血的理解与合作程度(作为输血健康教育的依据)。嘱患者排空膀胱。

2. 环境准备 酌情关闭门窗、调节病室的温度、湿度。

3. 护士准备 护士着装整洁,洗手,戴口罩,掌握沟通交流技巧。

4. 用物准备

(1) 静脉输血用物同周围静脉输液法用物,仅将一次性输液器换为一次性静脉输血器(图16-2),输血器的滴管内有滤网,可去除大的细胞碎屑和纤维蛋白等微粒,而血细胞、血浆均能通过滤网。

(2) 无菌生理盐水、血液或血液制品、手套。

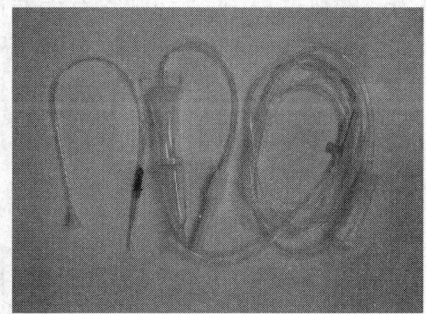

图16-2 静脉输血器

三、操作规程

1. 再次检查核对 将用物携至患者床旁,向患者解释,与另一位护士再次按照"三查八对"的内容进行核对检查。

2. 建立静脉通道 按静脉输液法建立静脉通道,输入少量生理盐水。

3. 摇匀血液 以手腕旋转动作将血袋内的血液摇匀。

4. 连接输液袋进行输血 护士两人再次核对,确定无误后,打开贮血袋封口,戴手套,常规消毒血袋输血接口,将输血器针头从生理盐水瓶中拔出,插入输血接口(图16-3),将输血袋倒挂于输液架上。

5. 调整输血速度 开始输血速度宜慢,不超过20滴/min,观察15 min,如无不良反应,根据病情调节滴速。

6. 操作后处理 协助患者取舒适卧位,整理床单位,清理用物,记录。

7. 输血过程中加强巡视 严密观察病情变化,注意有无输血反应。如出现输血反应,减慢或停止输血并通知医生进行处理。

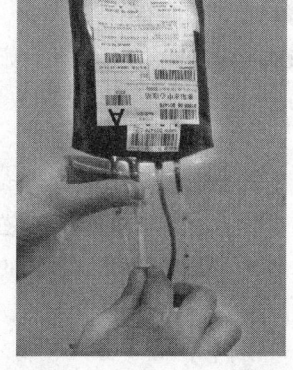

图16-3 输血针头连接法

8. 继续输血处理 如果需要输入2袋以上的血液,在上一袋血液滴尽时,常规消毒生理盐水瓶,将输血针头拔出,插入生理盐水瓶中,输入少量生理盐水后,再按第一袋血相同的方法连接血袋继续输血。

9. 输血结束处理 输血毕继续滴入生理盐水,将血液全部输入静脉再拔针,输血穿刺针头较粗,拔针后按压时间应长(操作方法同输液)。

四、注意事项

1. 根据配血单采集血标本,禁止同时采取两个患者的血标本,以免出现差错。除输入血浆和白蛋白外,输入全血或其他成分血均必须在输血前进行交叉配血试验。

2. 严格执行查对制度和操作规程,输血前须经两人核对无误后方可输入,如用库血,认真检查库血质量。

3. 如果患者既输全血,又输成分血,应先输成分血,后输全血,以保证成分血能发挥最好的效果。

4. 输血前后及输入两袋血液之间须输入少量生理盐水。

5. 在输入血液内不可随意加入其他药品,如钙剂、酸性或碱性药物、高渗或低渗溶液,以防止血液变质。

6. 输血过程中,密切观察有无输血反应,特别是输血开始 10～15 min 内,应耐心听取患者主诉,如发生输血反应,立即报告医生配合处理,并保留余血以供检查和分析原因。

7. 严格掌握输血的速度,对年老体弱、严重贫血、心力衰竭等患者应谨慎,速度应慢。

8. 输完的血袋送回医院的输血科(血库)至少保留 24 h,以便患者在输血后发生输血反应时检查、分析原因。

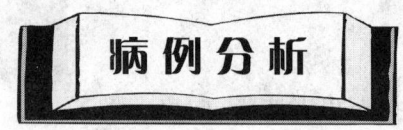

病例 16-1

患者张某,女,24 岁,农民。足月产一女婴,因产后大出血住进某一级医院,并紧急输血 600 mL,当时保住了生命,但 2 年后,该产妇出现头晕、食欲减退、疲乏无力,经医院检查,患了艾滋病。又过了 2 年,该产妇死亡,女儿和丈夫到医院检查,女儿是艾滋病病毒携带者,丈夫是艾滋病患者。(说明:该产妇夫妻均在家务农,无其他血源接触史和婚外性生活史)

问题:

1. 应考虑什么原因导致该产妇患艾滋病?
2. 血液除了传播艾滋病以外,还可传播哪些疾病?
3. 应如何杜绝因输血引起血液性疾病的传播?

病例 16-2

患者陈某,女,27 岁。于某日凌晨 1:20 时因宫外孕大出血住院,住院后紧急做好手术准备,遵医嘱需输同型血 400 mL,凌晨 2:00 时开始输血,凌晨 2:30 时手术,术中出血较多,遵医嘱还需输同型血 400 mL。

问题:

1. 护士在输血前应做哪些准备工作?
2. 如何调节该患者的输血速度?
3. 输入两袋以上的血液时,应注意什么?
4. 输入第 2 袋血是否需要做交叉配血试验?

(雷巍娥)

第17章 冷、热疗法及护理

冷、热疗法是临床上常用的物理治疗方法之一。人体的皮肤内分布着大量的神经末梢,可以感受着各种不同的刺激。冷、热因子是一种温度刺激,当这种刺激作用于皮肤表面时,神经末梢发出冲动,通过传入神经纤维传到大脑皮质,对冲动进行识别并通过传出神经纤维发出指令,使皮肤和内脏器官的血管收缩或扩张,改变机体各系统的体液循环和代谢活动,使机体免受损伤以达到舒适、治疗目的。在实施冷、热疗法的过程中,护理人员应了解冷、热疗法的效应,掌握正确的使用方法,观察患者的反应,以提高治疗效果及预防各类并发症的发生。

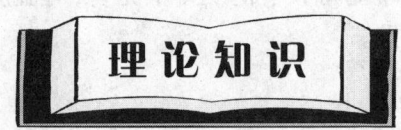

理论17-1 冷疗法

冷疗法是用低于人体温度的物质作用于体表皮肤,通过神经传导引起皮肤和内脏器官血管的收缩,以达到止血、止痛、消炎、退热的治疗方法。冷疗的方法包括局部用冷(如冰袋、冰帽、冰槽)和全身用冷(如酒精拭浴、温水拭浴)。

一、目的

1. 减轻局部充血和出血 冷可以使毛细血管收缩,降低血管的通透性,从而减轻局部充血;还可以使血流减慢,血液黏稠度增加,促进血液凝固而控制出血。适用于鼻出血、扁桃体术后和局部软组织损伤的早期。

2. 控制炎症扩散和化脓 局部用冷可使毛细血管收缩,血流减慢,细菌的活力和细胞代谢率降低,在炎症早期应用冷疗法可控制炎症的扩散与化脓。适用于炎症早期,可控制炎症扩散。

3. 减轻疼痛 冷疗法可抑制细胞活动,减慢神经冲动的传导,使神经末梢的敏感性降低而减轻疼痛;同时,用冷后血管收缩,毛细血管的通透性降低,组织液渗出减少,从而减轻局部组织内的张力,减轻对神经末梢的压迫而减轻疼痛。适用于减轻牙痛、烫伤的疼痛和软组织损伤早期所致的疼痛。

4. 降低体温 冷直接和皮肤接触,通过传导作用散热,降低体温。临床上常用于高热患者降温。

二、影响冷效应的因素

1. 用冷的方法 水是良好的导体,其传导性与渗透力比空气强,所以同样的温度湿冷的效果优于干冷。在实际应用过程中应根据病变部位、治疗要求和患者的耐受能力恰当选择,防止出现冻伤。

2. 用冷的部位 躯干用冷的效果优于四肢。在人的皮肤表面,冷感受器成点状分布,躯干对冷的敏感性比四肢大,临床上为高热患者实施物理降温时,将冰袋放置在侧颈部、腋下、腹股沟等体表大血管处,以增加散热。

3. 用冷的时间 在一定的时间内,用冷的效果随着时间的增加而增强;但是持续用冷,机体对冷的耐受性增强、敏感性降低,可导致患者出现寒战、面色苍白、冻疮等不良反应的发生。因此用冷时间每次以 20~30 min 为宜。

4. 用冷的面积 面积与效果成正比关系,全身用冷反应强,局部用冷反应弱。但须注意使用面积越大,患者的耐受性越差,并会引起全身反应。如大面积冷疗,导致血管收缩,周围皮肤血液分流到内脏血管,使患者血压升高。

5. 环境温度 环境温度直接影响着治疗效果。在干燥的冷环境中用冷,效果则增强,反之,则减弱。

6. 个体差异 同一强度的温度刺激,会产生不同的效应。老年人的感觉功能减退,对温度刺激的反应比较迟钝;婴幼儿的体温调节中枢发育不完善,对温度的适应能力有限。因此,对老年人、婴幼儿应用冷疗法时应慎重。

三、禁忌证

1. 血液循环障碍 休克、大面积组织受损、局部组织血液循环不良、皮肤颜色青紫者不宜用冷,以防加重微循环障碍,导致组织缺血、缺氧而坏死。

2. 慢性炎症或深部有化脓病灶 用冷可使局部血流量减少,阻碍炎症的吸收。

3. 组织损伤、破裂 冷可致血液循环障碍加重,增加组织损伤,影响伤口愈合,尤其是大范围组织损伤应禁止用冷。

4. 冷过敏者 冷过敏者用冷后可出现荨麻疹、关节疼痛、肌肉痉挛等过敏症状。

5. 其他冷疗的忌用部位

(1) 枕后、耳郭、阴囊部用冷易引起冻伤。

(2) 心前区用冷可导致反射性心率减慢、心房纤颤或心室纤颤、房室传导阻滞。

(3) 腹部用冷易引起腹泻。

(4) 足底用冷可导致反射性末梢血管收缩而影响散热,或引起一过性冠状动脉收缩。

理论 17-2 热疗法

热疗法是应用高于人体温度的物质,作用于机体的局部或全身,使血管扩张,促进血液循环,达到消炎、解痉、止痛、舒适等的治疗方法。热疗的方法包括干热法(如热水袋、红外线灯)和湿热法(如热湿敷、热水坐浴、局部浸泡)。

一、目的

1. 促进浅表炎症的消散和局限 热疗使局部血管扩张,血液循环速度加快,促进组织中毒素的排出;同时血量增多,白细胞吞噬能力增强和新陈代谢增加,使机体抵抗力和修复力增强。

因此炎症早期用热疗,可促进炎性渗出物吸收与消散;炎症后期用热疗,可促进白细胞释放蛋白溶解酶,使炎症局限。

2. 减轻深部组织的充血和肿胀 温热可使皮肤血管扩张,血流量增多。由于全身循环血量的重新分布,可减轻深部组织的充血与肿胀。临床上采用足浴方法以减轻头部充血;手浴方法减轻肺部充血。

3. 缓解疼痛 温热刺激能降低痛觉神经的兴奋性,改善血液循环,减轻炎性水肿,解除局部神经末梢的压力,加速组胺等致痛物质的运出;同时,热疗可使肌肉、肌腱、韧带等组织松弛,从而缓解疼痛。临床适用于肢体的局部感染、关节、肌肉紧张所致的疼痛。

4. 促进伤口愈合 热疗法可增加局部新陈代谢,改善局部血液循环,使组织得到更多的氧和营养物质,有助于肉芽组织的生长,加速伤口的愈合。

5. 保暖与舒适 在体表用热后使皮肤血管扩张,促进血液循环,将热带往全身,使体温升高。当环境温度较低时,局部或全身应用热疗,可增进温暖与舒适,并且还可以促进睡眠。临床用于早产儿、身体虚弱、末梢循环不良的患者。

二、影响热效应的因素

1. 用热的方法 应用湿热的温度要低于干热。湿热是皮肤直接接触热的液体,因为水比空气导热性能强,渗透力大,所以温度要低于干热。

2. 用热的部位 人体的皮肤厚薄分布不均。手和脚的皮肤较厚,对热的耐受力强。躯体的皮肤较薄,对热的耐受力较为敏感,因此,临床用热时应防止烫伤。

3. 用热的时间 用热一般为 15～30 min。热疗应用需要有一定的时间才能产生效应。但应用时间过长所产生的继发效应将抵消治疗效应,同时还会导致不良反应的发生,因此,应用热疗 30 min 即应停止,让组织有复原的时间。

4. 用热的面积 面积与效果成正比关系。人体接受热疗面积的大小和反应的强弱有关。面积大,机体反应较强;反之,则较弱。但应注意面积越大,机体的耐受性就越差,因此,在实施全身用热时,护士应特别注意观察患者的反应。

5. 环境温度 环境温度直接影响着治疗效果。当室温过低时,热散发过快,热效应减低。同时用热的温度与体表的温度相差越大,机体对热的刺激反应也越强烈。

6. 个体差异 同一强度的温度刺激,会产生不同的效应。对老年人、婴幼儿应用热疗法时也应慎重。

三、禁忌证

1. 急性腹痛未明确诊断前 热疗法虽能缓解疼痛,但容易掩盖病情真相,影响疾病的诊断与治疗。

2. 面部危险三角区的感染 因此处血管丰富,面部静脉没有静脉瓣,且与颅内海绵窦相通,应用热疗可使血管扩张,血流增多,导致细菌及毒素进入血液循环,促进炎症扩散,造成颅内感染和败血症。

3. 各种脏器出血 热疗法使局部血管扩张,增加脏器的血流量和血管的通透性而加重出血。

4. 软组织损伤或扭伤 48 h 以内 如局部用热,可促进血液循环,加重皮下出血、肿胀和疼痛。

5. 其他情况

（1）治疗局部有恶性肿瘤者、对热过敏者、开放性伤口、皮肤湿疹、睾丸处和孕妇的腹部。

（2）心脏病、末梢血管疾病、糖尿病、局部麻痹、感觉异常者慎用。

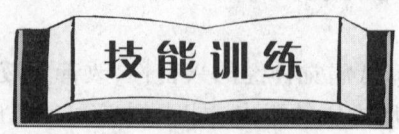

技能训练

技术17-1 冰袋与冰毯机的使用法

一、目的

1. 冰袋 冰袋常用于降温、减少出血、缓解局部疼痛、消炎等。

2. 冰毯机 冰毯机又称医用冰毯全身降温仪，可用于高热患者降温、重型颅脑损伤患者及危重患者的监护。

二、操作前准备

1. 评估患者 评估患者病情、意识、心理状态、局部组织循环情况，对冷疗方法的了解及合作程度。

2. 环境准备 酌情关闭门窗，必要时用屏风遮挡患者。

3. 护士准备 护士着装整洁，掌握沟通交流技巧。

4. 用物准备 根据医院实际进行选择。

（1）冰袋、冰袋布套、帆布袋、面盆、冰块等。将冰块放入帆布袋内，将其砸成核桃大小，倒入面盆，用自来水冲去棱角，然后将冰块装入冰袋中，排气、夹紧袋口，如无漏水，套好布套或用治疗巾包裹。

（2）化学制冷袋（内装化学物质）。有一次性与非一次性化学制冷袋两种（图17-1）。

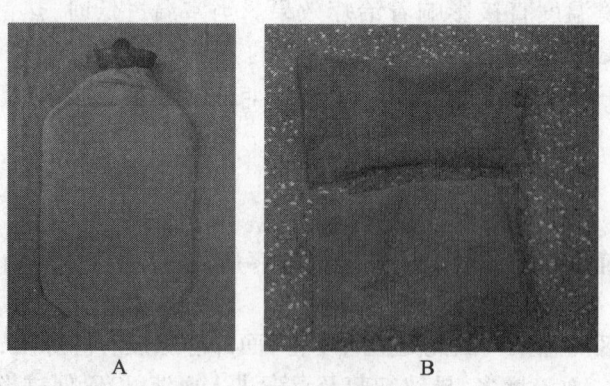

图17-1 冰袋与化学制冷袋
A. 冰袋；B. 化学制冷袋

(3)冰毯机,是利用半导体制冷原理,将水箱内蒸馏水冷却后与冰毯内的水进行循环交换,促进与毯面接触的皮肤进行散热,以达到降温的目的。

三、操作规程

1. 冰袋的使用

(1)携用物至床旁,核对床号、姓名,向患者解释。

(2)置冰袋于所需部位,如扁桃体摘除术后将冰袋置于颈前颌下以防止出血(图17-2)。高热降温可将冰袋置于前额、头顶、侧颈、腋下、腹股沟等处(图17-3)。

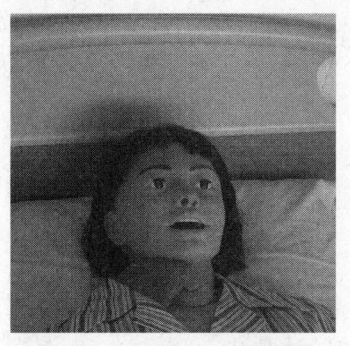 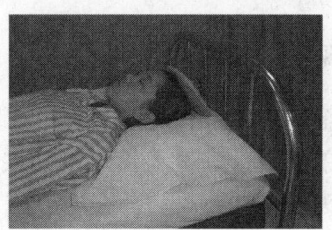

图17-2　冰袋置于颈前颌下　　　　图17-3　冰袋置于头顶

(3)使用中注意观察。观察冰袋有无漏水、冰块有无融化、布袋是否潮湿,必要时更换。观察化学致冰袋有无渗漏,一旦嗅到氨味应立即停止使用。如果出现药液外渗,皮肤受到刺激,可酌情采用食醋或外科换药处理。观察患者用冷情况,如局部出现皮肤苍白、青紫或麻木应停止用冷。

(4)治疗时间为15~30 min。如为降温,使用后30 min测体温,体温降至39℃以下时,取出冰袋,以防产生继发效应。若需长时间使用冰袋,至少间隔60 min为宜。

(5)记录使用部位、时间、效果、反应,将降温后的体温绘制在体温单上。

(6)用毕协助患者取舒适体位。将冰袋内冰水倒空,倒挂晾干,吹入少量空气,夹紧袋口备用,布套送洗。

2. 冰毯机的使用　使用冰毯机时在毯面上覆盖中单,帮助患者脱去上衣,整个背部贴于冰毯上。冰毯机上有肛温传感器,将肛温传感器置于患者肛门内;根据病情设定肛温的上下限,肛温传感器可以根据肛温的变化自动切换制冷开关,将患者的肛温控制在设定的范围内。一般高热患者使用3 h后体温可降至正常,使用过程中应密切观察肛温传感器是否在肛门内,注意固定,保证数字监控的准确性。

技术17-2　冰帽与冰槽的使用法

一、目的

用冰帽或冰槽头部降温可防止脑水肿,降低脑细胞代谢,减少耗氧量,提高脑细胞对缺氧的耐受性。用于高热中暑、颅脑外伤、脑缺氧等患者。

二、操作前准备

1. **评估患者** 评估患者病情、意识、心理状态,对冰槽、冰帽的了解与合作程度。
2. **环境准备** 根据需要调节室温。
3. **护士准备** 护士着装整洁,掌握沟通交流技巧。
4. **用物准备**

(1) 冰帽。有物理冰帽(内装冰)与化学冰帽(内装化学物质),如为物理冰帽将冰装好,如为化学冰帽则放入冰箱内冷冻。

(2) 冰槽(图17-4)、小橡胶单与治疗巾、面盆、冰块、水桶、海绵垫数块、不脱脂棉球、凡士林纱布、肛表等。

三、操作规程

1. 携用物至床旁,核对床号、姓名,向患者解释。
2. 保护床单位,将橡胶单、治疗巾铺在床头上。
3. 将患者头部置于冰帽(图17-5)或冰槽中,后枕部、双耳郭垫海绵,双耳塞不脱脂棉球,双眼盖凡士林纱布,患者除面部外,头部都埋在盛有冰块的冰槽中。

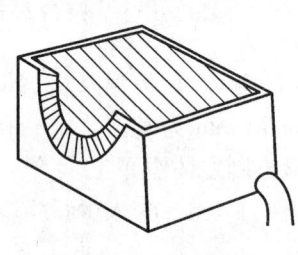

图17-4 冰槽

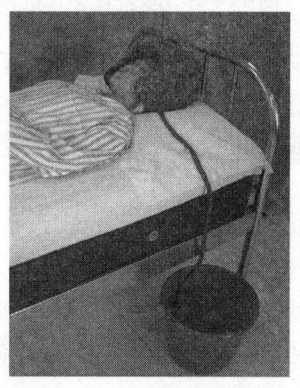

图17-5 冰帽的使用法

4. 使用中注意观察患者用冷的效果与反应,每30 min测一次体温,维持肛温在33℃左右。如出现皮肤苍白、青紫应立即停止使用。
5. 记录使用时间、效果与反应,用毕协助患者采取舒适体位,整理床单位,清理用物。

四、注意事项

1. 密切监测肛温变化,肛温不得低于30℃,以防出现心室纤颤等并发症。
2. 观察冰帽有无破损、漏水,冰帽或冰槽内的冰块融化后,应及时更换或添加,以确保降温效果。

技术 17-3　乙醇拭浴法

一、目的

全身用冷,可为高热患者降温。乙醇(酒精)是一种挥发性液体,拭浴时在皮肤上迅速蒸发,吸收和带走机体大量的热量;乙醇还具有刺激皮肤血管扩张的作用,因而增加散热能力。

二、操作前准备

1. 评估患者　评估患者年龄、病情、体温、意识、心理状态,对乙醇拭浴的认识及合作程度。

2. 环境准备　关门窗,用屏风遮挡患者。

3. 护士准备　护士着装整洁,掌握沟通交流技巧。

4. 用物准备

(1) 治疗碗内盛25%～35%乙醇200～300 mL,温度27～37℃。

(2) 小毛巾2条、大浴巾、冰袋及布套、热水袋及布套、便器及屏风,酌情备更换的衣服等。

三、操作规程

1. 携用物至床旁,核对床号、姓名,向患者解释。

2. 松开床尾盖被,协助患者脱去上衣。

3. 将冰袋与热水袋分别置于患者头部与足底。头部置冰袋可助降温、减轻头部充血,防止头痛;足部使用热水袋,以促进足底血管扩张而间接减轻头部充血,并使患者舒适。

4. 拭浴:将大毛巾垫于拭浴部位下,小毛巾浸于乙醇中,拧至半干,缠于手上呈手套状,以离心方向拭浴,每拭浴一个部位后用大浴巾擦干,其顺序如下:

(1) 双上肢:患者取仰卧位,拭浴顺序:颈外侧→上臂外侧→手背;侧胸部→腋窝→上臂内侧→手掌。

(2) 腰背部:患者取侧卧位,从颈下肩部→臀部,沿肋骨走向进行拭浴。

(3) 双下肢:患者取仰卧位,脱去裤子,拭浴顺序:髂骨→大腿外侧→足背;腹股沟→大腿内侧→内踝;股部→大腿后侧→腘窝→足跟。

5. 每个部位拭浴3 min,全程不超过20 min。

6. 拭浴后取下热水袋,协助患者更换衣服,嘱患者休息。

7. 清理用物,记录,拭浴30 min后测量体温,如体温降至39℃以下,取下头部冰袋。

四、注意事项

1. 拭浴时以拍拭方式进行,不用摩擦方式,以免增加热量的生成;腋窝、腹股沟、腘窝等血管丰富处,应适当延长拍拭时间,有利于散热。

2. 禁忌拍拭后颈、胸前区、腹部和足底等处,以免引起不良反应。

3. 拭浴过程中,随时观察患者情况。患者出现寒战、面色苍白、脉搏及呼吸异常时应立即停止操作,并及时与医生联系。

4. 乙醇温度应接近体温,避免过冷的刺激使大脑皮质更加兴奋,骨骼肌收缩致使体温进一步上升。

技术 17-4 热水袋与化学致热袋使用法

一、目的
热水袋和化学致热袋可以保暖、解痉、镇痛、消炎。

二、操作前准备
1. **评估患者** 评估患者病情、意识、心理状态,对温度的敏感性,对热疗的了解及合作程度。
2. **环境准备** 酌情调节室温,如需暴露患者身体,应用屏风遮挡。
3. **护士准备** 护士着装整洁,掌握沟通交流技巧。
4. **用物准备**
(1) 热水袋、布套、量杯、水温计、纱布、热水(一般患者 60~70℃;老年人、婴幼儿、昏迷、末梢循环不良、麻醉未清醒者不超过 50℃)。测水温后将水灌入热水袋,以热水袋的 1/2~2/3 满为宜,排除袋中的气体,拧紧塞子,倒提抖动,如无漏水,装入布套中。
(2) 化学致热袋是密封的塑料袋,内盛两种化学物质,使用时,将化学物质充分混合,使袋内两种化学物质发生反应而产热。为一次性使用物品,每次可使用 2 h 左右。

三、操作规程
1. **热水袋的使用**
(1) 携用物至床旁,核对床号、姓名,向患者解释。
(2) 置热水袋于所需部位,治疗时间不超过 30 min,使用中注意观察。
(3) 用毕取出热水袋,整理床单位,嘱患者休息。
(4) 清理用物,将袋内热水倒空,倒挂晾干,吹气,旋紧塞子,放阴凉处;布袋洗净以备用。
2. **化学致热袋的使用** 化学致热袋的使用方法与热水袋相同,一定要加布套或包裹后使用,必要时可加双层包裹使用。

四、注意事项
1. 对老年人、小儿、昏迷、局部感觉麻痹、麻醉未清醒者,水温不超过 50℃;并避免热水袋直接接触患者皮肤,以防烫伤;连续使用时应及时更换热水。
2. 加强巡视,定时检查局部皮肤情况,一旦发现皮肤潮红、疼痛等反应,应立即停止使用,并在局部涂凡士林以保护皮肤。
3. 严格执行交接班制度。

技术 17-5　热湿敷法

一、目的
热湿敷用于消炎、消肿、解除痉挛和镇痛。

二、操作前准备
1. **评估患者**　评估患者病情、意识、心理状态，对温度的敏感性，对热湿敷的了解及合作程度。
2. **环境准备**　关闭门窗，调节室温，必要时给予屏风遮挡。
3. **护士准备**　护士着装整洁，掌握沟通交流技巧。
4. **用物准备**　治疗碗（或小水盆）、50~60℃热水、水温计、纱布、敷布、长钳2把、凡士林、棉签、塑料布、一次性治疗巾、热水袋、大棉垫，必要时备热源与换药物品。

三、操作规程
1. 携用物至床旁，核对床号、姓名，向患者解释。
2. 暴露热敷部位，垫一次性治疗巾于热敷部位下，受敷皮肤涂凡士林、盖单层纱布。
3. 将敷布浸入热水中，长钳夹起拧至半干（图17-6），抖开，护士用自己前臂试温后，将敷布覆盖在局部并保温。

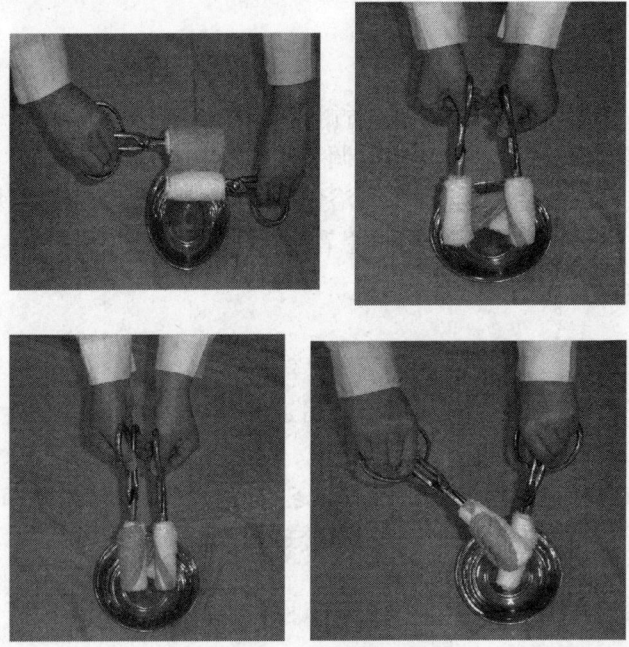

图17-6　湿热敷拧敷布法

4. 热湿敷时间为15~20 min，每3~5 min更换一次敷布。
5. 热敷毕清洁局部，整理床单位，清理用物，护士洗手，记录。

四、注意事项

1. 有伤口、创面或结痂者，按无菌技术操作行热湿敷。
2. 热敷毕，嘱患者不要立即外出，防止受凉感冒。

技术 17-6　热水坐浴法

一、目的

热水坐浴可以减轻或消除会阴肛门部充血、炎症、水肿和疼痛，使之清洁、舒适。用于直肠、骨盆手术后患者，痔疮患者及产后妇女等。

二、操作前准备

1. **评估患者**　评估患者病情、意识、心理状态、活动能力，对热水坐浴的目的、注意事项的了解及合作程度。
2. **环境准备**　调节室温，关闭门窗，用屏风遮挡。
3. **护士准备**　护士着装整洁，掌握沟通交流技巧。
4. **用物准备**　坐浴椅、坐浴盆（图17-7）、纱布、毛巾、水温计、屏风，40~45℃温水或遵医嘱准备药液，必要时备换药物品。

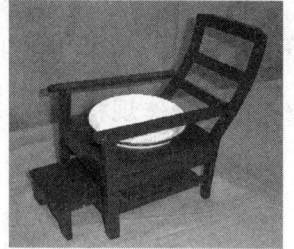

图 17-7　坐浴椅

三、操作规程

1. 携用物至床旁，核对床号、姓名，向患者解释。
2. 检查坐浴椅安全情况，摆放好坐浴盆，调节水温。
3. 患者排空二便，清洗坐浴的局部，坐入浴盆中，双脚放在脚踏板上，大腿用大浴巾保暖。
4. 坐浴时间为15~20 min。坐浴毕，扶患者卧床休息。
5. 清理用物，洗手。

四、注意事项

1. 女患者经期、妊娠后期、产后不足2周、阴道出血和盆腔器官急性炎症者禁用坐浴。会阴、肛门等部位有伤口时，应备无菌坐浴盆与药液，坐浴后应行伤口换药。
2. 坐浴中注意观察，如患者出现头晕、眼花、乏力、心慌等症状，应立即停止坐浴。
3. 注意用热安全，防止发生烫伤，并及时交接班。

技术 17-7　烤灯的使用

一、目的

烤灯可以消炎、解痉、镇痛，并可以促进创面干燥、结痂，促进肉芽组织生长。用于压疮、肩周炎、腰腿痛等。

二、操作前准备

1. **评估患者** 评估患者病情、意识、心理状态,对温度的敏感性,对烤灯的了解及合作程度。
2. **环境准备** 关闭门窗,调节室温,必要时给予屏风遮挡。
3. **护士准备** 护士着装整洁,掌握沟通交流技巧。
4. **用物准备** 根据患者照射部位情况选择功率适当的烤灯(红外线灯)。

三、操作规程

1. 携用物至床旁,核对床号、姓名,向患者解释。
2. 协助患者取舒适体位,暴露需要照射部位,必要时用屏风遮挡。
3. 将烤灯对准患处,调节灯距,一般为 30～50 cm。
4. 照射时间为 20～30 min,当照射面颈部、前胸部时,应用湿纱布遮盖眼部或戴有色眼镜,以保护眼睛。
5. 照射完毕,清理用物,记录治疗时间、部位、距离及患者的反应。

四、注意事项

使用中随时观察照射效果及反应,照射中不可离开患者,尤其对老年或感觉迟钝患者,注意防止烫伤。如果皮肤出现紫红色,应立即停止照射,并及时涂擦凡士林保护皮肤。

病例 17-1

患者李某,男,68 岁,退休工人。因发热、咳嗽、全身无力 7 天而入院。护理查体:T39.5℃,P108 次/min,R30 次/min,BP160/95 mmHg,体重 67 kg。遵医嘱采用乙醇拭浴降温。

问题:
1. 乙醇拭浴为什么可以降温?
2. 该患者年龄较大,在拭浴过程中应注意哪些问题?
3. 拭浴前为什么头置冰袋和足部置热水袋?

病例 17-2

患者唐某,女,20 岁。因车祸致头部外伤而入院。入院查体:昏迷状态,枕部头皮裂开出血,T36.5℃,P100 次/min,R26 次/min,BP110/85 mmHg。经头部 CT 诊断为颅骨骨折与颅内血肿,立即行小脑幕上开颅术,术后第 3 天开始出现高热,遵医嘱采取冬眠低温疗法。在低温疗法中常用冰帽或冰槽降低头部温度,使人体的体温维持在肛温33℃左右。

问题:
1. 该患者为什么要实施头部降温?
2. 使用冰帽或冰槽时应注意什么?
3. 该患者术后出现高热的原因是什么?高热对患者有何影响?对其应实施何种降温措施?

(张连辉)

第18章 标本采集法

临床上,检验是诊断疾病的重要方法之一。随着自动化分析仪器的不断普及和应用及医学检验室质量控制工作的不断完善,检验结果的准确性得到了极大的提高。但是任何先进的仪器设备和精确的检测方法及质量控制物都无法弥补和监控由非疾病因素导致的检验误差或错误,因此,做好检验医学分析前的质量控制工作是十分必要的。分析前质量控制的主要工作是标本的采集、保存与运送,而护士则是标本采集、保存与运送的直接执行者,因此学习本章具有重要的意义。

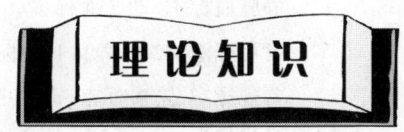

理论18-1 标本采集的意义

随着现代医学的发展,诊断疾病的方法日益增多,但是,以临床症状和体征及必要的检验配合,作综合分析,仍然是基本的临床诊断方法。检验是诊断疾病不可缺少的重要检查方法之一,检验结果的正确与否直接影响到疾病的诊断、治疗和抢救工作,而检验结果正确与否和标本采集有着密切的关系。

临床上经常送检的标本有血液、排泄物(尿、粪)、分泌物(痰、鼻分泌物)、呕吐物、体液(胸水、腹水)和脱落细胞(食管、阴道)等。标本的检验在一定程度上反映出机体正常的生理现象和病理改变,其与临床其他检查相配合,对确定诊断、观察病情、制订防治措施起着重要作用。反之,如标本采集不当,可影响检验结果的准确性,甚至延误诊断及治疗。因此,临床采集标本和送检工作极为重要。

理论18-2 采集标本的原则与标本种类

一、采集标本的原则

1. 采集各种标本均应按医嘱执行,检验申请单的字迹要清楚,目的要明确,并应签全名,凡是有疑问的检验申请单,护士均应核实清楚后方可执行。

2. 采集标本前须根据检验目的选择适当容器,容器外必须贴上标签,注明患者姓名、科室、床号、住院号、检查目的和送检日期与时间等。

3. 采集标本前后及送检前均应认真查对患者姓名、科室、住院号、申请项目等。并向患者耐心解释检验的目的和要求,使之消除顾虑,取得合作。

4. 各种标本的采集方法、采集量和采集时间要正确,采集后应立即送检,不要放置过久,以免标本变质,影响检验结果。特殊标本需注明采集时间。

5. 凡采集培养标本,须放入无菌培养瓶内,采集时严格执行无菌操作,不可混入防腐剂、消毒剂及其他药物,采集时间应在使用抗生素之前,如已使用抗生素,则应停药3天后再采集。

6. 凡能直接干扰检验的药物和食物,在采集标本前均应停止使用,以免影响检验结果的判定。

二、临床常见标本种类

标本是进行检验的材料。如血液、尿液、粪便、痰液、脓液及呕吐物等,临床常见标本种类见表18-1。

表18-1 临床常见标本种类

名　称	分　类
血标本	静脉血标本、动脉血标本
尿标本	常规标本、12 h或24 h尿标本、培养标本
粪标本	常规标本、隐血标本、寄生虫与虫卵标本、培养标本
痰标本	常规标本、24 h标本、培养标本
分泌物培养标本	咽拭子培养标本、创面分泌物培养标本

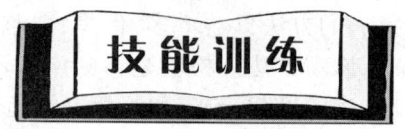

技术18-1　血标本采集法

一、目的

1. 静脉血标本 采集静脉血标本的种类和目的见表18-2。

表18-2 静脉血标本种类和目的

种　类	目　的
全血标本	血常规检查或测定血液中某些物质的含量,如非蛋白氮、尿素氮等
血清标本	用血清免疫等方法检测抗体或抗原,测定血清酶、脂质、电解质和肝功能等
血培养标本	查找血液中的病原体,如伤寒杆菌等

2. 动脉血标本 动脉血常用于血液气体分析。

二、操作前准备

1. 评估患者 评估患者穿刺部位皮肤及血管情况，意识、心理状态、理解与合作程度，并告知目的及注意事项，使其做好相关准备。采集动脉血还要了解患者吸氧状况或者呼吸机参数的设置。

2. 环境准备 清洁、明亮。调节室温。

3. 护士准备 护士着装整洁，必要时戴橡胶手套，掌握沟通交流技巧。

4. 用物准备 注射盘、止血带、5~10 mL一次性无菌注射器(7号以上针头)。选择规定标本容器或真空采血针与采血管(表18-3)，并贴好标签。

表18-3 真空采血管色泽及其应用范围

管盖颜色	添加剂	标本类型	采血量	应用范围
灰	草酸钾、氟化钠	血清标本	2 mL、3 mL	血糖、葡萄糖耐量试验
红	无或促凝剂	血清标本	4 mL	常规血清生化、血清免疫和血清学相关检验，如肝功能、肾功能、血脂常规检验等
绿	肝素钠、肝素锂	全血标本	3 mL、5 mL	急诊生化检测、血液流变学测定，如血气分析等
黑	3.8%枸橼酸钠	全血标本	1.6 mL或2.4 mL	专用于魏氏血沉法进行细胞沉降速率的测定
蓝	3.2%枸橼酸钠	全血标本	2.7 mL	主要用于凝血机制检查，如出凝血功能、血小板聚集功能等
紫	K_2EDTA、K_3EDTA	全血标本	2 mL	主要用于临床血液学检查、血液细胞分析，如血常规、血型鉴定等

三、操作规程

(一) 静脉采血法

1. 真空采血法(图18-1)

(1) 携用物至床边，核对床号、姓名，向患者解释以取得合作。

(2) 选择合适静脉、穿刺点，在穿刺点上方约6 cm处系止血带，用2%碘酊、70%乙醇消毒皮肤，嘱患者握拳，使静脉充盈。

(3) 按静脉穿刺法穿刺静脉，见回血后，一手固定穿刺针针柄，一手将真空采血针另一端硬插管插入真空采血管的橡胶塞中心处，松开止血带。

(4) 针头插入真空采血管后，血液根据压差原理自动流入管内，至所需血量后，先退出硬插管，后拔出静脉穿刺针，嘱患者按压穿刺点1~2 min。

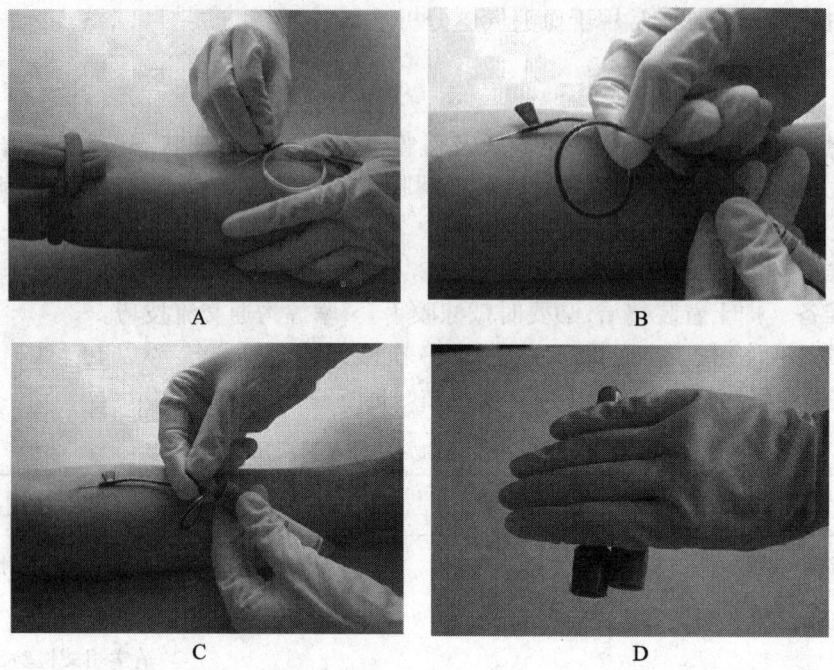

图 18-1 真空采血法

(5) 采血后立即轻轻将采血管颠倒 180° 混匀 5~8 次,使血液与添加剂充分混匀。

(6) 整理床单位,清理用物并作安全处理,将标本连同化验单及时送检。

2. 注射器采血法

(1) 携用物至床边,核对床号、姓名,向患者解释以取得合作。

(2) 选择合适静脉、穿刺点,在穿刺点上方约 6 cm 处系止血带,用 2% 碘酊、70% 乙醇消毒皮肤,嘱患者握拳,使静脉充盈。

(3) 按静脉穿刺法穿刺静脉,见回血后,抽动活塞,抽取所需血量,注意抽血速度不宜过快,以免产生大量泡沫或溶血。

(4) 抽血毕,松开止血带,嘱患者松拳,用干棉签按压穿刺点,迅速拔针,嘱患者按压穿刺点 1~2 min。

(5) 立即取下针头,将血液顺管壁缓慢注入已选择好的标本容器。如为血清标本,则避免震荡;如为全血标本,则立即轻轻旋转试管,使血液与抗凝剂充分混匀,防止血液凝固。

(6) 整理床单位,清理用物,将标本连同化验单及时送检。

(二) 动脉采血法

1. 核对医嘱,做好准备。
2. 携用物至患者床旁,核对后协助患者取舒适体位,暴露穿刺部位。
3. 先抽取少量肝素,湿润注射器后排尽。或者使用专用血气针。
4. 消毒穿刺部位,确定动脉及走向后,迅速进针,动脉血自动顶入血气针内,一般需要 1 mL 左右。
5. 拔针后立即将针尖斜面刺入橡皮塞,或者用专用凝胶针帽隔绝空气。
6. 将血气针轻轻转动,使血液与肝素充分混匀,立即送检。

7. 使患者垂直按压穿刺部位5~10 min,压迫止血至不出血为止。

8. 指导患者抽取血气时尽量放松,平静呼吸,避免影响血气分析结果。告知患者正确按压穿刺点,并保持穿刺点清洁、干燥。

9. 整理床单位,清理用物,将标本连同化验单立即送检。

四、并发症及处理

1. 皮下出血 皮下出血表现为穿刺部位疼痛、肿胀、有压痛,肉眼见皮下瘀斑。处理方法是早期用冷敷,3天后热敷。

2. 晕针或晕血 晕针或晕血患者表现为头晕、眼花、心悸、心慌、瞬间昏倒、不省人事、面色苍白、血压下降等,历经2~4 min。处理方法是立即将患者平卧,抬到空气流通处或吸氧,指压或针灸人中、合谷穴,口服热开水或热糖水,适当保暖,数分钟后即可自行缓解。老年人或有心脏病患者,防止发生心绞痛、心肌梗死或脑部疾病等意外。

五、注意事项

1. 严防溶血,抽血时须使用干燥注射器,针头宜大(7号以上),抽血速度不宜太快,同时还要注意避免剧烈的振荡。

2. 防止血液凝固,采集全血标本,血液和抗凝剂一定要充分混匀,如使用真空采血法采血后立即轻轻颠倒180°混匀5~8次。

3. 采集血标本作生化检验,应在患者空腹时采取,此时血液的各种化学成分处于相对恒定状态,检验结果较正确。因此,应事先通知患者,避免因进食而影响检验结果。

4. 根据不同的检验目的选择标本容器,并注意抗凝剂种类和采血量(表18-3)。一般血培养取血5 mL。亚急性细菌性心内膜炎患者,为提高培养阳性率,采血量为10~15 mL。

5. 严禁在输液、输血的针头处抽取血标本,以免影响检验结果,应在对侧肢体采集。

6. 同时抽取几项检验血标本,一般注入容器的顺序为:血培养瓶——抗凝瓶——干燥试管,动作应迅速准确。

技术18-2 尿标本采集法

一、目的

采集尿标本的种类及目的见表18-4。

表18-4 尿标本种类及目的

种 类	目 的
常规标本	检查尿液的色泽、透明度、比重、蛋白、糖、细胞和管型等
12 h或24 h尿标本	尿生化检查,如测定尿中钠、钾、氯、肌酐、肌酸、尿糖定量、17-羟类固醇、17-酮类固醇等
培养标本	查找尿液中的病原体

二、操作前准备

1. 评估患者 评估患者排尿情况,意识、心理状况,理解与合作程度,指导患者正确收集尿标本及告知注意事项。

2. 环境准备 关好门窗,调节室温,屏风遮挡。

3. 护士准备 护士着装整洁,掌握沟通交流技巧。

4. 用物准备 选择规定标本容器(表18-5)并贴好标签。

表18-5 尿标本种类与标本容器

种 类	标本容器
常规标本	由惰性材料制成的一次性塑料杯,容量为100 mL以上
12 h或24 h尿标本	清洁带盖广口容器,容量为3 000 mL左右
培养标本	无菌尿培养瓶

三、操作规程

1. 常规标本采集法 携用物至床旁,核对床号、姓名,向患者解释,嘱患者将晨起第一次尿约10 mL留于常规标本容器内,及时送检。

2. 12 h或24 h尿标本采集法 携用物至床旁,核对床号、姓名,向患者解释,指导患者于晨7:00时排空膀胱后开始留尿,将7:00时后至次晨7:00时的尿全部收集在广口容器内。若留12 h尿,则晚7:00时排空膀胱,将7:00时后至次晨7:00时的尿全部留在广口容器内。为避免尿液久放变质,可在尿中加防腐剂(表18-6)。

表18-6 常用防腐剂的作用及用法

名 称	作 用	用 法
甲苯	保持尿液中化学成分不变,用于尿蛋白定量,尿糖定量、钠、钾、氯、肌酐、肌酸的定量检查	一般每升尿液中加甲苯5~20 mL
甲醛	固定尿中的细胞、管型等有形成分,用于尿艾迪计数等	一般每升尿液中加40%甲醛溶液1~2 mL
浓盐酸	防止尿中激素被氧化,用于内分泌系统的检验,如17-酮类固醇,17-羟类固醇	一般每升尿液中加浓盐酸5~10 mL

3. 尿培养标本采集法

(1)使用导尿术留取尿培养标本,参见第11章。

(2)留取中段尿法:携用物至床旁,核对床号、姓名,向患者解释。留尿前按导尿术清洁、消毒外阴,嘱患者自行排尿,在不间断排尿过程中,弃去前、后时段的尿液,用无菌容器接留中间时段的尿液。

四、注意事项

1. 避免经血、阴道分泌物、包皮垢、粪便、清洁剂、粉剂、油类等各种物质污染尿液。
2. 不能使用未经洗涤的药物或试剂器皿收集尿标本。

技术 18-3 粪便标本采集法

一、目的

采集粪便标本种类与目的见表 18-7。

表 18-7 粪便标本种类与目的

种 类	目 的
常规标本	检查粪的颜色、性状,有无脓血、寄生虫卵等
潜血标本	检查粪内肉眼不能察见的微量血液
寄生虫与虫卵标本	检查寄生虫成虫、幼虫及虫卵计数、浓缩集卵、钩蚴孵化、日本血吸虫毛蚴孵化等
培养标本	检查粪中的病原体

二、操作前准备

1. **评估患者** 评估患者排便情况,意识、心理状况,理解与合作程度,指导患者正确收集粪便标本及告知注意事项。
2. **环境准备** 关好门窗,屏风遮挡。
3. **护士准备** 护士着装整洁,掌握沟通交流技巧。
4. **用物准备** 选择规定的标本容器(表 18-8)并贴好标签。

表 18-8 粪标本种类与标本容器

种 类	标本容器	其他用物
常规标本	检便盒	清洁便盆、检便匙
潜血标本	检便盒	清洁便盆、检便匙
寄生虫与虫卵标本	检便盒	清洁便盆、检便匙
培养标本	粪培养瓶	无菌便盆、无菌棉签

三、操作规程

1. **常规标本采集法** 携用物至床旁,核对床号、姓名,向患者解释,先让患者排空膀胱,再排便于清洁便盆内,用检便匙取中央部分或黏液脓血部分少许,置于检便盒内,及时送检。
2. **潜血标本采集法** 携用物至床旁,核对床号、姓名,向患者解释,嘱患者检查前 3 天禁食肉类、肝、血及含大量叶绿素的食物和含铁剂药物，3天后按粪常规标本收集法留取标本，及时送检。

3. 寄生虫与虫卵标本采集法 携用物至床旁，核对床号、姓名，向患者解释，根据检验目的采取不同的方法。

（1）检查寄生虫虫卵时，应在不同部位取带血及黏液的粪标本5~10 g送检。

（2）服驱虫剂后或作血吸虫孵化检查，应留全部粪便，及时送检。

（3）查阿米巴原虫，在采集标本前用热水将便盆加温，便后连同便盆立即送检，因阿米巴原虫在低温下可失去活力而难以找到。

4. 培养标本采集法 携用物至床旁，核对床号、姓名，向患者解释，嘱患者排空膀胱后排便于无菌便盆内，以无菌棉签取粪中央部分或脓血黏液部分少许，置于培养瓶内，立即送检。

技术18-4 痰标本采集法

一、目的

痰标本种类与目的见表18-9。

表18-9 痰标本种类与目的

种 类	目 的
常规标本	涂片经特殊染色查癌细胞、细菌、虫卵等
24 h标本	检查一天的痰量，并观察痰液的性状，协助诊断
培养标本	检查痰液中的病原体

二、操作前准备

1. 评估患者 评估患者咳痰情况，意识、心理状况，理解与合作程度，并指导患者正确收集痰标本及告知注意事项。

2. 护士准备 护士着装整洁，掌握沟通交流技巧。

3. 用物准备 选择规定的标本容器（表18-10）并贴好标签。

表18-10 痰标本种类与标本容器

种 类	标本容器
常规标本	痰盒
24 h标本	广口、无色、透明、有盖、清洁的玻璃容器
培养标本	无菌培养瓶

三、操作规程

1. 常规标本 携用物至床旁，核对床号、姓名，向患者解释，嘱患者晨起后漱口，以去除口腔中杂质，然后用力咳出气管深处的痰液于痰盒内，立即送检。如找癌细胞可用95%乙醇或10%

甲醛固定后送检。

2. 24 h 标本 携用物至床旁,核对床号、姓名,向患者解释,嘱其将 24 h(晨 7:00 时至次晨 7:00 时)的痰液全部吐入标本容器内,注意不可将唾液、漱口水、鼻涕等混入,护士记录痰液外观、性状、总量后,立即送检。

3. 培养标本 根据患者情况采取以下方法。

(1) 对能自行留痰者,向患者解释,指导患者晨起后用朵贝溶液漱口,再用清水漱口,深吸气后用力咳嗽,将痰吐入无菌培养瓶内,盖好立即送检。

(2) 对不能自行留痰者,如昏迷患者等,可用无菌吸痰装置抽吸留痰,即在吸管中段接一特殊无菌瓶,无菌瓶两侧各有一开口小管,其中一管接吸痰管,另一管接吸引器,开动吸引器后痰液即被吸进瓶内(图 18-2),然后封闭两侧小孔,立即送检。

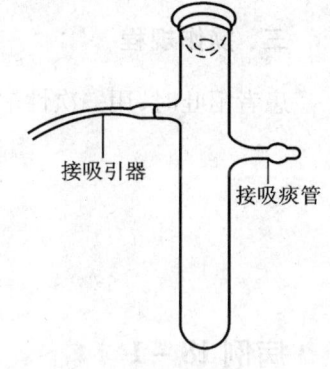

图 18-2 用吸引器留痰标本

技术 18-5 咽拭子培养标本采集法

一、目的

从咽部或扁桃体采取分泌物做细菌培养或病毒分离。

二、操作前准备

1. 评估患者 评估患者病情、临床诊断、理解与合作能力,并指导患者张口发"啊"音。

2. 护士准备 护士着装整洁,掌握沟通交流技巧。

3. 用物准备 无菌咽拭子培养管、酒精灯、火柴、压舌板、无菌生理盐水、手电筒,并在培养管上贴好标签。

三、操作规程

1. 携用物至床旁,核对床号、姓名,向患者解释。

2. 点燃酒精灯,嘱患者张口发"啊"音(必要时用压舌板压舌),用培养管内的长棉签蘸无菌生理盐水,以敏捷而轻柔的动作,擦拭两侧腭弓及咽、扁桃体上的分泌物,取毕,将试管口在酒精灯火焰上消毒,然后将棉签插入试管,塞紧立即送检。

技术 18-6 呕吐物标本采集法

一、目的

检查呕吐物有无病理改变。

二、操作前准备

1. 评估患者 评估患者呕吐情况,意识、心理状况,理解与合作程度。

2. 护士准备 护士着装整洁,掌握沟通交流技巧。

3. 用物准备 选择一次性塑料杯并贴好标签。

三、操作规程

患者呕吐时,用一次性塑料杯接取呕吐物,及时送检。

病例 18-1

患者尹某,男,70岁。患2型糖尿病17年,高血压14年,近1个月因腰腿痛、行走困难而入院,护理查体:T 36℃,P 88 次/min,R 20 次/min,BP 180/90 mmHg,体重 50 kg。遵医嘱查血、尿、粪三大常规,肝功能,空腹血糖,尿艾迪计数检查。

问题:

1. 为上述检验项目选择正确的标本容器。
2. 做肝功能检查前护士与患者须进行哪些必要的沟通与交流?
3. 做空腹血糖测定,抽血量是多少?抽血时应注意什么?
4. 做尿艾迪计数检查,对尿标本如何防腐?怎样指导患者留尿?

(陶丽云)

第 19 章　病情观察与危重患者的抢救及护理

观察病情是护理工作的一项重要内容,护士应熟悉病情观察方法和内容,并在工作中不断努力培养自身有目的、有意识地主动观察病情的能力;危重患者的抢救及护理是一项极其重要而艰巨的工作,抢救工作的质量直接关系到患者的生命和生存质量。护士必须熟练掌握常用抢救技术,全面、细致地做好危重患者的身心护理。

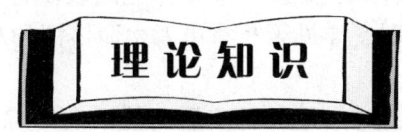

理论 19-1　病情观察

一、意义

观察病情是医护人员在诊疗护理工作中运用视觉、听觉、嗅觉、触觉等感觉器官及辅助工具来获得患者病情变化信息的过程,观察病情的能力是临床护士必须具备的基本能力之一。通过病情观察可以为诊断、抢救、治疗、护理提供科学依据;有助于判断疾病的发展趋向和转归,在患者的诊疗和护理过程中做到心中有数;可以及时了解治疗效果和用药反应;可以及时发现危重患者病情变化的征象等,以便及时采取有效措施,防止病情恶化,抢救患者生命。

二、方法

病情观察的方法有直接观察法和间接观察法两类。直接观察法是利用感觉器官或借助医疗仪器对患者进行观察,主要包括视诊、触诊、叩诊、听诊、嗅诊等。间接观察法是通过医护联系,阅读病历及交接班报告,询问患者及家属等,了解患者发病经过、病史、症状、诊断、治疗原则和护理措施等。

三、内容

（一）一般情况的观察

1. 表情与面容

（1）急性面容:皮肤发热、两颊潮红、兴奋不安、呼吸粗大、鼻翼扇动、口唇疱疹,见于急性传染病或高热患者,如麻疹、大叶性肺炎等。

（2）慢性病容:面容憔悴、面色灰暗、说话无力、精神委靡、双目无神,见于慢性疾病患者,如恶性肿瘤、结核病等。

(3) 病危面容：面容枯槁、面色苍白或铅灰、表情淡漠、双目无神、眼眶凹陷、鼻尖高耸、四肢厥冷，见于大出血、休克、急性腹膜炎等患者。

(4) 其他。甲状腺功能亢进症的患者面肌消瘦、眼球突出、眨动较少、呈恐惧表情；伤寒患者表情冷漠；破伤风可见特殊的"苦笑"面容。

2. 体位 不同疾病可使患者采取不同的体位，多数患者能采取自动体位；神志不清、意识丧失或极度衰弱患者多处于被动体位；某些患者由于疾病的影响，而采取被迫体位，如患胸膜炎或胸腔积液患者取患侧卧位，支气管哮喘发作患者采取端坐卧位等。

3. 皮肤黏膜 注意皮肤黏膜的弹性、颜色、温度、湿度及出血、水肿、皮疹等情况。

4. 排泄物 排泄物包括粪、尿、汗液、痰液等，应观察其性质与数量等。

5. 呕吐物 注意呕吐方式及呕吐物颜色、量、气味等。

(二) 生命体征的观察

生命体征是机体内在活动的反映。正常人的生命体征相对恒定，当机体患病时生命体征可发生改变，如血压下降、脉搏细数、四肢温度下降是休克的表现；体温持续不升、体温在40℃以上或持续高热，均是病情危重的表现。详见第9章患者生命体征的观察及护理。

(三) 意识状态的观察

意识是判断病情的一项重要指标，是大脑皮质功能活动的综合表现。凡能影响大脑功能的疾病，都会引起不同程度的意识改变，这种状态称为意识障碍。患者表现为对自身及外界环境的认识及记忆、思维、定向力、知觉、情感等精神活动的不同程度的异常改变。根据其意识障碍程度可分为嗜睡、意识模糊、昏睡和昏迷。

1. 嗜睡 嗜睡是最轻度的意识障碍。患者处于持续睡眠状态，但能被语言或轻度刺激唤醒，醒后能正常、简单而缓慢地回答问题，但反应迟钝，去除刺激后又很快入睡。

2. 意识模糊 意识模糊的意识障碍程度较嗜睡深，表现为思维和语言不连贯，对时间、地点、人物的定向力完全或部分发生障碍，可有错觉、幻觉、躁动不安、谵语或精神错乱。

3. 昏睡 患者处于熟睡状态，不易唤醒。经压迫眶上神经、摇动身体等强刺激可唤醒，醒后答话含糊或答非所问，停止刺激后即又进入熟睡。

4. 昏迷 昏迷是最严重的意识障碍，按程度又可分为浅昏迷和深昏迷。

(1) 浅昏迷：意识大部分丧失，无自主运动，对声、光刺激无反应，对疼痛刺激（如压迫眶上缘）可有痛苦表情及躲避反应。瞳孔对光反射、角膜反射、眼球运动、吞咽反射、咳嗽反射等可存在。呼吸、心搏、血压无明显改变，可有大小便失禁或潴留。

(2) 深昏迷：意识完全丧失，对各种刺激均无反应。全身肌肉松弛，机体呈弛缓状态，深浅反射均消失，偶有深反射亢进及病理反射出现。机体仅能维持循环与呼吸的最基本功能，呼吸不规则，血压可下降，大小便失禁或潴留。

(四) 瞳孔的观察

瞳孔变化是颅内疾病、药物中毒等病情变化的一个重要指征。观察瞳孔时应注意两侧瞳孔的形状、对称性、大小及对光反应情况。

1. 瞳孔的形状、大小 正常瞳孔呈圆形，两侧等大，自然光线下直径为2～5mm。瞳孔直径>5mm称瞳孔散大，见于阿托品中毒、颅内高压及濒死状态；瞳孔直径<2mm称瞳孔缩小，见于虹膜炎症、有机磷农药中毒及吗啡中毒；两侧瞳孔不等大见于脑外伤、脑肿瘤、脑疝等。

2. 瞳孔对光反应 正常人瞳孔对光反应灵敏,危重或昏迷患者根据程度不同,对光反应可以存在、迟钝或消失。

(五) 心理状态

患者的心理状态是一般心理状态和患病时特殊心理状态的整合。对患者心理状态的观察应从患者对疾病的认识,对疾病和住院的反应、价值观、信念等方面来观察其语言和非语言行为、思维能力、认知能力、情绪状态、感知情况是否处于正常,是否出现记忆力减退、思维混乱、反应迟钝、语言、行为异常及有无焦虑、恐惧、绝望、抑郁等情绪反应,如危重患者常有焦虑、恐惧与忧郁等心理反应。

(六) 特殊检查或药物治疗的观察

临床上对疾病未确诊的患者,常需要进行一些特殊检查,如冠状动脉造影、胃镜等,这些检查常会产生不同程度的创伤,护士应重点观察生命体征,倾听患者主诉,防止并发症的发生;药物治疗是临床最常用的治疗方法,护士要注意观察药物的疗效、副作用及特殊治疗后的反应。

(七) 病情观察的重点对象

1. 新入院患者 新入院患者病情轻重缓急不一,诊断也不尽明确,护士应及早进行入院健康评估,对病情及其轻重做出初步判断,找出主要护理问题,确定重点观察的内容。新入院患者对医院环境、人员等都很陌生,对自身疾病的诊治期望很高,容易出现许多复杂的心理问题,护士应注意观察并给予针对性的心理疏导,帮助患者尽快熟悉和适应住院生活,积极主动配合治疗。

2. 危重患者 危重患者病情变化快,复杂,如病情观察不及时,则可能延误抢救而影响预后,甚至威胁生命。护士应重点观察生命体征、意识、瞳孔等病情变化,及时采取预防或应急措施,抢救患者生命。

3. 疑难病未确诊患者 病情复杂,尚未掌握其基本发生发展的规律,在未确诊前,应进行严密观察,以助早期诊断,及时治疗。

4. 手术前后患者 对术前患者进行观察,有助于医生制订手术方案,并为术中可能发生的情况及预后提供参考依据;对术后患者进行观察,有助于早期发现病情变化,预防术后并发症的发生。

5. 老年患者及婴幼儿 因解剖生理上的特点,老年患者及婴幼儿身体抵抗力低,防御机制差,容易感染疾病且合并症多,病情变化很快,必须进行重点观察。

理论 19-2 危重患者的抢救及护理

一、抢救室的管理

(一) 抢救工作的组织管理

1. 建立责任明确的系统组织结构 在接到抢救任务时,应立即指定抢救负责人,组成抢救小组,参加抢救的医务人员态度严肃认真,动作迅速正确,既要分工明确,又要互相配合。一般抢救室抢救方位见图 19-1。

2. 即刻制订抢救方案 医生、护士应共同参与抢救方案的制订,使危重患者能及时、迅速得到抢救。

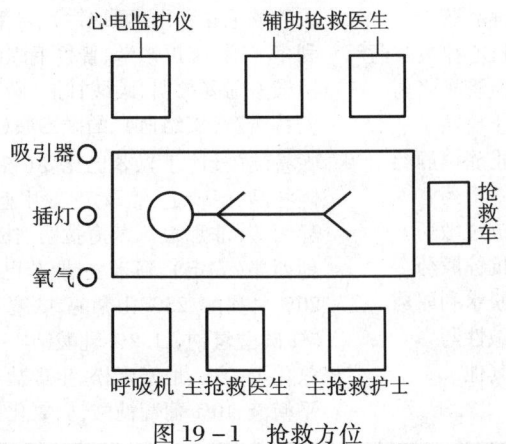

图 19-1 抢救方位

3. 制订抢救护理计划 确立预定护理目标,确定护理措施,解决患者现存的或潜在的健康问题。

4. 配合医生做好抢救、记录及查对工作 一切抢救工作均应做好记录,记录要求准确、清晰、扼要、完整,且注明执行时间。各种急救药物的使用均需经两人核对。执行口头医嘱时,护士必须向医生复述一遍,双方确认无误后方可执行,抢救完毕需及时由医生补写医嘱。抢救中各种急救药物的安瓿、输液空瓶、输血空瓶等应集中放置,以便事后查对。

5. 参加每日查房、会诊及病例讨论 安排责任护士随医生参加每次查房、会诊和病例讨论,了解危重患者的抢救过程,配合治疗和护理。

6. 抢救用品管理做到"五定" 一切抢救用品管理做到"五定",即定数量品种、定点安置、定人保管、定期消毒灭菌、定期检查维修。护士应熟悉抢救物品性能和使用方法,并能排除一般故障。

7. 做好交接班工作 做好交接班工作,以保证抢救、护理措施的落实。

(二)抢救设备及管理

1. 抢救室 急诊室要有单独的抢救室;病区抢救室宜设置在靠近护士办公室的单独房间内。抢救室要宽敞、明亮、安静、整洁。

2. 抢救床 抢救床最好选用能升降的活动床,必要时另备木板一块,作胸外心脏按压时使用。

3. 抢救车 抢救车(图19-2)需配备下列物品。

(1) 常用急救药品见表19-1。

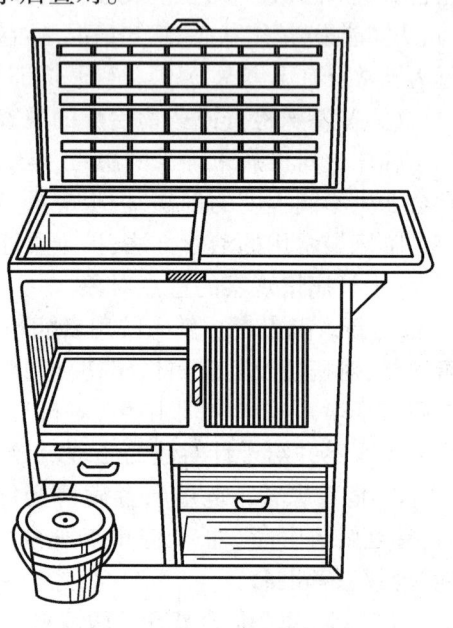

图19-2 抢救车

表19-1 常用急救药品

类 别	急救药品
中枢兴奋药	尼可刹米(可拉明)、洛贝林(山梗菜碱)等
升压药	去甲肾上腺素、盐酸肾上腺素、异丙肾上腺素、间羟胺、多巴胺等
降压药	利血平、硫酸镁注射液等
强心药	去乙酰毛花苷丙(西地兰)、毒毛花苷K等
抗心律失常药	利多卡因、维拉帕米、普鲁卡因酰胺等
血管扩张药	甲磺酸酚妥拉明、硝酸甘油、硝普钠、氨茶碱等
止血药	安特诺新(安络血)、酚磺乙胺(止血敏)、维生素K_1、氨甲苯酸、垂体后叶素、鱼精蛋白等
止痛镇静药	哌替啶(杜冷丁)、苯巴比妥(鲁米那)、氯丙嗪(冬眠灵)、吗啡等
解毒药	阿托品、解磷定、氯磷定、亚甲蓝、二巯基丙醇、硫代硫酸钠等
抗过敏药	异丙嗪(非那根)、苯海拉明、扑尔敏、息斯敏
抗惊厥药	地西泮(安定)、阿米妥钠、苯巴比妥钠、硫喷妥钠、苯妥英、硫酸镁等
脱水利尿药	20%甘露醇、25%山梨醇、呋塞米(速尿)、利尿酸等
碱性药	5%碳酸氢钠、11.2%乳酸钠
其他	氢化可的松、地塞米松、生理盐水、各种浓度的葡萄糖溶液、右旋糖酐-40、右旋糖酐-70、平衡液、10%葡萄糖酸钙、氯化钾、氯化钙、代血浆等

（2）各种无菌急救包：静脉切开包、气管插管包、气管切开包、开胸包、导尿包、穿刺包等。

（3）一般用物：治疗盘、血压计、听诊器、开口器、压舌板、舌钳、手电筒、止血带、输液器、输血器、各种注射器及针头、各种型号及用途的橡胶管或硅胶管、绷带、夹板、宽胶布、无菌敷料、无菌治疗巾、无菌手套、玻璃接管、火柴、酒精灯、多头电源插座、皮肤消毒剂等。

4. 急救设备 氧气筒及氧气表装置或中心供氧装置、电动吸引器或中心负压吸引装置、心电监护仪、电除颤器、心脏起搏器、简易呼吸器、呼吸机、电动洗胃机等。

二、危重患者常见的护理诊断

危重患者面临的主要健康问题是生理需要不能得到及时的满足，因此临床上常用的护理诊断如下。

（一）与呼吸有关的诊断

1. 清理呼吸道无效 与中枢神经系统功能紊乱导致的咳嗽反射减弱有关。

2. 有误吸的危险 与咳嗽及吞咽反射减弱有关。

3. 气体交换受损 与呼吸中枢功能紊乱有关。

（二）与安全有关的诊断

1. 有受伤的危险 与意识障碍有关。

2. 有皮肤完整性受损的危险 与长时间卧床有关。

（三）与生理交换有关的诊断

1. 营养失调，低于机体需要量 与机体分解代谢增强有关。

2. 尿潴留 与膀胱逼尿肌无力有关。

3. 便秘 与长时间卧床导致的活动减少有关。

（四）与活动有关的诊断

1. 自理能力缺陷 与体力下降有关。

2. 自理能力缺陷 与意识障碍有关。

3. 有废用综合征的危险 与长期卧床有关。

（五）与感觉有关的诊断

焦虑：与面临疾病威胁有关。

三、危重患者的支持性护理

危重患者是指病情严重，随时可能发生生命危险的患者。一般给予一级护理，必要时给予特护。

（一）危重患者的病情监测

1. 脑功能监测 脑功能监测包括意识水平监测、脑电图监测、脑血流图监测、CT 与 MRI 监测、颅内压监测以及脑死亡的判断等。其中最重要的是意识水平监测，常用的是昏迷指数评估，昏迷指数评估能客观反应脑损伤的严重程度，便于判断病情、分析预后，对脑功能的判定有可靠的可信度，但要参照其他参数全面分析。

2. 循环功能监测 循环功能监测包括心率、心律、无创或有创动脉血压监测、心电功能监测和血流动力学监测，如中心静脉压、肺动脉压、心排血量、心脏指数等。

3. 呼吸功能监测 呼吸功能监测包括① 呼吸运动的观察，如呼吸频率、节律、呼吸音。

② 肺功能监测，如潮气量、肺活量、肺泡通气量、功能残气量、死腔量，呼气压力测定，肺顺应性监测。③ 血气分析，如动脉血氧饱和度、动脉血氧分压及动脉二氧化碳分压。其中血气分析是较重要的监测呼吸功能的手段之一，护士应了解血气分析各项指标的正常值及临床意义。

4. 肾功能监测 肾脏是调节体液的重要器官，它负责保留体内所需物质、排泄机体代谢产物、维持机体水和电解质平衡以及细胞内外渗透压平衡。肾功能监测指标包括尿量，血、尿钠离子浓度，血、尿肌酐，尿素氮测定及血肌酐清除率测定等。

5. 体温监测 对危重患者连续监测皮肤温度与中心温度（体核温度），是了解外周循环灌注是否减少或改善的有价值指标。当患者处于严重休克时，其皮肤温度与中心温度差（温差）增大，经采取有效治疗措施后，若温差减少，则提示病情好转，外周循环改善；若温差值逐渐进行性扩大，则是病情恶化的指标之一。

6. 密切观察患者生命体征并做好书面记录 如患者出现呼吸停止或心搏骤停，应立即进行人工呼吸或胸外心脏按压，并派人通知医生，此时护士不得离开抢救现场。

（二）保持呼吸道通畅

对清醒患者，应鼓励并协助其定时做深呼吸，或轻拍背部，促使呼吸道分泌物咳出；对昏迷患者，将其头偏向一侧，必要时用吸引器吸出呼吸道分泌物，以保持其呼吸道通畅。

（三）加强清洁卫生及生活护理

1. 眼的保护 对眼睛不能自行闭合者，涂红霉素眼膏或盖凡士林纱布，保护角膜。

2. 口腔护理 保持口腔清洁，增进食欲，防止口腔感染。

3. 皮肤护理 长期卧床患者应定时翻身、按摩、擦洗，保持局部皮肤清洁、干燥，注意肢体末梢的血液循环，防止压疮发生。

4. 维持肢体功能 病情许可，每日2~3次给患者作被动全范围关节活动，如屈伸、内收、外展、旋转等，并作按摩，以促进血液循环，增加肌肉张力，帮助恢复功能，也可预防静脉血栓的形成。

（四）补充营养和水分

危重患者分解代谢增强，机体消耗大，因此需补充营养和水分。对不能进食者，可给予鼻饲或胃肠外静脉高营养支持。对水分损失较多的患者，应补充足够的水分。

（五）维持排泄功能

对尿潴留患者，可采用促使其排尿的方法，以减轻患者的痛苦。必要时，在无菌操作下导尿。对便秘患者，采取常规措施处理无效后可应用灌肠法等帮助其排便。

（六）注意患者安全

对意识丧失、谵妄、躁动的患者使用保护具，防止坠床；对牙关紧闭抽搐的患者，用压舌板裹上数层纱布放于上下臼齿之间，避免咬伤舌头。室内光线宜暗，工作人员动作要轻，避免因外界刺激而引起抽搐。

（七）保持引流管通畅

危重患者身上有时可有许多引流管，如导尿管、胃肠减压管、伤口引流管等，应给予妥善固定，安全放置，保持通畅。

（八）心理护理

危重患者有各种各样的心理问题，如病情危重而产生对死亡的恐惧，因病情危重而引起的沟通障碍等，鉴于危重患者的特殊性，心理护理更多的是通过非语言交流来完成。因此，在对患者进行护理时,态度要和蔼,富有同情心,语言要精练、易于理解;举止要沉着、稳重;操作要娴熟,并尽可能多地采取"治疗性触摸",给患者充分的信赖感和安全感。

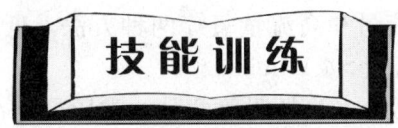

技术 19-1 氧气吸入疗法

一、吸氧指征与适应证

氧气吸入疗法是指供给患者氧气,通过吸入高浓度或纯氧来提高动脉血氧分压(PaO_2)和血氧饱和度(SaO_2),增加动脉血氧含量(CaO_2),纠正由各种原因造成的缺氧状态,促进代谢,以维持机体生命活动的治疗方法。

各种原因所致的缺氧状态均需给予氧气吸入,血气分析检查结果是吸氧的客观指标,PaO_2正常值为 10.6~13.3 kPa,当患者 PaO_2 低于 6.6 kPa 时,应给予氧气吸入。下列患者一般常需给予氧气吸入。

1. 呼吸系统疾病 呼吸系统疾病如哮喘、支气管肺炎、气胸、肺气肿、肺不张等影响患者肺活量者。

2. 心功能不全 心力衰竭等导致肺部充血,引起呼吸困难者。

3. 各种中毒引起的呼吸困难 一氧化碳中毒、巴比妥类药物中毒等,使氧不能由毛细血管渗入组织而产生的缺氧。

4. 昏迷患者 脑血管疾病或颅脑疾病所致的昏迷,患者因中枢受抑制而引起的缺氧。

5. 其他 某些外科手术后患者、大出血患者、分娩产程过长或胎心音异常者。

二、缺氧程度与氧流量的调节

临床上将缺氧分为轻、中、重度三度,其临床表现见表 19-2。

表 19-2 缺氧程度与临床表现

项目	临床表现		
	轻度缺氧	中度缺氧	重度缺氧
意识	清楚	烦躁、嗜睡或谵妄	浅昏迷或深昏迷
发绀	一般无	轻度或明显	显著或明显
呼吸困难	不明显	明显	极度,有明显的三凹征
SaO_2	>80%	60%~80%	<60%
PaO_2	6.67~9.3 kPa	4~6.67 kPa	<4 kPa
$PaCO_2$	>6.67 kPa	>9.3 kPa	>11.9 kPa

根据缺氧程度调节氧流量:一般成人轻度缺氧 1~2 L/min;中度缺氧 2~4 L/min;重度缺氧

4~6 L/min。

三、氧气吸入疗法的类型

1. 根据吸氧的流量分为低流量和高流量氧疗两种方法。低流量氧疗是指吸氧流量不超过 4 L/min;高流量氧疗是指吸氧流量 >4 L/min。

2. 根据吸氧的压力分常压吸氧和高压吸氧两种。常压是指在 1 个大气压下吸氧;高压通常指在高压氧舱中吸氧,吸氧压力为 1.2~3.0 个大气压。

3. 根据吸氧的浓度可分为低浓度、中等浓度、高浓度吸氧三种类型(表 19-3)。

表 19-3 氧气吸入疗法的类型及适应范围

吸氧类型	吸入浓度	适应范围
低浓度吸氧	<30%	又称控制性吸氧,适用于低氧血症伴二氧化碳潴留的患者,如慢性阻塞性肺疾病和慢性呼吸衰竭
中等浓度吸氧	30%~50%	适用于有明显通气/灌注比例失调,或显著弥散障碍的患者,尤其是血红蛋白浓度很低或心输出量不足者,如肺水肿、心肌梗死、休克等
高浓度吸氧	>50%	适用于单纯缺氧而无二氧化碳潴留的患者,如成人呼吸窘迫综合征、心肺复苏后的生命支持阶段

四、氧疗方法

目前临床有 7 种给氧方法(表 19-4)。

表 19-4 给 氧 方 法

方 法	说 明
鼻塞给氧	鼻塞是一种用塑料或玻璃制成的球状物,有单腔和双腔两种鼻塞。此法刺激性小、简便,患者容易接受,但张口呼吸或鼻腔堵塞者氧疗效果较差。是目前医院常用的给氧方法之一
双侧鼻导管给氧	指将鼻导管插入双侧鼻孔内约 1cm 供给氧气的方法,适用于长期氧疗的患者,是目前医院常用的给氧方法之一
单侧鼻导管给氧	指将一根细导管自一侧鼻孔插入到鼻咽部,导管末端连接氧气的给氧方法。插入深度为鼻尖至耳垂的 2/3,此法患者不易耐受,导管对鼻腔产生压力而易被分泌物堵塞,是过去医院最常用的给氧方法之一,目前医院不常用
漏斗给氧	将漏斗放于距患者的口鼻部 1~3 cm 处进行吸氧,适应于婴幼儿及气管切开的患者
面罩给氧	将面罩放于患者的口鼻部,氧气自下端输入,呼出的气体从面罩两侧孔排出。由于口腔、双侧鼻腔都能吸入氧气,效果较好,给氧时必须有足够的氧流量,一般需 6~8 L/min。适用于病情较重、氧分压明显下降者
头罩给氧	将患者的头部放入氧气头罩内,将氧气接于进氧孔上,可以保持罩内一定的氧浓度、温度、湿度。多用于小儿

续表

方法	说 明
氧气帐给氧	是用一种透明塑料薄膜制成的帐幕,将患者的头部及胸部严密罩在帐幕里,用仪器控制氧流量,保持帐内的氧浓度和温度、湿度。其价格昂贵,耗氧量大。适用于大面积烧伤患者及新生儿抢救

五、供氧装置

(一) 中心供氧装置

医院的氧气由一个集中供应站供给,由管道将氧气送到各个病区、门诊、急诊室等。供氧站设总开关控制,各个用氧单位配有氧气表取氧,打开流量表即能使用。中心供氧吸氧装置包括鼻塞(鼻导管)→输氧管→湿化瓶→通气管→流量表→固定在墙上的氧气插孔(图19-3)。每次吸氧前用碘伏或安尔碘无菌棉签消毒氧气插孔,方法为从氧气插孔内面从里向外涂擦2遍,5 min后再为患者吸氧,避免棉签重复涂擦。

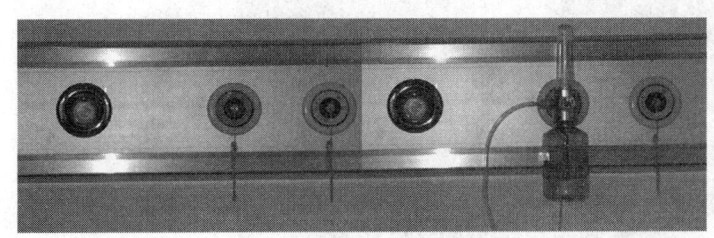

图19-3 中心供氧装置

(二) 氧气筒、氧气表装置

1. 氧气筒 氧气筒为一圆柱形无缝钢筒,可耐受14.7MPa的压力,容积为40L,能容纳氧气6000L左右(在1个大气压下)。氧气筒由钢瓶、总开关和气门三部分组成,气门是氧气流出的通道(图19-4)。

2. 氧气表 氧气表由压力表、减压器、流量表、湿化瓶、安全阀门等几部分组成(图19-5)。压力表是用于指示氧气筒内的压力;减压器可将来自氧气筒内氧气压力减低至0.2~0.3MPa,可使氧气流出平稳,以保证用氧的安全;流量表用于测量每分钟氧气的流出量;湿化瓶用于湿化氧气,湿化瓶内一般装1/3~1/2满的冷开水或蒸馏水,肺水肿患者用20%~30%的乙醇,其作用是降低肺泡内泡沫的表面张力,使泡沫破裂消散,有利氧气通过呼吸膜;安全阀门是确保用氧安全的装置,当氧气流量过大、压力过高时,安全阀门内部的活塞即自动打开,使过多的氧气自安全阀门周围的小孔流出。

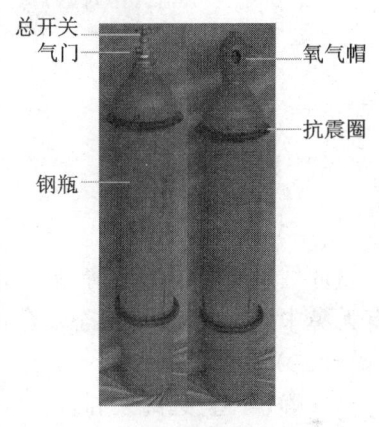

图19-4 氧气筒

(三) 氧气枕 氧气枕为一长方形的橡皮枕,枕的一端接有橡胶管,其橡胶管上可加调节器调节流量,氧气枕多用于转运患者的途中(图19-6)。

(四) 高压氧舱 高压氧舱为一圆筒形耐压舱体,舱内一般用压缩空气加压,患者在舱内采用鼻导管、面罩或鼻塞间歇性吸氧(图19-7)。

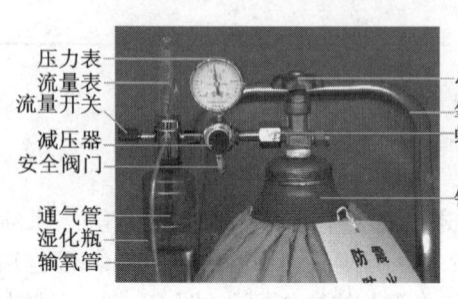

图19-5 氧气表

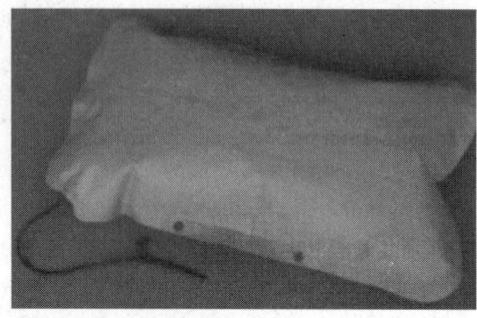

图19-6 氧气枕

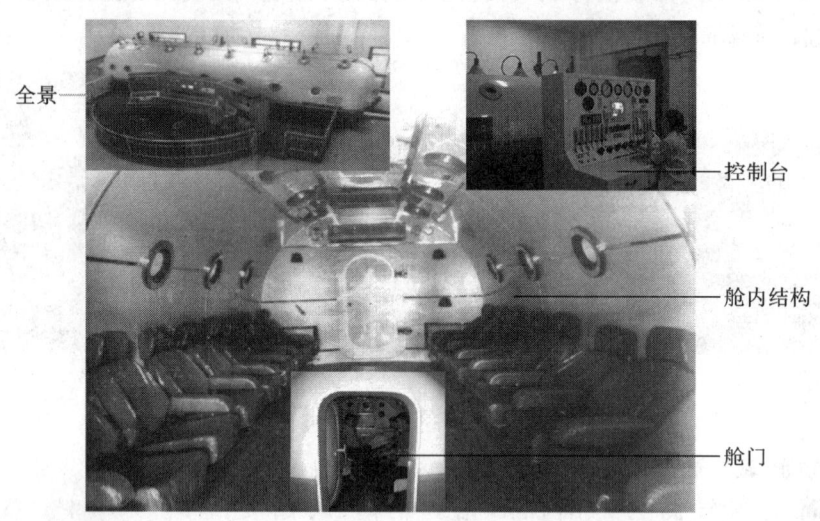

图19-7 高压氧舱

六、操作前准备

(一) 评估患者

评估患者目前的病情、治疗情况;缺氧程度与原因、血气分析的结果;鼻腔有无分泌物堵塞,有无鼻中隔弯曲;意识状态及合作程度。

(二) 环境准备

安静、舒适、远离火源。

(三) 护士准备

护士着装清洁,洗手,戴口罩,掌握沟通交流技巧。

(四) 用物准备

供氧装置1套(氧源、氧气表)、湿化瓶1个(内盛1/3~1/2满的蒸馏水或冷开水或生理盐水,肺水肿时可用20%~30%乙醇)、氧气表配套通气管1根、输氧管1根、接管1个、鼻塞1个(或双侧鼻导管)、纱布2块、棉签、小药杯(内盛清水)、胶布、扳手、弯盘、氧气记录卡、笔。

七、操作规程

(一) 安装氧气表

1. 中心供氧装置吸氧法(患者床旁进行)

(1) 将氧气表与通气管和湿化瓶连接。

(2) 将氧气表与中心供氧装置的氧气插孔紧密连接,氧气表必须与地面垂直。

(3) 连接输氧管,打开氧气表上的流量开关,检查氧气流出是否通畅,然后关流量开关备用。

2. 氧气筒、氧气表吸氧法(治疗室操作)

(1) 冲气门:开氧气筒总开关冲净气门,再关总开关。

(2) 连接氧气表:将氧气表与氧气筒紧密连接,要求氧气表垂直于地面;连接通气管、湿化瓶、输氧管及接管。

(3) 开总开关检查连接处是否漏气,要求连接处不漏气。

(4) 检查氧气流出情况。开流量开关(小开关)检查氧气流出是否通畅,然后关小开关备用。

(二) 床旁患者吸氧

1. 携用物至床旁,核对床号、姓名,向患者解释。

2. 用湿棉签清洁鼻腔。

3. 连接一次性鼻塞,根据缺氧程度调节氧流量。

4. 检查氧流出通畅后将鼻塞插入至患者鼻前庭。

5. 用胶布固定导管于患者鼻翼,其弯曲部分绕过患者耳郭,再用别针将输氧管固定于患者上衣肩部、枕上或大单上。在用氧记录卡上记录用氧开始时间和吸氧流量,并签全名。

6. 向患者交代有关注意事项,如嘱患者及家属不要在病室内吸烟与使用明火,不擅自调节氧流量等。用氧过程中护士应密切观察缺氧是否改善。

7. 根据医嘱给予停氧。停氧的顺序为① 中心供氧装置吸氧法:取下鼻导管→关流量开关→取下输氧管→取下氧气表。② 氧气筒、氧气表吸氧法:取下鼻导管→关闭总开关→取下输氧管→余气放尽后关流量开关。

8. 在用氧记录卡上记录停氧时间,并签全名。

9. 操作完毕,整理床单位,清理用物。

八、注意事项

(一) 安全用氧

做好"四防"即:防震、防火、防油、防热。在搬运氧气筒时,避免倾倒,勿撞击,以防爆炸,因氧气筒内的氧气压力很高;氧气筒应放在阴凉处,在筒的周围严禁烟火和放置易燃物品,距火炉至少5 m,距暖气1 m;氧气表及螺旋口上勿涂油,也不可用带油的手装卸氧气表,以免引起燃烧。

(二) 正确操作

吸氧时应先调流量,后插管,停用氧气时应先拔管,后关流量开关。

（三）更换鼻导管

使用鼻塞法、鼻导管吸氧时，每日更换鼻塞或鼻导管2次以上，并两侧鼻孔交替使用。

（四）氧气筒内的氧气不可用尽

当压力表指示的压力为0.5 MPa时应更换氧气筒。

（五）氧气筒上明确标示"满"或"空"

氧气筒应根据实际情况悬挂"满"或"空"的标志，以防急救时搬错。

（六）密切观察

用氧过程中应密切观察患者缺氧是否改善，观察意识、发绀、呼吸、心率、脉搏、血压情况及血气分析结果；观察用氧装置是否漏气、氧气流出是否通畅、流量是否符合病情；观察是否有用氧并发症的发生，如氧中毒、肺不张、呼吸抑制等。

九、并发症及处理

（一）氧中毒

在0.1 MPa（1个大气压）的纯氧环境中，连续吸入纯氧6 h即可出现氧中毒症状，吸入24 h可导致死亡。氧中毒的主要表现有胸骨后不适、疼痛、灼热感，继而出现持续性干咳、恶心、呕吐、烦躁不安、面色苍白及进行性呼吸困难等。预防的关键是避免高浓度、长时间吸氧，一般吸氧浓度不超过45%。吸氧过程中定期做血气分析，动态观察氧疗效果。做好健康教育，告诫患者和家属在吸氧过程中不要随意调节吸氧流量。一旦发现氧中毒，应立即降低吸氧流量，并报告医生，对症处理。

（二）肺不张

患者吸入高浓度的氧后，肺泡内氮气被大量置换，当支气管有阻塞时，其所属的肺泡内氧气被迅速吸收，引起吸收性肺不张。主要表现有烦躁、呼吸及心率加快、血压增高，继而出现呼吸困难、发绀、昏迷。预防的关键是控制吸氧浓度，鼓励患者做深呼吸、多翻身，保持呼吸道通畅。

（三）气道黏膜干燥

如持续吸入未经湿化且流量过大、浓度较高的氧气（氧浓度>60%），支气管黏膜则因干燥气体的直接刺激而产生损害，表现为刺激性咳嗽，无痰或痰液黏稠、结痂、不易咳出。预防的关键是加强吸入气体的湿化，定期做雾化吸入，吸氧浓度控制在45%以下。

（四）眼晶状体后纤维组织增生

眼晶状体后纤维组织增生是一种增殖性视网膜病变，仅见于新生儿，尤其是早产儿。主要表现为视网膜血管收缩，早期这种血管收缩是可逆的，晚期则不可逆，从而引起视网膜纤维化。临床上可造成视网膜变性、脱落、继发性白内障、继发性青光眼、斜视、弱视，最后出现不可逆性失明。预防的关键是避免长时间、高浓度吸氧，维持吸氧浓度在40%以下。对已发生晶状体后纤维组织增生者，应早期行手术治疗。

（五）呼吸抑制（二氧化碳麻醉）

呼吸抑制见于Ⅱ型呼吸衰竭者，即低氧血症伴二氧化碳潴留的患者。由于患者体内$PaCO_2$长期处于较高的水平，呼吸中枢失去了对CO_2的敏感性，这时呼吸的维持主要依靠缺氧对外周化学感受器的刺激，当吸入高浓度的氧后，患者缺氧状况迅速得到改善，同时也解除了缺氧对外周化学感受器的刺激作用,从而导致呼吸抑制,甚至呼吸停止。预防的关键是低浓度、低流量持续给氧,一般供氧流量为 1~2 L/min,氧浓度控制在 24%~29%,PaO_2 维持在 60 mmHg。

十、氧流量与氧浓度的换算

(一)氧流量与氧浓度的关系

吸氧浓度% = 21 + 4 × 氧流量(L/min)

(二)氧气筒内氧气量及可用时间的计算

$$氧气筒内氧气量(L) = \frac{V \times P(\text{MPa})}{0.1(\text{MPa})} = \frac{V \times P(\text{kg/cm}^2)}{1(\text{kg/cm}^2)}$$

$$氧气筒内氧气可供应时间(h) = \frac{(P - P_0)(\text{MPa}) \times V}{0.1(\text{MPa}) \times v(\text{L/min}) \times 60(\text{min})}$$

$$= \frac{(P - P_0)(\text{kg/cm}^2) \times V}{1(\text{kg/cm}^2) \times v(\text{L/min}) \times 60(\text{min})}$$

V:氧气筒容积(L)

P:氧气表上压力表指示的压力(MPa 或 kg/cm^2)

P_0:氧气筒应保留的压力,一般为 0.5MPa 或 5 kg/cm^2

v:氧流量(L/min)

1 MPa = 10 kg/cm^2,1 kg/cm^2 相当于 1 个大气压

技术 19-2 吸痰法

一、目的

吸痰可以清除呼吸道分泌物,保持呼吸道通畅。

二、适应证

1. 无力咳嗽、排痰而出现呼吸困难的患者 昏迷、新生儿、危重、气管切开、会厌功能不良、老年、麻醉术后等患者。

2. 窒息时的急救 溺水、吸入羊水、吸入呕吐物等窒息患者的急救。

三、操作前准备

1. 评估患者 评估患者神志、呼吸、病情及治疗情况,判断是否有呼吸困难,听诊是否有痰鸣音;患者口鼻腔黏膜是否正常,鼻中隔有无弯曲。

2. 环境准备 清洁,舒适。

3. 护士准备 护士着装整洁,洗手,戴口罩,必要时戴手套,掌握沟通交流技巧。

4. 用物准备

(1)负压吸引装置:电动吸引器(图 19-8)或中心吸引装置(图 19-9)或 50~100 mL 注射器 1 副。

(2)治疗盘内备容器 2 只(分别盛无菌生理盐水、12~14 号消毒吸痰管数根,气管插管的患

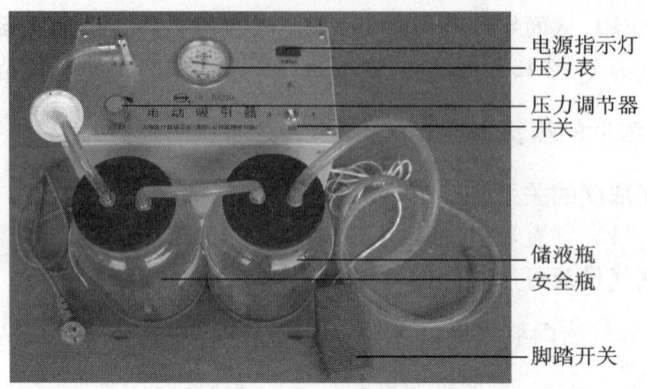

图19-8 电动吸引器

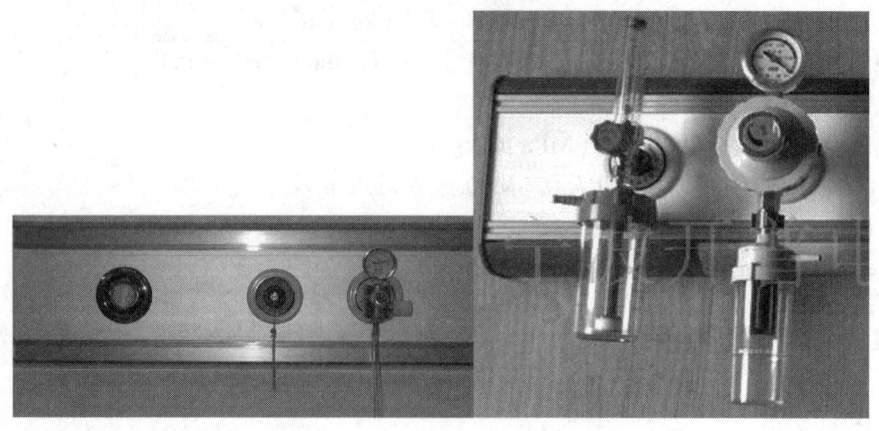

图19-9 中心吸引装置

者准备6号吸痰管)、装有消毒液的100 mL玻璃瓶、接管、无菌纱布、无菌持物钳及容器、镊子、压舌板、电筒、无菌手套、弯盘,昏迷患者备开口器、舌钳。

四、操作规程

1. **核对** 携用物至床旁,核对床号、姓名,向家属及患者解释。
2. **检查吸引装置功能** 连接吸引器各部件,检查各部件连接是否漏气,吸引是否通畅。
3. **调节吸引器压力** 成人40.0~53.3 kPa,小儿<40.0 kPa。将吸引导管的接管插入干燥空瓶内备用。
4. **协助患者取合适体位** 将患者头转向操作者,并稍向后仰,嘱患者张口,昏迷患者使用压舌板或开口器。检查患者口、鼻腔,取下活动义齿。
5. **试吸与润滑** 连接吸痰管,试吸无菌生理盐水,检查吸痰管是否通畅,同时润滑吸痰管前端。
6. **吸口咽部分泌物** 一手反折吸痰管末端,一手用无菌血管钳(镊)或无菌纱布持吸痰管前端,插入患者口咽部,然后放松导管末端,吸引口咽部分泌物,其顺序为口腔前庭→颊部→咽部。如经口腔吸痰有困难可经鼻腔吸引,其顺序为鼻前庭→下鼻道→鼻后孔→咽部。吸尽口腔内分泌物后取下吸痰管,放入消毒液中。

7. 吸气管内分泌物 连接吸痰管,试吸无菌生理盐水。将吸痰管反折自口腔插入气管内 15～17 cm 处(支气管分叉处),松开反折部分,边吸痰边左右旋转,边吸引边退出。(研究报道:吸痰管反折,自口腔插至气管内 15～17 cm,松开反折部分再上提吸痰管,边吸边退出无需旋转,只需间断向上提吸,遇到痰液多时,稍做停留的吸痰方法效果更好)。对气管切开或气管插管的患者,可自插管或套管内插入;口腔吸痰有困难时采用自鼻腔插入,深度为 20～25 cm。吸痰管退出时,用生理盐水抽吸冲洗吸痰管。所用生理盐水每 12 h 更换,如液体浑浊,则立即更换。

8. 吸痰后处理 吸痰毕,取下吸痰管浸泡于消毒液中,擦净患者面部,协助患者取好体位,整理床单位;关闭吸引器,负压吸引器的接管浸泡于床旁消毒液的试管或瓶中。

9. 记录 记录吸痰时间、痰液性状、量和颜色。

五、注意事项

1. 严格无菌操作,每吸痰一次应更换吸痰管,其他吸痰用物应每天更换,以防止呼吸道感染。无菌盘或护理盒每 24 h 更换一次。

2. 吸痰时动作宜轻巧,防止损伤黏膜。进管时应关闭负压,由浅至深,禁忌一插到底,以免将气管外部的痰液带入气管深部。

3. 严格掌握吸痰时间,每次吸痰最多连续 3 次,吸痰管每次在气管中吸痰的时间不超过 15s,连续吸引的总时间不得超过 3 min,以防气管痉挛,加重缺氧。

4. 每次吸痰前后应给加大吸氧浓度,吸痰过程中应随时擦净患者口鼻喷出的分泌物;注意观察气道是否通畅,患者的反应如面色、呼吸、心率、血压等及吸出液的颜色和量等。

5. 痰液黏稠时,可叩击患者背部以振动痰液;或用雾化吸入湿化气道稀化痰液;或向气管内(气管插管或气管套管内)滴入生理盐水或化痰药物以利痰液吸出。

6. 小儿吸痰时,吸痰管要细,吸引力要小。

7. 贮液瓶内液体不得超过瓶的 2/3 满。

技术 19-3 基础生命支持技术

一、概念

基础生命支持技术(basic life support,BLS)是对心搏、呼吸停止的患者,用人工方法建立和恢复循环、呼吸功能的一系列抢救措施。

对心搏、呼吸停止患者的抢救应当在 4 min 内进行,基础生命支持开始的时间越早,成活率越高。

二、适应证

1. 呼吸骤停

(1)原因:引起呼吸骤停的原因很多,如溺水、卒中、气道异物阻塞、药物过量、电击伤、窒息等。

(2) 呼吸停止的判断方法：应在保持气道开放的情况下进行判断。可通过听有无呼气声或用面颊部靠近患者的口鼻部感觉有无气体逸出，脸转向患者观察其胸腹部有无起伏（图19-10）。

2. 心搏骤停

(1) 原因：许多原因可致心搏骤停，常见的原因有① 意外伤害：如电击、溺水等；② 器质性心脏病：如心肌病、急性广泛性心肌梗死；③ 神经系统病变：如脑血管意外、脑炎；④ 电解质及酸碱平衡紊乱：如高血钾、严重的酸中毒等；⑤ 药物和毒物中毒：如安眠药过量、洋地黄中毒等；⑥ 手术和麻醉意外：如心脏直视手术、心导管检查、麻醉药过量等。

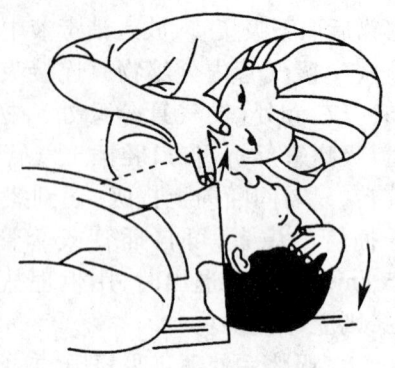

图19-10 判断呼吸方法

(2) 心搏骤停的临床诊断：

1) 诊断要点。具备意识突然丧失、大动脉搏动（颈动脉、股动脉）消失两项主要征象即可确诊。常用大动脉的体表标志：颈动脉于喉结旁开1~2 cm处；股动脉于腹股沟韧带中点下方处。

2) 其他症状。有呼吸停止，心音消失，血压测不到，瞳孔散大，皮肤苍白或青紫等。

三、操作前准备

1. 评估患者 判断心搏、呼吸是否停止，同时作好患者准备。

2. 护士准备 立即呼救。

3. 环境准备 光线充足，病室安静。患者床单位周围宽阔，必要时用屏风遮挡，避免影响其他患者。

4. 用物准备 血压计、听诊器、除颤器，必要时备木板、脚踏凳等。

四、操作规程

1. 判断病情 立即判断患者心搏、呼吸停止。

2. 呼救 立即呼救，求助他人帮助

3. 心肺复苏体位 将患者置于心肺复苏体位，仰卧位于硬板床或地上，如是卧于软床的患者，其肩背下需垫心脏按压板，去枕，头后仰。

4. 心前区叩击 抢救者右手握空心拳，小鱼际肌侧朝患者胸壁，距胸壁20~25cm高度，垂直向下叩击心前区（胸壁下段）1~2次。

5. 打开气道（airway，A） 清除口鼻分泌物、呕吐物、异物；松解束缚物：如领扣、领带、腰带等。打开气道的方法如下。

(1) 仰头抬颏法：抢救者一手放在患者前额，向后下方向按压使其头部后仰，另一手的手指放在患者下颌骨处，将颏部向前上抬起（图19-11）。此法对解除舌后坠效果最好。

(2) 仰头抬颈法：抢救者一手放在患者颈部，向上抬起，另一手放在患者前额，向后下方向按压使其头部后仰（图19-12）。此方法可使下颌前移，舌抬高，以解除因舌肌和会厌肌肉松弛所致的呼吸道阻塞。

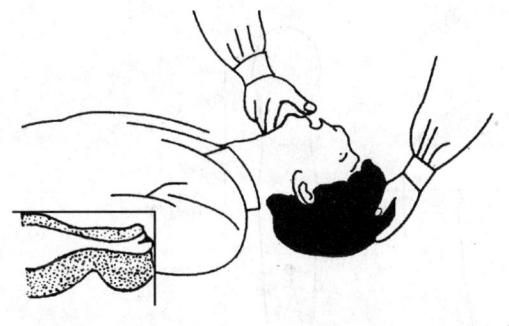
图19-11 仰头抬颏法

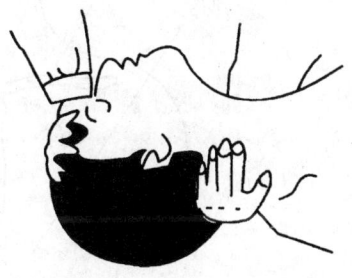
图19-12 仰头抬颈法

(3) 托颌法:抢救者双肘置患者头部两侧,双手示、中、无名指放在患者下颌角后方,向上抬起下颌(图19-13)。此法适用于疑有颈部损伤的患者。

6. 人工呼吸(breathing,B)

(1) 口对口人工呼吸法(图19-14):在患者口鼻盖一单层纱布,抢救者一手掰开患者的口;一手捏紧患者鼻孔,深吸一口气,双唇包住患者口唇连续吹气2次,以后成人按13次/min、儿童按16次/min的频率有节奏的吹气,每次吹气量为700~1100 mL;每次吹气毕,松开患者鼻孔,并观察患者胸廓复原情况。

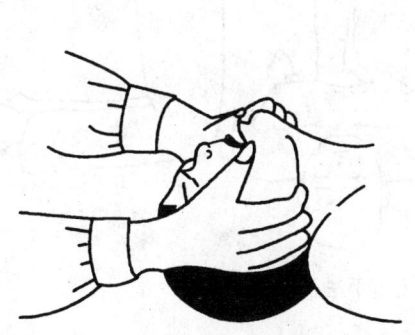
图19-13 托颌法

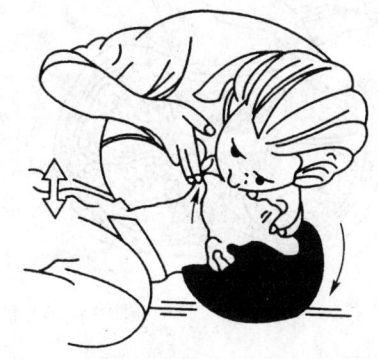
图19-14 口对口人工呼吸法

(2) 口对鼻人工呼吸法:在患者口鼻盖一单层纱布,抢救者用手将患者的口唇闭紧,深吸一口气,双唇包住患者鼻部同上法吹气。

7. 人工循环(circulation,C) 用人工的方法促进血液在血管内流动,使氧气运送到全身各个脏器,其主要方法是胸外心脏按压术。

(1) 按压部位及方法:抢救者站在或跪于患者一侧,以一手掌根置于胸骨中、下1/3交界处(图19-15)。手指翘起,不接触胸壁,另一手掌根部置于此手的手背上,手指并拢或相互握持,双肘关节伸直,双肩正对双手,借助上臂、肩和上身的力量,快速、垂直向下按压(图19-16),使胸骨下陷3~5cm,然后迅速放松,解除压力,使胸骨自然复位。

(2) 按压频率:成人为80~100次/min,婴幼儿100~120次/min,按压与放松时间比为1:2,以使血液充分回到心脏。人工呼吸与心脏按压配合施行时,一人操作,二者比例为2:15或2:30;两人操作,二者比例为1:5。换人操作时,中断时间不应超过5~7s。

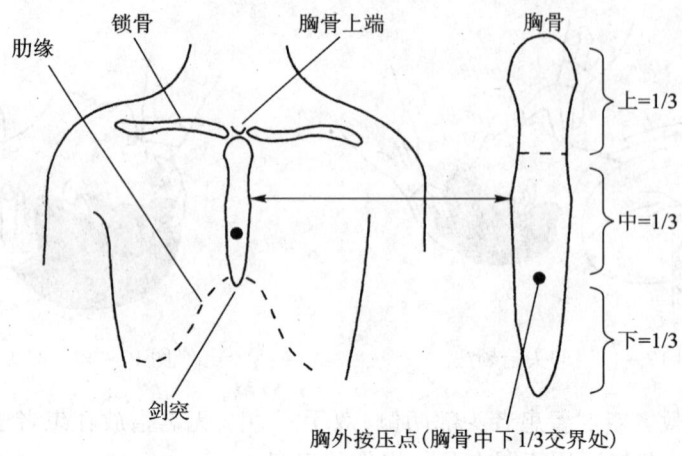

图 19-15　胸外心脏按压正确部位

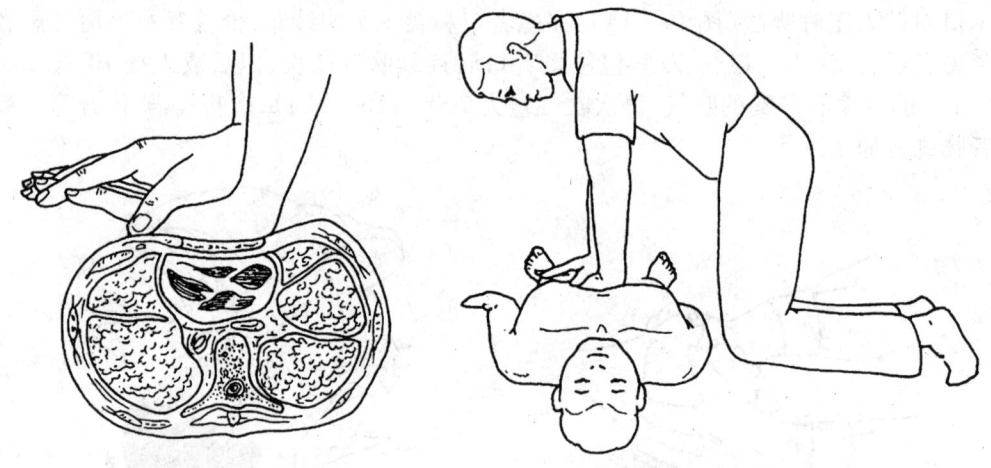

图 19-16　胸外心脏按压手法及姿势

8. 除颤（defibrilation, D） 采用除颤器对室颤患者实施电除颤。尽早快速除颤是抢救心搏骤停的关键环节。

五、注意事项

1. 操作中随时注意观察人工呼吸与胸外心脏按压术是否有效，人工呼吸的有效指标是吹气时患者胸廓扩张上抬，呼气时，可听到或面颊感到气体排出；胸外心脏按压术的有效指标是按压时能触及大动脉搏动，肱动脉收缩压为 60~80 mmHg，面色、口唇、甲床色泽转红，散大的瞳孔缩小，自主呼吸恢复，昏迷变浅，神经反射出现。

2. 进行胸外心脏按压术按压部位一定要正确，防止按压部位不当引起的胃内容物反流、剑突骨折、肝破裂、大血管损伤等；手法要正确，按压时双臂伸直，垂直向下用力，防止身体摆动和冲击性施力；按压中观察有无胸骨、肋骨骨折，肝、脾破裂，血胸、气胸，心包积液等症状。

3. 人工呼吸与胸外心脏按压术同时进行，吹气时暂停心脏按压，以免损伤肺部，降低通气效果；口对鼻吹气时应保证口部紧闭。

技术 19-4　人工呼吸器使用法

一、目的

人工呼吸器是进行人工呼吸最有效的方法之一,可通过人工或机械装置产生通气,对无呼吸患者进行强迫通气,对通气障碍的患者进行辅助呼吸,达到增加通气量,改善换气功能,减轻呼吸肌做功的目的。常用于各种原因所致的呼吸停止或呼吸衰竭的抢救及麻醉期间的呼吸管理。

二、类型

1. 简易人工呼吸器　由呼吸囊、呼吸活瓣、面罩及衔接管组成(图19-17)。

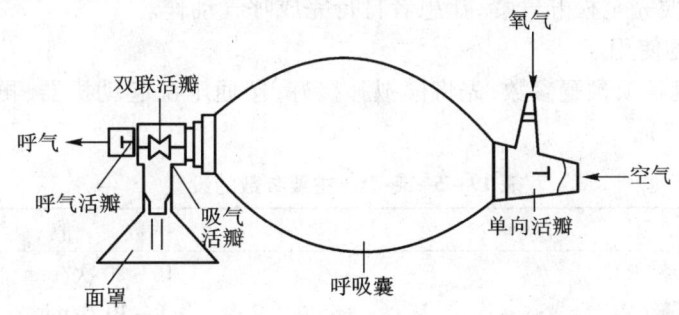

图 19-17　简易人工呼吸器

2. 人工呼吸机

(1) 定压型:定压就是预先固定压力。呼吸机工作时,将一定压力的气流送入呼吸道,使肺泡扩张,压力升高,当肺泡内压达到预定压力时,呼吸机自动停止送气,肺泡和胸廓弹性回缩将肺泡气排出,待呼吸道内压力降到预定呼吸机参数时再次送气。

(2) 定容型:定容就是预先固定潮气量。呼吸机工作时,将预定量的气体压入呼吸道,使肺泡扩张,形成吸气。停止送气时,气道口压力降至大气压,肺弹性回缩,形成呼气。

(3) 定时型:按预设吸呼时间送气。

(4) 高频通气型:是一种不同于普通呼吸机的正压通气装备。利用高频喷射(100~200次/min)、高频振荡(200~900次/min)、高频正压(60~100次/min)短促喷气,改善缺氧快,适用于伴心功能不全的呼吸衰竭患者。

三、操作前准备

1. 评估患者　评估患者的呼吸功能、呼吸类型及应用人工呼吸器的目的,患者的意识状态、合作程度,呼吸道的通畅程度及缺氧程度,病室环境的温度、湿度等。

2. 护士准备　护士着装整洁,洗手。

3. 环境准备　环境应安静,整洁,温、湿度适宜。

4. 用物准备　简易呼吸器,人工呼吸器,吸氧装置。

四、操作规程

1. 患者准备

（1）使患者仰卧于床上，去枕，头后仰，如有活动的义齿应取下。

（2）解开领扣、领带及腰部等束缚物。

（3）清除患者上呼吸道的分泌物或呕吐物。

2. 简易呼吸器的使用

（1）抢救者位于患者头顶处，使患者头后仰，托起下颌，将面罩紧扣口、鼻部，以不漏气为准。

（2）有规律地挤压呼吸囊，一次挤压可有 500~1000 mL 空气通过吸气活瓣进入肺内，放松时，肺部气体随呼气活瓣排出。

（3）挤压频率为 16~20 次/min，若有自主呼吸，应与之同步。即患者吸气初顺势挤压呼吸囊，达到一定潮气量便完全松开气囊，让患者自行完成呼气动作。

3. 人工呼吸机的使用

（1）调节呼吸机各项预置参数，先将模拟肺接好，接通电源起动机器，再根据患者病情调节好各项参数（表 19-5）。

表 19-5 呼吸机主要参数的设置

项　目	数　值
呼吸频率（R）	10~20 次/min
每分通气量（VE）	8~10 L/min
潮气量（Vr）	600~800 mL（10~15 mL/kg）
吸呼时间比（I/E）	1:1.5~1:3.0
呼气压力（EPAP）	0.147~1.96 kPa，禁止超过 2.94 kPa
呼气末正压（PEEP）	0.49~0.98 kPa（渐增）
供氧浓度	30%~40%，禁止超过 60%

（2）将呼吸机与患者气道连接，连接方式有以下三种。

1）面罩连接：将面罩盖住患者的口鼻固定后，与呼吸机连接。

2）气管内插管连接：气管插管后与呼吸机连接。

3）气管套管连接：气管切开放置气管套管后与呼吸机连接。

（3）观察病情及呼吸机运转情况。使用中应密切观察神志、生命体征变化，面色及口唇等缺氧症状有无改善，观察血气分析结果和电解质报告。观察机器与患者呼吸是否同步，运行是否正常，有无漏气，各接头连接处有无脱落等。

（4）根据病情需要不断调节各参数，若通气量适宜，患者安静、呼吸合拍、血压、脉搏正常；若通气量不足，则患者可出现烦躁不安、多汗、血压升高、脉搏增快等；若通气过度，患者可昏迷、抽搐等。

（5）湿化、排痰。采用加温湿化器将水加温后产生蒸汽，混进吸入气体，起到加温、加湿的作用，防止患者气道干燥、分泌物堵塞、诱发肺部感染。同时鼓励患者咳嗽，深呼吸，采用翻身、拍背，促进痰液排出，必要时吸痰。

（6）预防和控制感染：① 每日更换呼吸机管道，更换集水瓶、螺纹管及呼吸机过滤装置。② 定期进行空气消毒。③ 严格无菌吸痰技术，常规作痰培养。

(7) 记录患者反应、呼吸机参数、时间、效果及特殊处理。

(8) 呼吸机的撤离指征：患者神志清楚，引起呼吸困难的原因解除，缺氧完全纠正，内环境正常，肺功能良好，吸入氧浓度<40%，PaO_2为100 mmHg，呼吸频率<30次/min，血气分析基本正常，心功能良好，无严重的心律紊乱发生，无威胁生命的并发症。

五、注意事项

1. 密切观察原发病、自主呼吸恢复情况、生命体征及血气分析及电解质情况，判断通气量是否恰当；观察呼吸机工作状态，防止漏气和管道脱落。

2. 保持呼吸道通畅，湿化吸入气体，促进痰液排出。

3. 预防医源性感染，呼吸机管道等消毒每日1次；病室空气紫外线消毒每日1~2次；病室设备用消毒液擦拭每日2次。

4. 加强患者营养，做好生活护理，特别是口腔和皮肤护理。

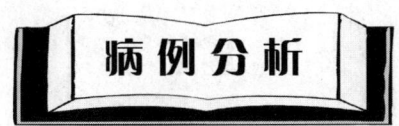

病例 19-1

患者张某，男性，65岁。门诊以"蛛网膜下腔出血"收入住院，入院查体：T38.5℃，P100次/min，R24次/min，BP180/110 mmHg，神志模糊，时有躁动，左侧肢体感觉、运动丧失，有痰鸣音，尾骶部皮肤潮红，大小便失禁。入院第6天患者出现呼吸、心搏骤停，经医护人员全力抢救而恢复生命。

问题：

1. 该患者的重点观察内容是什么？
2. 对该患者应如何护理？
3. 该患者呼吸、心搏骤停如何抢救？

病例 19-2

患者陈某，女，30岁。风湿性心脏病二尖瓣狭窄4年，近1个月重体力活动时出现呼吸困难入院。昨夜12:00时患者突然憋醒，端坐位，大汗淋漓，咳嗽，咳粉红色泡沫痰，心率120次/min，两肺满布湿啰音及哮鸣音，医嘱给予氧气吸入治疗。

问题：

1. 患者出现了什么问题？
2. 你如何为患者吸氧？说明浓度、流量、吸氧方式、湿化方法等。
3. 你应该从哪些方面观察病情？

（李晓芳）

第 20 章 临 终 护 理

生老病死是人生的自然发展过程。临终是人生的一个必然的发展阶段,在人生的最后旅途中最需要的是关爱和帮助。护理人员在临终护理中发挥着重要的作用,所以应掌握相关的理论知识和技能,了解患者身心两方面的反应,帮助临终患者减轻痛苦,提高生存质量,树立正确的死亡观,使他们正确面对死亡,并能安详、无痛苦、有尊严、平静地接受死亡;同时护士也需对临终患者家属给予疏导和安慰,以保持其身心健康。

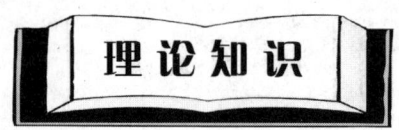

理论 20-1 临终关怀

一、临终关怀的概念与意义

1. 临终 临终是指由于各种疾病或损伤而造成人体主要器官功能趋于衰竭,经积极治疗后仍无生存希望,各种迹象显示生命活动即将终结的状态。

2. 临终关怀 临终关怀是指由社会各层次(护士、医生、社会工作者、志愿者以及政府和慈善团体人士等人员)组成的团队向临终患者及其家属提供的包括生理、心理和社会等方面在内的一种全面性支持和照料,其目的在于使临终患者的生命质量得以提高,能够无痛苦、舒适地走完人生的最后旅途,并使家属的身心健康得到维护和增强。

3. 临终关怀的意义 (1)对临终患者的意义:通过对临终患者实施全面照料,使他们的生命得到尊重,疾病症状得以控制,生命质量得到提高,使其在临终时能够无痛苦、安宁、舒适地走完人生的最后旅途。

(2)对临终家属的意义:能够减轻死者家属的精神痛苦,并可以帮助他们接受亲人死亡的现实,顺利渡过居丧期,尽快适应亲人去世的生活,缩短悲伤过程。还可以使家属的权利和尊严得到保护,获得情感支持,保护身心健康。

(3)对医学的意义:临终关怀是以医学人道主义为出发点,以提高人的生命质量为服务宗旨的人道主义精神和生物、心理、社会医学模式的具体体现。作为一种新的医疗服务项目,是对现行医疗服务体系的补充。

(4)对社会的意义:临终关怀能反应人类文化的时代水平,它是非物质文化中的信仰、价值观、伦理道德、审美意识、宗教、风格习惯、社会风气的集中表现。从优生到优死的发展是人类文明的重要标志。

二、临终关怀的发展

1. 古代的临终关怀　在西方，临终关怀可追溯到中世纪西欧的修道院和济贫院，当时那里作为为危重患者及濒死的朝圣者、旅游者提供照料的场所，使其得到最后的安宁。在中国，中医学中的临终关怀思想可追溯到两千多年前的春秋战国时期。

2. 现代临终关怀　现代临终关怀创始于20世纪60年代，创始人是桑德斯博士（D. C. Saunders）。1967年，桑德斯博士在美国创办"圣克里斯多福临终关怀院"，被誉为"点燃了世界临终关怀运动的灯塔"。随后的20年里，英国的临终关怀机构已发展到273所。此外，美国、日本、阿根廷、法国、巴西、加拿大、德国、挪威等60多个国家先后建起了临终关怀医院和相关机构。

3. 我国临终关怀的发展　我国于1988年7月在天津医学院创办了第一个临终关怀研究中心，中心研究主任崔以泰被誉为"中国临终关怀之父"。1988年10月，上海诞生了第一所临终关怀医院——南汇护理院。目前全国约有百余家临终关怀医院或病房，上万名医护人员从事临终关怀工作。

三、临终关怀的基本原则

1. 照护为主原则　临终关怀不是通过治疗疾病使患者免于死亡，而是通过对其全面的身心照护，提供临终前适度的姑息性治疗，控制症状，减轻痛苦，消除焦虑、恐惧，获得心理、社会支持，使其得到最后的安宁。因此，临终关怀是从以治愈为主的治疗转变为以对症为主的照护。

2. 适度治疗原则　临终患者在保存生命的愿望无法实现的情况下，其基本需求转向要求解除痛苦并无痛苦地死去。在治疗上以控制症状、减轻或解除痛苦为原则，不赞成给临终患者施以徒劳、且加剧患者痛苦的各种抢救措施，这是更符合人道主义精神的医疗护理救助行为。

3. 注重心理原则　临终患者面对死亡，其心理状态是极其复杂多变的。通过心理治疗与护理，最终使患者接受即将到来的死亡现实，消除对死亡的恐惧，平静安详地走完人生的最后历程。

4. 整体服务原则　整体服务即全方位服务，包括对临终患者的生理、心理、社会等方面给予关心和照护；为患者提供全天即24小时的服务；既关心患者，又关心患者家属；既为患者生前提供服务，又为其死后提供居丧服务等。

5. 伦理关怀原则　临终患者应该得到的是符合生命伦理原则的关怀与照护，应将生理"关怀"与心理"关怀"结合起来，尊重患者的人格，尊重患者选择死亡的权利并维护其死亡的尊严。

理论 20-2　临终患者与家属的护理

一、临终患者的生理反应及护理

1. 生理反应

（1）循环功能障碍：皮肤苍白、湿冷、大量出汗，四肢发绀、瘀斑瘀点，脉搏快而弱、不规则或测不出,血压降低或测不出,心尖搏动常为最后消失。

(2) 呼吸功能减退:表现为呼吸频率由快变慢,呼吸深度由深变浅,出现鼻翼呼吸、潮式呼吸、张口呼吸等,最终呼吸停止。由于分泌物在支气管内潴留,出现痰鸣音及鼾声呼吸。

(3) 胃肠道蠕动逐渐减弱:恶心、呕吐、食欲减退、腹胀、便秘、脱水、口干。

(4) 肌肉张力丧失:大小便失禁,吞咽困难,无法维持良好舒适的功能体位,肢体软弱无力,不能进行自主躯体活动,脸部外观改变呈希氏面容,即面肌消瘦、面部呈铅灰色、下颌下垂、眼眶凹陷、双眼半睁、目光呆滞。

(5) 感知觉与语言改变:表现为视觉逐渐减退,由视觉模糊发展到只有光感,最后视力消失。眼睑干燥,分泌物增多。临终前患者语言逐渐困难、混乱。但听觉是临终患者最后消失的感觉。

(6) 疼痛 患者常有烦躁不安、皱眉、咬牙、呻吟、哭泣、尖叫等。

(7) 神经系统改变 若疾病未侵犯神经系统,患者可以始终处于神志清醒状态。病变侵及或影响中枢则可以出现意识模糊、昏睡、昏迷等,各种反射逐渐消失。

2. 护理

(1) 减轻或解除疼痛。① 密切观察患者疼痛的性质、部位、程度、持续时间及发作规律,可缓解的药物及方法等。② 药物止痛。按照 WHO 建议的三阶梯疗法控制疼痛。药物选择的三阶梯,即第一步止痛,选择非麻醉性镇痛药,如阿司匹林、扑热息痛等。第二步止痛,选用弱麻醉性镇痛药,如可待因、布桂嗪、美沙痛等。第三步止痛,选用强麻醉性镇痛药,如吗啡、哌替啶等。用药途径的三阶梯,即第一步止痛采用口服法,第二步止痛采用注射法,第三步止痛采用椎管内给药法。③ 非药物控制。可采用松弛术、音乐疗法、针灸疗法,神经外科手术疗法等措施,以减轻疼痛。

(2) 循环系统护理。密切观察患者生命体征、瞳孔、意识状态、末梢循环及尿量的变化,并及时做好记录。注意保持患者体温,加强保暖,必要时应用热水袋或加温毯。准备好各种抢救药品与用物。

(3) 呼吸系统护理。痰液堵塞与呼吸困难是临终患者呼吸系统的两个主要问题。护理上应根据医嘱,及时给予吸氧;病情允许时可适当半卧位或抬高头与肩,以改善呼吸困难;床旁准备好吸引器,及时吸出痰液和口腔分泌液;意识不清醒的患者应采取仰卧位,头偏向一侧或侧卧位,防止呼吸道分泌物误吸入气管引起窒息或肺部并发症。

(4) 消化系统护理。① 加强口腔护理:协助患者做好口腔清洁,口唇干裂者可涂液状石蜡,也可用湿棉签湿润口唇,有口腔溃疡或真菌感染者酌情局部用药。② 营养支持:护士应了解患者饮食习惯,尽量满足患者的饮食要求。如患者感觉恶心,进餐前可给予止吐药或助消化药。给予流食或半流食,必要时采用人工方法,如全胃肠外营养等,以补充足够热量的均衡营养物及水分。③ 对便秘、肠胀气者可行简易通便,腹部按摩,小量不保留灌肠等方法,以解除患者的痛苦。

(5) 泌尿系统护理。尿潴留与尿失禁是临终患者泌尿系统的两个主要问题。按尿潴留与尿失禁患者的护理措施进行护理,参见第 11 章。

(6) 皮肤护理。临终患者肌肉无张力,加之体质衰竭和长期卧床,或因躯体疼痛而长期采取某一种卧位,极易导致压疮发生,护士应帮助患者维持舒适的姿势,勤翻身,经常按摩受压和骨突处,及时更换潮湿的被褥并给予患者温热水擦浴,使患者舒适。

（7）感官的护理。① 眼部护理：对神志清醒的临终患者的眼部护理，可以用清洁的温湿毛巾将眼睛的分泌物和皮屑等从内眦向外眦进行清洁。对有分泌物黏着结痂的眼睛，可用温湿毛巾或棉球、纱布等生理盐水或淡盐水进行湿敷，直至黏结的分泌物或痂皮变软后，再轻轻将其洗去。对昏迷患者，眨眼动作减少或消失者，应保持眼睛湿润，可涂红霉素、金霉素或覆盖凡士林纱布，以保护角膜，防止角膜干燥、发生溃疡或结膜炎。② 听觉是临终患者最后消失的感觉，因此，护理人员在与患者交谈时语调应柔和，语言要清晰，也可采用触摸患者的非语言交谈方式，让临终患者感到即使在生命的最后时刻也并不孤独。

二、临终患者的心理反应及护理

根据心理学家罗斯博士的临床观察，临终患者的心理反应阶段分为五期。不同个体五期的长短不一，可以交错或重叠，临终患者心理反应分期特点及护理措施见表20-1。

表20-1 临终患者心理反应分期特点及护理措施

分期	特点	护理
否认期	拒绝相信事实，四处求医，希望是误诊。这是一种防卫机制，它可减少不良信息对患者的刺激	语言上不要急于揭穿其否认，行为上不要强化其否认，应坦诚温和地回答患者对病情的询问
愤怒期	已知病情和预后，出现怨恨、嫉妒、无助、痛苦等，因一些小事向其他人发怒，甚至出现过激行为	正确对待患者的发怒行为，善于谅解、宽容、安抚、疏导患者，注意预防意外事件的发生
协议期	承认和接受疾病的事实，想尽办法请求医护人员治疗疾病，希望奇迹出现	尽量满足患者的要求，使患者能更好地配合治疗，以减轻痛苦，控制症状
忧郁期	认识到治疗无望，出现消极、抑郁、沮丧的情绪，悲哀、沉默、寡言、压抑	提供机会表达悲伤，用非语言交流，鼓励家属多陪伴，用音乐或其他娱乐分散患者注意力
接受期	已准备好接纳即将到来的死亡，对周围的人、事物兴趣下降，为后事作安排	尊重患者的信仰，创造安静、舒适、祥和的环境和气氛，尽可能帮助患者完成未了的心愿

三、临终患者家属的护理

在临终关怀中，患者家属不仅承担着照顾患者的角色，而且也是医护人员的服务对象。医护人员在做好临终患者护理的同时，也要做好对临终患者家属的关怀工作。

1. 满足家属照顾患者的需要 满足家属对患者病情、如何照顾患者或死后相关事宜等问题的了解。

2. 鼓励家属表达感情 护理人员要注意与家属沟通，建立良好的关系，取得家属的信任，鼓励家属说出内心的感受及遇到的困难，积极解释临终患者的相关情况，减少家属疑虑。

3. 指导家属对患者进行生活照顾 鼓励家属参与患者的照护活动，使其在照料亲人的过程中获得心理慰藉，同时也减轻患者的孤独情绪。

4. 满足家属本身生理、心理和社会等方面的需要 护理人员对家属要多关心体贴，帮助安排陪伴期间的生活，尽量解决其实际困难。

理论 20-3 死亡

一、传统死亡概念、标准与分期

传统死亡概念是指生命活动的永久终止。以心搏、呼吸停止作为判断死亡的标准。根据传统的观念，死亡是一个渐进性的过程，一般可分为三期，死亡过程分期及表现见表 20-2。

表 20-2 死亡过程分期及表现

分期	表现
濒死期	是临床死亡期以前的阶段，此期机体各系统的功能严重障碍，脑干以上部位的神经中枢处于深度抑制状态
临床死亡期	是延髓处于深度抑制状态，表现为心搏、呼吸停止和各种反射消失，但组织仍进行着微弱的代谢活动
生物学死亡期	是死亡的最后阶段，此期，自大脑皮质开始，整个神经系统以及各器官的新陈代谢相继停止，并出现不可逆的变化，整个机体已不能复活。随着生物学死亡期的进展，相继出现尸冷（最先发生）、尸斑（死后 2~4 h 出现）、尸僵（死后 1~3 h 出现，12~16 h 发展至高峰）、尸腐等现象

二、现代死亡概念与标准

近年来，由于医学科学的进步，复苏技术的普及与提高，器官移植的开展以及社会伦理学和法学的需要，对死亡概念的认识正在经历一个重要转换，从传统的心肺死亡为中心的观念转变到以脑死亡为中心的观念上。

脑死亡是指机体作为一个整体的功能永久性停止，一般以枕骨大孔以上全脑死亡作为脑死亡的标准。

临床上判断脑死亡的主要依据：① 不可逆性深昏迷，对外界刺激完全无反应；② 自主呼吸消失，施行人工呼吸 15 min 后仍未恢复。③ 脑神经反射消失（角膜反射、瞳孔对光反射、咳嗽反射、吞咽反射等）。④ 脑电波消失。⑤ 脑血液循环完全停止（脑血管造影或其他方法证实）。

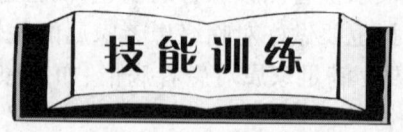

技术 20-1 尸体护理

一、目的

使尸体清洁，维护良好的尸体外观，易于辨认。安慰家属，减轻哀痛。

二、操作前准备

1. **评估死者** 评估死者死亡的时间,死者的面容、五官、体表及体腔是否有伤口、渗液、导管、肢体位置等;死者民族习惯及宗教信仰,死者家属对死亡的态度。向家属解释尸体护理的目的、方法、注意事项及配合要点。
2. **环境准备** 安静、肃穆、屏风遮挡。
3. **护士准备** 护士着装整洁,洗手,戴口罩,戴手套。
4. **用物准备** 血管钳、不脱脂棉球、剪刀、尸体识别卡(表20-3)3张、梳子、松节油、绷带、衣裤、尸单、擦洗用具、屏风。有伤口者备换药敷料,必要时备隔离衣。

表20-3 尸体识别卡

姓名:_____ 住院号:_____ 年龄:_____ 性别:_____
病室:_____ 床号:_____ 籍贯:_____ 诊断:_____
住址:_____
死亡时间:_____年_____月_____日_____时_____分
护士签名:_____
_____医院

三、操作规程

1. 洗手,戴口罩,填写尸体识别卡,备齐用物携至床旁,屏风遮挡。
2. 劝慰家属,请家属暂离病房。若家属不在,则应尽快通知家属来院探视遗体。
3. 撤去一切治疗用物(如输液管、氧气管、导尿管等)。
4. 将床放平,使尸体仰卧,头下置一枕头,留一大单遮盖尸体。
5. 洗脸,有义齿者代为装上,闭合口、眼。若眼睑不能闭合,可用毛巾湿敷或于上眼睑下垫少许棉花,使上眼睑下垂闭合。嘴不能闭紧者,轻揉下颌或用四头带托起下颌。
6. 用血管钳将棉花塞于口、鼻、耳、肛门、阴道等孔道。
7. 脱去衣裤,擦净全身,更衣梳发。用松节油擦净胶布痕迹,有伤口者更换敷料,有引流管者应拔出后缝合伤口或用蝶形胶布封闭并包扎。
8. 穿上尸衣裤,将第一张尸体识别卡系在尸体右手腕部,用尸单包裹尸体,用绷带在胸部、腰部、踝部固定牢固,将第二张尸体识别卡缚在尸体腰前的尸单上。
9. 移尸体于平车上,盖上大单,送往太平间,置于停尸屉内,将第三张尸体识别卡放尸屉的外面。
10. 处理床单位。非传染病患者按一般出院患者方法处理,传染病患者按传染病患者终末消毒方法处理。
11. 整理病历,完成各项记录,按出院手续办理结账。在体温单40~42℃之间用红笔纵向填写死亡时间,注销各种执行单(治疗、药物、饮食卡等)。

12. 整理遗物交给家属,死者家属不在,应由两人共同清点,将贵重物品列出清单,交护士长保存。

四、注意事项

1. 患者死亡之后应尽快进行尸体护理,以防僵硬。
2. 尸体护理时,应尊重死者,不随意摆弄和暴露尸体,严肃认真地按操作规程进行护理。
3. 传染病患者的尸体应用消毒液擦洗,并用1%氯胺溶液棉球塞耳、鼻、喉、阴道、肛门等孔道,用消毒液浸泡的尸单包裹尸体。

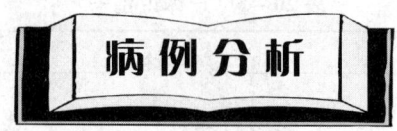

病例 20-1

患者黄某,男,29岁。因突然昏迷而入院,护理查体:T37℃、P90次/min、R14次/min、BP80/50 mmHg,喉部有痰鸣音,瞳孔散大,对光反应消失,眼睑不能闭合,大小便失禁。入院第2天,呼吸停止,各种反射消失,脑电波消失,仅有微弱的心搏,当即进行人工呼吸等抢救,但仍未恢复自主呼吸,后改用人工呼吸机维持呼吸,入院第10天患者呼吸、心搏停止。

问题:

1. 该患者如何护理?
2. 你认为该患者何时死亡?何时对其进行尸体护理为好?
3. 该患者的突然离去,对家庭成员中打击最大的是谁?患者的亲属会有何心理反应?对其如何护理?

(陶丽云)

第 21 章 医疗与护理文件记录

医疗与护理文件包括医疗文件和护理文件两部分,是医院和患者的重要档案资料,是教学、科研、管理以及法律上的重要资料。医疗文件记录了患者疾病的发生、诊断、治疗、发展及转归的全过程,其中一部分由护士负责书写。护理文件是护理人员对患者的病情观察和实施护理措施的原始文字记载,是临床护理工作的重要组成部分。为了保证医疗与护理文件记录的原始性、正确性和完整性,书写必须规范,并要妥善保管。目前全国各医院医疗与护理文件记录的方式不尽相同,但遵循的原则是一致的。

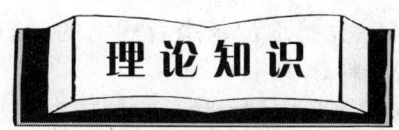

理论 21-1 医疗与护理文件记录的意义与要求

一、医疗与护理文件记录的重要意义

1. 提供医疗、护理、教学与科研资料 医疗与护理文件客观、全面、系统地反映了患者患病的全过程,是临床工作的原始记录,是医护人员进行治疗与护理的依据。为医疗、护理、教学和科研工作提供了重要资料。

2. 提供法律依据 医疗与护理文件记录是法律认可的证据性文件,可作为医疗纠纷、人身伤害事故、保险索赔、遗嘱和伤情查验的证明。因此及时、准确、完整的医疗记录不仅可以有效地维护护士自身的合法权益,也可以为患者及其家属提供处理以上相关事件的证明。

3. 提供质量评价依据 完整的医疗和护理记录资料可以较全面地反映医院的医疗护理水平。因此,它是衡量医院医疗护理管理水平的关键指标之一,也可作为医院等级评定、医护人员考核评定的参考资料。

二、医疗与护理文件记录的要求

及时、准确、完整、简要、清晰是书写各项医疗与护理文件记录的基本要求。

1. 及时 医疗护理记录必须及时,不得拖延或提早,更不能漏记,以保证记录的时效性,维持最新资料。

2. 准确 准确指记录的内容必须真实、无误,尤其对患者的主诉和行为,应进行客观的描述,不应是护理人员的主观解释和有偏见的资料,记录者必须是执行者。记录的时间应为实际给药、治疗、护理的时间,而不是事先安排的时间。

3. 完整 眉栏、页码须逐项填写完整。各项记录,尤其是护理表格应按要求逐项填写,避免遗漏。记录应连续,不留空白。每项记录后签全名,以示负责。如患者出现病情恶化、拒绝接受治疗护理或有自杀倾向、意外、请假外出、并发症先兆等特殊情况,应详细记录并及时汇报、交接班等。

4. 简要 记录内容应尽量简洁、流畅、重点突出。使用医学术语和公认的缩写,避免笼统、含糊不清或过多修辞,以方便医护人员快速获取所需信息,节约时间。

5. 清晰 书写医疗和护理记录应按照医疗机构所规定颜色的钢笔或签字笔书写,字迹清楚、端正,不出格,不跨行,也不得涂改、剪贴,或滥用简化字。以保持文件的整洁。

理论 21-2 医疗与护理文件记录的基本原则与依据

一、医疗与护理文件记录的基本原则

1. 必须及时、客观、真实、准确、完整地记录患者病情的动态变化,促进医疗护理质量的提高,为教学、科研提供可靠的客观资料。
2. 医疗与护理文件记录必须符合临床基本的诊疗护理常规和规范。符合《医疗事故处理条例》及配套文件的要求,有利于保护医患双方合法权益,减少医疗纠纷。
3. 融科学性、规范性、创新性、实用性和可操作性为一体,体现护理专业特点和学术发展水平。
4. 规范医疗护理管理,明确职责,谁执行,谁签字,谁负责,预防护理差错事故及纠纷发生。

二、医疗与护理文件记录的相关依据

1. 卫生部制定的有关护理病历书写格式的基本框架。
2. 《医疗事故处理条例》及配套文件。
3. 《全国医院工作条例》。
4. 各省市按照卫生部的文件要求制定的医疗护理病历书写规范与管理规定。

理论 21-3 医疗与护理文件的管理

一、管理要求

1. 门诊病历 门诊病历包括首页、副页和各种检查报告单等,可由医院保管或由患者自己保管。

2. 住院病历 住院病历包括首页、医疗记录、护理记录、检查记录和各种证明文件等。

(1) 住院期间病历:放于病区的病案柜中,记录和使用后及时放回原处;患者和家属未经医生、护士同意不得翻阅,不得擅自携出病区;病历应保持清洁、完整,防止污染、破损、拆散和丢失。

(2) 出院和死亡后的病历：整理后交医院病案室，按卫生行政部门规定的保存期限保管。

二、病历排列顺序

病历通常按规定的顺序排列（表21-1）。

表21-1 病历排列顺序

入院病历排列顺序	出院病历排列顺序
（1）体温单	（1）住院病历首页
（2）医嘱单	（2）出院或死亡记录
（3）入院记录	（3）入院记录
（4）病史及体格检查	（4）病史及体格检查
（5）病程记录[①]	（5）病程记录
（6）会诊记录	（6）会诊记录
（7）各种检验和检查报告	（7）各种检验和检查报告
（8）各种护理记录[②]	（8）各种护理记录
（9）长期医嘱执行单	（9）医嘱单
（10）住院病历首页	（10）长期医嘱执行单
（11）门诊或急诊病历	（11）体温单

注① 病程记录包括查房记录、病情记录、术前小结、麻醉记录、手术记录、术后记录等；② 各种护理记录包括入院、出院护理评估、特别护理记录、健康教育、护理病程记录等

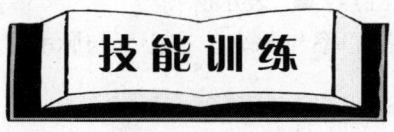

技术21-1 体温单的绘制法

体温单（彩图）又称三测单，用于记录患者的体温、脉搏、呼吸、血压及其他情况，绘制时要求清晰、点圆线直，点线分明，大小粗细和颜色深浅一致，卷面清洁。

一、眉栏填写方法与要求

用蓝墨水或碳素墨水笔填写。

1. 一般情况：包括姓名、年龄、科别、病室、床号、入院日期和住院号等项目。
2. 填写"日期"栏时，每页第1天填写"-年-月-日"。如："2008-12-20。"其余6天只填写日，如在6天内遇到新的年度或月份开始，则应分别填写 -年-月-日或 -月-日。
3. 填写"住院日数"栏时，从患者入院当天为第1天开始填写，直至出院。

4. 填写"手术日数"栏时，自手术或分娩后次日为第 1 天，连续填写 7 天，如果在 7 天内患者进行第二次手术，则第一次手术作分母，第二次手术作分子，依次填写至第 7 天。

二、中栏填写方法与要求

1. 40~42℃横线之间　用红色水笔在 40~42℃横线之间相应的时间栏内，纵向顶格填写入院、出院、转科、手术、分娩、死亡时间。转科时间由转出科室书写；"手术"应在入手术室前书写。所填时间用中文书写，采用 24 h 制记录，如入院十时十五分；分娩二十时三十分。

2. 体温曲线绘制　绘制体温曲线用蓝色笔。

（1）体温符号：腋下温度用蓝叉"×"表示，口腔温度用蓝点"●"表示，直肠温度用蓝圈"○"表示，相邻两次体温之间用蓝线相连。

（2）物理或药物降温半小时后所测得的体温，绘制在降温前体温的同一纵格内，用红圈"○"表示，并用红虚线与降温前的体温相连；下次测得的体温与降温前体温相连。

（3）体温低于 35℃时，为体温不升，则用蓝笔在 35℃线上画一蓝点"●"，并在蓝点处用下划箭头"↓"表示，长度不超过两小格，再与相邻体温相连。

（4）若患者因拒绝测量、外出进行诊疗活动或请假等原因未能测量体温者时，则在体温单 40~42℃横线之间用红色水笔在相应的时间纵格内填写"拒测"、"外出"，"请假"等，并且前后两次体温曲线断开不连。

（5）若患者体温与前次体温数值差异较大或与病情不符，应重新测量，确定无误后在原体温符号上方用蓝笔写上一小写英文字母"v"，以示核实过。

3. 脉搏曲线绘制　绘制脉搏曲线用红色笔。

（1）符号：脉搏以红点"●"表示，心率以红圈"○"表示，相邻的符号用红线相连。

（2）当体温与脉搏重叠时，先绘制体温符号，再用红笔在体温外以红圈"○"表示脉搏，如系肛温先以"○"表示体温，其内画红点"●"表示脉搏。

（3）脉搏短绌时，需同时绘制心率与脉率。在心率与脉率之间用红笔画直线填满；脉搏短绌消失后只绘制脉搏。

三、底栏填写方法与要求

用蓝色或碳素墨水笔以阿拉伯数字记录，免写计量单位。

1. 呼吸　呼吸单位为次/min，呼吸次数用蓝笔记录，相邻的两次呼吸次数要上下错开书写，每页首记呼吸从下开始写。

2. 大便次数　每 24 h 记录 1 次，记前一日的大便次数，如未解大便记"0"，解大便一次记"1"，大便失禁以符号"*"表示，灌肠以"E"表示，例如，"0/E"表示灌肠后无大便；"1/E"表示灌肠后排便 1 次；"1^2/E"表示灌肠前自行排便 1 次、灌肠后又排便 2 次。

3. 出入液量　出入量单位为"mL"应当按医嘱记录前一日 24 h 统计数字。分子为出量，分母为入量。也有的体温单中入量和出量分栏记录，可遵医嘱或护理常规将 24 h 总摄入量和总出量分别填写在相应栏内。

4. 尿量　尿量单位为"mL"每 24 h 记录 1 次，记前一日的尿液总量，小便失禁用"*"表示；导尿以"C"表示，如"1500/C"表示导尿患者排尿 1 500 mL。也有的体温单把 24 h 尿量记入"总出量"栏内,小便已解用"+"表示,小便未解用"0"表示。

5. 血压 血压的单位为"mmHg",也有用"kPa"为单位(1 mmHg = 0.133 kPa)。记录采用分数式,即收缩压/舒张压,次数按护理常规或医嘱进行,新入院患者应测量血压并记录,住院患者每周至少记录一次。如一日内连续测量血压时,则应记录在相应的时间格内(上午写在前半格内,下午写在后半格内,术前血压写前面,术后血压写后面)。

6. 体重 体重的单位为"kg",一般新入院患者应测量体重并记录,住院患者每周至少记录一次。入院时或住院期间因病情不能测量体重时,分别可用"平车"或"卧床"表示。

7. 空格 根据病情需要可记录痰量、抽出液、特殊用药、腹围、药物过敏试验等。(患者如果有药物过敏史,应在相应栏目内用红色水笔填写过敏药物名称。多种药物过敏时,可依次填写,皮试结果阳性者,应在当天的体温单上填写药物名称)。

8. 页码 用蓝墨水笔或碳素墨水笔逐页用阿拉伯数字填写。

技术 21-2 医嘱的处理方法

一、医嘱与医嘱单

医嘱是医生根据患者病情的需要而拟订的书面嘱咐,由医护人员共同执行。

医嘱单是供医生直接写医嘱所用,包括长期医嘱单(表21-2)与临时医嘱单(表21-3),医嘱单存于病历中,作为整个诊疗过程的记录之一和结算依据,也是护士执行查对医嘱的依据。

表 21-2 长期医嘱单

长 期 医 嘱 单

姓名_____ 病区_____ 床号_____ 住院号_____

起 始		医生签名	护士签名	核对签名	医嘱内容	停 止		医生签名	护士签名	核对签名
日期	时间					日期	时间			

表 21-3 临时医嘱单

姓名_____ 病区_____ 床号_____ 住院号_____

日期	时间	医嘱内容	医生签名	护士签名	执行时间	执行签名	核对签名

二、医嘱的内容

医嘱的内容包括日期、时间、住院号、床号、姓名、护理常规、护理级别、饮食、体位、药物(名称、剂量、用药途径、用药时间及次数)、各种治疗和检查以及医生护士的签名。医嘱由医生开写,护士负责执行。

三、医嘱的种类

1. 长期医嘱 长期医嘱有效时间在 24 h 以上,从医生写医嘱时起,至医嘱停止。如内科护理常规、流质饮食、氨茶碱 0.1 tid。

2. 临时医嘱 临时医嘱有效时间在 24 h 以内,应在短时间内执行,有的须立即执行(st),一般仅执行一次,如硝苯地平 10 mg 舌下含服 st。有的须在限定时间内执行,如会诊、手术、检查等。

3. 备用医嘱

(1) 长期备用医嘱(prn):有效时间在 24 h 以上,必要时用,两次执行间有时间限制。如哌替啶 50 mg im q6h prn。

(2) 临时备用医嘱(sos):有效时间在 12 h 内有效,必要时用,过期未执行则自动失效。如可待因 0.03 po sos。

四、医嘱的处理

医嘱处理原则:先急后缓、先临时后长期。

1. 长期医嘱 护士将长期医嘱分别转抄或打印粘贴至各种执行单上,如表 21-4 长期医嘱执行单(表格式1)、表 21-5 长期医嘱执行单(表格式2)、表 21-6 长期医嘱执行单(粘贴式)、饮食单等,转抄时须注明执行的具体时间并签全名。护士执行后,必须在长期医嘱执行单上写上执行时间并签全名。

2. 临时医嘱 护士将临时医嘱栏内的医嘱分别转抄至各种执行单上,如静脉输液单(表 21-7)、输氧执行单(表 21-8)等,然后签全名。护士执行后,必须写上执行时间并签全名。

3. 备用医嘱

(1) 长期备用医嘱:按长期医嘱处理,在执行单上注明"prn"字样,但不需注明具体执行时间,以与长期医嘱区别。如哌替啶 50 mg im q6h prn,护士每次执行后,在临时医嘱栏内记录执行时间并签全名,供下一班参考。

(2) 临时备用医嘱 由医生开写在临时医嘱栏内,12 h 内有效。如地西泮 5mg po sos,过时未执行,由护士用红笔在该项医嘱栏内写"未用"二字。

4. 停止医嘱 停止医嘱时,在执行单或各种卡片上注销有关项目,注明停止日期和时间,并在医嘱单原医嘱后,填写停止日期、时间,最后在执行者栏内签全名。

5. 重整医嘱 凡长期医嘱、临时医嘱栏写满或医嘱调整项目较多时就要重整医嘱。重整医嘱时,由医生进行,在原医嘱最后一行下画一红横线,在红线下用红笔写"重整医嘱",再将红线以上有效的长期医嘱,按原日期、时间排列顺序抄于红线下。抄录完毕核对无误后签上全名。当患者手术、分娩或转科后,也需重整医嘱,即在原医嘱最后一项下画一红横线,并在其下面用红笔写"术后医嘱"、"转入医嘱"等,然后开写新的医嘱,红线以上的医嘱自行停止。医生重整医嘱后,由当班护士核对无误后在整理之后的有效医嘱护士者栏内签上全名。

6. 药物过敏试验医嘱 按临时医嘱处理,皮试结果应以红色(+)表示阳性,蓝色(-)表示阴性。

五、注意事项

1. 医嘱必须经医生签名后方可有效。在一般情况下不执行口头医嘱,在抢救、手术过程中医生提出口头医嘱时,执行护士应先复诵一遍,双方确认无误后再执行,并应在抢救、手术后及时据实补写医嘱。

2. 对有疑问的医嘱必须核对清楚后方能执行。

3. 凡需要下一班执行的临时医嘱均要交班,并应在交班记录上注明。

4. 对已写在医嘱单上而又不需要执行的医嘱,不得涂改、粘贴,应由医生在该项医嘱栏内用红笔写"取消",并在该医嘱的右下角用红墨水笔签全名。

5. 医嘱应每班、每日核对,每周总查对,查对后签全名。

六、计算机在医嘱处理中的应用

1. 医嘱处理方法的计算机化

目前大、中型医院已全面应用计算机处理护理工作中的医嘱,改变了护士转抄、查对医嘱的方式,节省了时间,提高了工作效率。

(1) 医嘱信息库的建立。在建立医嘱信息库的过程中,结合临床实践,从用药、检验、放射、特殊检查、护理等各个方面广泛收集信息,经过反复调查、运行、修改、补充,组成了强大的医嘱信息库,保证了医嘱信息的完整性、系统性,同时对医嘱信息的范围、内容进行了标准化和规范化,以便更好地应用信息。此外,采用数字码和拼音码输入方式建立医嘱信息库,以达到信息共享的目的。

(2) 医嘱的处理

1) 录入医嘱。医生将医嘱开写在长期和临时医嘱单上,护士将其录入电脑,在同一屏幕下完成医嘱的录入、停止、更改、长期医嘱和临时医嘱的转换及打印等工作。

2) 查对医嘱。医嘱的查对遵循"每班查对、每日核对、每周总查对"的原则。设置有医嘱校对、医嘱汇总和医嘱总查3个菜单。医嘱录入后由一名护士将已录入医嘱与原始医嘱进行校对后汇总,认可生成。生成后的医嘱科室护士不能删除。总查对时,计算机将自动整理医嘱,将未停止医嘱按时间顺序列出,由两名护士完成医嘱的总查对工作。

3) 执行医嘱。医嘱汇总生成后,中心药房根据网络信息摆药,分发针剂等。护士在各自的终端机上打印出医嘱单、口服单、注射单、输液单等并执行。

(3) 医嘱处理的监控

1) 在医嘱录入、校对、汇总、生成、总查、删除等每一个处理环节中,实行操作码管理。操作码与操作人员一一对应,由操作人员自行管理,操作人员只有凭借操作码才能进入计算机医嘱处理系统,操作人员的姓名可在总台显示。

2) 职能部门可通过监控系统浏览、查对住院患者或出院患者的全部医嘱;浏览、查阅全院(包括出院)患者的某一项医嘱等,从而监控各个科室医嘱处理环节的质量和终末质量。另一方面,护理部不定期随机抽取各个科室出院或住院患者的原始医嘱,将其与电脑输入医嘱进行校对,监控有无医嘱录入错误或漏录入等现象。

2. 医嘱处理计算机化管理的优点

(1) 医嘱处理计算机化,使护士从过去反复转抄医嘱的繁琐事务中解脱出来,可以有更多的时间为患者提供身心护理,同时减少许多转抄的中间环节,降低了差错发生的概率。

(2) 原来查对医嘱要查对医嘱本、医嘱单、各种执行单及相关记录,现在只需根据原始医嘱查对录入医嘱即可。既缩短了医嘱查对的时间,又节省了人力。

(3) 去掉了医嘱本,医生将医嘱直接开在医嘱单上并签名,医嘱的法律性增强。并且原始医嘱随病历留档保存,有法律纠纷时查找医嘱比较容易。

(4) 借阅与查询医嘱档案时,计算机网络系统在数秒钟内即可完成对使用该系统患者的所有项目资料的查询。

(5) 在医嘱处理的各个环节中均实行操作码管理,从而使每次操作责任到人,加强了护士操作的责任心,提高了工作质量。

实践证明,建设完整的计算机住院患者医嘱处理系统具有比较明显的经济和社会效益。缺点是医院需要投入较大的人力、物力,需用较长的周期实施该系统。另外,医院需要具备相应的计算机管理能力,以防止因计算机系统故障而导致整个医院的工作处于瘫痪状态。

表21-4 长期医嘱执行单(表格式1)

长期医嘱执行单

主要药名	日期
	时间
	执行人签名

姓名_____ 病区_____ 床号_____ 住院号_____

青霉素80U im bid	4-6								
	8:00								
	王丹								

表 21-5 长期医嘱执行单(表格式 2)

长期医嘱执行单

姓名_____ 病区_____ 床号_____ 住院号_____

医嘱开立日期：　　　　　　　　　　　　　　　　　　　　　停止日期：

药　物	用　法

日　期	配药签名	执行时间	执行签名	日　期	配药签名	执行时间	执行签名

医师_____ 转抄者_____ 核对者_____

表 21-6　长期医嘱执行单(粘贴式)

长期医嘱执行单

姓名_____ 病室_____ 床号_____ 住院号_____

粘贴时请沿此线

表 21-7 静脉输液单

静脉输液单

姓名_____床号_____病区_____住院号_____执行日期_____年 月 日

医嘱内容	滴数	配药者	核对者	执行时间	执行者

转录者：　　　　　　　审核者：

表21-8 输氧执行单

输氧执行单

姓名_____ 床号_____ 病区_____ 住院号_____

日期	氧流量(L/min)	上氧时间	执行者	停氧时间	执行者	湿化瓶消毒时间	执行者	鼻导管更换时间	执行者	查对者

转录者：　　　　　　　　审核者：

技术 21-3 特别护理记录单的书写法

一、目的

特别护理记录是指护士根据医嘱和病情对危重患者住院期间护理过程的客观记录,用于记录危重、大手术后、特殊治疗和须密切观察病情的患者,以便及时了解病情变化,观察治疗或抢救后的效果。

二、记录内容

患者姓名、病室、日期、住院号、时间、体温、脉搏、呼吸、血压、出入液量、病情动态、护理措施及效果等(表21-9)。

三、书写要求

1. 眉栏项目用蓝墨水笔填写。
2. 日间7:00时至19:00时用蓝墨水笔填写,夜间19:00时至次晨7:00时用红墨水笔填写。
3. 及时准确记录患者病情动态、治疗护理措施以及效果,每次记录后应签全名。
4. 各班交班前应将病情变化及治疗、护理经过,作一简明扼要小结。在入量的项目栏内注明"日间小结"或"24 h总结"。前者为7:00~19:00时的出入液量,后者为7:00时至次日7:00时的出入液量,总出量记入出量栏中最后一空格内,用红墨水笔标识双横线(如"800"),不足24 h者应写具体时间,如"11 h总结",同时将24 h总出入量记录于体温单的相应栏内;尚未进入体内的余液应记在24 h总结后的时间段中。
5. 患者出院或死亡后特别护理记录单应归入病案保存。

技术 21-4 手术护理记录单的书写法

手术护理记录是指手术室巡回护士对手术患者术中护理情况及所用器械、敷料以及术毕离开手术室护理交班要点等的记录,应当在手术结束后即时完成。

一、记录内容

手术护理记录内容包括眉栏、护理情况、器械清点、敷料清点等(表21-10)。

二、书写要求

1. 记录应逐项填写,不漏项。对于需要说明的内容应简单明了。
2. 与麻醉记录重叠的内容均以麻醉记录为据,如麻醉方式、脉搏、呼吸、血压、尿量、出血量、输液量、输血量等,不在此记录中重复。但对于局部麻醉的患者应在备注栏内说明。
3. 敷料、器械的清点应由巡回护士和器械护士在手术开始前,关闭腹腔、胸腔及深部切口前(关前)和切口皮肤缝合前(关后)3次仔细清点,术中追加敷料、器械及时记录在加数栏内。术前清点、术中加数及关闭前清点,写明具体数量;关后清点与关前清点对数时,用打"√"形式即可,巡回护士和器械护士签名。

表 21-9 特别护理记录单

特别护理记录单

姓名_____ 床号_____ 诊断_____ 病区_____ 住院号_____

日期	时间	生命体征				神志	瞳孔	入量(mL)		出量(mL)			其他		病情观察、护理措施及效果	签名
		体温	脉搏	呼吸	血压			项目	量	大便	小便	其他	卧位	皮肤		

注：体温单位为"℃"，脉搏单位为"次/min"，呼吸单位为"次/min"，血压单位为"mmHg"

4. 手术所用的无菌包灭菌效果监测指示卡及术中体内植入物(如人工关节、人工瓣膜、股骨头等)的标识,经查验后粘贴于手术护理记录单的粘贴栏内。

5. 术毕静脉输液栏中如有静脉输液应记录穿刺部位、局部有无肿胀、输液是否通畅及特殊药物等。

6. 手术结束后,巡回护士及时将手术护理记录归入患者住院病历中,与病室护士交接并签名。

7. 对于表格中所列的手术器械和敷料名称,各医院可根据具体情况而定。

8. 无器械护士参加的手术,由巡回护士和主刀医师共同清点并签名。

表 21-10 手术护理记录单

手术护理记录单

姓名_____ 性别_____ 年龄_____ 科室_____ 床号_____ 住院号_____
手术日期____年____月____日 手术间_____ 药物过敏:□无 □有____
手术名称_____

护理情况	术前:入室时间_____神志_____静脉输液 □无 □有 深静脉穿刺 □无 □有 管道 □无 □有:_____ 皮肤情况 □正常 □破损:_____ 术中:体位 □仰位 □俯卧 □左侧 □右侧 □坐位 □截石位 □其他:_____ 高频电刀 □无 □有 负极板位置 □大腿 □臀部 □小腿部 □前臂 □其他 止血带 □无 □有(部位、压力)_____ 体位支持用物 □沙袋 □枕头 □手托 □头圈 □头架 □背部扶托 □模型垫_____ □其他_____ 标本 □无 □有 送检:□普通 □快速 标本名称:_____ 体内植入物 □无 □有:_____ 术毕:离室时间_____送至:□病室 □ICU □复苏室 □其他 静脉输液 □无 □有:_____ 引流管 □胃管 □导尿管 □腹腔引流管 □胆道引流管 □胸膜腔引流管 □脑室引流管 □膀胱造瘘 □肠造瘘 □其他:_____ 皮肤情况:□同前 □改变:_____ 备注: 交班护士:_____ 接班护士:_____
灭菌效果监测指示卡及体内植入物标识粘贴	
粘贴时请与此线对齐	

第1页

续表

器械清点										
器械名称	术前清点	术中加数	关前清点	关后清点	器械名称	术前清点	术中加数	关前清点	关后清点
大弯血管钳					肾蒂钳				
中弯血管钳					输尿管钳				
小弯血管钳					深部止血钳				
直血管钳					阻断钳				
柯克钳					三翼钳				
蚊弯血管钳					髓核钳				
蚊直血管钳					扁桃体钳				
长有齿镊					尖镊				
长无齿镊					平镊				
短有齿镊					牙镊				
短无齿镊					肺叶钳				
巾钳					心房钳				
卵圆钳					心耳钳				
刀柄					气管钳				
针头					持瓣钳				
持针钳					开胸器				
组织钳					脊柱牵开器				
剪刀					黏膜剥离子				
肠钳									
胆石钳									
胆道探子									
直角钳									
胃钳									

敷料清点								
名称	术前清点	术中加数	关前清点	关后清点	名称	术前清点	术中加数	关前清点	关后清点
大盐水垫					阻断带				
小盐水垫					纱布子宫垫				
纱布					橡皮管				
纱条					空针针关				
棉片					电刀头				
棉签									
缝针									

器械护士签名：＿＿＿＿＿＿＿＿ 巡回护士签名：＿＿＿＿＿＿＿＿ 接班护士签名：＿＿＿＿＿＿＿＿

第2页

技术 21-5 病室交班报告的书写法

一、目的

病室交班报告是由值班护士对值班期间本病区情况及患者病情动态变化等所做的书面交班报告。接班护士阅读病室交班报告后,可了解病区全天工作动态和患者的身心状况,使护理工作连续、有计划地进行。

二、病室交班报告的内容与格式

各地病室交班报告(表21-11)的格式虽不完全相同,但原则是一致的,一般均采用表格形式,内容包括以下三个方面：

1. 病区总体情况,如患者总数和入院、出院、转出、转入、手术、分娩、病危、死亡人数等。
2. 患者病情动态。
3. 特殊交班,如外出、手术、发热等还需特殊交班。

三、书写要求

1. 在经常巡视病室和了解病情的基础上书写。
2. 书写内容应全面、客观、真实、简明扼要、重点突出。
3. 字迹清楚、端正、不随意涂改；一律使用蓝黑墨水或碳素墨水笔书写。
4. 交班报告填写时间应在各班(白、晚、夜)下班前1小时书写,写完后注明页数并签全名。
5. 护士长应对每班病室交班报告进行检查,符合质量后签全名。

四、书写顺序

1. 先填写眉栏各项,如病室、日期、患者总数和入院、出院、转出、转入、手术、分娩、病危、死亡人数等。
2. 在患者动态栏目中,第一,先书写离开病区的患者,包括出院、转出、死亡患者；第二,书写进入病区的患者,包括新入院、转入患者；第三,书写本班重点患者,包括手术、分娩、病危、病重和其他患者。按以上原则进行总体排序是：① 出院；② 转出；③ 死亡；④ 新入院；⑤ 转入；⑥ 手术；⑦ 分娩；⑧ 病危；⑨ 病重；⑩ 其他。
3. 同一项目中有多个病人,按床号先后顺序书写。

病室交班报告样表见表21-12。

表 21-11 病室交班报告

病室交班报告

病室　　　　　　　　　　　　　　　　　　　　　　　　年　月　日

班次	原有	出院	转出	死亡	入院	转入	现有	手术	分娩	病危	病重	外出	特护	一级护理
白班														

续表

班次	原有	出院	转出	死亡	入院	转入	现有	手术	分娩	病危	病重	外出	特护	一级护理
晚班														
夜班														

患者动态					特殊交班
项目	床号	姓名	诊断	时间	
					白班
					签名：
					晚班
					签名：
					夜班
					签名：

表 21-12 病室交班报告样表

病室交班报告

20 病室　　　　　　　　　　　　　　　　　　　　　　　　　　　2007 年 11 月 8 日

班次	原有	出院	转出	死亡	入院	转入	现有	手术	分娩	病危	病重	外出	特护	一级护理
白班	45	2	1	1	1	1	43	2		1	1	1	2	20
晚班	43					1	44			1	2	1	2	21
夜班	44						44			1	2	1	3	20

病人动态						特殊交班	
项目	床号	姓名	诊断	时间			
出院	12	程月魏	胆结石	8:00	白班	发热:01 床 -38.9℃,02 床 -39.2℃ 外出:14 床,27 床 36 床手术未归 明天手术:10 床,18 床 签名:李红
出院	37	唐国红	胆结石	10:00		
转出	13	毛小华	肝硬化	9:00		
死亡	20	李 修	胆管癌	12:00		
入院	25	柳 安	急性胆囊炎	15:00		
转入	41	刘议程	急性胆囊炎	17:00		
手术	29	文 扬	急性胆囊炎	11:00		
病危	02	张 浩	急性胆囊炎			
病重	10	赵 浩	胆结石			
转入	15	赵 齐	急性化脓性胆管炎	21:00	晚班	发热:01 床 -38.7℃,15 床 -39.4℃ 25 床 柳安,20:00 时输注青霉素时出现荨麻疹,已停药 15 床 赵齐,患者高热,血压 70/40mmHg 23:00 时下病危,请多观察 签名:刘 扬
病危	15	赵 齐	急性化脓性胆管炎	23:00		
手术	36	许 利	急性化脓性胆管炎	21:00		
					夜班	发热:01 床 -38.3℃,04 床 -38.5℃ 40 床,王倪,因外出做 B 超,7:00 时体温未测 签名:王 萧

第 1 页

技术 21-6　入院告知书的书写法

入院告知书是患者入院时,护理人员对患者或患者亲属进行病室环境、入院须知及相关制度的介绍。

一、书写要求

1. 患者入院后,护士应及时给患者发放告知书,并口头介绍。遇急症手术、抢救等特殊情况,应在 24 h 内完成。
2. 入院告知书由告知人和被告知人双方签名后,放入病历中归档保存。精神疾病患者入院告知书应一式两份,另一份交患者亲属。
3. 专科医院可参照告知书并结合本院的特点,制定患者入院告知书。

二、书写内容

入院告知书内容包括病室及人员介绍、环境制度介绍、享有的知情权及注意事项等。现举例如下:

入院告知书

尊敬的病友(亲属):

感谢您对我院的信任。为了让您(患者)的疾病尽快得到有效的治疗和护理,早日康复,请仔细阅读以下内容,希望理解并积极配合。

(一)病室及人员介绍

患者姓名_____,入住_____病室_____床。病室主任_____,主管医师_____,护士长_____,负责护士_____。

(二)环境制度介绍

1. 为了患者的安全和治疗护理措施的落实,住院期间请勿外出、外宿。擅自外出时发生的各种情况均由患者自己负责。
2. 我们为患者配齐了病床、床上用品、床头呼叫器及热水瓶等,请保持床单位整洁,不要携带过多用品入病室。
3. 为了保证患者和其他病友有一个安静、清洁、安全的环境,请勿互串病房和大声喧哗,不向窗外、地面倒水或扔垃圾,不在室内吸烟。上午不要进行娱乐活动。
4. 为了保证患者和其他病友的治疗和休息,医院规定探视时间为每天下午_____。请告知您的亲人及朋友,非探视时间请勿探视。
5. 陪护人员应持陪护证并遵守医院和科室有关规定。

(三)享有的知情权

1. 可向病室医务人员了解有关患者的病情、诊断、治疗、护理等情况。
2. 如果需要查询医疗费用,请与病室医务人员联系。
3. 医院严禁医务人员收受红包、礼金。您对我们工作的理解和支持,就是对我们最好的鼓励。

(四)注意事项

1. 为了保证安全,请不要在病房内使用电炉、电热杯、酒精炉等,以免发生火灾。医院营养科或食堂将为您提供饭菜。

2. 请妥善保管好您的贵重物品和现金,随身携带,不要随意委托他人看管,以免丢失。

3. 为了保证用药安全,请不要自行邀请医院外的医师诊治和擅自使用药物。

对医院工作有何建议和要求,请及时与我们联系。

联系电话:_____

谢谢您的信任、理解、支持与配合。祝您早日康复!

如果您已知晓以上告知内容,请您签名_____;与患者的关系:_____;

联系人及电话:_____。

告知人:_____　　　　　　　　　　　　　　　　　年　　月　　日

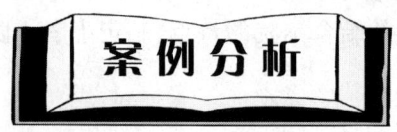

案例:甲乙护士是好朋友,同在急诊室上班。一天,甲护士上晚班,乙护士上夜班,乙护士接班时,甲护士说晚班没有新患者,日班的老患者睡得还可以,一边说着,一边将钥匙往乙护士手中一塞便走了。乙护士接班后,到留观室巡视患者,发现2号病床的患者无脉搏和呼吸,当即和医生对患者进行了抢救,但抢救无效,患者死亡。死者家属不能接受死亡的事实,便状告了医院。医院则对值班医生和护士进行了处分和降级,并各罚款2万元,乙护士不服,说这完全是甲护士的责任。

问题:

1. 甲护士到底有没有责任?

2. 从这件事情看,乙护士应该吸取哪些教训?

作　业

作业一:根据下列数据,绘制一张体温单。

体温单的绘制

病例:患者 王平,女,46岁,于2008年10月29日10Am入我院内科1病室2床

住院号:2008160,体重50 kg,身高160 cm,青霉素皮试(+)

日　期	时　间	T (℃)	P (次/min)	R (次/min)	入量 (mL)	出量 (mL)	大便次数	小便	血压 (mmHg)
10月29日	11:00 15:00 19:00	37.2(腋) 37.4(腋) 37.6(腋)	80 82 88	20 20 22	1800	1600	0	3	90/60

续表

日　期	时　间	T(℃)	P(次/min)	R(次/min)	入量(mL)	出量(mL)	大便次数	小便	血压(mmHg)
10月30日	7:00	37.9(腋)	100	22					
	15:00	转外科							
	15:00	37.7(腋)	96	25	2100	1800	1	3	98/68
	18:00	行剖腹探查术							
	19:00	38.1(口)	92	23					
	23:00	38.4(口)	92	24					
10月31日	3:00	38.4(口)	96	32			自行排便1次,其后灌肠后又排大便1次	2	110/70
	7:00	38.2(口)	100	34					
	11:00	38.(口)	108	36	2200	1500			
	15:00	37.2(口)	110	36					
	19:00	35.2(口)	114	39					
11月1日	7:00	37.3(口)	108	35			灌肠后解大便1次	1	120/80
	10:00	行剖腹探查术							
	15:00	38.6(口)	110	30	2500	2000			
	19:00	38.8(口)	116	28					
	23:00	39.3(口)	114	28					
11月2日	3:00	39.6(肛)	114	28			灌肠后无大便	4	90/60
	7:00	40(肛)	124/110	34					
	7:10	乙醇拭浴							
	7:40	38.8(肛)			2500	1000			
	11:00	39.2(肛)	130/110	38					
	15:00	39.2(肛)	132/106	36					
	19:00	39.3(肛)	134/108	40					
	23:00	39(肛)	136/110	37					
11月3日	3:00	39.1(肛)	132/114	40			清洁灌肠后大便多次	失禁	80/50
	7:00	39(肛)	132/122	41					
	11:00	39.1(肛)	126	40					
	15:00	39.2(肛)	132	36					
	19:00	39(肛)	140	40					
	21:00	呼吸、心搏停止							

作业二：根据已给医嘱内容，练习医嘱的处理方法。

长 期 医 嘱 单

姓名 __苏华__ 病区 __1__ 床号 __06__ 住院号 __20080612__

起始		医生签名	护士签名	核对签名	医嘱内容	停止		医生签名	护士签名	核对签名
日期	时间					日期	时间			
9-24	8:30				内科护理常规					
					二级护理	9-27	8:30	刘英		
					流质饮食	9-25	8:30	刘英		
					维生素 C 0.1 Tid					
			刘英		庆大霉素 8万U im Qd					
9-25	8:30				吸痰 Prn					
					持续低流量吸氧					
			刘英		半流饮食	9-27	8:30	刘英		
9-26	8:30				维生素 B_6 10mg Tid					
					维生素 B_1 10mg Tid					
			刘英		阿苯达唑 0.4 Qn					
9-27	8:30				三级护理					
			刘英		普食					
9-28	8:30		刘英		今日出院					

第 1 页

临时医嘱单

姓名 __苏华__ 病区 __1__ 床号 __06__ 住院号 __20080612__

日期	时间	医嘱内容	医生签名	护士签名	执行时间	执行签名	核对签名
9-24	8:30	血常规					
		尿常规					
		粪常规					

续表

日期	时间	医嘱内容	医生签名	护士签名	执行时间	执行签名	核对签名
		50%葡萄糖　60 mL　｜　iv　St					
		氨茶碱　　0.25	刘英				
9－25	8:30	心电图					
		5%葡萄糖生理盐水　500 mL　｜　iv drip　St					
		细胞色素C　15 mg					
		皮试（　）					
		5%葡萄糖　500 mL　｜　iv drip　接上					
		氨苄西林　6.0					
		皮试（　）	刘英				
9－26	8:30	地西泮　5mg　Sos					
		5%葡萄糖生理盐水　500 mL　｜　iv drip　St					
		细胞色素C　　15 mg					
		生理盐水　500 mL　｜　iv drip　接上					
		10%氯化钾　10 mL	刘英				
9－27	8:30	哌替啶　100 mg　im　Sos					
		复方阿司匹林　0.3　St	刘英				

第　1　页

（张礼宾　陶丽云）

附录一 护士条例

中华人民共和国国务院

第 517 号

《护士条例》已经 2008 年 1 月 23 日国务院第 206 次常务会议通过,现予公布,自 2008 年 5 月 12 日起施行。

总　理　温家宝
二零零八年一月三十一日

护士条例

第一章 总 则

第一条 为了维护护士的合法权益,规范护理行为,促进护理事业发展,保障医疗安全和人体健康,制定本条例。

第二条 本条例所称护士,是指经执业注册取得护士执业证书,依照本条例规定从事护理活动,履行保护生命、减轻痛苦、增进健康职责的卫生技术人员。

第三条 护士人格尊严、人身安全不受侵犯。护士依法履行职责,受法律保护。全社会应当尊重护士。

第四条 国务院有关部门、县级以上地方人民政府及其有关部门以及乡(镇)人民政府应当采取措施,改善护士的工作条件,保障护士待遇,加强护士队伍建设,促进护理事业健康发展。

国务院有关部门和县级以上地方人民政府应当采取措施,鼓励护士到农村、基层医疗卫生机构工作。

第五条 国务院卫生主管部门负责全国的护士监督管理工作。

县级以上地方人民政府卫生主管部门负责本行政区域的护士监督管理工作。

第六条 国务院有关部门对在护理工作中做出杰出贡献的护士,应当授予全国卫生系统先进工作者荣誉称号或者颁发白求恩奖章,受到表彰、奖励的护士享受省部级劳动模范、先进工作者待遇;对长期从事护理工作的护士应当颁发荣誉证书。具体办法由国务院有关部门制定。

县级以上地方人民政府及其有关部门对本行政区域内做出突出贡献的护士,按照省、自治区、直辖市人民政府的有关规定给予表彰、奖励。

第二章 执业注册

第七条 护士执业,应当经执业注册取得护士执业证书。

申请护士执业注册,应当具备下列条件:

(一) 具有完全民事行为能力。
(二) 在中等职业学校、高等学校完成国务院教育主管部门和国务院卫生主管部门规定的普通全日制3年以上的护理、助产专业课程学习，包括在教学、综合医院完成8个月以上护理临床实习，并取得相应学历证书。
(三) 通过国务院卫生主管部门组织的护士执业资格考试。
(四) 符合国务院卫生主管部门规定的健康标准。

护士执业注册申请，应当自通过护士执业资格考试之日起3年内提出；逾期提出申请的，除应当具备前款第(一)项、第(二)项和第(四)项规定条件外，还应当在符合国务院卫生主管部门规定条件的医疗卫生机构接受3个月临床护理培训并考核合格。

护士执业资格考试办法由国务院卫生主管部门会同国务院人事部门制定。

第八条 申请护士执业注册的，应当向拟执业地省、自治区、直辖市人民政府卫生主管部门提出申请。收到申请的卫生主管部门应当自收到申请之日起20个工作日内做出决定，对具备本条例规定条件的，准予注册，并发给护士执业证书；对不具备本条例规定条件的，不予注册，并书面说明理由。

护士执业注册有效期为5年。

第九条 护士在其执业注册有效期内变更执业地点的，应当向拟执业地省、自治区、直辖市人民政府卫生主管部门报告。收到报告的卫生主管部门应当自收到报告之日起7个工作日内为其办理变更手续。护士跨省、自治区、直辖市变更执业地点的，收到报告的卫生主管部门还应当向其原执业地省、自治区、直辖市人民政府卫生主管部门通报。

第十条 护士执业注册有效期届满需要继续执业的，应当在护士执业注册有效期届满前30日向执业地省、自治区、直辖市人民政府卫生主管部门申请延续注册。收到申请的卫生主管部门对具备本条例规定条件的，准予延续，延续执业注册有效期为5年；对不具备本条例规定条件的，不予延续，并书面说明理由。

护士有行政许可法规定的应当予以注销执业注册情形的，原注册部门应当依照行政许可法的规定注销其执业注册。

第十一条 县级以上地方人民政府卫生主管部门应当建立本行政区域的护士执业良好记录和不良记录，并将该记录记入护士执业信息系统。

护士执业良好记录包括护士受到的表彰、奖励以及完成政府指令性任务的情况等内容。护士执业不良记录包括护士因违反本条例以及其他卫生管理法律、法规、规章或者诊疗技术规范的规定受到行政处罚、处分的情况等内容。

第三章 权利和义务

第十二条 护士执业，有按照国家有关规定获取工资报酬、享受福利待遇、参加社会保险的权利。任何单位或者个人不得克扣护士工资，降低或者取消护士福利等待遇。

第十三条 护士执业，有获得与其所从事的护理工作相适应的卫生防护、医疗保健服务的权利。从事直接接触有毒有害物质、有感染传染病危险工作的护士，有依照有关法律、行政法规的规定接受职业健康监护的权利；患职业病的，有依照有关法律、行政法规的规定获得赔偿的权利。

第十四条 护士有按照国家有关规定获得与本人业务能力和学术水平相应的专业技术职务、职称的权利；有参加专业培训、从事学术研究和交流、参加行业协会和专业学术团体的权利。

第十五条 护士有获得疾病诊疗、护理相关信息的权利和其他与履行护理职责相关的权利，可以对医疗卫生机构和卫生主管部门的工作提出意见和建议。

第十六条 护士执业，应当遵守法律、法规、规章和诊疗技术规范的规定。

第十七条 护士在执业活动中，发现患者病情危急，应当立即通知医师；在紧急情况下为抢救垂危患者生命，应当先行实施必要的紧急救护。

护士发现医嘱违反法律、法规、规章或者诊疗技术规范规定的，应当及时向开具医嘱的医师提出；必要时，应当向该医师所在科室的负责人或者医疗卫生机构负责医疗服务管理的人员报告。

第十八条 护士应当尊重、关心、爱护患者，保护患者的隐私。

第十九条 护士有义务参与公共卫生和疾病预防控制工作。发生自然灾害、公共卫生事件等严重威胁公众生命健康的突发事件，护士应当服从县级以上人民政府卫生主管部门或者所在医疗卫生机构的安排，参加医疗救护。

第四章 医疗卫生机构的职责

第二十条 医疗卫生机构配备护士的数量不得低于国务院卫生主管部门规定的护士配备标准。

第二十一条 医疗卫生机构不得允许下列人员在本机构从事诊疗技术规范规定的护理活动：

（一）未取得护士执业证书的人员。

（二）未依照本条例第九条的规定办理执业地点变更手续的护士。

（三）护士执业注册有效期届满未延续执业注册的护士。

在教学、综合医院进行护理临床实习的人员应当在护士指导下开展有关工作。

第二十二条 医疗卫生机构应当为护士提供卫生防护用品，并采取有效的卫生防护措施和医疗保健措施。

第二十三条 医疗卫生机构应当执行国家有关工资、福利待遇等规定，按照国家有关规定为在本机构从事护理工作的护士足额缴纳社会保险费用，保障护士的合法权益。

对在艰苦边远地区工作，或者从事直接接触有毒有害物质、有感染传染病危险工作的护士，所在医疗卫生机构应当按照国家有关规定给予津贴。

第二十四条 医疗卫生机构应当制定、实施本机构护士在职培训计划，并保证护士接受培训。

护士培训应当注重新知识、新技术的应用；根据临床专科护理发展和专科护理岗位的需要，开展对护士的专科护理培训。

第二十五条 医疗卫生机构应当按照国务院卫生主管部门的规定，设置专门机构或者配备专（兼）职人员负责护理管理工作。

第二十六条 医疗卫生机构应当建立护士岗位责任制并进行监督检查。

护士因不履行职责或者违反职业道德受到投诉的,其所在医疗卫生机构应当进行调查。经查证属实的,医疗卫生机构应当对护士做出处理,并将调查处理情况告知投诉人。

第五章 法律责任

第二十七条 卫生主管部门的工作人员未依照本条例规定履行职责,在护士监督管理工作中滥用职权、徇私舞弊,或者有其他失职、渎职行为的,依法给予处分;构成犯罪的,依法追究刑事责任。

第二十八条 医疗卫生机构有下列情形之一的,由县级以上地方人民政府卫生主管部门依据职责分工责令限期改正,给予警告;逾期不改正的,根据国务院卫生主管部门规定的护士配备标准和在医疗卫生机构合法执业的护士数量核减其诊疗科目,或者暂停其6个月以上1年以下执业活动;国家举办的医疗卫生机构有下列情形之一、情节严重的,还应当对负有责任的主管人员和其他直接责任人员依法给予处分:

(一)违反本条例规定,护士的配备数量低于国务院卫生主管部门规定的护士配备标准的。

(二)允许未取得护士执业证书的人员或者允许未依照本条例规定办理执业地点变更手续、延续执业注册有效期的护士在本机构从事诊疗技术规范规定的护理活动的。

第二十九条 医疗卫生机构有下列情形之一的,依照有关法律、行政法规的规定给予处罚;国家举办的医疗卫生机构有下列情形之一、情节严重的,还应当对负有责任的主管人员和其他直接责任人员依法给予处分:

(一)未执行国家有关工资、福利待遇等规定的。

(二)对在本机构从事护理工作的护士,未按照国家有关规定足额缴纳社会保险费用的。

(三)未为护士提供卫生防护用品,或者未采取有效的卫生防护措施、医疗保健措施的。

(四)对在艰苦边远地区工作,或者从事直接接触有毒有害物质、有感染传染病危险工作的护士,未按照国家有关规定给予津贴的。

第三十条 医疗卫生机构有下列情形之一的,由县级以上地方人民政府卫生主管部门依据职责分工责令限期改正,给予警告:

(一)未制定、实施本机构护士在职培训计划或者未保证护士接受培训的。

(二)未依照本条例规定履行护士管理职责的。

第三十一条 护士在执业活动中有下列情形之一的,由县级以上地方人民政府卫生主管部门依据职责分工责令改正,给予警告;情节严重的,暂停其6个月以上1年以下执业活动,直至由原发证部门吊销其护士执业证书:

(一)发现患者病情危急未立即通知医师的。

(二)发现医嘱违反法律、法规、规章或者诊疗技术规范的规定,未依照本条例第十七条的规定提出或者报告的。

(三)泄露患者隐私的。

(四)发生自然灾害、公共卫生事件等严重威胁公众生命健康的突发事件,不服从安排参加医疗救护的。

护士在执业活动中造成医疗事故的,依照医疗事故处理的有关规定承担法律责任。

第三十二条 护士被吊销执业证书的,自执业证书被吊销之日起2年内不得申请执业注册。

第三十三条 扰乱医疗秩序,阻碍护士依法开展执业活动,侮辱、威胁、殴打护士,或者有其他侵犯护士合法权益行为的,由公安机关依照治安管理处罚法的规定给予处罚;构成犯罪的,依法追究刑事责任。

第六章 附 则

第三十四条 本条例施行前按照国家有关规定已经取得护士执业证书或者护理专业技术职称、从事护理活动的人员,经执业地省、自治区、直辖市人民政府卫生主管部门审核合格,换领护士执业证书。

本条例施行前,尚未达到护士配备标准的医疗卫生机构,应当按照国务院卫生主管部门规定的实施步骤,自本条例施行之日起3年内达到护士配备标准。

第三十五条 本条例自2008年5月12日起施行。

附录二 医疗机构医务人员手卫生规范

中华人民共和国卫生部
（征求意见稿）

第一章 总 则

第一条 为加强医疗机构医务人员手卫生工作，预防和控制医院感染，提高医疗质量，保障医疗安全和医务人员的职业安全，特制定本规范。

第二条 本规范适用于各级各类医疗机构。

第二章 手卫生的管理与基本要求

第三条 各级各类医疗机构应当制定并落实医务人员手卫生管理制度和手卫生实施规范，配备有效、便捷的手卫生设备和设施，为医务人员执行手卫生措施提供必要条件。

第四条 各级各类医疗机构应当开展手卫生工作的全员性培训。使所有医务人员加强无菌观念和预防医院感染的意识，掌握必要的手卫生知识，掌握正确的手卫生方法，保证洗手与手消毒效果。

第五条 医院感染管理部门应当加强对本机构医务人员手卫生工作的指导，提高医务人员手卫生的依从性。

第六条 在医疗机构不同环境下工作的医务人员，手卫生应达到如下要求：

（一）Ⅰ类和Ⅱ类区域医务人员的手卫生要求应≤5 cfu/cm^2。Ⅰ类和Ⅱ类区域包括层流洁净手术室、层流洁净病房、普通手术室、产房、普通保护性隔离室、供应室洁净区、烧伤病房、重症监护病房等。

（二）Ⅲ类区域医务人员的手卫生要求应≤10 cfu/cm^2。Ⅲ类区域包括儿科病房、妇产科检查室、注射室、换药室、治疗室、供应室清洁区、急诊室、化验室及各类普通病房和房间等。

（三）Ⅳ类区域医务人员的手卫生要求应≤15 cfu/cm^2。Ⅳ类区域包括感染性疾病科、传染病科及病房。

各区域工作的医务人员的手，均不得检出致病微生物。

第三章 手卫生设施

第七条 各级各类医疗机构一般手卫生设施应当遵循以下原则：

（一）采用流动水洗手，医院的手术室、产房、重症监护室等重点部门应当采用非手触式水龙头开关。

（二）用于洗手的肥皂或者皂液应当置于洁净的容器内，容器应当定期清洁和消毒，使用的固体肥皂应保持干燥。

（三）配备洗手后的干手物品或者设施，干手物品或者设施应当避免造成二次污染。

（四）手卫生设施的位置应当方便医务人员使用。

第八条 手消毒剂的选择应当遵循以下原则：

（一）选用的手消毒剂应当符合国家有关规定。

（二）手消毒剂对医务人员皮肤刺激性小、无伤害，有较好的护肤性能。

（三）手消毒剂的包装应当能够避免导致二次污染造成致病微生物的传播。

第九条 外科手卫生设施应当遵循以下原则：

（一）外科洗手池应设置在手术间附近，大小适度，易于清洁。

（二）外科洗手池水龙头的数量应根据手术台的数量设置，不应当少于手术间的数量。

（三）外科洗手可以使用肥皂、皂液，有条件的医疗机构应使用抗菌肥皂或者皂液。

（四）盛装肥皂或者皂液的容器应当每周进行清洁消毒，对容器进行清洁消毒时，容器内剩余的皂液应弃去，使用固体肥皂应当保持干燥。

（五）用于刷手的海绵、毛刷及指甲刀等用具应当一用一灭菌或者一次性使用，洗手池应当每日清洁。

（六）外科手消毒剂应当符合国家有关规定，手消毒剂的出液器应当采用非接触式，手消毒剂放置的位置应当方便医务人员使用。

（七）外科洗手后使用无菌巾擦手，盛装无菌巾的容器应当干燥、灭菌。

（八）洗手区域应当安装钟表。

第四章 一般手卫生方法

第十条 医务人员在下列情况下应当洗手：

（一）直接接触患者前后，接触不同患者之间，从同一患者身体的污染部位移动到清洁部位时，接触特殊易感患者前后。

（二）接触患者黏膜、破损皮肤或伤口前后，接触患者的血液、体液、分泌物、排泄物、伤口敷料之后。

（三）穿脱隔离衣前后，摘手套后。

（四）进行无菌操作前后，处理清洁、无菌物品之前，处理污染物品之后。

（五）当医务人员的手有可见的污染物或者被患者的血液、体液污染后。

第十一条 医务人员洗手的方法是：

（一）采用流动水洗手，使双手充分浸湿。

（二）取适量肥皂或者皂液，均匀涂抹至整个手掌、手背、手指和指缝。

（三）认真揉搓双手至少15秒，应注意清洗双手所有皮肤，清洗指背、指尖和指缝，具体揉搓步骤如下，见图示：

1. 掌心相对，手指并拢，相互揉搓。
2. 手心对手背沿指缝相互揉搓，交换进行。
3. 掌心相对，双手交叉指缝相互揉搓。
4. 右手握住左手大拇指旋转揉搓，交换进行。
5. 弯曲手指使关节在另一手掌心旋转揉搓，交换进行。
6. 将五个手指尖并拢放在另一手掌心旋转揉搓，交换进行。

7. 必要时增加对手腕的清洗。

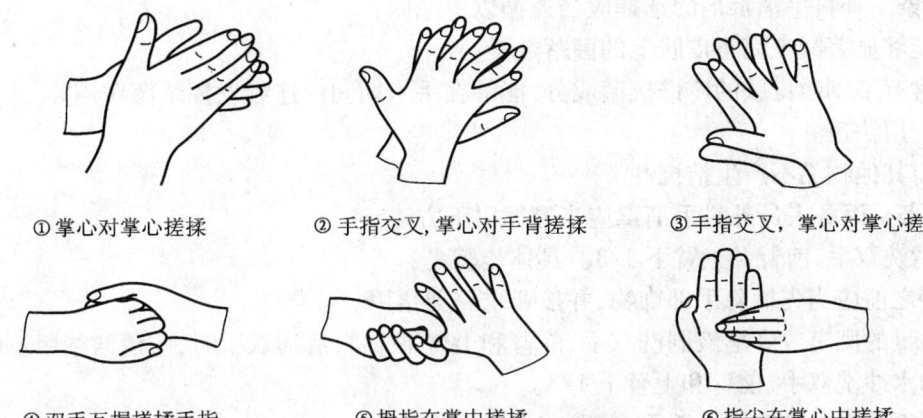

① 掌心对掌心搓揉　　② 手指交叉,掌心对手背搓揉　　③ 手指交叉,掌心对掌心搓揉
④ 双手互握搓揉手指　　⑤ 拇指在掌中搓揉　　⑥ 指尖在掌心中搓揉

（四）在流动水下彻底冲净双手,擦干,取适量护手液护肤。

第十二条 医务人员洗手时应当彻底清洗容易污染微生物的部位,如指甲、指尖、指甲缝、指关节及佩戴饰物的部位等。

第十三条 医务人员洗手在使用皂液、更换皂液时,应当在清洁取液器后重新更换皂液,或者最好使用一次性包装的皂液。禁止将皂液直接添加到未使用完的取液器中。

第十四条 医务人员手无可见污染物时,可以使用速干手消毒剂消毒双手以代替洗手。具体方法是：

（一）取适量的速干手消毒剂于掌心。
（二）严格按照洗手的揉搓步骤进行揉搓。
（三）揉搓时保证手消毒剂完全覆盖手部皮肤,直至手部干燥,使双手达到消毒目的。

第十五条 医务人员在下列情况时应当进行手消毒：

（一）检查、治疗、护理免疫功能低下的患者之前。
（二）出入隔离病房、重症监护病房、烧伤病房、新生儿重症病房和传染病病房等医院感染重点部门前后。
（三）接触具有传染性的血液、体液和分泌物以及被传染性致病微生物污染的物品后。
（四）双手直接为传染病患者进行检查、治疗、护理或处理传染患者污物之后。
（五）需双手保持较长时间抗菌活性时。

第十六条 医务人员手被感染性物质污染以及直接为传染病患者进行检查、治疗、护理或处理传染病患者污染物之后,应当先用流动水冲净,然后使用手消毒剂消毒双手。

第十七条 医务人员进行侵入性操作时应当戴无菌手套,戴手套前后应当洗手。一次性无菌手套不得重复使用。

第五章　外科手消毒方法

第十八条 医务人员进行外科手消毒应当达到以下目的：

（一）清除指甲、手、前臂的污物和暂居菌。
（二）将常居菌减少到最低程度。

（三）抑制微生物的快速再生。

第十九条 外科手消毒剂的选择应当遵循以下原则：

（一）能够显著减少完整皮肤上的菌落数量。

（二）含有不刺激皮肤的广谱抗菌成分，能够在手术期间内连续发挥杀菌作用。

（三）作用快速。

（四）与其他物品不产生拮抗性。

第二十条 医务人员外科手消毒应当遵循以下方法：

（一）清洗双手、前臂及上臂下1/3。具体步骤是：

1. 洗手之前应当先摘除手部饰物，并按要求修剪指甲。
2. 取适量的肥皂或者皂液刷洗双手、前臂和上臂下1/3，清洁双手时，应清洁指甲下的污垢。
3. 流动水冲洗双手、前臂和上臂下1/3。
4. 使用清洁毛巾彻底擦干双手、前臂和上臂下1/3。

（二）进行外科手消毒时，应将适量的手消毒剂认真揉搓至双手的每个部位、前臂和上臂下1/3，充分揉搓2~6分钟，用洁净流动水冲净双手、前臂和上臂下1/3，用无菌巾彻底擦干；如果使用免洗手消毒剂，则充分揉搓至消毒剂干燥，即完成外科手消毒。

第二十一条 医务人员进行外科手消毒时禁止佩戴假指甲、戒指，摘除外科手套后应当清洁双手后，再进行其他操作。

第六章 监 测

第二十二条 医疗机构应当每季度对重点部门进行手卫生消毒效果的监测，当怀疑流行暴发与医务人员手有关时，及时进行监测。

监测的重点部门包括各型ICU、新生儿室、母婴室、骨髓移植病房、器官移植病房、血液透析病房、手术室、产房、导管室等。

第二十三条 手卫生和消毒效果监测的方法是：

（一）被检者手消毒后五指并拢，用浸有含相应中和剂的无菌洗脱液浸湿的棉拭子在手指曲面从指跟到指端往返涂擦2次，一只手涂擦面积约30 cm^2，涂擦过程中同时转动棉拭子。

（二）将棉拭子接触操作者的部分剪去，接触被检者部分投入10 mL含相应中和剂的无菌洗脱液试管内。

（三）将试管振打80次，取1.0 mL待检样品接种于灭菌平皿，每一样本接种2个平皿，平皿内加入已溶化的45~48 ℃的营养琼脂15~18 mL，边倾注边摇匀，待琼脂凝固，置36 ℃±1 ℃温箱培养48小时，计数菌落数。

第七章 附 则

第二十四条 名词解释：

（一）手卫生(hand hygiene)：为洗手、卫生手消毒和外科手消毒的总称。

（二）洗手(handwashing)：指用肥皂或者皂液和流动水洗手，去除手部皮肤污垢、碎屑和部分致病菌的过程。

（三）卫生手消毒(hand antisepsis)：指用手消毒剂擦手的过程。

（四）外科手消毒（surgical hand antisepsis）：指用手消毒剂清除或者杀灭手部暂居菌和减少常居菌的过程。

（五）常居菌（resident flora）：也称固有性细菌，能从大部分人的皮肤上分离出来的微生物。这种微生物是皮肤上持久的固有的寄居者，不易被机械的摩擦清除。如凝固酶阴性葡萄球菌、棒状杆菌类、丙酸菌属、不动杆菌属等。

（六）暂居菌（transient flora）：也称污染菌或过客菌丛，寄居在皮肤表层，是常规洗手很容易被清除的微生物。接触患者或被污染的物体表面时可获得，可随时通过手传播。

（七）手消毒剂（hand antiseptic agent）：指用于手部皮肤以减少手部皮肤细菌，包括暂居菌和部分常居菌数量的抗微生物物质，如乙醇、氯己定、碘伏等。

（八）速干手消毒剂（alcohol-based hand rub）：指含有乙醇和护肤成分，并应用于手部，以减少手部细菌的消毒剂。

（九）免洗手消毒剂（waterless antiseptic agent）：指取适量消毒液于手心，双手相互揉搓直至干燥，不需外用水的一种消毒剂。

附录三 临床输血技术规范

(2000年6月1日 卫生部)

第一章 总 则

第一条 为了规范、指导医疗机构科学、合理用血,根据《中华人民共和国献血法》和《医疗机构临床用血管理办法》(试行)制定本规范。

第二条 血液资源必须加以保护、合理应用,避免浪费,杜绝不必要的输血。

第三条 临床医师和输血医技人员应严格掌握输血适应证,正确应用成熟的临床输血技术和血液保护技术,包括成分输血和自体输血等。

第四条 二级以上医院应设置独立的输血科(血库),负责临床用血的技术指导和技术实施,确保贮血、配血和其他科学、合理用血措施的执行。

第二章 输血申请

第五条 申请输血应由经治医师逐项填写《临床输血申请单》,由主治医师核准签字,连同受血者血样于预定输血日期前送交输血科(血库)备血。

第六条 决定输血治疗前,经治医师应向患者或其家属说明输同种异体血的不良反应和经血传播疾病的可能性,征得患者或家属的同意,并在《输血治疗同意书》上签字。《输血治疗同意书》入病历。无家属签字的无自主意识患者的紧急输血,应报医院职能部门或主管领导同意、备案,并记入病历。

第七条 术前自身贮血由输血科(血库)负责采血和贮血,经治医师负责输血过程的医疗监护。手术室内的自身输血包括急性等容性血液稀释、术野自身血回输及术中控制性低血压等医疗技术由麻醉科医师负责实施。

第八条 亲友互助献血由经治医师等对患者家属进行动员,在输血科(血库)填写登记表,到血站或卫生行政部门批准的采血点(室)无偿献血,由血站进行血液的初、复检,并负责调配合格血液。

第九条 患者治疗性血液成分去除、血浆置换等,由经治医师申请,输血科(血库)或有关科室参加制定治疗方案并负责实施,由输血科(血库)和经治医师负责患者治疗过程的监护。

第十条 对于Rh(D)阴性和其他稀有血型患者,应采用自身输血、同型输血或配合型输血。

第十一条 新生儿溶血病如需要换血疗法的,由经治医师申请,经主治医师核准,并经患儿家属或监护人签字同意,由血站和医院输血科(血库)提供适合的血液,换血由经治医师和输血科(血库)人员共同实施。

第三章 受血者血样采集与送检

第十二条 确定输血后,医护人员持输血申请单和贴好标签的试管,当面核对患者姓名、性别、年龄、病案号、病室/门急诊、床号、血型和诊断,采集血样。

第十三条 由医护人员或专门人员将受血者血样与输血申请单送交输血科(血库),双方进行逐项核对。

第四章 交叉配血

第十四条 受血者配血试验的血标本必须是输血前3天之内的。

第十五条 输血科(血库)要逐项核对输血申请单、受血者和供血者血样,复查受血者和供血者ABO血型(正、反定型),并常规检查患者Rh(D)血型(急诊抢救患者紧急输血时Rh(D)检查可除外),正确无误时可进行交叉配血。

第十六条 凡输注全血、浓缩红细胞、红细胞悬液、洗涤红细胞、冰冻红细胞、浓缩白细胞、手工分离浓缩血小板等患者,应进行交叉配血试验。机器单采浓缩血小板应ABO血型同型输注。

第十七条 凡遇有下列情况必须按《全国临床检验操作规程》有关规定作抗体筛选试验:
交叉配血不合时;
对有输血史、妊娠史或短期内需要接收多次输血者。

第十八条 两人值班时,交叉配血试验由两人互相核对;一人值班时,操作完毕后自己复核,并填写配血试验结果。

第五章 血液入库、核对、贮存

第十九条 全血、血液成分入库前要认真核对验收。核对验收内容包括:运输条件、物理外观、血袋封闭及包装是否合格,标签填写是否清楚齐全(供血机构名称及其许可证号、供血者姓名或条形码编号和血型、血液品种、容量、采血日期、血液成分的制备日期及时间、有效期及时间、血袋编号/条形码,储存条件)等。

第二十条 输血科(血库)要认真做好血液出入库、核对、领发的登记,有关资料需保存10年。

第二十一条 按A、B、O、AB血型将全血、血液成分分别贮存于血库专用冰箱不同层内或不同专用冰箱内,并有明显的标识。

第二十二条 保存温度和保存期如下:

品 种	保存温度	保存期
1. 浓缩红细胞(CRC)	(4±2)℃	ACD:21天
		CPD:28天
		CPDA:35天
2. 少白细胞红细胞(LPRC)	(4±2)℃	与受血者ABO血型相同
3. 红细胞悬液(CRCs)	(4±2)℃	(同CRC)
4. 洗涤红细胞(WRC)	(4±2)℃	24小时内输注

品　种	保存温度	保存期
5. 冰冻红细胞(FTRC)	(4±2)℃	解冻后24小时内输注
6. 手工分离浓缩血小板(PC-1)	(22±2)℃(轻振荡)	24小时(普通袋)或5天(专用袋制备)
7. 机器单采浓缩血小板(同PC-2)	(同PC-1)	(同PC-1)
8. 机器单采浓缩白细胞悬液(GRANs)	(22±2)℃	24小时内输注
9. 新鲜液体血浆(FLP)	(4±2)℃	24小时内输注
10. 新鲜冰冻血浆(FFP)	−20℃以下	1年
11. 普通冰冻血浆(FP)	−20℃以下	4年
12. 冷沉淀(Cryo)	−20℃以下	1年
13. 全血	(4±2)℃	(同CRC)
14. 其他制剂按相应规定执行		

当贮血冰箱的温度自动控制记录和报警装置发出报警信号时,要立即检查原因,及时解决并记录。

第二十三条 贮血冰箱内严禁存放其他物品;每周消毒一次;冰箱内空气培养每月一次,无霉菌生长或培养皿(90 mm)细菌生长菌落<8CFU/10分钟或<200CFU/立方米为合格。

第六章　发　　血

第二十四条 配血合格后,由医护人员到输血科(血库)取血。

第二十五条 取血与发血的双方必须共同查对患者姓名、性别、病案号、门急诊/病室、床号、血型、血液有效期及配血试验结果,以及保存血的外观等,准确无误时,双方共同签字后方可发出。

第二十六条 凡血袋有下列情形之一的,一律不得发出。

1. 标签破损、字迹不清。
2. 血袋有破损、漏血。
3. 血液中有明显凝块。
4. 血浆呈乳糜状或暗灰色。
5. 血浆中有明显气泡、絮状物或粗大颗粒。
6. 未摇动时血浆层与红细胞的界面不清或交界面上出现溶血。
7. 红细胞层呈紫红色。
8. 过期或其他须查证的情况。

第二十七条 血液发出后,受血者和供血者的血样保存于2~6℃冰箱,至少7天,以便对输血不良反应追查原因。

第二十八条 血液发出后不得退回。

第七章　输　　血

第二十九条 输血前由两名医护人员核对交叉配血报告单及血袋标签各项内容,检查血袋有无破损渗漏,血液颜色是否正常。准确无误方可输血。

第三十条 输血时,由两名医护人员带病历共同到患者床旁核对患者姓名、性别、年龄、病案号、门急诊/病室、床号、血型等,确认与配血报告相符,再次核对血液后,用符合标准的输血器进行输血。

第三十一条 取回的血应尽快输用,不得自行贮血。输用前将血袋内的成分轻轻混匀,避免剧烈震荡。血液内不得加入其他药物,如需稀释只能用静脉注射生理盐水。

第三十二条 输血前后用静脉注射生理盐水冲洗输血管道。连续输用不同供血者的血液时,前一袋血输尽后,用静脉注射生理盐水冲洗输血器,再接下一袋血继续输注。

第三十三条 输血过程中应先慢后快,再根据病情和年龄调整输注速度,并严密观察受血者有无输血不良反应,如出现异常情况应及时处理:

1. 减慢或停止输血,用静脉注射生理盐水维持静脉通路;
2. 立即通知值班医师和输血科(血库)值班人员,及时检查、治疗和抢救,并查找原因,做好记录。

第三十四条 疑为溶血性或细菌污染性输血反应,应立即停止输血,用静脉注射生理盐水维护静脉通路,及时报告上级医师,在积极治疗抢救的同时,做以下核对检查:

1. 核对用血申请单、血袋标签、交叉配血试验记入。
2. 核对受血者及供血者 ABO 血型、Rh(D)血型。用保存于冰箱中的受血者与供血者血样、新采集的受血者血样、血袋中血样,重测 ABO 血型、Rh(D)血型、不规则抗体筛选及交叉配血试验(包括盐水相和非盐水相试验)。
3. 立即抽取受血者血液加肝素抗凝剂,分离血浆,观察血浆颜色,测定血浆游离血红蛋白含量。
4. 立即抽取受血者血液,检测血清胆红素含量、血浆游离血红蛋白含量、血浆结合珠蛋白测定、直接抗人球蛋白试验并检测相关抗体效价,如发现特殊抗体,应作进一步鉴定。
5. 如怀疑细菌污染性输血反应,抽取血袋中血液做细菌学检验。
6. 尽早检测血常规、尿常规及尿血红蛋白。
7. 必要时,溶血反应发生后 5~7 小时测血清胆红素含量。

第三十五条 输血完毕,医护人员对有输血反应的应逐项填写患者输血反应回报单,并返还输血科(血库)保存。输血科(血库)每月统计上报医务处(科)。

第三十六条 输血完毕后,医护人员将输血记录单(交叉配血报告单)贴在病历中,并将血袋送回输血科(血库)至少保存 1 天。

第三十七条 本规范由卫生部负责解释。

第三十八条 本规范自 2000 年 10 月 1 日起实施。

附录四 "护理基本技术"课程标准

一、课程地位和特点

护理学包括理论与实践两大范畴,"护理基本技术"是护理学实践范畴中最重要的组成部分之一,是护理学科与临床各专科护理的基础,是护理专业的一门主干核心课程,具有丰富的科学知识内涵和技能性很强的特点,对培养具有扎实基本知识和娴熟基本技能的合格护理人才起着举足轻重的作用。

二、课程目标

(一)思想教育目标

护理是一门科学,科学的价值在于求真;护理是一门艺术,艺术的价值在于创新;护理是一项事业,事业的价值在于奉献。在思想教育中教师要把求真、创新与奉献精神贯穿于教学的始终,培养学生热爱护理专业,认识自身价值,树立正确的价值观,树立严谨求实与创新的工作作风,具有良好的职业道德和职业情感,这是做好护理工作的原动力。

(二)知识教学目标

通过护理基本技术课堂教学,使学生获得为患者提供安全与舒适的住院环境,保持患者的清洁卫生,帮助患者进行适当的活动和休息,用药护理,胃肠道护理,泌尿道护理,生命体征的观察及护理,各种注射术,输液与输血的观察及护理,预防医院感染,临终关怀,病情变化的观察及医疗文件的记录和书写等基本理论与基本知识,逐渐树立整体护理观念,提高沟通交流技巧,为以后学习临床各专科护理奠定良好的理论基础。

(三)技能培养目标

通过护理基本技术实践教学,使学生获得铺床技术、无菌与隔离技术、清洁、消毒与灭菌技术、生命体征测量技术、鼻饲法、导尿术、各种注射术、输液与输血技术、氧气吸入疗法等技能,同时能规范地进行其他各项护理技术操作。在实验课中教师要善于将临床常见问题摆在学生面前,以培养学生独立思考能力、解决问题能力、应用能力、观察与沟通能力等,同时通过教师的言传身教及与每位学生的密切接触,培养学生具有高尚的职业道德和职业情感,树立严谨求实的工作作风,形成科学的思维方法,具有高度的责任心、爱心与细心,为今后走向工作岗位从事临床护理工作奠定坚实的技能基础。

三、课程对象

本课程是护理专业及助产专业的主干课程,主要用于护理专业与助产专业学生使用,对临床医学专业的学生,本课程也可作为必修课程或选修课程。

四、教学方法

（一）讲授法

即由教师用语言或多媒体详细地讲授护理的基本理论、基本知识与技能要点，如绪论、清洁、消毒与灭菌技术，无菌与隔离技术，生命体征的观察护理，胃肠道护理，泌尿道护理，给药护理，注射技术，药物过敏试验法，静脉输液与输血法，病情观察及危重患者的护理，医疗与护理文件的书写等内容。

（二）示教—练习—小结法

即由教师示教某项操作的全过程，学生模仿教师的操作并进行反复练习，最后再由教师进行小结的一种教学方法，该方法适应于难度较大并要求重点掌握的技能操作，如无菌技术、各种注射术、静脉输液与输血技术、各种皮试液的配制法、氧气吸入疗法、导尿术等。

（三）自学—讨论—指导法

即由教师布置学习内容，由学生自学教材或参考资料，然后分组讨论得出结果，最后教师给予指导的教学方法，如口腔护理、皮肤护理、头发护理、热水袋与冰袋的使用等。

（四）角色扮演法

即由学生扮演老师讲课，如卧位与安全护理、入院与出院护理等，或由学生扮演护士与患者完成某一项操作全过程，如搬运患者法，扶助患者翻身法等。

（五）完成作业法

即教师预先制定相关规则或要求，学生根据要求完成作业的教学方法，如根据要求绘制三测单，参观消毒供应中心后要求学生绘制消毒供应中心平面图，指出污染物品与无菌物品通过的线路及特点等。

五、考核方式

本课程设理论与技能两项成绩，每项按百分制考评，做到理论与技能考核相结合，期终与平时考核相结合，注重全面考核学生的综合职业能力及水平。具体方式如下：

（一）笔试

适用于护理的基本理论、基本知识及技能操作中的客观指标、关键点、注意事项等的考核。

（二）实际操作

由学生在实验室完成某一项护理技术操作，其中铺床法、无菌技术、生命体征测量法、静脉输液法、导尿术与氧气吸入疗法为必考项目，其他项目为抽考项目。

（三）作业

作为平时成绩占20%计入理论成绩。

六、教学条件

（一）双师型主讲教师占50%
（二）有多媒体教学设备与示教室
（三）实验实训室

其设备能开设本教材的全部技能操作项目,其用物数量按每2~4人一套进行配置。

(四)300张病床以上的三级教学医院或附属医院

七、教学资源

(一)"护理基本技术"教材

(二)"护理基本技术"配套电子教案

(三)护理技术操作视频光盘

八、学时分配(供参考)

章	内容	学时		
		理论	实践	合计
1	总论	16	2	18
2	医院和住院环境	4	6	10
3	患者入院和出院护理	2	2	4
4	患者卧位与安全护理	2	2	4
5	清洁、消毒与灭菌技术	4	2	6
6	无菌技术	2	6	8
7	隔离技术	2	2	4
8	患者清洁卫生护理	4	6	10
9	生命体征的观察护理	4	6	10
10	饮食与胃肠道护理	4	6	10
11	泌尿道护理	4	6	10
12	给药护理	2	2	4
13	注射技术	4	8	12
14	药物过敏试验法	2	2	4
15	静脉输液法	4	4	8
16	静脉输血法	2	2	4
17	冷、热疗法及护理	2	2	4
18	标本采集法	2	2	4
19	病情观察及危重患者护理	6	8	14
20	临终护理	1	1	2
21	医疗与护理文件记录	2	6	8
	合计	75	85	160

九、教学内容与要求

教学内容	知识			技能		
	掌握	理解	了解	掌握	学会	了解
第1章 总论						
理论1-1 绪论						
一、护理学的形成和发展			√			
二、护理学的概念、性质、范畴与任务	√					
三、护士的概念、权利和义务			√			
四、护理工作方法		√				
五、"护理基本技术"课程的地位、特点与目标		√				
六、"护理基本技术"课程的学习方法及要求			√			
理论1-2 护理理论						
一、护理的四个基本概念	√					
二、护理模式						
(一) 佩普劳的人际关系模式			√			
(二) 纽曼的保健系统模式			√			
(三) 奥瑞姆的自理模式			√			
(四) 罗伊的适应模式			√			
三、护理的支持性理论						
(一) 系统论		√				
(二) 人类基本需要层次论	√					
(三) 压力——适应理论	√					
(四) 解决问题论		√				
四、沟通	√					
理论1-3 护理程序						
一、护理程序的理论基础	√					
二、护理程序的功能特征		√				
三、护理程序的基本步骤						
(一) 评估	√					
(二) 护理诊断	√					
(三) 护理计划	√					
(四) 实施	√					
(五) 评价		√				
理论1-4 护士的素质及其行为规范						
一、护士的素质	√					
二、护士的行为规范	√					
技术1-1 护士的仪表与举止规范训练				√		
技术1-2 护士操作用语规范训练				√		

续表

教学内容	教学要求					
	知识			技能		
	掌握	理解	了解	掌握	学会	了解
第2章 医院和住院环境						
理论2-1 医院						
一、医院的任务	√					
二、医院的种类		√				
三、医院的组织结构			√			
理论2-2 门诊						
一、门诊的护理工作	√					
二、急诊的护理工作	√					
理论2-3 病区						
一、病区的概念、结构与布局要求	√					
二、病区的护理管理						
（一）病区的组织行政管理			√			
（二）病区的业务技术管理	√					
（三）病区护理管理的特点	√					
技术2-1 铺备用床法				√		
技术2-2 铺暂空床法				√		
技术2-3 铺麻醉床法				√		
第3章 患者入院和出院护理						
理论3-1 入院护理						
一、患者入病区前的护理	√					
二、患者入病区的护理	√					
理论3-2 出院护理						
一、出院前护理		√				
二、出院当日护理	√					
三、出院后处理	√					
理论3-3 家庭病床			√			
技术3-1 轮椅运送法				√		
技术3-2 平车运送法				√		
第4章 患者卧位与安全护理						
理论4-1 安置卧位的意义、要求与分类		√				
理论4-2 常用卧位	√					
理论4-3 医院常见的不安全因素及防范		√				
理论4-4 力学原理在护理工作中的运用		√				
技术4-1 扶助患者翻身侧卧法				√		
技术4-2 扶助患者移向床头法				√		
技术4-3 床挡的使用				√		
技术4-4 支被架的应用						√
技术4-5 约束带的使用				√		

教学内容	教学要求					
	知识			技能		
	掌握	理解	了解	掌握	学会	了解
第5章 清洁、消毒与灭菌技术						
理论5-1 医院感染	√					
理论5-2 医疗机构消毒、灭菌的基本要求		√				
理论5-3 清洁、消毒与灭菌的方法	√					
理论5-4 消毒供应中心		√				
技术5-1 煮沸消毒法				√		
技术5-2 压力蒸汽灭菌法				√		
技术5-3 紫外线消毒法					√	
技术5-4 卫生洗手法				√		
第6章 无菌技术						
理论6-1 无菌技术的形成与发展			√			
理论6-2 无菌技术的概念	√					
理论6-3 无菌技术操作原则	√					
技术6-1 无菌持物钳使用法				√		
技术6-2 无菌容器使用法				√		
技术6-3 取用无菌溶液法				√		
技术6-4 无菌包使用法				√		
技术6-5 铺无菌盘法				√		
技术6-6 戴无菌手套法及脱手套法				√		
第7章 隔离技术						
理论7-1 隔离区域的设置与划分	√					
理论7-2 隔离原则	√					
理论7-3 隔离种类及措施		√				
理论7-4 标准预防		√				
技术7-1 口罩、帽子的使用法				√		
技术7-2 手消毒法				√		
技术7-3 避污纸的使用法				√		
技术7-4 穿、脱隔离衣法				√		
第8章 患者清洁卫生护理						
理论8-1 口腔护理	√					
理论8-2 头发护理		√				
理论8-3 皮肤护理	√					
理论8-4 压疮的预防及护理	√					
理论8-5 晨、晚间护理	√					
技术8-1 特殊口腔护理				√		
技术8-2 床上梳发与洗头法						√
技术8-3 灭头虱、虮法				√		
技术8-4 床上擦浴法				√		
技术8-5 卧床患者床整理法与换单法				√		

教学内容	教学要求					
	知识			技能		
	掌握	理解	了解	掌握	学会	了解
第9章 生命体征的观察护理						
理论9-1 体温的观察护理						
一、正常体温及生理性变化			√			
二、异常体温的观察及护理	√					
理论9-2 脉搏的观察护理						
一、正常脉搏及生理性变化			√			
二、异常脉搏的观察及护理	√					
理论9-3 呼吸的观察护理						
一、正常呼吸及生理性变化			√			
二、异常呼吸的观察及护理	√					
理论9-4 血压的观察护理						
一、正常血压及生理性变化			√			
二、异常血压的观察及护理	√					
技术9-1 体温测量法				√		
技术9-2 脉搏测量法				√		
技术9-3 呼吸测量法				√		
技术9-4 血压测量法				√		
第10章 饮食与胃肠道护理						
理论10-1 医院饮食及饮食护理						
一、医院饮食	√					
二、饮食护理		√				
理论10-2 胃活动观察及护理						
一、呕吐物的观察		√				
二、呕吐患者的护理		√				
理论10-3 肠活动观察及护理						
一、正常与异常粪便的观察	√					
二、便秘患者的护理	√					
三、粪便嵌塞患者的护理		√				
四、腹泻患者的护理	√					
五、排便失禁患者的护理	√					
六、肠胀气患者的护理		√				
理论10-4 出入液量记录法						
一、内容和要求	√					
二、记录方法		√				
技术10-1 鼻饲法				√		
技术10-2 洗胃法				√		
技术10-3 大量不保留灌肠法				√		
技术10-4 小量不保留灌肠法					√	
技术10-5 保留灌肠法				√		
技术10-6 简易通便法						√
技术10-7 肛管排气法				√		

续表

教学内容	教学要求					
	知识			技能		
	掌握	理解	了解	掌握	学会	了解
第11章 泌尿道护理						
理论11-1 排尿活动的评估						
一、泌尿系统的结构与功能			√			
二、影响排尿活动的因素		√				
三、正常排尿的评估	√					
四、异常排尿的评估	√					
理论11-2 排尿异常的护理						
一、尿失禁患者的护理	√					
二、尿潴留患者的护理	√					
技术11-1 导尿术				√		
技术11-2 留置导尿术				√		
技术11-3 膀胱冲洗法						√
技术11-4 留中段尿法					√	
第12章 给药护理						
理论12-1 药物的种类、领取和保管	√					
理论12-2 给药原则	√					
理论12-3 给药的途径、次数和时间	√					
理论12-4 影响药物作用的因素		√				
技术12-1 口服给药法				√		
技术12-2 超声波雾化吸入法				√		
技术12-3 氧气雾化吸入法				√		
第13章 注射技术						
理论13-1 注射原则	√					
理论13-2 注射用物		√				
技术13-1 药液抽吸法				√		
技术13-2 皮内注射术				√		
技术13-3 皮下注射术				√		
技术13-4 肌内注射术				√		
技术13-5 静脉注射术				√		
技术13-6 动脉注射术						√
技术13-7 微量注射泵的应用					√	
第14章 药物过敏试验法						
理论14-1 药物过敏反应的原因与特点			√			
理论14-2 过敏反应的预防与临床表现	√					
理论14-3 过敏性休克的急救	√					
技术14-1 青霉素过敏试验法				√		
技术14-2 链霉素过敏试验法				√		
技术14-3 破伤风抗毒素(TAT)过敏试验法及脱敏注射法				√		
技术14-4 细胞色素C过敏试验法					√	
技术14-5 普鲁卡因过敏试验法					√	
技术14-6 碘过敏试验法				√		

教学内容	教学要求					
	知识			技能		
	掌握	理解	了解	掌握	学会	了解
第15章　静脉输液法						
理论15-1　静脉输液的原理、目的及溶液种类		√				
理论15-2　输液反应及护理	√					
理论15-3　输液微粒污染及防护		√				
技术15-1　周围静脉输液法				√		
技术15-2　颈外静脉穿刺插管输液法						√
技术15-3　锁骨下静脉穿刺插管输液法						√
技术15-4　输液泵的使用法					√	
第16章　静脉输血法						
理论16-1　静脉输血的目的、适应证与禁忌证		√				
理论16-2　血液制品的种类		√				
理论16-3　静脉输血的原则与输血前准备	√					
理论16-4　输血反应及护理	√					
理论16-5　自体输血			√			
技术16-1　静脉输血法				√		
第17章　冷、热疗法及护理						
理论17-1　冷疗法						
一、目的	√					
二、影响冷效的因素		√				
三、禁忌证	√					
理论17-2　热疗法						
一、目的	√					
二、影响热效的因素		√				
三、禁忌证	√					
技术17-1　冰袋与冰毯机的使用法				√		
技术17-2　冰帽与冰槽的使用法				√		
技术17-3　乙醇拭浴法				√		
技术17-4　热水袋与化学致热袋使用法				√		
技术17-5　热湿敷法					√	
技术17-6　热水坐浴法					√	
技术17-7　烤灯的使用						√
第18章　标本采集法						
理论18-1　标本采集的意义		√				
理论18-2　采集标本的原则与标本种类	√					
技术18-1　血标本采集法				√		
技术18-2　尿标本采集法				√		
技术18-3　粪便标本采集法				√		
技术18-4　痰标本采集法					√	
技术18-5　咽拭子标本采集法					√	
技术18-6　呕吐物标本采集法						√

续表

教 学 内 容	教学要求					
	知识			技能		
	掌握	理解	了解	掌握	学会	了解
第19章　病情观察与危重患者的抢救及护理						
理论19-1　病情观察						
一、意义			√			
二、方法		√				
三、内容	√					
理论19-2　危重患者的抢救及护理						
一、抢救室的管理	√					
二、危重患者常见的护理诊断	√					
三、危重患者的护理	√					
技术19-1　氧气吸入疗法				√		
技术19-2　吸痰法				√		
技术19-3　基础生命支持技术				√		
技术19-4　人工呼吸器使用法					√	
第20章　临终护理						
理论20-1　临终关怀		√				
理论20-2　临终患者与家属的护理	√					
理论20-3　死亡	√					
技术20-1　尸体护理					√	
第21章　医疗与护理文件记录						
理论21-1　医疗与护理文件记录的意义与要求	√					
理论21-2　医疗与护理文件记录的基本原则与依据		√				
理论21-3　医疗与护理文件的管理						
一、管理要求				√		
二、病历的排列顺序	√					
技术21-1　体温单的绘制法				√		
技术21-2　医嘱的处理方法				√		
技术21-3　特别护理记录单的书写法					√	
技术21-4　手术护理记录单的书写法					√	
技术21-5　病室交班报告的书写法				√		
技术21-6　入院告知书的书写法						√

十、"护理基本技术"实践教学安排

顺序	项目	课时	教学方法	地点
实训一	1. 仪表与举止规范训练 2. 护士操作用语规范训练	2	示教、观看录像、 分组练习	实训室
实训二	1. 参观医院和病区环境 2. 备用床	2	见习、讲授、 示教、分组练习	医院 实训室
实训三	暂空床、麻醉床	2	示教、观看录像、 分组练习	实训室

续表

顺序	项目	课时	教学方法	地点
实训四	备用床、暂空床、麻醉床	2	技能操作考核	实训室
实训五	搬运患者法及平车、轮椅运送法	2	示教、观看录像、分组练习	实训室
实训六	安置各种卧位,扶助患者更换卧位,保护具的应用	2	示教、观看录像、分组练习	实训室
实训七	清洁、消毒与灭菌技术	2	见习、讲授	医院消毒供应中心
实训八	无菌技术	6	示教、观看录像、分组练习、技能操作考核	实训室
实训九	隔离技术	2	见习、示教、观看录像、分组练习	医院传染科实训室
实训十	特殊口腔护理与头发护理	2	示教、观看录像、分组练习	实训室
实训十一	床上擦浴,压疮护理	2	示教、观看录像、分组练习	实训室
实训十二	有人床整理与卧床患者换单法	2	示教、观看录像、分组练习	实训室
实训十三	T、P、R 测量法及记录	2	示教、观看录像、分组练习	实训室
实训十四	BP 测量法及记录	2	示教、观看录像、分组练习	实训室
实训十五	T、P、R、BP 测量法	2	技能操作考核	实训室
实训十六	鼻饲法	2	示教、观看录像、分组练习	实训室
实训十七	洗胃法	2	示教、观看录像、分组练习	实训室
实训十八	灌肠法、肛管排气法	2	示教、观看录像、分组练习	实训室
实训十九	男、女导尿术	4	示教、观看录像、分组练习、技能操作考核	实训室
实训二十	留置导尿术	2	示教、观看录像、分组练习	实训室
实训二十一	口服给药法、雾化吸入法、超声波雾化吸入法	2	示教、观看录像、分组练习	实训室
实训二十二	药液抽吸法、各种注射部位定位法	2	示教、观看录像、分组练习	实训室

续表

顺序	项目	课时	教学方法	地点
实训二十三	ID、H、IM	2	示教、观看录像、分组练习	实训室
实训二十四	IV	4	见习、示教、观看录像、分组练习、技能操作考核	医院注射室 实训室
实训二十五	各种皮试液的配制	2	示教、观看录像、分组练习	实训室
实训二十六	静脉输液法	4	见习、示教、观看录像、分组练习 技能操作考核	医院 实训室
实训二十七	静脉输血法	2	示教、观看录像、分组练习	实训室
实训二十八	冷、热疗法	2	示教、观看录像、分组练习	实训室
实训二十九	各种标本采集法	2	见习、示教、观看录像、分组练习	医院注射室 实训室
实训三十	1. 医院供氧设备 2. 氧气吸入法	4	见习、讲授、示教、观看录像、分组练习、技能操作考核	医院 实训室
实训三十一	心、肺、脑复苏术	2	示教、观看录像、分组练习	实训室
实训三十二	吸痰法、人工呼吸器的使用	2	示教、观看录像、分组练习	实训室
实训三十三	急诊科与ICU的设置,危重患者的护理	2	讲授、见习	医院急诊科与ICU
实训三十四	尸体护理	1	观看录像、示教	实训室
实训三十五	体温单绘制	2	讲授、作业、书面练习	教室
实训三十六	医疗文件的处理	2	讲授、见习、作业、书面练习	医院病区见习
实训三十七	医嘱的处理	2	讲授、作业、书面练习	教室

参 考 文 献

[1] 李小寒,尚少梅.基础护理学.北京:人民卫生出版社,2006.
[2] 姚蕴伍.护理学基础.上海:同济大学出版社,2008.
[3] 李小妹.护理学导论.北京:人民卫生出版社,2006.
[4] 崔焱.护理学基础.北京:人民卫生出版社,2004.
[5] 姜安丽.新编护理学基础.北京:人民卫生出版社,2007.
[6] 殷磊.护理学基础.北京:人民卫生出版社,2006.
[7] 丁言雯.护理学基础.北京:人民卫生出版社,2003.
[8] 杨新月.护理学导论.北京:高等教育出版社,2004.
[9] 中华人民共和国国务院令 第517号《护士条例》2008.1.31.
[10] 张新平,郑凤莉.基础护理技术.北京:北京科学技术出版社,2003.
[11] 湖南省消毒供应中心建设与管理评价指南及评审验收标准.湖南省卫生厅医政处,2006.
[12] 中华护理学会.消毒供应中心管理指南.北京:科学技术文献出版社,2006.
[13] 中华人民共和国卫生部《消毒技术规范》2002年版.
[14] 中华人民共和国卫生部 第48号令《医院感染管理办法》.2006年版.
[15] 徐小兰.护理学基础.北京:高等教育出版社,2004.
[16] 李小萍.基础护理学.北京:人民卫生出版社,2006.
[17] 卫生部.全国卫生系统护士岗位技能训练和竞赛活动护理技术项目考核要点.
[18] 中华人民共和国卫生部《医疗机构医务人员手卫生规范(征求意见稿)》2006.4.19.
[19] 阳爱云,方立珍.常用护理技术操作程序与考核评分标准.长沙:湖南科学技术出版社,2002.
[20] 王建荣,张雅君.基础护理技术操作规程与图解.北京:人民军医出版社,2003.
[21] 罗惠平,罗伟香.护理技术操作并发症及处理.北京:中国医药科技出版社,2006.
[22] 李晓松,王艾兰,郭耀玲.基础护理技术.北京:人民卫生出版社,2004.
[23] 喻坚.护理学基础.长沙:湖南科学技术出版社,2003.
[24] 向延根.临床标本的正确采集及运送.长沙:湖南科学技术出版社,2007.
[25] 周秀华.急危重症护理.2版,北京:人民卫生出版社,2007.
[26] 湖南省卫生厅.护理文书书写规范及管理规定.长沙:湖南科学技术出版社,2004.
[27] 潘纯媚,等.最新护理技术.台北:汇华图书出版股份有限公司,2005.

郑 重 声 明

高等教育出版社依法对本书享有专有出版权。任何未经许可的复制、销售行为均违反《中华人民共和国著作权法》,其行为人将承担相应的民事责任和行政责任,构成犯罪的,将被依法追究刑事责任。为了维护市场秩序,保护读者的合法权益,避免读者误用盗版书造成不良后果,我社将配合行政执法部门和司法机关对违法犯罪的单位和个人给予严厉打击。社会各界人士如发现上述侵权行为,希望及时举报,本社将奖励举报有功人员。

反盗版举报电话:(010)58581897/58581896/58581879
传　　真:(010)82086060
E - mail:dd@hep.com.cn
通信地址:北京市西城区德外大街4号
　　　　　高等教育出版社打击盗版办公室
邮　　编:100120
购书请拨打电话:(010)58581118

体 温 单

姓名 __王 平__ 病区 __1__ 床号 __2__ 住院号 __2007160__ 入院日期 __2007-10-29__

日　　　期	2007-10-29	30	31	11-1	2	3	
住院天数	1	2	3	4	5	6	
术后天数			1	2	1	2	
呼吸（次/min）	20　20　22	22　23　32 25　24	36　39 34　36	30　28 35　28	34　30　37 28　38　40	41　36 40　40　40	
大便次数	0	1	1¹/E	1/E	0/E	*/E	
小便	+	+	+	+	+	*	
体重(kg)	50						
血压(mmHg)	90/60	98/68	110/70	120/80	90/60	80/50	
总入量(mL)	1800	2100	2200	2500	2500		
总出量(mL)	1600	1800	1500	2000	1000		
药物过敏	青霉素						

第 1 页